JN432099

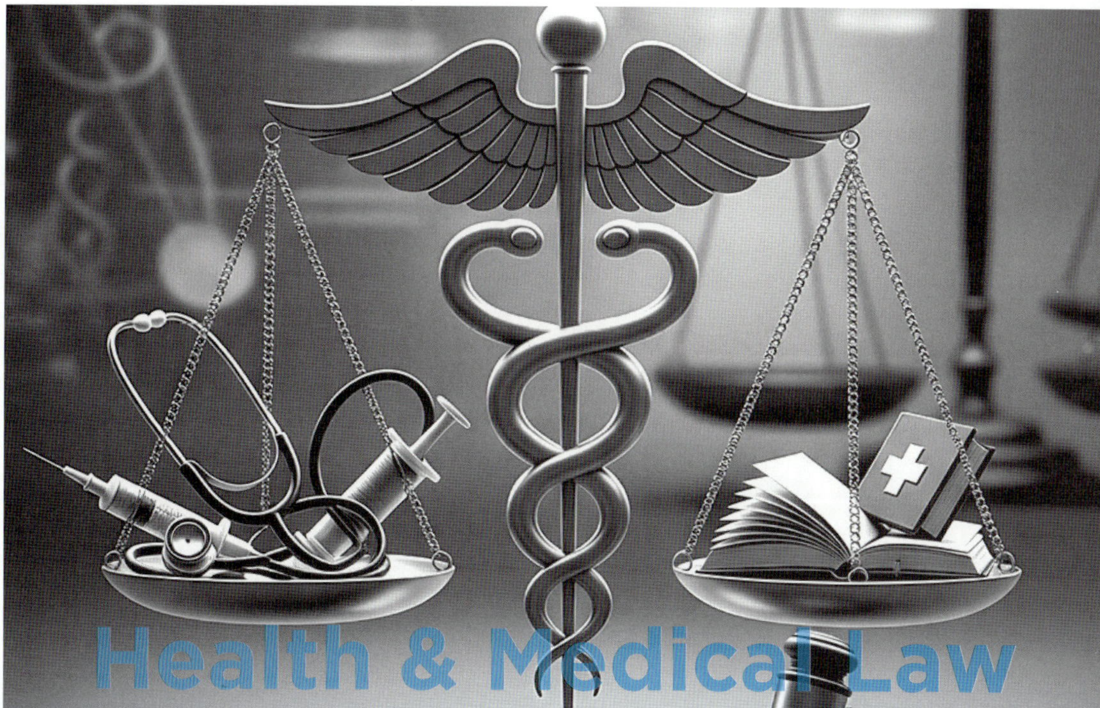

2025

간호사를 위한

보건의약관계법규

공저 신재명 · 송명경 · 김효경 · 이현주 · 김수희 · 이숙희 · 이영주

메디컬사이언스

머리말

간호사(看護師, Registered Nurse)는 개인, 가족, 더 나아가 지역사회를 대상으로 과학적인 간호과정을 지식, 감정, 의지 등 넓은 관점을 이해하고 적용하여 질병을 예방하고 건강을 유지, 증진, 회복하도록 조력하는 일을 전문적으로 수행하는 직업이다.

간호사는 「의료법」상 의사, 치과의사, 한의사, 조산사와 함께 의료인에 속할 만큼 의료에 있어 중추적인 역할을 담당하고 있다. 그 업무로는 환자의 간호 요구에 대한 관찰, 자료 수집, 간호 판단 및 요양을 위한 간호, 의사 · 치과의사 · 한의사의 지도하에 시행되는 진료 보조, 간호 요구자에 대한 교육 · 상담 및 건강증진을 위한 활동의 기획과 수행, 간호조무사가 수행하는 업무보조에 대한 지도 등이 있다.

급변하는 현대사회에서 의료는 그동안 엄청난 발전을 거듭해 오고 있고, 그에 따라 의료에 관한 법령 또한 빈번하게 변경되고 있다. 의료의 눈부신 발전은 많은 질병의 원인 규명과 효과적인 치료 방법을 제시해 주어 수명 연장과 삶의 질 향상에 크게 기여하고 있다. 반면, 의료기술의 발전에 비례하여 의료인과 환자 간의 갈등, 비싼 의료비용, 의료경영의 어려움 등의 문제들은 날로 깊어지고 있다. 이러한 의료사회적 기류를 이해하고 대비하려면 의료인에게 관련 법령에 대한 지식의 습득은 가장 기본이 되는 부분이라 할 수 있다.

본 기본서는 성공적인 실무를 위한 간호 관련 법령의 지식 습득뿐만 아니라 간호사 국가시험 대비라는 양자의 목적을 두고 집필하였고, 다음과 같은 특징을 염두에 두고 학습하길 바란다.

첫째, 간호사 국가시험에 적용될 최신 각 법령을 출제범위 중심으로 수록하였다.

둘째, 간호사 국가시험의 주요한 출제범위를 각 법령 앞에 명시해 두었다.

셋째, 효과적인 법령 이해를 위해 법문을 정리하였고, 어려운 용어와 부연 설명을 각주에 기술하였다.

넷째, 숙지가 요구되는 부분은 밑줄 표기해 두었고, 해당 부분은 확인문제, 심화학습문제, 기출유형 모의고사를 통해 충분히 각인될 수 있도록 수록하였다.

아울러 이번 출제범위에는 포함되지 않으나 임상 간호사로서 알아야 하는 간호법, 시행령 및 시행규칙을 법률 기준으로 3단 비교표로 수록하였으니 참고하기 바란다.

간호사 국가시험은 기출유형이 반복하여 출제되는 경향이 있으므로 수험을 대비하는 학생들은 우선 기출유형모의고사를 풀어보기를 권한다. 끝으로 본 기본서가 출판되기까지 고초를 마다하지 않은 의학교육 임직원과 집필에 동참해주신 모든 교수님께 깊은 감사의 말씀을 드린다.

저자 일동

목차

02. 의료법 / 24

간호법 3단 비교표(간호법 기준) / 127

03. 지역보건법 / 165

04. 국민건강증진법 / 188

목차

09. 응급의료에 관한 법률 / 328

10. 국민건강보험법 / 347

11. 마약류 관리에 관한 법률 / 399

12. 호스피스 · 완화의료 및 임종과정에 있는 환자의 연명의료결정에 관한 법률 / 420

간호사 국가시험 보건의약관계법규 출제범위

2022년부터 적용(출처: 한국보건의료인국가시험원)

분야	영역
1. 의료법	1. 총칙
	2. 의료인의 자격과 면허
	3. 의료인의 권리와 의무
	4. 의료행위의 제한과 의료인단체
	5. 의료기관의 개설
	6. 감독
2. 감염병의 예방 및 관리에 관한 법률	1. 총칙과 신고 및 역학 조사
	2. 예방접종과 감염 전파 차단조치
3. 검역법	1. 총칙과 검역조사
4. 후천성면역결핍증예방법	1. 신고, 검진 및 감염인의보호
5. 국민건강보험법	1. 가입자와 공단 및 심평원의 업무
	2. 보험급여
6. 지역보건법	1. 지역보건 의료계획과 건강검진의 신고
	2. 지역보건의료기관의 설치와 업무, 지도 · 감독
7. 마약류 관리에 관한 법률	1. 총칙과 마약류 중독자
8. 응급의료에 관한 법률	1. 총칙, 응급의료종사자의 권리와 의무 및 응급의료기관 등
9. 보건의료기본법	1. 국민의 권리와 의무, 보건의료의 제공과 이용 등
10. 국민건강증진법	1. 국민 건강의 관리
11. 혈액관리법	1. 혈액매매행위 등 금지, 헌혈자 건강진단, 혈액의 안전성 확보, 특정수혈부작용 등
12. 호스피스 · 완화의료 및 임종과정에 있는 환자의 연명의료결정에 관한 법률	1. 총칙과 호스피스 · 완화의료

CHAPTER 1

우리나라 법령체계

1. 성문법과 불문법

성문법과 불문법은 법원(法源) 즉, 법의 근원을 어디에 두느냐에 따라 나눠진다. 다시 말해서 법을 어떠한 수단으로 인식하느냐의 차이이다. 우리나라는 기본적으로 성문법주의를 채택하고 있지만, 관습법이나 판례법과 같은 불문법적 요소도 일부 인정하고 있다.

1) 성문법

(1) 성문법의 종류

성문법은 문자화되어 문서의 형식을 갖춘 법으로 헌법, 법률, 명령, 규칙, 조례, 규칙, 조약 등이 있다.

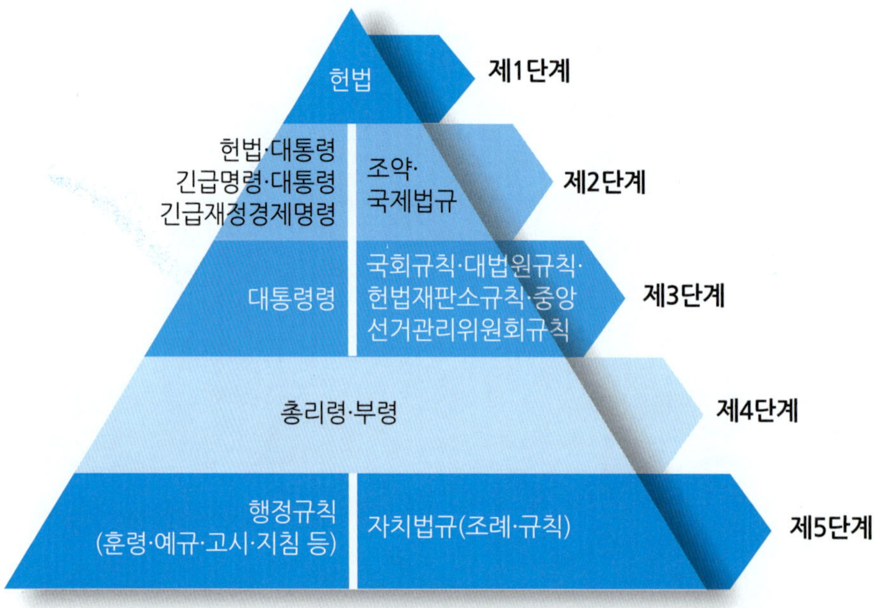

그림 1. 법령의 위계

(출처) 한국법제연구원

① **헌법**: 국가의 기본법으로, 국가 조직과 국민의 기본권 등을 규정함

② **법률**: 국회에서 제정하는 법으로, 국가의 전반적인 활동을 규율함

③ **명령**: 행정부에서 법률을 집행하기 위해 제정하는 법규로서 대통령령, 총리령, 부령 등이 있음.

④ **규칙**: 행정기관이 사무처리를 위해 제정하는 법규

⑤ **조례**: 지방자치단체의 의회에서 제정하는 법규

⑥ **조약**: 국가 간의 합의에 따라 체결되는 국제법규
⑦ 이 외에도 대법원 규칙, 헌법재판소 규칙 등이 포함될 수 있음

(2) 법 적용의 원칙

① 상위법 우선의 원칙

성문법은 단계적 구조를 지닌다. 우리나라는 헌법-법률-명령-규칙 순의 단계적 구조를 가지며, 법 적용 시 상위법을 우선 적용한다. 따라서 법률이 헌법보다 우선하여 적용될 수는 없다.

② 특별법 우선의 원칙

특별법은 일반법보다 먼저 적용된다. 예를 들어 의료법과 농어촌 등 보건의료를 위한 특별조치법의 내용이 상충되는 경우 특별법인 농어촌 등 보건의료를 위한 특별조치법이 우선 적용된다.

③ 신법우선의 원칙

새로운 법이 제정된 이후 발생한 사건은 신법이 적용된다는 원칙이다.

2) 불문법

불문법은 문자로 작성되거나 문서의 형식을 갖추지 않은 법을 말하며, 관습법과 판례법이 해당한다.

① 관습법

관습법은 입법과정 없이 사회 구성원의 반복된 행위를 통해 형성된 관습이 법규범으로 인정된 것이다. 관습법은 법으로써 인정을 받은 것으로 단순한 사실을 말하는 관습과는 구별이 필요하다. 관습법이 되려면 관습이 존재해야 하고 그 관습을 사회가 법으로 받아들이는 사회적 법적확신이 있어야 한다.

② 판례법

판례법은 재판에서 동일한 판결이 반복되어 같은 취지의 판례들이 모여 형성되는 법으로서 그 자체가 법으로서 효력을 가진다. 시대에 따라 과거의 판례를 바꾸는 경우 대법원 전원합의체로 2/3 이상의 동의가 필요하다.

2. 법령의 구성 형식

우리나라 법령의 구성 형식을 요약하면 다음과 같다.

첫째, 법령은 크게 제명, 본칙, 부칙으로 구성된다.

둘째, 법령의 본칙은 장과 절로 나누어 규정할 수 있다.

셋째, 법령의 본칙은 조로 구분한다.

넷째, 하나의 조문에 여러 가지 내용 또는 세분하여 규정할 필요가 있으면 조문을 '항'이나 '호'로 구분한다. '항'은 ①·② 등과 같이 동그라미 안에 아라비아 숫자를 넣어 표시한다. '호'는 1., 2., 3. 등으로 표시한다.

다섯째, '호'를 다시 세분하거나 내용을 열거할 필요가 있으면 '목'으로 나누어 규정한다. '목'은 가., 나., 다. 등으로 표시한다.

1) 제명·본칙·부칙 및 장·절의 구분

(1) 제명 · 본칙 · 부칙의 구분

법령은 기본적으로 제명, 본칙, 부칙으로 구성된다.

- **제명**: 법령의 고유한 이름
- **본칙**: 법령이 본래 규율하려는 주된 내용을 정하는 부분으로서 법령의 본체에 해당함
  일반적으로 적용되어야 할 규율 내용을 둠
- **부칙**: 본칙에 따르는 시행일, 적용례, 경과조치 등을 정함. 법령의 시행일, 적용관계, 기존의 법률관계와 새로운 법률관계 간의 연결이나 조정 관계, 새로운 법률과 모순되거나 저촉되는 기존 법령의 개정이나 폐지 등을 정하는 부대적(附 帶的)인 사항을 정함. 부칙에는 앞에는 반드시 '부칙'이라고 표시함
- **조칙**: 부칙과 구별되는 것으로, 본칙 중에서 보충적 규정을 정함. 대개 그 내용을 정하는 장이나 절의 표제로도 사용됨

(2) 장 · 절의 구분

장 · 절 등의 구분은 본칙 규정에만 적용되고, 부칙에서는 하지 않는다.

- **장**: 법령 본칙의 조문 수가 많은 경우(통상 조문 수가 30개 이상) 법령을 쉽게 이해할 수 있도록 규정 내용의 성질에 따라 몇 개의 '장(章)'으로 나누어 규정함. 총칙 · 보칙 · 벌칙은 대개 용어 그대로 장의 명칭으로 사용함
- **절**: 장의 조문 수가 많으면 다시 절로 나누어 좀 더 세분함

규정 내용의 성질을 구분할 필요가 있으면 비록 조문 수가 적더라도 독립된 장 · 절을 둔다. 상위법령에서 장 · 절을 구분하고 있으면 하위법령의 장 · 절 구분도 원칙적으로 이에 따른다. 조 숫자가 많지 않은 경우에도 통합해서 장 · 절을 규정할 수도 있다.

2) 총칙과 통칙의 구분

- **총칙**: 법령 전반에 걸쳐 공통적으로 적용되는 규정을 모은 부분의 표제
- **통칙**: 법령이 장 · 절 등으로 구분되어 있는 경우 해당 장 · 절에만 공통적으로 적용되는 규정을 모은 것의 표제

3) 법령 조·항·호·목의 구분

(1) **조**: 법령의 본칙은 조(條)로 구분하며, '조'는 제1조, 제2조, 제3조 등과 같이 표시함

(2) **항**: 하나의 조문에 여러 가지 내용을 규정할 필요가 있거나 세분하여 규정할 필요가 있는 경우 완성된 형식의 "…한다"와 같은 문장으로, ①, ②와 같이 동그라미 안에 아라비아 숫자를 넣어 표시함

(3) **호**: 단어나 어절의 형식으로 하거나 "…할 것" 등과 같은 표현 방식을 사용하나, 다만, 호에 단서나 후단을 규정하는 경우 "…한다"와 같은 표현 방식을 사용하기도 함. 어떤 '조'나 '항' 중에서 규율하려는 내용을 열거하여 규정할 필요가 있을 때 1., 2., 3. 등으로 표시함

(4) **목**: '호'를 다시 세분하거나 내용을 열거할 필요가 있는 경우 '목'으로 나누어 규정함
단어나 어절의 형식으로 하거나 "…할 것" 등과 같은 표현 방식을 사용하고, 가., 나., 다. 등으로 표시함
'목'을 세분하여 정하거나 열거할 필요가 있으면 1), 2), 3)……를 사용하고, 1), 2), 3)……를 다시 세분할 필요가 있는 경우에는 가), 나), 다)……를 사용함

CHAPTER 2

간호사를 위한 보건의약관계법규

1 보건의료기본법

[시행 2025. 4. 17.] [법률 제20922호, 2025. 4. 17., 일부개정]

[시행 2024. 8. 7.] [대통령령 제34810호, 2024. 8. 6., 일부개정]

보건복지부(보건의료정책과), 044-202-2404, 2408

질병관리청(기후보건 · 건강위해대비과-제37조의2, 제37조의3, 제37조의4), 043-219-2958

「보건의료기본법」의 주요 출제범위는 제2장 보건의료에 관한 국민의 권리와 의무, 제5장 보건의료의 제공과 이용 등이다. 좀 더 세부적인 자료는 법제처 국가법령정보센터(http://www.law.go.kr/)를 참조하길 바란다.

간호사 국가시험은 기출유형이 반복출제되는 경향이 있으므로 수험생들은 확인문제와 기출유형모의고사를 비중있게 학습하여야 할 것이다.

제1장 총칙

● **법 제1조(목적)** 이 법은 보건의료에 관한 국민의 권리 · 의무와 국가 및 지방자치단체의 책임을 정하고 보건의료의 수요와 공급에 관한 기본적인 사항을 규정함으로써 보건의료의 발전과 국민의 보건 및 복지의 증진에 이바지하는 것을 목적으로 함

● **법 제2조(기본 이념)** 이 법은 보건의료를 통하여 모든 국민이 인간으로서의 존엄과 가치를 가지며 행복을 추구할 수 있도록 하고 국민 개개인이 건강한 삶을 영위할 수 있도록 제도와 여건을 조성하며, 보건의료의 형평과 효율이 조화를 이룰 수 있도록 함으로써 국민의 삶의 질을 향상시키는 것을 기본 이념으로 함

● **법 제3조(정의)** 이 법에서 사용하는 용어의 뜻은 다음과 같다.

1. "보건의료"란 국민의 건강을 보호 · 증진하기 위하여 국가 · 지방자치단체 · 보건의료기관 또는 보건의료인 등이 행하는 모든 활동을 말함
2. "보건의료서비스"란 국민의 건강을 보호 · 증진하기 위하여 보건의료인이 행하는 모든 활동을 말함
3. "보건의료인"이란 보건의료 관계 법령에서 정하는 바에 따라 자격 · 면허 등을 취득하거나 보건의료서비스에 종사하는 것이 허용된 자를 말함

4. “보건의료기관”이란 보건의료인이 공중(公衆) 또는 특정 다수인을 위하여 보건의료서비스를 행하는 보건기관, 의료기관, 약국, 그 밖에 대통령령으로 정하는 기관을 말함
5. “공공보건의료기관”이란 국가 · 지방자치단체, 그 밖의 공공단체가 설립 · 운영하는 보건의료기관을 말함
6. “보건의료정보”란 보건의료와 관련한 지식 또는 부호 · 숫자 · 문자 · 음성 · 음향 · 영상 등으로 표현된 모든 종류의 자료를 말함

● **법 제4조(국가와 지방자치단체의 책임)** ① 국가와 지방자치단체는 국민건강의 보호 · 증진을 위하여 필요한 법적 · 제도적 장치를 마련하고 이에 필요한 재원(財源)을 확보하도록 노력하여야 함

② 국가와 지방자치단체는 모든 국민의 기본적인 보건의료 수요를 형평에 맞게 충족시킬 수 있도록 노력하여야 함

③ 국가와 지방자치단체는 식품, 의약품, 의료기기 및 화장품 등 건강 관련 물품이나 건강 관련 활동으로부터 발생할 수 있는 위해(危害)를 방지하고, 각종 국민건강 위해 요인으로부터 국민의 건강을 보호하기 위한 시책을 강구하도록 노력하여야 함

④ 국가와 지방자치단체는 민간이 행하는 보건의료에 대하여 보건의료 시책상 필요하다고 인정하면 행정적 · 재정적 지원을 할 수 있음

● **법 제5조(보건의료인의 책임)** ① 보건의료인은 자신의 학식과 경험, 양심에 따라 환자에게 양질의 적정한 보건의료서비스를 제공하기 위하여 노력하여야 함

② 보건의료인은 보건의료서비스의 제공을 요구받으면 정당한 이유 없이 이를 거부하지 못함

③ 보건의료인은 적절한 보건의료서비스를 제공하기 위하여 필요하면 보건의료서비스를 받는 자를 다른 보건의료기관에 소개하고 그에 관한 보건의료 자료를 다른 보건의료기관에 제공하도록 노력하여야 함

④ 보건의료인은 국가나 지방자치단체가 관리하여야 할 질병에 걸렸거나 걸린 것으로 의심되는 대상자를 발견한 때에는 그 사실을 관계 기관에 신고 · 보고 또는 통지하는 등 필요한 조치를 하여야 함

● **법 제6조(환자 및 보건의료인의 권리)** ① 모든 환자는 자신의 건강보호와 증진을 위하여 적절한 보건의료서비스를 받을 권리를 가짐

② 보건의료인은 보건의료서비스를 제공할 때에 학식과 경험, 양심에 따라 환자의 건강보호를 위하여 적절한 보건의료기술과 치료재료 등을 선택할 권리를 가진다. 다만, 이 법 또는 다른 법률에 특별한 규정이 있는 경우에는 그러하지 아니함

● **법 제7조(보건의료정책과 사회보장정책과의 연계)** 국가와 지방자치단체는 보건의료정책과 관련되는 사회보장정책이 연계되도록 하여야 함

● **법 제8조(국민의 참여)** 국가와 지방자치단체는 국민의 권리 · 의무 등 국민생활에 중대한 영향을 미치는 보건의료정책을 수립 · 시행하려면 이해관계인 등 국민의 의견을 수렴하여야 함

● **법 제9조(다른 법률과의 관계)** 보건의료에 관한 법률을 제정하거나 개정할 때에는 이 법에 부합되도록 하여야 함

제2장 보건의료에 관한 국민의 권리와 의무

● **법 제10조(건강권 등)** ① 모든 국민은 이 법 또는 다른 법률에서 정하는 바에 따라 자신과 가족의 건강에 관하여 국가의 보호를 받을 권리를 가짐

② 모든 국민은 성별, 나이, 종교, 사회적 신분 또는 경제적 사정 등을 이유로 자신과 가족의 건강에 관한 권리를 침해받지 아니함

● **법 제11조(보건의료에 관한 알 권리)** ① 모든 국민은 관계 법령에서 정하는 바에 따라 국가와 지방자치단체의 보건의료시책에 관한 내용의 공개를 청구할 권리를 가짐

② 모든 국민은 관계 법령에서 정하는 바에 따라 보건의료인이나 보건의료기관에 대하여 자신의 보건의료와 관련한 기록 등의 열람이나 사본의 교부[1]를 요청할 수 있음. 다만, 본인이 요청할 수 없는 경우에는 그 배우자 · 직계존비속 또는 배우자의 직계존속이, 그 배우자 · 직계존비속 및 배우자의 직계존속이 없거나 질병이나 그 밖에 직접 요청을 할 수 없는 부득이한 사유가 있는 경우에는 본인이 지정하는 대리인이 기록의 열람 등을 요청할 수 있음

● **법 제12조(보건의료서비스에 관한 자기결정권)** 모든 국민은 보건의료인으로부터 자신의 질병에 대한 치료 방법, 의학적 연구 대상 여부, 장기이식(臟器移植) 여부 등에 관하여 충분한 설명을 들은 후 이에 관한 동의 여부를 결정할 권리를 가짐

● **법 제13조(비밀 보장)** 모든 국민은 보건의료와 관련하여 자신의 신체상 · 건강상의 비밀과 사생활의 비밀을 침해받지 아니함

● **법 제14조(보건의료에 관한 국민의 의무)** ① 모든 국민은 자신과 가족의 건강을 보호 · 증진하기 위하여 노력하여야 하며, 관계 법령에서 정하는 바에 따라 건강을 보호 · 증진하는 데에 필요한 비용을 부담하여야 함

② 누구든지 건강에 위해한 정보를 유포 · 광고하거나 건강에 위해한 기구 · 물품을 판매 · 제공하는 등 다른 사람의 건강을 해치거나 해칠 우려가 있는 행위를 하여서는 아니 됨

③ 모든 국민은 보건의료인의 정당한 보건의료서비스와 지도에 협조함

확인문제

「보건의료기본법」상 보건의료에 관한 국민의 의무로 옳은 것은?

① 건강권
② 보건의료에 관한 알 권리
③ 보건의료서비스에 관한 자기결정권
④ 신체상 · 건강상의 비밀과 사생활의 비밀 보장
⑤ 보건의료인의 정당한 보건의료서비스와 지도에 협조

해설: 법 제10조 ~ 제14조

정답: ⑤

「보건의료기본법」상 혈우병 환자인 A는 주치의로부터 새로운 치료약의 효과를 실험하는 연구에 대한 충분한 설명을 듣고 연구에 참여하기로 동의하였다. 국민이 갖는 보건의료 서비스에 관한 권리 중 해당하는 것은?

(2025년 기출)

① 건강권　② 알 권리　③ 자기결정권
④ 진료받을 권리　⑤ 비밀을 보장받을 권리

정답: ③

제3장 보건의료발전계획의 수립 · 시행

- **법 제15조(보건의료발전계획의 수립 등)** ① 보건복지부장관은 관계 중앙행정기관의 장과의 협의와 제20조에 따른 보건의료정책심의위원회의 심의를 거쳐 보건의료발전계획을 5년마다 수립하여야 함
  ② 보건의료발전계획에 포함되어야 할 사항은 다음 각 호와 같음 〈개정 2016. 5. 29.〉
    1. 보건의료 발전의 기본 목표 및 그 추진 방향
    2. 주요 보건의료사업계획 및 그 추진 방법
    3. 보건의료자원의 조달 및 관리 방안
    4. 지역별 병상 총량의 관리에 관한 시책
    5. 보건의료의 제공 및 이용체계 등 보건의료의 효율화에 관한 시책
    6. 중앙행정기관 간의 보건의료 관련 업무의 종합 · 조정
    7. 노인 · 장애인 등 보건의료 취약계층에 대한 보건의료사업계획
    8. 보건의료 통계 및 그 정보의 관리 방안
    9. 그 밖에 보건의료 발전을 위하여 특히 필요하다고 인정되는 사항
  ③ 보건의료발전계획은 국무회의의 심의를 거쳐 확정함

- **법 제16조(주요 시책 추진방안의 수립 · 시행)** 보건복지부장관과 관계 중앙행정기관의 장은 보건의료발전계획이 확정되면 이를 기초로 하여 보건의료와 관련된 소관 주요 시책의 추진방안을 매년 수립 · 시행하여야 함

- **법 제17조(지역보건의료계획의 수립 · 시행)** 특별시장 · 광역시장 · 도지사 · 특별자치도지사(이하 "시 · 도지사"라 한다) 및 시장 · 군수 · 구청장(자치구의 구청장을 말한다. 이하 같다)은 보건의료발전계획이 확정되면 관계 법령에서 정하는 바에 따라 지방자치단체의 실정을 감안하여 지역보건의료계획을 수립 · 시행하여야 함

- **법 제18조(계획 수립의 협조)** ① 보건복지부장관, 관계 중앙행정기관의 장, 시 · 도지사 및 시장 · 군수 · 구청장은 보건의료발전계획과 소관 주요 시책 추진방안 및 지역보건의료계획의 수립 · 시행을 위하여 필요하면 관계 기관 · 단체 등에 대하여 자료 제공 등의 협조를 요청할 수 있음
  ② 제1항에 따른 협조 요청을 받은 관계 기관 · 단체 등은 특별한 사유가 없으면 협조 요청에 따라야 함

- **법 제18조의2(국회에 대한 보고)** 보건복지부장관은 매년 보건의료발전계획의 주요 내용, 제16조에 따른 해당 연도 주요 시책의 추진방안 및 전년도 추진실적을 확정한 후 지체 없이 국회 소관 상임위원회에 보고하여야 함

- **법 제19조(비용의 보조)** 국가는 예산의 범위에서 지역보건의료계획의 시행에 필요한 비용의 전부 또는 일부를 지방자치단체에 보조할 수 있음

- **법 제20조(보건의료정책심의위원회)** 보건의료에 관한 주요 시책을 심의하기 위하여 보건복지부장관 소속으로 보건의료정책심의위원회(이하 "위원회"라 한다)를 둠

- **법 제21조(위원회의 구성)** ① 위원회는 위원장 1명을 포함한 25명 이내의 위원으로 구성하되, 공무원이 아닌 위원이 전체 위원의 과반수가 되도록 하여야 함 〈개정 2018. 12. 11., 2021. 3. 23.〉
  ② 위원장은 보건복지부장관으로 함
  ③ 위원은 다음 각 호의 사람 중에서 보건복지부장관이 임명 또는 위촉함. 이 경우 제2호에 따른 위원과 제3호에 따른 위원은 같은 수로 구성함 〈개정 2021. 3. 23., 2024. 9. 20.〉
    1. 대통령령으로 정하는 관계 중앙행정기관 소속 공무원
    2. 보건의료 수요자를 대표하는 사람으로서 노동자단체, 소비자 · 환자 관련 시민단체(「비영리민간단체 지원법」 제2조에 따른 비영리민간단체를 말한다) 등에서 추천하는 사람
    3. 보건의료 공급자를 대표하는 사람으로서 「의료법」 제28조에 따른 의료인 단체(「간호법」 제18조에 따른 간호사중앙회를 포함한다), 「의료법」 제52조에 따른 의료기관단체, 「약사법」 제11조에 따른 약사회 등에서 추천하는 사람
    4. 보건의료에 관한 학식과 경험이 풍부한 사람

④ 위원회의 회의를 효율적으로 운영하기 위하여 위원회에 실무위원회를 두고, 위원회의 심의사항을 보다 전문적으로 검토하기 위하여 분야별로 분과위원회를 둘 수 있음

⑤ 이 법에서 규정한 것 외에 위원회 · 실무위원회 및 분과위원회의 구성 · 운영과 그 밖에 필요한 사항은 대통령령으로 정함 [시행일: 2025. 6. 21.] 제21조

- **법 제22조(위원회의 기능)** ① 위원회는 다음 각 호의 사항을 심의함 〈개정 2025. 4. 17.〉
  1. 보건의료발전계획
  2. 주요 보건의료제도의 개선
  3. 주요 보건의료정책
  4. 보건의료와 관련되는 국가 및 지방자치단체의 역할
  5. 제23조의2제1항 각 호에 해당하는 직종별 보건의료인력 양성 규모
  6. 그 밖에 위원장이 심의에 부치는 사항

② 위원회가 제1항제5호의 사항을 심의할 때에는 제23조의2에 따른 수급추계위원회의 심의 결과를 존중하여야 함 〈신설 2025. 4. 17.〉

③ 보건복지부장관이 고등교육법령에 따라 직종별 보건의료인력 양성 규모에 관하여 교육부장관과 협의할 때에는 제1항제5호의 심의 결과를 반영하여야 함 〈신설 2025. 4. 17.〉

[전문개정 2010. 3. 17.]

[시행일] 제22조의 개정규정 중 의사를 제외한 직종의 수급추계에 관한 사항, 제23조의2제2항제2호 및 제3호의 개정규정에 따른 수급추계에 관한 사항은 2027년 1월 1일부터 3년을 넘지 아니하는 범위에서 보건복지부령으로 정하는 시점

- **법 제23조(관계 행정기관의 협조)** ① 위원회는 관계 행정기관에 대하여 보건의료에 관한 자료의 제출과 위원회의 업무에 관하여 필요한 협조를 요청할 수 있음

② 제1항에 따른 요청을 받은 관계 행정기관은 특별한 사유가 없으면 요청에 따라야 함

- **법 제23조의2(수급추계위원회)** ① 보건의료인력에 대하여 주기적으로 중장기 수급추계를 실시하고, 그 결과를 심의하기 위하여 보건복지부장관 소속으로 다음 각 호의 직종별로 수급추계위원회(이하 "수급추계위원회"라 한다)를 각각 둠
  1. 「의료법」 제2조에 따른 의사 · 치과의사 · 한의사
  2. 「간호법」 제2조에 따른 간호사
  3. 「약사법」 제2조에 따른 약사 및 한약사
  4. 「의료기사 등에 관한 법률」 제1조의2에 따른 의료기사
  5. 그 밖에 보건복지부령으로 정하는 보건의료인력

② 수급추계위원회는 다음 각 호의 사항을 심의함
1. 해당 직종의 보건의료인력 국가 단위 수급추계
2. 해당 직종의 보건의료인력 지역 단위 수급추계
3. 전문과목 및 진료과목 구분이 있는 직종 중 보건복지부령으로 정하는 직종의 전문과목 및 진료과목별 수급추계

③ 수급추계위원회는 제2항제1호의 사항을 심의하는 경우 같은 항 제2호 및 제3호의 지역 단위 수급추계, 전문과목 및 진료과목별 수급추계를 분석하여 그 결과를 반영하여야 함

④ 수급추계위원회는 위원장 1명을 포함하여 15명 이내의 위원으로 구성함. 이 경우 수급추계위원회는 제6항제1호에 해당하는 위원이 과반수가 되도록 하여야 함

⑤ 수급추계위원회의 위원장은 제6항제3호의 위원 중에서 호선함

⑥ 수급추계위원회의 위원은 다음 각 호의 어느 하나에 해당하는 사람을 보건복지부장관이 위촉함. 다만, 7일 이상의 기간을 정하여 위원 추천을 요청하였음에도 불구하고 다음 각 호의 단체 또는 기관으로부터 위원 추천이 없을 때에는 제4항 후단에도 불구하고 추천받은 위원 중에서 위촉하여 수급추계위원회를 운영할 수 있음
1. 보건의료 공급자를 대표하는 단체로서 제1항 각 호에 따른 보건의료인력 직종별 단체 및 「의료법」 제52조에 따른 의료기관단체가 추천하는 전문가
2. 보건의료 수요자를 대표하는 단체로서 노동자단체, 소비자 · 환자 관련 시민단체 등이 추천하는 전문가
3. 보건의료 관련 학회, 연구기관 등이 추천하는 전문가

⑦ 수급추계위원회의 위원은 해당 직종별로 각각 위촉하되, 제6항제2호 및 제3호에 해당하는 위원은 모든 직종별 수급추계위원회의 위원이 되도록 함

⑧ 수급추계위원회의 위원은 다음 각 호의 자격을 모두 갖추어야 함
1. 경제학 · 보건학 · 통계학 · 인구학 등 수급추계 관련 분야를 전공한 사람
2. 인력정책 또는 인력수급추계 분야에 대한 전문지식 및 연구실적이 풍부한 사람
3. 대학의 조교수 이상이거나 연구기관의 연구위원 이상 또는 이와 동등한 자격을 갖춘 사람

⑨ 수급추계위원회는 업무를 효율적으로 수행하기 위하여 필요한 경우 분과위원회를 둘 수 있음

⑩ 수급추계위원회는 「공공기록물 관리에 관한 법률」 제17조제2항에 따라 회의록을 작성하여야 하며, 회의록, 안건, 수급추계 결과, 그 밖에 수급추계에 활용한 참고자료로서 보건복지부령으로 정하는 자료를 공개하여야 함

⑪ 수급추계위원회는 그 운영에 있어 독립성과 자율성이 보장되며, 보건복지부장관은 수급추계위원회의 운영에 필요한 예산 확보 등 수급추계위원회가 그 권한에 속하는 업무를 독립적으로 수행할 수 있도록 지원하여야 함

⑫ 그 밖에 제1항에 따른 수급추계 방법과 주기, 수급추계위원회 및 제9항에 따른 분과위원회의 구성 · 운영 등에 필요한 사항은 보건복지부령으로 정함

[본조신설 2025. 4. 17.]

[시행일] 제23조의2의 개정규정 중 의사를 제외한 직종의 수급추계에 관한 사항, 제23조의2제2항제2호 및 제3호의 개정규정에 따른 수급추계에 관한 사항은 2027년 1월 1일부터 3년을 넘지 아니하는 범위에서 보건복지부령으로 정하는 시점

● **법 제23조의3(의료인력수급추계센터)** ① 보건복지부장관은 수급추계위원회의 전문적 수급추계를 지원하기 위하여 다음 각 호의 어느 하나에 해당하는 기관을 의료인력수급추계센터(이하 "수급추계센터"라 한다)로 지정 · 운영할 수 있음

1. 「정부출연연구기관 등의 설립 · 운영 및 육성에 관한 법률」에 따라 설립된 정부출연연구기관
2. 「공공기관의 운영에 관한 법률」에 따른 공공기관

② 보건복지부장관은 수급추계센터에 예산의 범위에서 사업 수행에 필요한 비용의 전부 또는 일부를 지원할 수 있음 [본조신설 2025. 4. 17.]

제4장 보건의료자원의 관리 등

● **법 제24조(보건의료자원의 관리 등)** ① 국가와 지방자치단체는 보건의료에 관한 인력, 시설, 물자, 지식 및 기술 등 보건의료자원을 개발 · 확보하기 위하여 종합적이고 체계적인 시책을 강구하여야 함

② 국가와 지방자치단체는 보건의료자원의 장 · 단기 수요를 예측하여 보건의료자원이 적절히 공급될 수 있도록 보건의료자원을 관리하여야 함

● **법 제25조(보건의료인력의 양성 등)** 국가와 지방자치단체는 우수한 보건의료인력의 양성과 보건의료인력의 자질 향상을 위하여 교육 등 필요한 시책을 강구하여야 함

● **법 제26조(보건의료인 간의 협력)** 보건의료인은 국민에게 양질의 보건의료서비스를 제공하고 국민의 보건 향상에 이바지하기 위하여 보건의료서비스를 제공할 때에 그 전문 분야별로 또는 전문 분야 간에 상호 협력하도록 노력하여야 함

- **법 제27조(공공 · 민간 보건의료기관의 역할 분담 등)** ① 국가와 지방자치단체는 공공보건의료기관과 민간 보건의료기관 간의 역할 분담과 상호협력 체계를 마련하여야 함
  ② 국가와 지방자치단체는 제4조제2항에 따른 기본적인 보건의료 수요를 충족시키기 위하여 필요하면 공공보건의료기관을 설립 · 운영할 수 있으며, 이에 드는 비용의 전부 또는 일부를 지원할 수 있음
  ③ 국가와 지방자치단체는 공공보건의료를 효율적으로 운영하고 관리하기 위하여 필요한 시책을 수립 · 시행하여야 함
  ④ 공공보건의료기관의 설립 · 운영 등 공공보건의료에 관한 기본적인 사항은 따로 법률로 정함

- **법 제28조(보건의료 지식 및 기술)** ① 국가와 지방자치단체는 보건의료 지식과 보건의료 기술의 발전을 위하여 필요한 시책을 수립 · 시행하여야 함
  ② 보건복지부장관은 효율적인 보건의료서비스를 제공하기 위하여 새로운 보건의료 기술의 평가 등 필요한 조치를 강구하여야 함

제5장 보건의료의 제공과 이용

제1절 보건의료의 제공 및 이용체계

- **법 제29조(보건의료의 제공 및 이용체계)** ① 국가와 지방자치단체는 보건의료에 관한 인력, 시설, 물자 등 보건의료자원이 지역적으로 고루 분포되어 보건의료서비스의 공급이 균형 있게 이루어지도록 노력하여야 하며, 양질의 보건의료서비스를 효율적으로 제공하기 위한 보건의료의 제공 및 이용체계를 마련하도록 노력하여야 함
  ② 국가와 지방자치단체는 보건의료의 제공 및 이용체계를 구축하기 위하여 필요한 행정상 · 재정상의 조치와 그 밖에 필요한 지원을 할 수 있음

- **법 제30조(응급의료체계)** 국가와 지방자치단체는 모든 국민(국내에 체류하고 있는 외국인 포함)이 응급 상황에서 신속하고 적절한 응급의료서비스를 받을 수 있도록 응급의료체계를 마련하여야 함

제2절 평생국민건강관리체계

- **법 제31조(평생국민건강관리사업)** ① 국가와 지방자치단체는 생애주기(生涯週期)별 건강상 특성과 주요 건강위험요인을 고려한 평생국민건강관리를 위한 사업을 시행하여야 함
  ② 국가와 지방자치단체는 공공보건의료기관이 평생국민건강관리사업에서 중심 역할을 할 수 있도록 필요한 시책을 강구하여야 함
  ③ 국가와 지방자치단체는 평생국민건강관리사업을 원활하게 수행하기 위하여 건강지도 · 보건교육 등을 담당할 전문인력을 양성하고 건강관리정보체계를 구축하는 등 필요한 시책을 강구하여야 함

- **법 제32조(여성과 어린이의 건강 증진)** 국가와 지방자치단체는 여성과 어린이의 건강을 보호 · 증진하기 위하여 필요한 시책을 강구하여야 함. 이 경우 여성의 건강증진시책에 연령별 특성이 반영되도록 하여야 함

- **법 제33조(노인의 건강 증진)** 국가와 지방자치단체는 노인의 질환을 조기에 발견하고 예방하며, 질병 상태에 따라 적절한 치료와 요양(療養)이 이루어질 수 있도록 하는 등 노인의 건강을 보호 · 증진하기 위하여 필요한 시책을 강구하여야 함

- **법 제34조(장애인의 건강 증진)** 국가와 지방자치단체는 선천적 · 후천적 장애가 발생하는 것을 예방하고 장애인의 치료와 재활이 이루어질 수 있도록 하는 등 장애인의 건강을 보호 · 증진하기 위하여 필요한 시책을 강구하여야 함

- **법 제35조(학교 보건의료)** 국가와 지방자치단체는 학생의 건전한 발육을 돕고 건강을 보호 · 증진하며 건강한 성인으로 성장하기 위하여 요구되는 생활습관 · 정서 등을 함양하기 위하여 필요한 시책을 강구하여야 함

- **법 제36조(산업 보건의료)** 국가는 근로자의 건강을 보호 · 증진하기 위하여 필요한 시책을 강구하여야 함

- **법 제37조(환경 보건의료)** 국가와 지방자치단체는 국민의 건강을 보호 · 증진하기 위하여 쾌적한 환경의 유지와 환경오염으로 인한 건강상의 위해 방지 등에 필요한 시책을 강구하여야 함

확인문제

「보건의료기본법」상 생애주기(生涯週期)별 건강상 특성과 주요 건강위험요인을 고려한 사업을 무엇이라고 하는가?

① 환경보건의료사업 ② 산업보건의료사업 ③ 평생국민건강관리사업
④ 건강위험요인관리사업 ⑤ 생애주기별건강관리사업

해설: 법 제31조 정답: ③

- **법 제37조의2(기후변화 보건의료)** 국가와 지방자치단체는 국민의 건강을 보호 · 증진하기 위하여 지구온난화 등 기후변화로 인한 건강상의 위해 방지와 기후변화에 대응한 건강관리 등에 필요한 시책을 강구함
[종전 제37조의2는 제37조의3으로 이동 〈2024. 12. 20.〉]

- **법 제37조의3(기후변화에 따른 국민건강영향평가 등)** ① 질병관리청장은 지구온난화 등 기후변화가 국민건강에 미치는 영향을 5년마다 조사 · 평가(이하 "기후보건영향평가")하여 그 결과를 공표하고 정책수립의 기초자료로 활용하여야 함
② 질병관리청장은 기후보건영향평가에 필요한 기초자료 확보 및 통계의 작성을 위하여 실태조사를 실시할 수 있음
③ 질병관리청장은 관계 중앙행정기관의 장, 지방자치단체의 장 및 보건의료 관련 기관이나 단체의 장에게 기후보건영향평가에 필요한 자료의 제공 또는 제2항에 따른 실태조사의 협조를 요청할 수 있음. 이 경우 자료제공 또는 실태조사 협조를 요청받은 관계 중앙행정기관의 장 등은 정당한 사유가 없으면 이에 따라야 함
④ 기후보건영향평가와 실태조사의 구체적인 내용 및 방법 등에 필요한 사항은 대통령령으로 정함
[제37조의2에서 이동, 종전 제37조의3은 제37조의4로 이동 〈2024. 12. 20.〉]

영 제13조의2(기후보건영향평가의 내용 및 방법 등) ① 〈기후보건영향평가의 내용〉
1. 국민건강에 영향을 미치는 기후변화의 유형, 내용 및 특성 등에 관한 사항
2. 기후변화와 관련이 있는 질병 · 질환 등의 임상적 증상, 발생 추이 및 진료경과 등에 관한 사항
3. 기후변화와 관련이 있는 질병 · 질환 등의 성별 · 연령별 · 지역별 분포 및 특성 등에 관한 사항
4. 기후변화가 노인 · 장애인 · 임산부 · 어린이 등 보건의료 취약계층의 건강 및 생활 등에 미치는 영향
5. 그 밖에 제1호부터 제4호까지의 내용에 준하는 것으로서 기후변화가 국민건강에 미치는 영향을 고려하여 질병관리청장이 특히 필요하다고 인정하는 사항

② 질병관리청장은 기후보건영향평가에 대한 전문적 검토가 필요하다고 인정하는 경우에는 법 제37조의2제1항에 따라 기후보건영향평가의 결과를 공표하기 전에 위원회의 심의를 거치게 할 수 있음
③ 질병관리청장은 국민건강의 보호 · 증진을 위하여 필요하다고 인정하는 경우에는 기후보건영향평가의 결과를 관계 중앙행정기관의 장, 시 · 도지사 및 시장 · 군수 · 구청장에게 알려야 함
④ 질병관리청장은 법 제37조의2제1항에 따라 기후보건영향평가의 결과를 공표하는 경우에는 질병관리청장이 지정하는 인터넷 홈페이지에 게재하여야 함
⑤ 제1항부터 제4항까지에서 규정한 사항 외에 기후보건영향평가의 내용 · 방법 및 절차 등에 필요한 세부 사항은 질병관리청장이 정함

영 제13조의3(실태조사의 내용 및 방법 등) ① 〈실태조사의 내용〉
1. 기후변화에 따른 질병 · 질환 등의 발생 경로, 발생 현황 및 임상정보 등에 관한 사항
2. 기후변화에 따른 질병 · 질환 등의 진단 · 검사 · 처방 등 진료정보에 관한 사항
3. 기후변화에 따른 질병 · 질환 등의 분석 · 연구와 관련된 각종 문헌 및 자료 등의 조사에 관한 사항
4. 기후변화에 따른 질병 · 질환 등과 관련하여 노인 · 장애인 · 임산부 · 어린이 등 보건의료 취약계층의 진료경과에 관한 사항
5. 그 밖에 제1호부터 제4호까지의 내용에 준하는 것으로서 질병관리청장이 실태조사를 위하여 특히 필요하다고 인정하는 사항

② 질병관리청장은 실태조사의 실시를 위하여 필요하다고 인정하는 경우에는 질병관리청장이 정하는 바에 따라 실태조사반을 구성 · 운영할 수 있음
③ 질병관리청장은 실태조사의 효율적 추진을 위하여 필요하다고 인정하는 경우에는 보건의료 관계 연구기관 · 단체 또는 전문가 등에게 실태조사를 의뢰하여 실시할 수 있음
④ 질병관리청장은 기후변화에 따른 국민건강의 보호 및 관리를 위하여 필요하다고 인정하는 경우에는 실태조사 결과를 공개할 수 있음
⑤ 제1항부터 제4항까지에서 규정한 사항 외에 실태조사의 내용 · 방법 및 절차 등에 필요한 세부 사항은 질병관리청장이 정함

확인문제

「보건의료기본법」상 기후보건영향평가는 누가 몇 년마다 하는가? **(2023년 기출)**

① 보건복지부장관, 3년 ② 보건복지부장관, 4년 ③ 보건복지부장관, 5년
④ 질병관리청장, 3년 ⑤ 질병관리청장, 5년

해설: 법 제37조의2 제1항 정답 : ⑤

● **법 제37조의4(전담기관의 지정 등)** ① 질병관리청장은 기후보건영향평가를 전문적으로 수행하기 위하여 다음 각 호의 어느 하나에 해당하는 기관을 기후보건영향평가 및 운영 업무를 전담하는 기관(이하 "전담기관")으로 지정할 수 있음

1. 국공립 연구기관
2. 「고등교육법」 제2조에 따른 학교(부설 연구기관을 포함한다)
3. 「정부출연연구기관 등의 설립 · 운영 및 육성에 관한 법률」 제2조에 따른 정부출연연구기관

② 전담기관은 기후보건영향평가 및 다음 각 호의 업무를 수행

1. 제37조의3제2항에 따른 실태조사 실시
2. 제1호에 따른 조사에 필요한 관련 정보의 수집 · 관리 및 제공
3. 그 밖에 대통령령으로 정하는 업무

③ 질병관리청장은 전담기관에 대하여 제2항에 따른 업무를 수행하는 데 필요한 비용의 전부 또는 일부를 지원할 수 있음

④ 질병관리청장은 전담기관이 제5항에 따른 지정요건에 적합하지 아니하게 된 경우에는 지정을 취소할 수 있음

⑤ 전담기관의 지정 및 지정취소의 요건 · 절차 등에 필요한 사항은 대통령령으로 정함

영 **제13조의4(전담기관의 지정 · 지정취소 등)** ① 질병관리청장은 법 제37조의3제1항에 따라 다음 각 호의 요건을 모두 갖춘 기관을 기후보건영향평가 및 운영 업무를 전담하는 기관(이하 "전담기관")으로 지정할 수 있음

1. 다음 각 목의 어느 하나에 해당하는 사항과 관련된 업무를 수행한 실적이 있을 것
   가. 제13조의2제1항 각 호에 따른 기후보건영향평가의 내용
   나. 제13조의3제1항 각 호에 따른 실태조사의 내용
2. 법 제37조의3제2항에 따른 업무의 수행을 위한 3명 이상의 전담 인력과 조직을 갖출 것
3. 법 제37조의3제2항에 따른 업무의 수행에 필요한 사무실, 컴퓨터 등의 시설 및 장비를 갖출 것

② 전담기관으로 지정받으려는 자는 질병관리청장이 정하여 고시하는 전담기관 지정신청서에 제1항 각 호의 요건을 모두 갖추었음을 증명할 수 있는 서류를 첨부하여 질병관리청장에게 제출해야 함

③ 전담기관 지정의 유효기간: 3년

④ 질병관리청장은 전담기관을 지정한 경우에는 질병관리청장이 정하여 고시하는 전담기관 지정서를 해당 기관에 발급하고, 그 사실을 질병관리청의 인터넷 홈페이지에 공고해야 함

⑤ 질병관리청장은 전담기관이 다음 각 호의 어느 하나에 해당하는 경우에는 지정을 취소할 수 있음. 다만, 제1호에 해당하는 경우에는 지정을 취소해야 함

1. 거짓이나 그 밖의 부정한 방법으로 지정받은 경우
2. 제1항 각 호의 지정요건에 적합하지 않게 된 경우
3. 정당한 사유 없이 1개월 이상 지정받은 업무를 수행하지 않은 경우

⑥ 질병관리청장은 제5항에 따라 전담기관의 지정을 취소한 경우에는 지체 없이 해당 기관에 통지하고, 그 사실을 질병관리청의 인터넷 홈페이지에 공고해야 함. 이 경우 전담기관은 전담기관 지정서를 질병관리청장에게 반납해야 함

⑦ 제1항부터 제6항까지에서 규정한 사항 외에 전담기관의 지정 및 지정취소 등에 필요한 사항은 질병관리청장이 정하여 고시

[종전 제13조의4는 제13조의5로 이동 〈2024. 8. 6.〉]

확인문제

「보건의료기본법」상 기후보건영향평가를 전문적으로 수행하는 전담기관을 지정할 수 있는 자는?

① 대통령 ② 기상청장 ③ 환경부장관
④ 질병관리청장 ⑤ 보건복지부장관

정답: ④

- **법 제38조(식품위생 · 영양)** 국가와 지방자치단체는 국민의 건강을 보호 · 증진하기 위하여 식품으로 인한 건강상의 위해 방지와 국민의 영양 상태의 향상 등에 필요한 시책을 강구하여야 함

확인문제

「보건의료기본법」상 평생국민건강관리체계에 포함된 것은?

① 구강 보건의료 ② 정신 보건의료 ③ 식품위생 · 영양
④ 감염병의 예방 및 관리 ⑤ 만성질환의 예방 및 관리

해설: 법 제31조 ~ 법 제43조, ①②④⑤는 주요질병관리체계에 포함되어 있다.

정답: ③

제3절 주요 질병관리체계

- **법 제39조(주요 질병관리체계의 확립)** 보건복지부장관은 국민건강을 크게 위협하는 질병 중에서 국가가 특별히 관리하여야 할 필요가 있다고 인정되는 질병을 선정하고, 이를 관리하기 위하여 필요한 시책을 수립 · 시행하여야 함

- **법 제40조(감염병의 예방 및 관리)** 국가와 지방자치단체는 감염병의 발생과 유행을 방지하고 감염병환자에 대하여 적절한 보건의료를 제공하고 관리하기 위하여 필요한 시책을 수립 · 시행하여야 함

- **법 제41조(만성질환의 예방 및 관리)** 국가와 지방자치단체는 암 · 고혈압 등 주요 만성질환(慢性疾患)의 발생과 증가를 예방하고 말기질환자를 포함한 만성질환자에 대하여 적절한 보건의료의 제공과 관리를 위하여 필요한 시책을 수립 · 시행하여야 함

영 **제13조의5(만성질환 장기 역학조사)** ① 질병관리청장은 법 제41조에 따른 만성질환의 예방 및 관리 등을 위하여 만성질환의 발생원인과 위험요인을 규명하는 만성질환 장기 역학조사를 실시
② 질병관리청장은 제1항에 따른 역학조사를 실시할 때 필요하면 관계 중앙행정기관의 장, 시·도지사, 시장·군수·구청장 및 「공공기관의 운영에 관한 법률」 제4조에 따른 공공기관의 장에게 협조를 요청할 수 있음
[제13조의4에서 이동 〈2024. 8. 6.〉]

영 **제15조(민감정보 및 고유식별정보의 처리)** 질병관리청장은 법 제41조에 따른 사무(제13조의4제1항에 따른 만성질환 장기 역학조사에 관한 사무만 해당)를 수행하기 위하여 불가피한 경우 「개인정보 보호법」 제23조에 따른 건강에 관한 정보, 같은 법 시행령 제19조제1호 또는 제4호에 따른 주민등록번호 또는 외국인등록번호가 포함된 자료를 처리할 수 있음

- **법 제42조(정신 보건의료)** 국가와 지방자치단체는 정신질환의 예방과 정신질환자의 치료 및 사회복귀 등 국민의 정신건강 증진을 위하여 필요한 시책을 수립·시행하여야 함

- **법 제43조(구강 보건의료)** 국가와 지방자치단체는 구강질환(口腔疾患)의 예방 및 치료와 구강건강에 관한 관리 등 국민의 구강건강 증진을 위하여 필요한 시책을 수립·시행하여야 함

확인문제

「보건의료기본법」상 주요질병관리체계에 포함된 것은? **(2024년 기출)**

① 정신 보건의료 ② 노인의 건강 증진 ③ 장애인의 건강 증진
④ 평생국민건강관리사업 ⑤ 여성과 어린이의 건강 증진

해설: 법 제31조 ~ 법 제43조 정답: ①

제6장 보건의료의 육성·발전 등

- **법 제44조(보건의료 시범사업)** ① 국가와 지방자치단체는 새로운 보건의료제도를 시행하기 위하여 필요하면 시범사업을 실시할 수 있음
  ② 국가와 지방자치단체는 제1항에 따른 시범사업을 실시한 경우에는 그 결과를 평가하여 새로 시행될 보건의료제도에 반영하여야 함

- **법 제45조(취약계층 등에 대한 보건의료서비스 제공)** ① 국가와 지방자치단체는 노인·장애인 등 보건의료 취약계층에 대하여 적절한 보건의료서비스를 제공하기 위하여 필요한 시책을 수립·시행하여야 함
  ② 국가와 지방자치단체는 농·어업인 등의 건강을 보호·증진하기 위하여 필요한 시책을 수립·시행하여야 함

- **법 제46조(분쟁 조정 등)** ① 국가와 지방자치단체는 보건의료서비스로 인하여 분쟁이 발생하면 그 분쟁이 신속하고 공정하게 해결되도록 하기 위하여 필요한 시책을 강구하여야 함
  ② 국가와 지방자치단체는 보건의료서비스로 인한 피해를 원활하게 구제(救濟)하기 위하여 필요한 시책을 강구하여야 함

- **법 제47조(건강위해원인자의 비용 부담)** 국가와 지방자치단체는 국민건강에 위해를 일으키거나 일으킬 우려가 있는 물품 등을 생산 · 판매하는 자 등에 대하여는 관계 법령에서 정하는 바에 따라 국민건강의 보호 · 증진에 드는 비용을 부담하게 할 수 있음

- **법 제48조(보건의료 관련 산업의 진흥)** 국가와 지방자치단체는 보건의료 기술의 연구개발과 지원 등 보건의료 관련 산업의 진흥을 위하여 필요한 시책을 강구하여야 함

- **법 제49조(한방의료의 육성 · 발전)** 국가와 지방자치단체는 한방의료(韓方醫療)를 육성 · 발전시키도록 노력하여야 함

- **법 제50조(국제협력 등)** 국가와 지방자치단체는 외국정부 및 국제기구 등과의 협력을 통하여 보건의료정보와 보건의료에 관한 기술을 교류하고 전문인력을 양성하며, 보건의료의 발전을 위한 국제적인 노력에 적극 참여하여야 함

- **법 제51조(보건의료사업의 평가)** 국가와 지방자치단체는 매년 주요 보건의료사업의 성과를 평가하여 이를 보건의료시책에 반영하도록 하여야 함

- **법 제52조(보건의료서비스의 평가)** ① 보건복지부장관은 보건의료서비스의 질적 향상을 위하여 관계 법령에서 정하는 바에 따라 보건의료서비스에 대한 평가를 실시하여야 함 〈개정 2024. 12. 20.〉
  ② 모든 국민은 제1항에 따른 보건의료서비스에 대한 평가 결과를 알 권리를 가짐 〈신설 2024. 12. 20.〉
  ③ 보건복지부장관은 다른 법령에 따라 공개가 제한되는 경우를 제외하고는 제1항에 따른 보건의료서비스에 대한 평가 결과를 공개할 수 있다. 이 경우 평가 결과 공개의 기준 등에 관하여 필요한 사항은 대통령령으로 정함 〈신설 2024. 12. 20.〉[시행일: 2025. 12. 21.] 제52조

제7장 보건의료 통계 · 정보 관리

- **법 제53조(보건의료 통계 · 정보 관리시책)** 국가와 지방자치단체는 보건의료에 관한 통계와 정보를 수집 · 관리하여 이를 보건의료정책에 활용할 수 있도록 필요한 시책을 수립 · 시행하여야 함

- **법 제54조(보건의료 정보화의 촉진)** 국가와 지방자치단체는 보건의료 정보화를 촉진하기 위하여 필요한 시책을 강구하여야 함

- **법 제55조(보건의료 실태조사)** ① 보건복지부장관은 국민의 보건의료 수요 및 이용 행태, 보건의료에 관한 인력 · 시설 및 물자 등 보건의료 실태에 관한 전국적인 조사를 5년마다 실시하고 그 결과를 공표하여야 함. 다만, 보건의료정책 수립에 필요하다고 인정하는 경우에는 임시 보건의료 실태조사를 실시할 수 있음 〈개정 2019. 12. 3.〉

  ② 보건복지부장관은 제1항에 따른 실태조사를 위하여 관계 중앙행정기관, 지방자치단체 및 관계 기관 · 법인 · 단체에 자료의 제출 또는 의견의 진술을 요청할 수 있다. 이 경우 요청을 받은 자는 정당한 사유가 없으면 이에 협조하여야 함 〈신설 2019. 12. 3.〉

  ③ 제1항에 따른 실태조사의 내용, 방법 및 공표 등에 필요한 사항은 대통령령으로 정함 〈신설 2019. 12. 3.〉

- **법 제56조(보건의료정보의 보급 · 확대)** 보건복지부장관은 보건의료기관, 관련 기관 · 단체 등이 보유하고 있는 보건의료정보를 널리 보급 · 확대하기 위하여 필요한 시책을 강구하여야 함

- **법 제57조(보건의료정보의 표준화 추진)** 보건복지부장관은 보건의료정보의 효율적 운영과 호환성(互換性) 확보 등을 위하여 보건의료정보의 표준화를 위한 시책을 강구하여야 함

2 의료법

[시행 2025. 12. 21.] [법률 제20593호, 2024. 12. 20., 일부개정]

[시행 2025. 3. 12.] [대통령령 제35382호, 2025. 3. 12., 타법개정]

[시행 2025. 3. 11.] [보건복지부령 제1096호, 2025. 3. 11., 타법개정]

보건복지부(보건의료정책과 – 진료거부, 진료기록부), 044-202-2402, 2416
보건복지부(보건의료정책과 – 진단서, 처방전, 의료행위 설명의무), 044-202-2402, 2406
보건복지부(보건의료정책과 – 유인 · 알선, 의료광고), 044-202-2402, 2409
보건복지부(보건의료정책과 – 전문병원, 안마사), 044-202-2405
보건복지부(의료인력정책과 – 의료인 업무범위 등), 044-202-2437
보건복지부(의료자원정책과 – 의료인 행정처분 등), 044-202-2453
보건복지부(의료기관정책과 – 의료기관 개설, 기록열람, 의료기관 급식 기준 등), 044-202-2481
보건복지부(의료기관정책과 – 의료기관 시설 · 인력기준 등), 044-202-2474
질병관리청(의료감염관리과–의료관련감염 예방), 043-719-7581
보건복지부(의료기관정책과 – 의료법인, 의료기관개설위원회), 044-202-2485

「의료법」의 주요 출제범위는 제1장 총칙, 제2장 의료인, 제3장 의료기관 중 제1절 의료기관의 개설, 제6장 감독 등이다. 효과적인 수험 대비를 위해 되도록 출제범위에 해당하는 부분을 중심으로 수록하였다. 세부적인 자료는 법제처 국가법령정보센터(http://www.law.go.kr/)를 참조하길 바란다.

간호사 국가시험은 기출유형이 반복출제하는 경향이 있으므로 수험생들은 확인문제와 기출유형모의고사를 비중있게 학습하여야 할 것이다.

제1장 총칙

- **법 제1조(목적)** 이 법은 모든 국민이 수준 높은 의료 혜택을 받을 수 있도록 국민의료에 필요한 사항을 규정함으로써 국민의 건강을 보호하고 증진하는 데에 목적이 있음

확인문제

「의료법」의 목적으로 옳은 것은?

① 지역주민의 건강증진
② 국민보건 향상과 사회보장 증진에 이바지
③ 건강생활을 실천할 수 있는 여건 조성
④ 국민의 보건 및 의료 향상
⑤ 국민의 건강을 보호하고 증진

해설: 지역주민의 건강증진은 지역보건법, 국민보건 향상과 사회보장 증진에 이바지는 국민건강보험법, 건강생활을 실천할 수 있는 여건 조성은 국민건강증진법, 국민의 보건 및 의료 향상은 의료기사법의 목적과 관련이 있다. 정답 : ⑤

- **법 제2조(의료인)** ① "의료인": 보건복지부장관의 면허를 받은 의사 · 치과의사 · 한의사 · 조산사 및 「간호법」에 따른 간호사(이하 "간호사") → 약사(×)

  ② 의료인은 종별에 따라 다음 각 호의 임무를 수행하여 국민보건 향상을 이루고 국민의 건강한 생활 확보에 이바지할 사명을 가짐

  1. 의사는 의료와 보건지도를 임무로 함
  2. 치과의사는 치과 의료와 구강 보건지도를 임무로 함
  3. 한의사는 한방 의료와 한방 보건지도를 임무로 함
  4. 조산사는 조산(助産)과 임산부 및 신생아에 대한 보건과 양호지도를 임무로 함
  5. 간호사 임무: 「간호법」 제12조의 업무

[참고] **간호법**[시행 2025. 6. 21.] [법률 제20445호, 2024. 9. 20., 제정]

제12조(간호사의 업무)

① 간호사는 다음 각 호의 업무를 임무로 함

1. 환자의 간호요구에 대한 관찰, 자료수집, 간호판단 및 요양을 위한 간호
2. 「의료법」에 따른 의사, 치과의사, 한의사의 지도하에 시행하는 진료의 보조
3. 간호 요구자에 대한 교육 · 상담 및 건강증진을 위한 활동의 기획과 수행, 그 밖에 대통령령으로 정하는 보건활동
4. 간호조무사가 수행하는 제1호부터 제3호까지의 업무 보조에 대한 지도

② 제1항에도 불구하고 간호사는 「의료법」 제3조제2항제3호에 따른 병원급 의료기관(이하 "병원급 의료기관"이라 한다) 중 보건복지부령으로 정하는 기관에서 환자의 진료 및 치료행위에 관한 의사의 전문적 판단이 있은 후에 의사의 일반적 지도와 위임에 근거하여 진료지원업무를 수행할 수 있음

③ 제1항제2호 및 제2항에 따른 업무에는 「의료기사 등에 관한 법률」 제2조 및 제3조에 따른 의료기사등의 업무는 원칙적으로 제외하되, 구체적인 범위와 한계는 대통령령으로 정함

영 **제11조(간호사의 보건활동)** 법 제12조제1항제3호에서 "대통령령으로 정하는 보건활동"이란 다음 각호의 보건활동을 말함

1. 「농어촌 등 보건의료를 위한 특별조치법」 제19조에 따라 보건진료 전담공무원으로서 하는 보건활동
2. 「모자보건법」 제10조제1항에 따른 모자보건전문가로서 행하는 모자보건 활동
3. 「결핵예방법」 제18조에 따른 보건활동
4. 그 밖의 법령에 따라 간호사의 보건활동으로 정한 업무

확인문제

「의료법」상 의료와 보건지도를 임무로 하는 의료인은 누구인가?

① 조산사 ② 치과의사 ③ 한의사
④ 간호사 ⑤ 의사

해설: ① 조산사는 조산과 임산부 및 신생아에 대한 보건과 양호지도, ② 치과의사는 치과 의료와 구강 보건지도, ③ 한의사는 한방 의료와 한방 보건지도, ④ 간호사는 간호, 진료보조, 간호 요구자에 대한 보건활동, 간호조무사의 업무보조에 대한 지도를 그 임무로 한다.

정답 : ⑤

「의료법」상 간호사의 임무가 규정된 법명은?

① 간호법 ② 지역보건법 ③ 보건의료기본법
④ 응급의료에 관한 법률 ⑤ 공공보건의료에 관한 법률

정답: ①

「의료법」상 간호사의 임무로 옳은 것은? (2024년 기출)

① 치과 의료 ② 구강 보건지도 ③ 의료와 보건지도
④ 한방 의료와 한방 보건지도 ⑤ 건강증진을 위한 활동의 기획과 수행

정답: ⑤

- **법 제3조(의료기관)** ① 이 법에서 '의료기관'이란 의료인이 공중(公衆) 또는 특정 다수인을 위하여 의료·조산의 업(이하 '의료업')을 하는 곳을 말함

  ② 의료기관은 다음 각 호와 같이 구분함

  1. 의원급 의료기관 : 의사, 치과의사 또는 한의사가 주로 외래환자를 대상으로 각각 그 의료행위를 하는 의료기관으로서 그 종류는 다음 각 목과 같음
     가. 의원
     나. 치과의원
     다. 한의원
  2. 조산원 : 조산사가 조산과 임산부 및 신생아를 대상으로 보건활동과 교육·상담을 하는 의료기관을 말함
  3. 병원급 의료기관 : 의사, 치과의사 또는 한의사가 주로 입원환자를 대상으로 의료행위를 하는 의료기관으로서 그 종류는 다음 각 목과 같음
     가. 병원
     나. 치과병원
     다. 한방병원

라. 요양병원(「장애인복지법」 제58조제1항제4호에 따른 의료재활시설로서 제3조의2의 요건을 갖춘 의료기관 포함. 이하 같음)

마. 정신병원

바. 종합병원

③ 보건복지부장관은 보건의료정책에 필요하다고 인정하는 경우에는 제2항제1호부터 제3호까지의 규정에 따른 의료기관의 종류별 표준업무를 정하여 고시할 수 있음

☞ 의료기관의 종별 : 총 10개

확인문제

「의료법」상 의료기관이 아닌 것은?

① 의원 ② 조산원 ③ 한방병원 ④ 정신병원 ⑤ 보건진료소

해설: 보건진료소는 「농어촌 등 보건의료를 위한 특별조치법」에 따른 보건의료시설이다.

정답 : ⑤

「의료법」상 주로 입원환자를 대상으로 의료행위를 하는 의료기관은?

① 의원 ② 치과의원 ③ 보건소 ④ 정신병원 ⑤ 조산원

해설: 입원환자를 대상으로 의료행위를 하는 의료기관은 병원급 의료기관으로 병원, 치과병원, 한방병원, 요양병원, 정신병원, 종합병원 등이 있다.

정답 : ④

「의료법」에서 규정하는 의료기관은?

① 약국 ② 산후조리원 ③ 침술원
④ 접골원 ⑤ 요양병원

해설: 의료법에서 규정한 의료기관으로는 크게 의원급 의료기관, 병원급 의료기관, 조산원으로 나누어 볼 수 있으며, 의원급 의료기관에는 의원, 치과의원, 한의원이 있고, 병원급 의료기관에는 병원, 치과병원, 한방병원, 요양병원, 정신병원, 종합병원이 있다.

정답 : ⑤

「의료법」상 의료기관의 종별은 총 몇 개인가?

① 4개 ② 5개 ③ 10개 ④ 15개 ⑤ 20개

정답: ③

- **법 제3조의2(병원 등)** 병원 · 치과병원 · 한방병원 및 요양병원(이하 '병원등')은 30개 이상의 병상(병원 · 한방병원만 해당) 또는 요양병상(요양병원만 해당하며, 장기입원이 필요한 환자를 대상으로 의료행위를 하기 위하여 설치한 병상을 말함)을 갖추어야 함

☞ 병원등은 30개 이상의 병상 또는 요양병상을 갖추어야 함

확인문제

「의료법」상 치과병원은 입원환자 몇 명 이상을 수용하는 시설이 구비되어야 하는가?

① 30병상　② 100병상　③ 150병상
④ 300병상　⑤ 제한 없음

해설: 치과병원의 경우 병상수에 관한 제한이 없다.

정답: ⑤

- **법 제3조의3(종합병원)** ① 종합병원은 다음 각 호의 요건을 갖추어야 함
  1. 100개 이상의 병상을 갖출 것
  2. 100병상 이상 300병상 이하인 경우에는 내과 · 외과 · 소아청소년과 · 산부인과 중 3개 진료과목, 영상의학과, 마취통증의학과와 진단검사의학과 또는 병리과를 포함한 7개 이상의 진료과목을 갖추고 각 진료과목마다 전속하는 전문의를 둘 것
  3. 300병상을 초과하는 경우에는 내과, 외과, 소아청소년과, 산부인과, 영상의학과, 마취통증의학과, 진단검사의학과 또는 병리과, 정신건강의학과 및 치과를 포함한 9개 이상의 진료과목을 갖추고 각 진료과목마다 전속하는 전문의를 둘 것

② 종합병원은 제1항제2호 또는 제3호에 따른 진료과목(이하 이 항에서 '필수진료과목') 외에 필요하면 추가로 진료과목을 설치 · 운영할 수 있음 이 경우 필수진료과목 외의 진료과목에 대하여는 해당 의료기관에 전속하지 아니한 전문의를 둘 수 있음

☞ – 의원 : 주로 외래환자 대상
– 병원 : 주로 입원환자 대상, 30병상 이상
– 종합병원 : 100병상 이상
– 진료과목 : 300병상 이하일 경우 7개 이상, 300병상 초과할 경우 9개 이상

확인문제

「의료법」상 300병상 종합병원이 반드시 갖추어야 하는 진료과목은? (2023년 기출)

① 치과　② 피부과　③ 영상의학과
④ 가정의학과　⑤ 정신건강의학과

정답: ③

확인문제

「의료법」상 300병상을 초과하는 종합병원 갖추어야 하는 필수진료과목은?

① 치과 ② 피부과 ③ 이비인후과
④ 재활의학과 ⑤ 가정의학과

정답: ①

- **법 제3조의4(상급종합병원 지정)**[1] ① 보건복지부장관은 다음 각 호의 요건을 갖춘 종합병원 중에서 중증질환에 대하여 난이도가 높은 의료행위를 전문적으로 하는 종합병원을 상급종합병원으로 지정할 수 있음
  1. 보건복지부령으로 정하는 20개 이상의 진료과목을 갖추고 각 진료과목마다 전속하는 전문의를 둘 것
  2. 제77조제1항에 따라 전문의가 되려는 자를 수련시키는 기관일 것
  3. 보건복지부령으로 정하는 인력 · 시설 · 장비 등을 갖출 것
  4. 질병군별(疾病群別) 환자구성 비율이 보건복지부령으로 정하는 기준에 해당할 것

  ② 보건복지부장관은 제1항에 따른 지정을 하는 경우 제1항 각 호의 사항 및 전문성 등에 대하여 평가를 실시하여야 함

  ③ 보건복지부장관은 제1항에 따라 상급종합병원으로 지정받은 종합병원에 대하여 3년마다 제2항에 따른 평가를 실시하여 재지정하거나 지정을 취소할 수 있음

  ④ 보건복지부장관은 제2항 및 제3항에 따른 평가업무를 관계 전문기관 또는 단체에 위탁할 수 있음

  ⑤ 상급종합병원 지정 · 재지정의 기준 · 절차 및 평가업무의 위탁 절차 등에 관하여 필요한 사항은 보건복지부령으로 정함

확인문제

「의료법」상 종합병원 중에서 중증질환에 대하여 난이도가 높은 의료행위를 전문적으로 하는 종합병원을 상급종합병원으로 지정할 수 있는 자는?

① 대통령 ② 시 · 도지사 ③ 질병관리청장
④ 보건복지부장관 ⑤ 국민건강보험공단 이사장

정답: ④

1) 상급종합병원 : 상급종합병원제도는 2011년에 도입되었으며, 지정될 경우 종합병원 대신 5% 많은 30%의 가산수가를 적용받아 건강보험요양급여상 혜택을 받을 수 있을 뿐만 아니라 선도적인 의료기관으로 인식되는 부수적인 효과 등으로 인하여 병원들이 상급종합병원 지정을 위하여 노력한다.

확인문제

「의료법」상 상급종합병원의 지정에 관한 내용으로 옳은 것은?

① 병원급 의료기관 중에서 지정할 수 있다.

② 각 진료과목마다 전속하는 전문의를 둘 필요는 없다.

③ 보건복지부령으로 정하는 25개 이상의 진료과목을 갖추어야 한다.

④ 중증질환에 대하여 난이도가 높은 의료행위를 전문적으로 하는 종합병원 중에서 지정할 수 있다.

⑤ 보건복지부장관은 상급종합병원을 지정하는 경우 진료의 난이도 등에 대해서 평가를 실시하여야 한다.

해설: 상급종합병원은 종합병원 중에서 지정할 수 있고, 보건복지부령으로 정하는 20개 이상의 진료과목을 갖추어야 하며, 각 진료과목마다 전속하는 전문의를 두어야 한다. 그리고 지정할 경우 진료의 난이도가 아닌 전문성에 대하여 평가를 실시하여야 한다. 진료의 난이도는 전문병원의 평가요소이다.

정답: ④

- **법 제3조의5(전문병원 지정)**[2] ① 보건복지부장관은 병원급 의료기관 중에서 특정 진료과목이나 특정 질환 등에 대하여 난이도가 높은 의료행위를 하는 병원을 전문병원으로 지정할 수 있음

② 제1항에 따른 전문병원은 다음 각 호의 요건을 갖추어야 함

1. 특정 질환별 · 진료과목별 환자의 구성비율 등이 보건복지부령으로 정하는 기준에 해당할 것
2. 보건복지부령으로 정하는 수 이상의 진료과목을 갖추고 각 진료과목마다 전속하는 전문의를 둘 것
3. 최근 3년간 해당 의료기관 또는 그 개설자가 제64조제1항에 따른 3개월 이상의 의료업 정지나 개설허가의 취소 또는 폐쇄 명령을 받은 사실이 없을 것

③ 보건복지부장관은 제1항에 따라 전문병원으로 지정하는 경우 제2항 각 호의 사항 및 진료의 난이도 등에 대하여 평가를 실시하여야 함

④ 보건복지부장관은 제1항에 따라 전문병원으로 지정받은 의료기관에 대하여 3년마다 제3항에 따른 평가를 실시하여 전문병원으로 재지정할 수 있음

⑤ 보건복지부장관은 제1항 또는 제4항에 따라 지정받거나 재지정받은 전문병원이 다음 각 호의 어느 하나에 해당하는 경우에는 그 지정 또는 재지정을 취소할 수 있음 다만, 제1호에 해당하는 경우에는 그 지정 또는 재지정을 취소하여야 함

1. 거짓이나 그 밖의 부정한 방법으로 지정 또는 재지정을 받은 경우
2. 지정 또는 재지정의 취소를 원하는 경우
3. 제2항제1호 또는 제2호의 요건에 해당하지 아니하여 제63조에 따른 시정명령을 받고 이를 이행하지 아니한 경우

---

2) 전문병원 : 시범기간을 거쳐 2011년부터 본격적으로 시행되었으며, 대형병원 환자 쏠림현상을 해소하고, 양질의 의료서비스를 제공하기 위하여 병원급 의료기관 중 특정 진료과목, 특정 질환 등 난이도가 높은 의료행위를 하는 병원을 제4기부터 매년마다 보건복지부장관이 지정하고 있다. 전문병원으로 지정된 기관은 지정일로부터 3년간 '보건복지부 지정 전문병원' 명칭을 사용할 수 있으며, 명칭을 사용하여 광고에도 활용할 수 있다. 또한 건강보험수가도 지원받을 수 있다. 그러나 전문병원에 대한 역할과 기여에 비하여 의료질평가지원금과 종별가산금, 전문병원 명칭 사용 등의 인센티브는 다소 부족하다는 비판이 많다.

◇ 대한전문병원협의회 : 전국 전문병원으로 구성된 협의체로서 전문병원으로 지정된 의료기관 소개, 전문병원에 대한 교육 및 홍보, 회원병원의 의견을 수렴하여 주무부처에 정책건의 등을 수행한다(대표번호 : 02-702-7212, ksha2012@hanmail.net).

4. 제64조제1항에 따라 의료업이 3개월 이상 정지되거나 개설 허가의 취소 또는 폐쇄 명령을 받은 경우
5. 전문병원에 소속된 의료인, 의료기관 개설자 또는 종사자가 제27조제1항 또는 제5항을 위반하여 전문병원 지정을 계속 유지하는 것이 부적절하다고 인정되는 경우

⑥ 보건복지부장관은 제3항 및 제4항에 따른 평가업무를 관계 전문기관 또는 단체에 위탁할 수 있음

⑦ 전문병원 지정 · 재지정의 기준 · 절차 및 평가업무의 위탁 절차 등에 관하여 필요한 사항은 보건복지부령으로 정함

확인문제

「의료법」상 전문병원 지정요건으로 옳은 것은?

① 전문의가 되려는 자를 수련시키는 기관일 것
② 보건복지부령으로 정하는 인력 · 시설 · 장비 등을 갖출 것
③ 질병군별(疾病群別) 환자구성 비율이 보건복지부령으로 정하는 기준에 해당할 것
④ 특정 질환별 · 진료과목별 환자의 구성비율 등이 보건복지부령으로 정하는 기준에 해당할 것
⑤ 보건복지부령으로 정하는 20개 이상의 진료과목을 갖추고 각 진료과목마다 전속하는 전문의를 둘 것

해설: 정답 외 선택지는 모두 상급종합병원의 요건이다. 정답: ④

「의료법」상 전문병원에 관한 설명으로 옳은 것은? **(2025년 기출)**

① 병원급 의료기관 중에서 지정한다.
② 9개 이상의 필수진료과목을 갖추어야 한다.
③ 4년마다 평가를 실시하여 재지정할 수 있다.
④ 질병군별 환자구성 비율이 일정 기준에 해당하여야 한다.
⑤ 중증질환에 대하여 난이도가 높은 의료행위를 전문적으로 하는 의료기관이다.

정답: ①

제2장 의료인

제1절 자격과 면허

● **법 제4조(의료인과 의료기관의 장의 의무)** ① 의료인과 의료기관의 장은 의료의 질을 높이고 의료관련감염(의료기관 내에서 환자, 환자의 보호자, 의료인 또는 의료기관 종사자 등에게 발생하는 감염을 말함. 이하 같음)을 예방하며 의료기술을 발전시키는 등 환자에게 최선의 의료서비스를 제공하기 위하여 노력하여야 함

② 의료인은 다른 의료인 또는 의료법인 등의 명의로 의료기관을 개설하거나 운영할 수 없음

③ 의료기관의 장은 「보건의료기본법」 제6조 · 제12조 및 제13조에 따른 환자의 권리 등 보건복지부령으로 정하는 사항을 환자가 쉽게 볼 수 있도록 의료기관 내에 게시하여야 함. 이 경우 게시 방법, 게시 장소 등 게시에 필요한 사항은 보건복지부령으로 정함

⑤ 의료기관의 장은 환자와 보호자가 의료행위를 하는 사람의 신분을 알 수 있도록 의료인, 제27조제1항 각 호 외의 부분 단서에 따라 의료행위를 하는 같은 항 제3호에 따른 학생, 「간호법」 제2조제3호에 따른 간호조무사(이하 "간호조무사") 및 「의료기사 등에 관한 법률」 제2조에 따른 의료기사에게 의료기관 내에서 대통령령으로 정하는 바에 따라 명찰을 달도록 지시 · 감독하여야 함. 다만, 응급의료상황, 수술실 내인 경우, 의료행위를 하지 아니할 때, 그 밖에 대통령령으로 정하는 경우에는 명찰을 달지 아니하도록 할 수 있음

⑥ 의료인은 일회용 의료기기(한 번 사용할 목적으로 제작되거나 한 번의 의료행위에서 한 환자에게 사용하여야 하는 의료기기로서 보건복지부령으로 정하는 의료기기를 말함. 이하 같음)를 한 번 사용한 후 다시 사용하여서는 아니 됨

영 **제2조의2(명찰의 표시 내용 등)** ① 법 제4조제5항 본문에 따라 의료행위를 하는 사람의 신분을 알 수 있도록 명찰을 달도록 하는 경우에는 다음 각 호의 구분에 따름

1. 명찰의 표시 내용 : 다음 각 목의 구분에 따른 사항을 포함할 것
   가. 의료인 : 의료인의 종류별 명칭 및 성명. 다만, 법 제77조제1항에 따른 전문의의 경우에는 전문과목별 명칭 및 성명을 표시할 수 있음
   나. 법 제27조제1항제3호에 따른 학생 : 학생의 전공분야 명칭 및 성명
   다. 법 제80조에 따른 간호조무사 : 간호조무사의 명칭 및 성명
   라. 「의료기사 등에 관한 법률」 제2조에 따른 의료기사 : 의료기사의 종류별 명칭 및 성명
2. 명찰의 표시 방법 : 의복에 표시 또는 부착하거나 목에 거는 방식 그 밖에 이에 준하는 방식으로 표시할 것
3. 명찰의 제작 방법 : 인쇄, 각인(刻印), 부착, 자수(刺繡) 또는 이에 준하는 방법으로 만들 것
4. 명찰의 규격 및 색상 : 명찰의 표시 내용을 분명하게 알 수 있도록 할 것

② 제1항에 따른 명찰의 표시 내용, 표시 방법, 제작 방법 및 명찰의 규격 · 색상 등에 필요한 세부 사항은 보건복지부장관이 정하여 고시함

③ 법 제4조제5항 단서에서 '대통령령으로 정하는 경우'란 다음 각 호의 어느 하나에 해당하는 시설 내에 있는 경우를 말함

1. 격리병실
2. 무균치료실
3. 제1호 또는 제2호와 유사한 시설로서 보건복지부장관이 병원감염 예방에 필요하다고 인정하여 고시하는 시설

규칙 **제1조의2(입원 환자의 방문 기준)** 의료기관의 장은 법 제4조제1항에 따라 입원 환자를 보호하고 의료관련감염(의료기관 내에서 환자, 환자의 보호자, 의료인 또는 의료기관 종사자 등에게 발생하는 감염을 말함. 이하 같음)을 예방하기 위하여 필요하다고 인정하는 경우에는 외부인의 입원 환자에 대한 방문 기준을 별도로 마련하여 운영할 수 있음

규칙 **제1조의3(환자의 권리 등의 게시)** ① 「의료법」(이하 '법') 제4조제3항 전단에서 '「보건의료기본법」 제6조 · 제12조 및 제13조에 따른 환자의 권리 등 보건복지부령으로 정하는 사항'이란 별표 1과 같음

② 의료기관의 장은 법 제4조제3항 후단에 따라 제1항에 따른 사항을 접수창구나 대기실 등 환자 또는 환자의 보호자가 쉽게 볼 수 있는 장소에 게시하여야 함

규칙 **제3조의2(재사용이 금지되는 일회용 의료기기)** 법 제4조제6항에서 '보건복지부령으로 정하는 의료기기'란 다음 각 호의 의료기기를 말함

1. 사람의 신체에 의약품, 혈액, 지방 등을 투여 · 채취하기 위하여 사용하는 주사침, 주사기, 수액용기와 연결줄 등을 포함하는 수액세트
2. 제1호에 준하는 의료기기로서 감염 또는 손상의 위험이 매우 높아 보건복지부장관이 재사용을 금지할 필요가 있다고 인정하는 의료기기

■ 의료법 시행규칙 [별표 1]

환자의 권리와 의무(제1조의3제1항 관련)

1. 환자의 권리

가. 진료받을 권리

환자는 자신의 건강보호와 증진을 위하여 적절한 보건의료서비스를 받을 권리를 갖고, 성별 · 나이 · 종교 · 신분 및 경제적 사정 등을 이유로 건강에 관한 권리를 침해받지 아니하며, 의료인은 정당한 사유 없이 진료를 거부하지 못한다.

나. 알권리 및 자기결정권

환자는 담당 의사 · 간호사 등으로부터 질병 상태, 치료 방법, 의학적 연구 대상 여부, 장기이식 여부, 부작용 등 예상 결과 및 진료 비용에 관하여 충분한 설명을 듣고 자세히 물어볼 수 있으며, 이에 관한 동의 여부를 결정할 권리를 가진다.

다. 비밀을 보호받을 권리

환자는 진료와 관련된 신체상 · 건강상의 비밀과 사생활의 비밀을 침해받지 아니하며, 의료인과 의료기관은 환자의 동의를 받거나 범죄 수사 등 법률에서 정한 경우 외에는 비밀을 누설 · 발표하지 못한다.

라. 상담 · 조정을 신청할 권리

환자는 의료서비스 관련 분쟁이 발생한 경우, 한국의료분쟁조정중재원 등에 상담 및 조정 신청을 할 수 있다.

2. 환자의 의무

가. 의료인에 대한 신뢰 · 존중 의무

환자는 자신의 건강 관련 정보를 의료인에게 정확히 알리고, 의료인의 치료계획을 신뢰하고 존중하여야 한다.

나. 부정한 방법으로 진료를 받지 않을 의무

환자는 진료 전에 본인의 신분을 밝혀야 하고, 다른 사람의 명의로 진료를 받는 등 거짓이나 부정한 방법으로 진료를 받지 아니한다.

● **법 제4조의2(간호 · 간병통합서비스 제공 등)**[3] ① 간호 · 간병통합서비스: 보건복지부령으로 정하는 입원환자를 대상으로 보호자 등이 상주하지 아니하고 간호사, 간호조무사 및 그 밖에 간병지원인력(이하 이 조에서 "간호 · 간병통합서비스 제공인력")에 의하여 포괄적으로 제공되는 입원서비스를 말함

② 보건복지부령으로 정하는 병원급 의료기관은 간호 · 간병통합서비스를 제공할 수 있도록 노력하여야 함

3) 간호 · 간병통합서비스 : 보호자나 간병인을 대신하여 병원전문인력인 간호사와 간호조무사가 한 팀이 되어 24시간 입원환자를 돌보는 서비스를 말한다. 즉, 간호사 및 간호조무사가 환자 회복에 필요한 전문 간호를 포함하여 개인위생, 식사보조, 체위 변경 등을 수행하여 간병인을 두거나 보호자가 환자를 돌보지 않고도 입원 생활을 편안하게 유지할 수 있는 보호자 없는 병원 서비스를 말한다.

③ 제2항에 따라 간호 · 간병통합서비스를 제공하는 병원급 의료기관(이하 이 조에서 '간호 · 간병통합서비스 제공기관')은 보건복지부령으로 정하는 인력, 시설, 운영 등의 기준을 준수하여야 함

④ 「공공보건의료에 관한 법률」 제2조제3호에 따른 공공보건의료기관 중 보건복지부령으로 정하는 병원급 의료기관은 간호 · 간병통합서비스를 제공하여야 함. 이 경우 국가 및 지방자치단체는 필요한 비용의 전부 또는 일부를 지원할 수 있음

⑤ 간호 · 간병통합서비스 제공기관은 보호자 등의 입원실 내 상주를 제한하고 환자 병문안에 관한 기준을 마련하는 등 안전관리를 위하여 노력하여야 함

⑥ 간호 · 간병통합서비스 제공기관은 간호 · 간병통합서비스 제공인력의 근무환경 및 처우 개선을 위하여 필요한 지원을 하여야 함

⑦ 국가 및 지방자치단체는 간호 · 간병통합서비스의 제공 · 확대, 간호 · 간병통합서비스 제공인력의 원활한 수급 및 근무환경 개선을 위하여 필요한 시책을 수립하고 그에 따른 지원을 하여야 함

규칙 **제1조의4(간호 · 간병통합서비스의 제공 환자 및 제공기관)** ① 법 제4조의2제1항에서 '보건복지부령으로 정하는 입원 환자'란 다음 각 호의 어느 하나에 해당하는 입원 환자를 말함

1. 환자에 대한 진료 성격이나 질병 특성상 보호자 등의 간병을 제한할 필요가 있는 입원 환자
2. 환자의 생활 여건이나 경제 상황 등에 비추어 보호자 등의 간병이 현저히 곤란하다고 인정되는 입원 환자
3. 그 밖에 환자에 대한 의료관리상 의사 · 치과의사 또는 한의사가 간호 · 간병통합서비스가 필요하다고 인정하는 입원 환자

② 법 제4조의2제2항에서 '보건복지부령으로 정하는 병원급 의료기관'이란 병원, 치과병원, 한방병원 및 종합병원을 말함

③ 법 제4조의2제3항에서 '보건복지부령으로 정하는 인력, 시설, 운영 등의 기준'이란 별표 1의2에 따른 기준을 말함

④ 법 제4조의2제4항 전단에서 '보건복지부령으로 정하는 병원급 의료기관'이란 병원, 치과병원, 한방병원 및 종합병원을 말함. 다만, 다음 각 호의 어느 하나에 해당하는 의료기관은 제외함

1. 「군보건의료에 관한 법률」 제2조제4호에 따른 군보건의료기관
2. 「치료감호법」 제16조의2제1항제2호에 따라 법무부장관이 지정하는 국립정신의료기관

규칙 **제1조의5(간호 · 간병통합서비스의 제공 절차)** ① 법 제4조의2에 따라 간호 · 간병통합서비스를 제공받으려는 경우에는 간호 · 간병통합서비스에 대한 의사 · 치과의사 또는 한의사의 의견서 및 환자의 동의서(환자가 동의할 수 없는 불가피한 사유가 있는 경우 보호자의 동의서)를 첨부하여 의료기관의 장에게 신청하여야 함

② 제1항에도 불구하고 의료기관의 장은 입원 환자에 대한 진료 및 관리의 특성상 간호 · 간병통합서비스가 특히 필요하다고 인정하는 경우에는 입원 환자의 동의(환자가 동의할 수 없는 불가피한 사유가 있는 경우 보호자의 동의)를 받아 간호 · 간병통합서비스를 제공할 수 있음

③ 법 제4조의2제3항에 따른 간호 · 간병통합서비스 제공기관의 장은 같은 조 제2항에 따라 간호 · 간병통합서비스28를 제공하는 경우에는 신체 · 인지기능의 장애가 심하거나 질환의 중증도가 높은 입원환자 등이 우선적으로 간호 · 간병통합서비스를 제공받을 수 있도록 해야 함

④ 제1항부터 제3항까지에 따른 간호 · 간병통합서비스의 제공 절차 및 방법 등에 필요한 세부 사항은 보건복지부장관이 정하여 고시

■ 의료법 시행규칙 [별표 1의2]

간호 · 간병통합서비스 제공기관의 인력, 시설, 운영 등 기준(제1조의4제3항 관련)

1. 인력기준 : 간호 · 간병통합서비스 제공 병동에 다음 각 목의 구분에 따른 인력을 배치한다.
   가. 간호사 : 다음의 구분에 따라 배치할 것
      1) 상급종합병원 : 간호 · 간병통합서비스 제공 병동의 병상 7개당 간호사 1명 이상. 다만, 7개당의 병상 수를 계산한 후 남은 병상이 7개 미만인 경우에는 1명을 배치한다.
      2) 종합병원 : 간호 · 간병통합서비스 제공 병동의 병상 12개당 간호사 1명 이상. 다만 12개당의 병상 수를 계산한 후 남은 병상이 12개 미만인 경우에는 1명을 배치한다.
      3) 병원 : 간호 · 간병통합서비스 제공 병동의 병상 14개당 간호사 1명 이상. 다만 14개당의 병상 수를 계산한 후 남은 병상이 14개 미만인 경우에는 1명을 배치한다.
   나. 간호조무사 : 간호 · 간병통합서비스 제공 병동의 병상 40개당 1명 이상. 다만 40개당의 병상 수를 계산한 후 남은 병상이 40개 미만인 경우에는 1명을 배치한다.
   다. 간병지원인력 : 1명 이상. 다만, 2명 이상인 경우에는 진료과목 또는 업무 성격 등에 따라 병동지원인력, 재활지원인력으로 구분하여 배치할 수 있다.

2. 시설기준 : 다음 각 목의 기준에 따라 설치한다.
   가. 간호 · 간병통합서비스를 제공하는 병동은 다른 병동과 구별되도록 설치할 것
   나. 간호 · 간병통합서비스 병동 내 시설 및 장비는 다음의 기준에 따를 것

구분	설치 기준
간호사실	• 병동의 각 층마다 1개 이상 설치할 것
입원실 및 복도	• 입원실 및 복도에는 문턱이 없을 것. 다만, 불가피한 사유로 문턱을 두는 경우에는 환자가 쉽게 이동할 수 있도록 경사로를 설치한다.
목욕실	• 목욕실에는 문턱이 없을 것. 다만, 불가피한 사유로 문턱을 두는 경우에는 환자가 쉽게 이동할 수 있도록 경사로를 설치한다. • 목욕실 바닥은 미끄럼 방지 처리를 할 것
화장실	• 입원실 내에 설치할 것. 다만, 부득이한 사유로 입원실 내 설치가 곤란한 경우에는 해당 병동의 각 층에 별도로 설치한다. • 화장실 바닥은 미끄럼 방지 처리를 할 것 • 화장실에는 문턱이 없을 것. 다만, 불가피한 사유로 문턱을 두는 경우에는 환자가 쉽게 이동할 수 있도록 경사로를 설치한다.
비상연락장치	• 병상, 목욕실, 화장실 및 휴게실 등에 각각 설치할 것
안전손잡이	• 복도, 계단, 화장실, 목욕실 및 휴게실 등에 각각 설치할 것
욕창방지용품	• 운영 병상의 100분의 5 이상(소수점 이하의 수는 올려 계산한다) 구비할 것

3. 운영기준 : 다음 각 목의 기준에 따라 운영한다.
   가. 간호 · 간병통합서비스 병동에 배치된 인력은 해당 서비스를 제공하는 업무에만 종사할 것
   나. 간호 · 간병통합서비스 제공 병동의 운영기준을 작성 · 비치할 것

다. 안전사고 관리지침을 작성 · 비치할 것

라. 제2호나목에 따른 비상연락장치는 매일 정상 가동 여부를 점검할 것

비 고

위 표 제1호부터 제3호까지의 규정에 따른 인력기준, 시설기준 또는 운영기준에 필요한 세부 사항은 보건복지부장관이 정하여 고시한다.

- **법 제4조의3(의료인의 면허 대여 금지 등)** ① 의료인은 제5조(의사 · 치과의사 및 한의사), 제6조(조산사를 말한다) 및 「간호법」 제4조(간호사)에 따라 받은 면허를 다른 사람에게 대여하여서는 아니 됨

  ② 누구든지 제5조, 제6조 및 「간호법」 제4조에 따라 받은 면허를 대여받아서는 아니 되며, 면허 대여를 알선하여서도 아니 됨

- **법 제5조(의사 · 치과의사 및 한의사 면허)** ① 의사 · 치과의사 또는 한의사가 되려는 자는 다음 각 호의 어느 하나에 해당하는 자격을 가진 자로서 제9조에 따른 의사 · 치과의사 또는 한의사 국가시험에 합격한 후 보건복지부장관의 면허를 받아야 함

  1. 「고등교육법」 제11조의2에 따른 인정기관(이하 '평가인증기구')의 인증(이하 '평가인증기구의 인증')을 받은 의학 · 치의학 또는 한의학을 전공하는 대학을 졸업하고 의학사 · 치의학사 또는 한의학사 학위를 받은 자
  2. 평가인증기구의 인증을 받은 의학 · 치의학 또는 한의학을 전공하는 전문대학원을 졸업하고 석사학위 또는 박사학위를 받은 자
  3. 외국의 제1호나 제2호에 해당하는 학교(보건복지부장관이 정하여 고시하는 인정기준에 해당하는 학교)를 졸업하고 외국의 의사 · 치과의사 또는 한의사 면허를 받은 자로서 제9조에 따른 예비시험에 합격한 자

  ② 평가인증기구의 인증을 받은 의학 · 치의학 또는 한의학을 전공하는 대학 또는 전문대학원을 6개월 이내에 졸업하고 해당 학위를 받을 것으로 예정된 자는 제1항제1호 및 제2호의 자격을 가진 자로 봄. 다만, 그 졸업예정시기에 졸업하고 해당 학위를 받아야 면허를 받을 수 있음

  ③ 제1항에도 불구하고 입학 당시 평가인증기구의 인증을 받은 의학 · 치의학 또는 한의학을 전공하는 대학 또는 전문대학원에 입학한 사람으로서 그 대학 또는 전문대학원을 졸업하고 해당 학위를 받은 사람은 같은 항 제1호 및 제2호의 자격을 가진 사람으로 봄

확인문제

「의료법」상 의료인의 면허권자는?

① 질병관리청장 ② 보건복지부장관 ③ 보건복지부차관

④ 보건소장 ⑤ 시 · 도지사

해설: 의료인에 대한 면허권자는 보건복지부장관이다. 정답 : ②

● **법 제6조(조산사 면허)** 조산사가 되려는 자는 다음 각 호의 어느 하나에 해당하는 자로서 제9조에 따른 조산사 국가시험에 합격한 후 보건복지부장관의 면허를 받아야 함

1. 간호사 면허를 가지고 보건복지부장관이 인정하는 의료기관에서 1년간 조산 수습과정을 마친 자
2. 외국의 조산사 면허(보건복지부장관이 정하여 고시하는 인정기준에 해당하는 면허)를 받은 자

규칙 **제3조(조산 수습의료기관 및 수습생 정원)** ① 법 제6조 제1호에 따른 조산(助産) 수습의료기관으로 보건복지부장관의 인정을 받을 수 있는 의료기관은 「전문의의 수련 및 자격인정 등에 관한 규정」에 따른 산부인과 수련병원 및 소아청소년과 수련병원으로 함
② 제1항에 따라 수습의료기관으로 인정받으려는 자는 별지 제1호서식의 조산 수습의료기관 인정신청서에 다음 각 호의 서류를 첨부하여 보건복지부장관에게 제출하여야 함

1. 수습생 모집계획서 및 수습계획서와 수습과정의 개요를 적은 서류
2. 신청일이 속하는 달의 전달부터 소급하여 1년간의 월별 분만 실적을 적은 서류

확인문제

「의료법」상 다음 중 면허 2개를 소지하여야 하는 의료인은?

① 조산사 ② 간호사 ③ 한의사 ④ 치과의사 ⑤ 의사

해설: 조산사는 간호사 면허를 가지고 1년간 조산 수습과정을 거쳐야 면허를 발급받을 수 있다. 정답 : ①

[참고] 간호법

제4조(간호사 면허) ① 간호사가 되려는 사람은 다음 각 호의 어느 하나에 해당하는 사람으로서 제8조에 따른 간호사 국가시험에 합격한 후 보건복지부장관의 면허를 받아야 한다.

1. 「고등교육법」 제11조의2에 따른 인정기관(이하 이 조에서 "평가인증기구"라 한다)의 인증을 받은 간호학을 전공 하는 대학이나 전문대학[구제(舊制) 전문학교와 간호학교를 포함한다]을 졸업한 사람
2. 외국의 제1호에 해당하는 학교(보건복지부장관이 정하여 고시하는 인정기준에 해당하는 학교를 말한다)를 졸업 하고 외국의 간호사 면허를 받은 사람

② 제1항에도 불구하고 입학 당시 평가인증기구의 인증을 받은 간호학을 전공하는 대학 또는 전문대학에 입학한 사 람으로서 그 대학 또는 전문대학을 졸업하고 해당 학위를 받은 사람은 같은 항 제1호에 해당하는 사람으로 본다. ③ 평가인증기구의 인증을 받은 간호학을 전공하는 대학이나 전문대학을 6개월 이내에 졸업하고 해당 학위를 받을 것으로 예정된 사람은 제1항제1호의 자격을 가진 사람으로 본다. 다만, 그 졸업예정시기에 졸업하고 해당 학위를 받아야 면허를 받을 수 있다.

● **법 제8조(결격사유 등)** 다음 각 호의 어느 하나에 해당하는 자는 의료인이 될 수 없음. 다만, 간호사에 대하여는 「간호법」에서 정하는 바에 따름

1. 「정신건강증진 및 정신질환자 복지서비스 지원에 관한 법률」 제3조제1호에 따른 정신질환자. 다만, 전문의가 의료인으로서 적합하다고 인정하는 사람은 그러하지 아니함
2. 마약 · 대마 · 향정신성의약품 중독자
3. 피성년후견인 · 피한정후견인

4. 금고 이상의 실형을 선고받고 그 집행이 끝나거나 그 집행을 받지 아니하기로 확정된 후 5년이 지나지 아니한 자
5. 금고 이상의 형의 집행유예를 선고받고 그 유예기간이 지난 후 2년이 지나지 아니한 자
6. 금고 이상의 형의 선고유예를 받고 그 유예기간 중에 있는 자

[참고] 간호법

제7조(결격사유) 다음 각 호의 어느 하나에 해당하는 사람은 간호사등이 될 수 없다.

1. 「정신건강증진 및 정신질환자 복지서비스 지원에 관한 법률」제3조제1호에 따른 정신질환자. 다만, 「의료법」 제77조에 따른 전문의가 간호사등으로서 적합하다고 인정하는 사람은 그러하지 아니하다.
2. 마약 · 대마 · 향정신성의약품 중독자
3. 피성년후견인 · 피한정후견인
4. 금고 이상의 실형을 선고받고 그 집행이 끝나거나 집행이 면제된 날부터 5년이 지나지 아니한 사람
5. 금고 이상의 형의 집행유예를 선고받고 그 유예기간이 지난 후 2년이 지나지 아니한 사람
6. 금고 이상의 형의 선고유예를 받고 그 유예기간 중에 있는 사람

확인문제

「의료법」상 의료인의 결격사유에 해당하는 것은?

① 파산선고를 받은 자
② 전문의가 의료인으로서 적합하다고 인정한 정신질환자
③ 금고 이상의 형의 선고유예를 받고 그 유예기간이 지난 자
④ 금고 이상의 형의 집행유예를 선고받고 그 유예기간이 지난 후 2년이 지난 자
⑤ 금고 이상의 실형을 선고받고 그 집행이 끝나거나 그 집행을 받지 아니하기로 확정된 후 5년이 지나지 아니한 자

해설: 의료인의 결격사유로 "파산선고를 받은 자"는 파산선고와 의료인 면허 취득 간에 직접적인 관련성이 없다는 개정이유로 2007.4.11. 시행일자로 삭제되었다.

정답: ⑤

「의료법」상 간호사 국가시험에 응시할 수 있는 자는? **(2024년 기출)**

① 피한정후견인
② 외국에 간호대학을 졸업한 자
③ 금고 이상의 형의 선고유예를 선고받고 그 유예기간 중에 있는 자
④ 금고 이상의 형의 집행유예를 선고받고 그 유예기간이 지난 후 1년이 된 자
⑤ 입학 시에는 평가인증기구의 인증을 받았으나 졸업 시에는 인증을 받지 못한 간호대학을 졸업하고 해당 학위를 받은 자

정답: ⑤

● **법 제9조(국가시험 등)** ① 의사 · 치과의사 · 한의사 또는 조산사 국가시험과 의사 · 치과의사 · 한의사 예비시험(이하 "국가시험등")은 매년 보건복지부장관이 시행

② 보건복지부장관은 국가시험등의 관리를 대통령령으로 정하는 바에 따라 「한국보건의료인국가시험원법」에 따른 한국보건의료인국가시험원[4]에 맡길 수 있음

③ 보건복지부장관은 제2항에 따라 국가시험등의 관리를 맡긴 때에는 그 관리에 필요한 예산을 보조할 수 있음

④ 국가시험등에 필요한 사항은 대통령령으로 정함

영 **제3조(국가시험 등의 범위)** ① 법 제9조제1항에 따른 의사 · 치과의사 · 한의사 · 조산사(助産師) 또는 간호사 국가시험(이하 '국가시험')은 각각 의학 · 치의학 · 한방의학 · 조산학 · 간호학 및 보건의약 관계 법규에 관하여 의사 · 치과의사 · 한의사 · 조산사 또는 간호사로서 갖추어야 할 지식과 기능에 관하여 행함

② 법 제9조제1항에 따른 의사 · 치과의사 · 한의사 예비시험(이하 '예비시험')은 법 제5조제1항제3호에 해당하는 자격을 가진 자가 제1항에 따른 국가시험에 응시하는 데에 필요한 지식과 기능에 관하여 실시하되, 1차 시험과 2차 시험으로 구분하여 실시함

③ 예비시험에 합격한 자는 다음 회의 국가시험부터 그 예비시험(1차 시험과 2차 시험 포함)을 면제함

영 **제4조(국가시험 등의 시행 및 공고 등)** ① 보건복지부장관은 매년 1회 이상 국가시험과 예비시험(이하 '국가시험등')을 시행하여야 함

② 보건복지부장관은 국가시험 등의 관리에 관한 업무를 「한국보건의료인국가시험원법」에 따른 한국보건의료인국가시험원(이하 '국가시험등관리기관')이 시행하도록 함

③ 국가시험등관리기관의 장은 국가시험 등을 실시하려면 미리 보건복지부장관의 승인을 받아 시험 일시, 시험 장소, 시험과목, 응시원서 제출기간, 그 밖에 시험의 실시에 관하여 필요한 사항을 시험 실시 90일 전까지 공고하여야 함. 다만, 시험장소는 지역별 응시인원이 확정된 후 시험 실시 30일 전까지 공고할 수 있음

④ 제3항에도 불구하고 국가시험등관리기관의 장은 국민의 건강 보호를 위하여 긴급하게 의료인력을 충원할 필요가 있다고 보건복지부장관이 인정하는 경우에는 제3항에 따른 공고기간을 단축할 수 있음

☞ – 의료면허시험은 매년 시행
– 시험에 관한 사항 90일 전까지 공고
– 응시인원 확정 후 시험장소 30일 전까지 공고

영 **제5조(시험과목 등)** 국가시험등의 시험과목, 시험방법, 합격자 결정방법, 그 밖에 시험에 관하여 필요한 사항은 보건복지부령으로 정함

영 **제6조(시험위원)** 국가시험등관리기관의 장은 국가시험등을 실시할 때마다 시험과목별로 전문지식을 갖춘 자 중에서 시험위원을 위촉함

영 **제7조(국가시험 등의 응시 및 합격자 발표)** ① 국가시험 등에 응시하려는 자는 국가시험등관리기관의 장이 정하는 응시원서를 국가시험등관리기관의 장에게 제출하여야 함

② 국가시험등관리기관의 장은 국가시험등의 합격자를 결정하여 발표함

☞ 국가시험은 필기시험과 실기시험으로 시행하며, 합격자는 전 과목 총점의 60% 이상, 매 과목 40% 이상으로 결정함

영 **제8조(면허증 발급)** ① 국가시험에 합격한 자는 합격자 발표 후 보건복지부령으로 정하는 서류를 첨부하여 보건복지부장관에게 면허증 발급을 신청하여야 함

② 제1항에 따라 면허증 발급을 신청한 자에게는 그 종류별로 보건복지부령으로 정하는 바에 따라 면허증을 발급함

영 **제9조(관계 기관 등에의 협조 요청)** 국가시험등관리기관의 장은 국가시험등의 관리 업무를 원활하게 수행하기 위하여 필요한 경우에는 국가 · 지방자치단체 또는 관계 기관 · 단체에 시험 장소 및 시험 감독의 지원 등 필요한 협조를 요청할 수 있음

규칙 **제2조(시험과목 · 시험방법 등)** 「의료법 시행령」(이하 '영') 제5조에 따른 의사 · 치과의사 · 한의사 · 조산사(助産師) 또는 간호사 국가시험(이하 '국가시험')의 시험과목, 시험방법 및 합격자 결정방법은 별표 1의3과 같고, 의사 · 치과의사 · 한의사 예비시험(이하 '예비시험')의 시험과목, 시험방법 및 합격자 결정방법은 별표 2와 같음

규칙 **제4조(면허증 발급)** ① 영 제8조제1항에서 '보건복지부령으로 정하는 서류'란 다음 각 호의 서류를 말함

1. 다음 각 목의 구분에 따른 서류. 다만, 법률 제8366호 의료법 전부개정법률 부칙 제9조에 해당하는 자는 이를 증명할 수 있는 서류를 추가하여 제출하여야 함

4) 한국보건의료인국가시험원 : 의료인, 의료기사, 약사, 영양사, 위생사, 응급구조사, 요양보호사 등 각 직종별 보건의료인 국가고시 시험안내, 원서접수, 합격자발표 등 정보를 제공한다(홈페이지 : www.kuksiwon.or.kr, 대표번호 : 1544-4244).

가. 법 제5조제1항제1호 또는 제2호에 해당하는 자 : 의학사 · 치과의학사 · 한의학사의 학위증 사본 또는 의학 · 치의학 · 한의학전문대학원의 석사학위증이나 박사학위증 사본
나. 법 제5조제1항제3호에 해당하는 자 : 의학사 · 치과의학사 · 한의학사의 학위증 사본 또는 의학 · 치의학 · 한의학전문대학원의 석사학위증이나 박사학위증 사본과 그 면허증 사본
다. 법 제6조제1호에 해당하는 자 : 조산수습과정 이수증명서
라. 법 제6조제2호에 해당하는 자 : 면허증 사본
마. 법 제7조제1호에 해당하는 자 : 졸업증명서
바. 법 제7조제2호에 해당하는 자 : 졸업증명서와 그 면허증 사본

2. 법 제8조제1호 본문에 해당하는 자가 아님을 증명하는 의사의 진단서 또는 법 제8조제1호 단서에 해당하는 자임을 증명하는 전문의의 진단서
3. 법 제8조제2호에 해당하는 자가 아님을 증명하는 의사의 진단서
4. 응시원서의 사진과 같은 사진(가로 3.5센티미터, 세로 4.5센티미터) 2장

② 보건복지부장관은 영 제8조제2항에 따라 면허증 발급을 신청한 자에게 그 종류에 따라 별지 제2호서식의 면허증을 발급함

③ 제2항에 따른 면허증은 영 제8조제1항에 따른 면허증 발급을 신청한 날부터 14일 이내에 발급하여야 함. 다만, 법 제5조제1항제3호 및 법 제7조제2호에 해당하는 자의 경우에는 외국에서 면허를 받은 사실 등에 대한 조회가 끝난 날부터 14일 이내에 면허증을 발급함

④ 영 제4조제2항에 따라 보건복지부장관이 시험관리능력이 있다고 인정하여 지정 · 고시하는 관계 전문기관(이하 '국가시험등관리기관')의 장은 법 제9조에 따른 국가시험등(이하 '국가시험등')을 실시하면 합격자 발표를 한 후 그 합격자에 대한 다음 각 호의 사항을 보건복지부장관에게 보고하여야 함

1. 성명, 성별 및 주민등록번호
2. 출신 학교 및 졸업 연월일
3. 합격번호 및 합격 연월일
4. 국적(외국인만 해당)

[참고] 간호법

제8조(국가시험) ① 간호사 및 간호조무사 국가시험(이하 "국가시험"이라 한다)은 매년 보건복지부장관이 시행함

② 보건복지부장관은 국가시험의 관리를 대통령령으로 정하는 바에 따라 「한국보건의료인국가시험원법」에 따른 한국보건의료인국가시험원에 위탁할 수 있음

③ 보건복지부장관은 제2항에 따라 국가시험의 관리를 위탁한 때에는 그 관리에 필요한 예산을 지원할 수 있음

④ 국가시험에 필요한 사항은 대통령령으로 정함

확인문제

「의료법」상 국가시험 등은 몇 년마다 시행하는가?

① 1년 ② 2년 ③ 3년 ④ 4년 ⑤ 5년

정답 : ①

「의료법」상 의료인 국가시험과 응시자격에 관한 내용으로 옳은 것은? (2025년 기출)

① 국가시험은 매년 대통령이 시행한다.
② 의료인 결격사유가 있는 자도 국가시험에 응시할 수 있다.
③ 국가시험 등의 관리는 한국보건의료인국가시험원에 맡길 수 있다.
④ 현장에서 발각된 부정행위자가 아니면 합격을 무효로 할 수 없다.
⑤ 응시원서를 허위로 작성하여 제출하는 행위에 대하여는 응시를 3회 제한할 수 있다.

정답 : ③

● **법 제10조(응시자격 제한 등)** ① 제8조 각 호의 어느 하나에 해당하는 자는 국가시험 등에 응시할 수 없음
② 부정한 방법으로 국가시험 등에 응시한 자나 국가시험등에 관하여 부정행위를 한 자는 그 수험을 정지시키거나 합격을 무효로 함
③ 보건복지부장관은 제2항에 따라 수험이 정지되거나 합격이 무효가 된 사람에 대하여 처분의 사유와 위반 정도 등을 고려하여 대통령령으로 정하는 바에 따라 그 다음에 치러지는 이 법에 따른 국가시험 등의 응시를 3회의 범위에서 제한할 수 있음

영 **제9조의2(국가시험 등 응시제한)** 법 제10조제3항에 따른 국가시험 등의 응시제한 기준은 별표 1과 같음

[참고] **간호법**

제9조(응시자격의 제한) ① 제7조 각 호의 어느 하나에 해당하는 사람은 국가시험에 응시할 수 없음
② 부정한 방법으로 국가시험에 응시하거나 국가시험에 관하여 부정행위를 한 사람에 대하여는 그 수험을 정지시키거나 합격을 무효로 함
③ 보건복지부장관은 제2항에 따라 수험이 정지되거나 합격이 무효가 된 사람에 대하여 처분의 사유와 위반 정도 등을 고려하여 대통령령으로 정하는 바에 따라 그 다음에 치러지는 국가시험의 응시를 3회의 범위에서 제한할 수 있음

■ 의료법 시행령 [별표 1]

국가시험 등 응시제한 기준(제9조의2 관련)

위반행위	응시제한 횟수
1. 시험 중에 대화 · 손동작 또는 소리 등으로 서로 의사소통을 하는 행위 2. 시험 중에 허용되지 않는 자료를 가지고 있거나 해당 자료를 이용하는 행위 3. 제7조제1항에 따른 응시원서를 허위로 작성하여 제출하는 행위	1회
4. 시험 중에 다른 사람의 답안지 또는 문제지를 엿보고 본인의 답안지를 작성하는 행위 5. 시험 중에 다른 사람을 위해 시험 답안 등을 알려주거나 엿보게 하는 행위 6. 다른 사람의 도움을 받아 답안지를 작성하거나 다른 사람의 답안지 작성에 도움을 주는 행위 7. 본인이 작성한 답안지를 다른 사람과 교환하는 행위 8. 시험 중에 허용되지 아니한 전자장비 · 통신기기 또는 전자계산기기 등을 사용하여 시험답안을 전송하거나 작성하는 행위 9. 시험 중에 시험문제 내용과 관련된 물건(시험 관련 교재 및 요약자료를 포함한다)을 다른 사람과 주고 받는 행위 10. 법 제8조 각 호의 어느 하나에 해당하는 사람이 시험에 응시하는 행위 11. 제8조제1항에 따른 서류를 허위로 작성하여 제출하는 행위	2회
12. 본인이 직접 대리시험을 치르거나 다른 사람으로 하여금 시험을 치르게 하는 행위 13. 사전에 시험문제 또는 시험답안을 다른 사람에게 알려주는 행위 14. 사전에 시험문제 또는 시험답안을 알고 시험을 치르는 행위	3회

비 고
위 표의 위반행위에 대한 세부 기준 및 유형 등에 대해서는 보건복지부장관이 정하여 고시할 수 있다.

확인문제

「의료법」상 본인이 직접 대리시험을 치른 경우 그 다음에 치러지는 국가시험등의 응시제한 횟수는? (2023년 기출)

① 1회 ② 2회 ③ 3회 ④ 4회 ⑤ 5회

해설: 부정행위 시 최대 응시제한 횟수는 3회이다.

정답 : ③

● **법 제11조(면허 조건과 등록)** ① 보건복지부장관은 보건의료 시책에 필요하다고 인정하면 제5조 및 제6조에 따른 면허를 내줄 때 3년 이내의 기간을 정하여 특정 지역이나 특정 업무에 종사할 것을 면허의 조건으로 붙일 수 있음

② 보건복지부장관은 제5조 및 제6조에 따른 면허를 내줄 때에는 그 면허에 관한 사항을 등록대장에 등록하고 면허증을 내주어야 함

③ 제2항의 등록대장은 의사 · 치과의사 · 한의사 · 조산사를 구분하여 따로 작성 · 비치하여야 함

④ 면허등록과 면허증에 필요한 사항은 보건복지부령으로 정함

☞ 특정 지역 · 업무 조건 : 보건복지부장관이 보건의료시책상 필요하다면 3년 이내의 범위

영 **제10조(면허 조건)** ① 법 제11조제1항에서 '특정 지역'이란 보건복지부장관이 정하는 보건의료 취약지를 말하고, '특정 업무'란 국 · 공립 보건의료기관의 업무와 국 · 공 · 사립 보건의학연구기관의 기초의학 분야에 속하는 업무를 말함

② 법 제11조제1항에 따라 특정 지역이나 특정 업무에 종사하는 의료인에게는 예산의 범위에서 수당을 지급함

③ 법 제11조제1항에 따른 면허 조건의 이행 방법과 종사명령의 절차 등에 관하여 필요한 사항은 보건복지부령으로 정함

[참고] 간호법

제10조(면허 또는 자격의 등록과 조건) ① 보건복지부장관은 제4조부터 제6조까지에 따른 면허를 내주거나 자격인정을 할 때에는 그 면허 또는 자격에 관한 사항을 등록대장에 등록하고 면허증 또는 자격증을 발급하여야 함

② 보건복지부장관은 보건의료 시책에 필요하다고 인정하면 제4조에 따른 면허를 내줄 때 3년 이내의 기간을 정하여 특정 지역이나 특정 업무에 종사할 것을 면허의 조건으로 붙일 수 있음

③ 제1항의 등록대장은 간호사 · 전문간호사 · 간호조무사별로 따로 작성 · 비치하여야 함

④ 그 밖에 면허 또는 자격의 등록과 면허증 또는 자격증의 발급에 필요한 사항은 보건복지부령으로 정함

확인문제

「의료법」상 특정 지역이나 특정 업무에 종사할 것을 의료인 면허 조건으로 붙일 수 있다. 이때 그 종사의 기간은?

① 1년 이내 ② 2년 이내 ③ 3년 이내
④ 4년 이내 ⑤ 5년 이내

정답: ③

규칙 **제5조(면허등록대장 등)** ① 법 제11조제2항에 따른 등록대장은 별지 제3호서식의 면허등록대장에 따름

② 의료인은 제1항의 등록대장의 기재 사항이나 면허증의 기재 사항이 변경될 때에는 등록대장의 기재 사항 정정이나 면허증 갱신을 신청하여야 함

③ 제2항에 따라 등록대장의 기재 사항 정정 등을 신청하려는 자는 별지 제4호서식의 면허등록대장 정정(면허증 갱신) 신청서에 다음 각 호의 서류를 첨부하여 보건복지부장관에게 제출하여야 함

1. 면허증
2. 사진(신청 전 6개월 이내에 모자 등을 쓰지 않고 촬영한 천연색 상반신 정면사진으로 가로 3.5센티미터, 세로 4.5센티미터의 사진을 말함) 2장(면허증 갱신을 신청하는 경우에만 첨부함)
3. 변경 사실을 증명할 수 있는 서류

규칙 **제6조(면허증 재발급)** ① 의료인이 면허증을 잃어버렸거나 면허증이 헐어 못쓰게 되어 재발급받으려는 경우에는 별지 제5호서식의 신청서(전자문서 신청서 포함)에 다음 각 호의 서류를 첨부하여 보건복지부장관에게 제출하여야 함

1. 면허증이 헐어 못쓰게 된 경우에는 그 면허증
2. 사진(신청 전 6개월 이내에 모자 등을 쓰지 않고 촬영한 천연색 상반신 정면사진으로 가로 3.5센티미터, 세로 4.5센티미터의 사진을 말함) 2장

② 법 제65조제2항에 따라 취소된 면허를 재발급받으려는 자는 별지 제5호서식의 신청서에 면허취소의 원인이 된 사유가 소멸하거나 개전의 정이 현저하다고 인정될 수 있는 서류와 사진(신청 전 6개월 이내에 모자 등을 쓰지 않고 촬영한 천연색 상반신 정면사진으로 가로 3.5센티미터, 세로 4.5센티미터의 사진을 말함) 2장을 첨부하여 특별시장 · 광역시장 · 특별자치시장 · 도지사 또는 특별자치도지사(이하 '시 · 도지사')를 거쳐 보건복지부장관에게 제출해야 함

☞ 면허의 재발급자 : 보건복지부장관

규칙 **제7조(수수료 등)** ① 의료인의 면허에 관한 수수료는 다음 각 호와 같음

1. 면허증 발급 수수료 : 2천원
2. 면허증의 갱신 또는 재발급 수수료 : 2천원
3. 등록증명 수수료 : 500원(정보통신망으로 발급받는 경우 무료)

② 제4조에 따라 면허증을 발급하는 경우에는 제1항제1호의 수수료를 징수하지 아니함

③ 국가시험 등에 응시하려는 자는 법 제85조제1항에 따라 국가시험등관리기관의 장이 보건복지부장관의 승인을 받아 결정한 수수료를 현금으로 내야 함. 이 경우 수수료의 금액 및 납부방법 등은 영 제4조제3항에 따라 국가시험등관리기관의 장이 공고함

④ 제1항의 수수료는 면허관청이 보건복지부장관인 경우에는 수입인지로 내고, 시 · 도지사인 경우에는 해당 지방자치단체의 수입증지로 내야 함

⑤ 제1항 및 제3항에 따른 수수료는 정보통신망을 이용하여 전자화폐나 전자결제 등의 방법으로 낼 수 있음

⑥ 국가시험등관리기관의 장은 국가시험등에 응시하려는 자가 다음 각 호의 어느 하나에 해당하는 경우에는 제3항에 따른 수수료의 전부 또는 일부를 반환해야 함

1. 수수료를 과오납(過誤納)한 경우
2. 국가시험등관리기관의 귀책사유로 시험에 응시하지 못한 경우
3. 시험시행일 5일 전까지 응시원서의 접수를 취소하는 경우
4. 본인의 사고 또는 질병으로 입원(시험시행일이 입원기간에 포함되는 경우로 한정)하여 시험에 응시하지 못한 경우
5. 「감염병의 예방 및 관리에 관한 법률」에 따른 진찰 · 치료 · 입원 또는 격리(시험시행일이 진찰 · 치료 · 입원 또는 격리 기간에 포함되는 경우로 한정) 처분을 받아 시험에 응시하지 못한 경우
6. 본인이 사망하거나 다음 각 목의 사람이 시험시행일 7일 전부터 시험시행일까지의 기간에 사망하여 시험에 응시하지 못한 경우
   가. 응시하려는 자의 배우자
   나. 응시하려는 자 본인 및 배우자의 자녀
   다. 응시하려는 자 본인 및 배우자의 부모
   라. 응시하려는 자 본인 및 배우자의 조부모 · 외조부모
   마. 응시하려는 자 본인 및 배우자의 형제자매

⑦ 제6항에 따른 수수료의 반환 기준, 방법 및 절차 등에 관한 세부사항은 국가시험등관리기관의 장이 정함

● **법 제12조(의료기술 등에 대한 보호)** ① 의료인이 하는 의료 · 조산 · 간호 등 의료기술의 시행(이하 '의료행위')에 대하여는 이 법이나 다른 법령에 따로 규정된 경우 외에는 누구든지 간섭하지 못함

② 누구든지 의료기관의 의료용 시설 · 기재 · 약품, 그 밖의 기물 등을 파괴 · 손상하거나 의료기관을 점거하여 진료를 방해하여서는 아니 되며, 이를 교사하거나 방조하여서는 아니됨

③ 누구든지 의료행위가 이루어지는 장소에서 의료행위를 행하는 의료인, 간호조무사 및 「의료기사 등에 관한 법률」 제2조에 따른 의료기사 또는 의료행위를 받는 사람을 폭행 · 협박하여서는 아니 됨

● **법 제13조(의료기재 압류 금지)** 의료인의 의료 업무에 필요한 기구 · 약품, 그 밖의 재료는 압류하지 못함

● **법 제14조(기구 등 우선공급)** ① 의료인은 의료행위에 필요한 기구 · 약품, 그 밖의 시설 및 재료를 우선적으로 공급받을 권리가 있음

② 의료인은 제1항의 권리에 부수(附隨)되는 물품, 노력, 교통수단에 대하여서도 제1항과 같은 권리가 있음

☞ 의료인의 권리 : 의료기자재 보호, 교통제공우선

● **법 제15조(진료거부 금지 등)** ① 의료인 또는 의료기관 개설자는 진료나 조산 요청을 받으면 정당한 사유 없이 거부하지 못함

② 의료인은 응급환자에게 「응급의료에 관한 법률」에서 정하는 바에 따라 최선의 처치를 하여야 함

☞ 의료인의 의무 : 진료거부금지, 각종 진료기록부 기재

확인문제

「의료법」상 의료인의 의무에 해당하는 것은?

① 누구든지 의료기관을 점거하여 진료를 방해하여서는 아니된다.
② 의료인의 의료 업무에 필요한 기구 · 약품 등은 압류하지 못한다.
③ 의료인 또는 의료기관 개설자는 진료나 조산 요청을 받으면 정당한 사유 없이 거부하지 못한다.
④ 의료인은 의료행위에 필요한 기구 · 약품, 그 밖의 시설 및 재료를 우선적으로 공급받을 수 있다.
⑤ 누구든지 의료기관의 의료용 시설 · 기재 · 약품, 그 밖의 기물 등을 파괴 · 손상하여서는 아니된다.

해설: 진료거부 금지는 의료인의 의무이고, 나머지 선택지는 의료인의 권리에 관한 사항이다. 정답 : ③

● **법 제16조(세탁물 처리)** ① 의료기관에서 나오는 세탁물은 의료인 · 의료기관 또는 특별자치시장 · 특별자치도지사 · 시장 · 군수 · 구청장(자치구의 구청장을 말함. 이하 같음)에게 신고한 자가 아니면 처리할 수 없음

② 제1항에 따라 세탁물을 처리하는 자는 보건복지부령으로 정하는 바에 따라 위생적으로 보관 · 운반 · 처리하여야 함

③ 의료기관의 개설자와 제1항에 따라 의료기관세탁물처리업 신고를 한 자(이하 이 조에서 '세탁물처리업자')는 제1항에 따른 세탁물의 처리업무에 종사하는 사람에게 보건복지부령으로 정하는 바에 따라 감염 예방에 관한 교육을 실시하고 그 결과를 기록하고 유지하여야 함

④ 세탁물처리업자가 보건복지부령으로 정하는 신고사항을 변경하거나 그 영업의 휴업(1개월 이상의 휴업을 말함) · 폐업 또는 재개업을 하려는 경우에는 보건복지부령으로 정하는 바에 따라 특별자치시장 · 특별자치도지사 · 시장 · 군수 · 구청장에게 신고하여야 함

⑤ 제1항에 따른 세탁물을 처리하는 자의 시설 · 장비 기준, 신고 절차 및 지도 · 감독, 그 밖에 관리에 필요한 사항은 보건복지부령으로 정함

☞ 세탁물처리 신고 : 의료인 · 의료기관 또는 특별자치시장 · 특별자치도지사 · 시장 · 군수 · 구청장

● **법 제17조(진단서 등)** ① 의료업에 종사하고 직접 진찰하거나 검안(檢案)한 의사[이하 이 항에서는 검안서에 한하여 검시(檢屍)업무를 담당하는 국가기관에 종사하는 의사를 포함], 치과의사, 한의사가 아니면 진단서 · 검안서 · 증명서를 작성하여 환자(환자가 사망하거나 의식이 없는 경우에는 직계존속 · 비속, 배우자 또는 배우자의 직계존속을 말하며, 환자가 사망하거나 의식이 없는 경우로서 환자의 직계존속 · 비속, 배우자 및 배우자의 직계존속이 모두 없는 경우에는 형제자매를 말함) 또는 「형사소송법」 제222조제1항에 따라 검시(檢屍)를 하는 지방검찰청검사(검안서에 한함)에게 교부하지 못함 다만, 진료 중이던 환자가 최종 진료 시부터 48시간 이내에 사망한 경우에는 다시 진료하지 아니하더라도 진단서나 증명서를 내줄 수 있으며, 환자 또는 사망자를 직접 진찰하거나 검안한 의사 · 치과의사 또는 한의사가 부득이한 사유로 진단서 · 검안서 또는 증명서를 내줄 수 없으면 같은 의료기관에 종사하는 다른 의사 · 치과의사 또는 한의사가 환자의 진료기록부등에 따라 내줄 수 있음

② 의료업에 종사하고 직접 조산한 의사 · 한의사 또는 조산사가 아니면 출생 · 사망 또는 사산 증명서를 내주지 못함 다만, 직접 조산한 의사 · 한의사 또는 조산사가 부득이한 사유로 증명서를 내줄 수 없으면 같은 의료기관에 종사하는 다른 의사 · 한의사 또는 조산사가 진료기록부등에 따라 증명서를 내줄 수 있음

③ 의사 · 치과의사 또는 한의사는 자신이 진찰하거나 검안한 자에 대한 진단서 · 검안서 또는 증명서 교부를 요구받은 때에는 정당한 사유 없이 거부하지 못함

④ 의사 · 한의사 또는 조산사는 자신이 조산(助産)한 것에 대한 출생 · 사망 또는 사산 증명서 교부를 요구받은 때에는 정당한 사유 없이 거부하지 못함

⑤ 제1항부터 제4항까지의 규정에 따른 진단서, 증명서의 서식 · 기재사항, 그 밖에 필요한 사항은 보건복지부령으로 정함

규칙 **제9조(진단서의 기재 사항)** ① 법 제17조제1항에 따라 의사 · 치과의사 또는 한의사가 발급하는 진단서에는 별지 제5호의2서식에 따라 다음 각 호의 사항을 적고 서명날인하여야 함

1. 환자의 성명, 주민등록번호 및 주소. 다만, 환자가 「위기 임신 및 보호출산 지원과 아동 보호에 관한 특별법」 제2조제3호에 따른 비식별화된 가명(이하 "가명") 또는 「사회보장급여의 이용 · 제공 및 수급권자 발굴에 관한 법률」 제7조의2제1항에 따른 전산관리번호(이하 "전산관리번호")를 부여받은 경우에는 성명 대신 가명을 적거나 주민등록번호 대신 전산관리번호를 적을 수 있고, 주소를 적지 않을 수 있음
2. 병명 및 「통계법」 제22조제1항 전단에 따른 한국표준질병 · 사인 분류에 따른 질병분류기호(이하 '질병분류기호')
3. 발병 연월일 및 진단 연월일
4. 치료 내용 및 향후 치료에 대한 소견
5. 입원 · 퇴원 연월일
6. 의료기관의 명칭 · 주소, 진찰한 의사 · 치과의사 또는 한의사(부득이한 사유로 다른 의사 등이 발급하는 경우에는 발급한 의사 등을 말함)의 성명 · 면허자격 · 면허번호

② 질병의 원인이 상해(傷害)로 인한 것인 경우에는 별지 제5호의3서식에 따라 제1항 각 호의 사항 외에 다음 각 호의 사항을 적어야 함

1. 상해의 원인 또는 추정되는 상해의 원인
2. 상해의 부위 및 정도
3. 입원의 필요 여부
4. 외과적 수술 여부
5. 합병증의 발생 가능 여부
6. 통상 활동의 가능 여부
7. 식사의 가능 여부
8. 상해에 대한 소견
9. 치료기간

③ 제1항의 병명 기재는 「통계법」 제22조제1항 전단에 따라 고시된 한국표준질병 · 사인 분류에 따름

④ 진단서에는 연도별로 그 종류에 따라 일련번호를 붙이고 진단서를 발급한 경우에는 그 부본(副本)을 갖추어 두어야 함

규칙 **제10조(사망진단서 등)**[5] 법 제17조제1항에 따라 의사 · 치과의사 또는 한의사가 발급하는 사망진단서 또는 시체검안서는 별지 제6호서식에 따름

규칙 **제11조(출생증명서, 사산 또는 사태증명서)** 법 제17조제2항에 따라 의사 · 한의사 또는 조산사가 발급하는 출생증명서는 별지 제7호서식에 따르고, 사산(死産) 또는 사태(死胎) 증명서는 별지 제8호서식에 따름

확인문제

「의료법」상 의사, 치과의사, 한의사는 진료 중이던 환자가 최종 진료 시부터 몇 시간 이내에 사망한 경우에는 다시 진료하지 않더라도 진단서나 증명서를 내줄 수 있는가?

① 6시간 ② 12시간 ③ 24시간 ④ 48시간 ⑤ 70시간

해설: 최종 진료 시로부터 48시간 이내에 사망한 경우에는 재차 진료하지 않더라도 진단서나 증명서를 발급해줄 수 있다.

정답 : ④

「의료법」상 의사가 발급하는 진단서의 기재사항으로 옳지 <u>않은</u> 것은?

① 병명 ② 진단 연월일 ③ 질병분류기호
④ 의료기관의 명칭 ⑤ 처방 의약품의 명칭

정답 : ⑤

● **법 제17조의2(처방전)** ① 의료업에 종사하고 직접 진찰한 의사, 치과의사 또는 한의사가 아니면 처방전[의사나 치과의사가 「전자서명법」에 따른 전자서명이 기재된 전자문서 형태로 작성한 처방전(이하 '전자처방전')을 포함함. 이하 같음]을 작성하여 환자에게 교부하거나 발송(전자처방전에 한정. 이하 이 조 같음)하지 못하며, 의사, 치과의사 또는 한의사에게 직접 진찰을 받은 환자가 아니면 누구든지 그 의사, 치과의사 또는 한의사가 작성한 처방전을 수령하지 못함

② 제1항에도 불구하고 의사, 치과의사 또는 한의사는 다음 각 호의 어느 하나에 해당하는 경우로서 해당 환자 및 의약품에 대한 안전성을 인정하는 경우에는 환자의 직계존속 · 비속, 배우자 및 배우자의 직계존속, 형제자매 또는 「노인복지법」 제34조에 따른 노인의료복지시설에서 근무하는 사람 등 대통령령으로 정하는 사람(이하 이 조에서 '대리수령자')에게 처방전을 교부하거나 발송할 수 있으며 대리수령자는 환자를 대리하여 그 처방전을 수령할 수 있음

1. 환자의 의식이 없는 경우
2. 환자의 거동이 현저히 곤란하고 동일한 상병(傷病)에 대하여 장기간 동일한 처방이 이루어지는 경우

③ 처방전의 발급 방법 · 절차 등에 필요한 사항은 보건복지부령으로 정함

5) 사망진단서와 시체검안서 : ① 사망진단서는 의사가 환자를 진료하였고 그 환자의 사망원인이 의사가 알고 있는 질병이 원인일 경우(병사) 작성하는 사망증명서이고, ② 시체검안서는 주검에 대하여 의학적으로 확인한 바를 기재한 증명서로 의사가 진료한 적이 없고 사망의 원인을 알 수 없거나 사망의 원인이 질병이 아닌 외인사(외부 원인으로 사망)로 특별하게 다루어야 할 죽음일 경우 작성하는 증명서이다.

영 **제10조의2(대리수령자의 범위)** 법 제17조의2제2항 각 호 외의 부분에서 '환자의 직계존속 · 비속, 배우자 및 배우자의 직계존속, 형제자매 또는 「노인복지법」 제34조에 따른 노인의료복지시설에서 근무하는 사람 등 대통령령으로 정하는 사람' : 다음 각 호의 사람을 말함

1. 환자의 직계존속 · 비속 및 직계비속의 배우자
2. 환자의 배우자 및 배우자의 직계존속
3. 환자의 형제자매
4. 「노인복지법」 제34조에 따른 노인의료복지시설에서 근무하는 사람

4의2. 「장애인복지법」 제58조제1항제1호의 장애인 거주시설에서 근무하는 사람

5. 그 밖에 환자의 계속적인 진료를 위해 필요한 경우로서 보건복지부장관이 인정하는 사람

규칙 **제11조의2(처방전의 대리수령 방법)** ① 법 제17조의2 제2항에 따른 대리수령자(이하 '대리수령자')가 처방전을 수령하려는 때에는 의사, 치과의사 또는 한의사에게 별지 제8호의2서식의 처방전 대리수령 신청서를 제출해야 함. 이 경우 다음 각 호의 서류를 함께 제시해야 함

1. 대리수령자의 신분증(주민등록증, 여권, 운전면허증, 그 밖에 공공기관에서 발행한 본인임을 확인할 수 있는 신분증을 말함. 이하 같음) 또는 그 사본
2. 환자와의 관계를 증명할 수 있는 다음 각 목의 구분에 따른 서류
   - 가. 영 제10조의2제1호부터 제3호까지의 규정에 해당하는 사람 : 가족관계증명서, 주민등록표 등본 등 친족관계임을 확인할 수 있는 서류
   - 나. 영 제10조의2제4호에 해당하는 사람 : 「노인복지법」 제34조에 따른 노인의료복지시설에서 발급한 재직증명서
   - 다. 영 제10조의2제4호의2에 해당하는 사람 : 「장애인복지법」 제58조제1항제1호의 장애인 거주시설에서 발급한 재직증명서
3. 환자의 신분증 또는 그 사본. 다만, 「주민등록법」 제24조제1항에 따른 주민등록증이 발급되지 않은 만 17세 미만의 환자는 제외함

② 의사, 치과의사 또는 한의사는 제1항에 따라 제출받은 처방전 대리수령 신청서를 제출받은 날부터 1년간 보관해야 함

● **법 제18조(처방전 작성과 교부)** ① 의사나 치과의사는 환자에게 의약품을 투여할 필요가 있다고 인정하면 「약사법」에 따라 자신이 직접 의약품을 조제할 수 있는 경우가 아니면 보건복지부령으로 정하는 바에 따라 처방전을 작성하여 환자에게 내주거나 발송(전자처방전만 해당)하여야 함

② 제1항에 따른 처방전의 서식, 기재사항, 보존, 그 밖에 필요한 사항은 보건복지부령으로 정함

③ 누구든지 정당한 사유 없이 전자처방전에 저장된 개인정보를 탐지하거나 누출 · 변조 또는 훼손하여서는 아니 됨

④ 제1항에 따라 처방전을 발행한 의사 또는 치과의사(처방전을 발행한 한의사 포함)는 처방전에 따라 의약품을 조제하는 약사 또는 한약사가 「약사법」 제26조제2항에 따라 문의한 때 즉시 이에 응하여야 함. 다만, 다음 각 호의 어느 하나에 해당하는 사유로 약사 또는 한약사의 문의에 응할 수 없는 경우 사유가 종료된 때 즉시 이에 응하여야 함

1. 「응급의료에 관한 법률」 제2조제1호에 따른 응급환자를 진료 중인 경우
2. 환자를 수술 또는 처치 중인 경우
3. 그 밖에 약사의 문의에 응할 수 없는 정당한 사유가 있는 경우

⑤ 의사, 치과의사 또는 한의사가 「약사법」에 따라 자신이 직접 의약품을 조제하여 환자에게 그 의약품을 내어주는 경우에는 그 약제의 용기 또는 포장에 환자의 이름, 용법 및 용량, 그 밖에 보건복지부령으로 정하는 사항을 적어야 함. 다만, 급박한 응급의료상황 등 환자의 진료 상황이나 의약품의 성질상 그 약제의 용기 또는 포장에 적는 것이 어려운 경우로서 보건복지부령으로 정하는 경우에는 그러하지 아니함

규칙 **제12조(처방전의 기재 사항 등)** ① 법 제18조에 따라 의사나 치과의사는 환자에게 처방전을 발급하는 경우에는 별지 제9호서식의 처방전에 다음 각 호의 사항을 적은 후 서명(「전자서명법」에 따른 전자서명 포함)하거나 도장을 찍어야 함. 다만, 제3호의 사항은 환자가 요구한 경우에는 적지 않음

1. 환자의 성명 및 주민등록번호. 다만, 환자가 가명 또는 전산관리번호를 부여받은 경우에는 성명 대신 가명을 적거나 주민등록번호 대신 및 전산관리번호를 적을 수 있음
2. 의료기관의 명칭, 전화번호 및 팩스번호
3. 질병분류기호
4. 의료인의 성명 · 면허종류 및 번호
5. 처방 의약품의 명칭(일반명칭, 제품명이나 「약사법」 제51조에 따른 대한민국약전에서 정한 명칭을 말함) · 분량 · 용법 및 용량
6. 처방전 발급 연월일 및 사용기간
7. 의약품 조제시 참고 사항
8. 「국민건강보험법 시행령」 별표 2에 따라 건강보험 가입자 또는 피부양자가 요양급여 비용의 일부를 부담하는 행위 · 약제 및 치료재료에 대하여 보건복지부장관이 정하여 고시하는 본인부담 구분기호
9. 「의료급여법 시행령」 별표 1 및 「의료급여법 시행규칙」 별표 1의2에 따라 수급자가 의료급여 비용의 전부 또는 일부를 부담하는 행위 · 약제 및 치료재료에 대하여 보건복지부장관이 정하여 고시하는 본인부담 구분기호

② 의사나 치과의사는 환자에게 처방전 2부를 발급하여야 함. 다만, 환자가 그 처방전을 추가로 발급하여 줄 것을 요구하는 경우에는 환자가 원하는 약국으로 팩스 · 컴퓨터통신 등을 이용하여 송부할 수 있음

③ 의사나 치과의사는 환자를 치료하기 위하여 필요하다고 인정되면 다음 내원일(內院日)에 사용할 의약품에 대하여 미리 처방전을 발급할 수 있음

④ 제1항부터 제3항까지의 규정은 「약사법」 제23조제4항에 따라 의사나 치과의사 자신이 직접 조제할 수 있음에도 불구하고 처방전을 발행하여 환자에게 발급하려는 경우에 준용함

규칙 **제13조(약제용기 등의 기재사항)** ① 법 제18조제5항 본문에서 '보건복지부령으로 정하는 사항'이란 다음 각 호의 사항을 말함

1. 약제의 내용 · 외용의 구분에 관한 사항
2. 조제자의 면허 종류 및 성명
3. 조제 연월일
4. 조제자가 근무하는 의료기관의 명칭 · 소재지

② 법 제18조제5항 단서에서 '보건복지부령으로 정하는 경우'란 다음 각 호의 경우를 말함

1. 급박한 응급의료상황으로서 환자에 대한 신속한 약제 사용이 필요한 경우
2. 주사제의 주사 등 해당 약제의 성질상 환자에 대한 즉각적 사용이 이루어지는 경우

- **법 제18조의2(의약품정보의 확인)** ① 의사 및 치과의사는 제18조에 따른 처방전을 작성하거나 「약사법」 제23조제4항에 따라 의약품을 자신이 직접 조제하는 경우에는 다음 각 호의 정보(이하 '의약품정보')를 미리 확인하여야 함

  1. 환자에게 처방 또는 투여되고 있는 의약품과 동일한 성분의 의약품인지 여부
  2. 식품의약품안전처장이 병용금기, 특정연령대 금기 또는 임부금기 등으로 고시한 성분이 포함되는지 여부
  3. 그 밖에 보건복지부령으로 정하는 정보

  ② 제1항에도 불구하고 의사 및 치과의사는 급박한 응급의료상황 등 의약품정보를 확인할 수 없는 정당한 사유가 있을 때에는 이를 확인하지 아니할 수 있음

  ③ 제1항에 따른 의약품정보의 확인방법 · 절차, 제2항에 따른 의약품정보를 확인할 수 없는 정당한 사유 등은 보건복지부령으로 정함

규칙 **제13조의2(의약품정보의 확인)** ① 법 제18조의2제1항 제3호에서 '보건복지부령으로 정하는 정보'란 다음 각 호의 어느 하나에 해당하는 정보를 말함

1. 「약사법」 제39조 및 제71조에 따른 회수 또는 폐기 등의 대상이 되는 의약품인지 여부
2. 「의약품 등의 안전에 관한 규칙」 별표 제4의3 제14호에 따라 안전성 속보 또는 안전성 서한을 전파한 의약품인지 여부
3. 그 밖에 제1호 및 제2호에 준하는 의약품으로서 보건복지부장관 또는 식품의약품안전처장이 의약품의 안전한 사용을 위하여 그 확인이 필요하다고 공고한 의약품인지 여부

② 의사 및 치과의사는 법 제18조의2제1항에 따라 같은 항 각 호의 정보(이하 이 조에서 '의약품정보')를 미리 확인하려는 경우에는 보건복지부장관이 정하는 바에 따라 「약사법」 제23조의3제1항에 따른 의약품안전사용정보시스템(이하 '정보시스템')을 통하여 확인할 수 있음 다만, 정보시스템의 물리적 결함이나 손상, 그 밖의 불가피한 사유로 해당 정보시스템을 사용할 수 없는 경우에는 보건복지부장관이 정하는 방법으로 확인할 수 있음

③ 의사 및 치과의사는 법 제18조의2제2항에 따라 다음 각 호의 어느 하나에 해당하는 경우에는 의약품정보를 확인하지 아니할 수 있음

1. 급박한 응급의료상황인 경우
2. 긴급한 재해구호상황인 경우
3. 그 밖에 제1호 및 제2호에 준하는 경우로서 보건복지부장관이 정하여 고시하는 경우

- **법 제19조(정보 누설 금지)** ① 의료인이나 의료기관 종사자는 이 법이나 다른 법령에 특별히 규정된 경우 외에는 의료 · 조산 또는 간호업무나 제17조에 따른 진단서 · 검안서 · 증명서 작성 · 교부 업무, 제18조에 따른 처방전 작성 · 교부 업무, 제21조에 따른 진료기록 열람 · 사본 교부 업무, 제22조제2항에 따른 진료기록부등 보존 업무 및 제23조에 따른 전자의무기록 작성 · 보관 · 관리 업무를 하면서 알게 된 다른 사람의 정보를 누설하거나 발표하지 못함

  ② 제58조제2항에 따라 의료기관 인증에 관한 업무에 종사하는 자 또는 종사하였던 자는 그 업무를 하면서 알게 된 정보를 다른 사람에게 누설하거나 부당한 목적으로 사용하여서는 아니 됨

확인문제

「의료법」상 의료인이 정보 누설 금지조항을 위반한 경우는? **(2025년 기출)**

① 의사가 직접 진찰한 환자에게 진단서를 교부한 경우
② 간호사가 환자에게 환자 본인의 간호기록을 열람하게 한 경우
③ 의사가 환자의 처방전을 작성하여 환자가 원하는 약국에 팩스로 송부한 경우
④ 의사가 환자 본인의 동의서와 가족관계증명서를 첨부한 환자의 배우자에게 환자의 기록을 열람하게 한 경우
⑤ 직접 조산한 의사가 해외 학회 참석으로 부재 중일 때 다른 의료기관에 종사하는 의사에게 부탁하여 출생증명서를 교부한 경우

정답: ⑤

● **법 제20조(태아 성 감별 행위 등 금지)**[6] ① 의료인은 태아 성 감별을 목적으로 임부를 진찰하거나 검사하여서는 아니 되며, 같은 목적을 위한 다른 사람의 행위를 도와서도 아니 됨

확인문제

「의료법」상 의료인이 임부를 진찰하면서 알게 된 태아의 성을 임부에게 알려줄 수 있는 때는? (2023년 기출)

① 알게 된 즉시
② 임신 8주 이후
③ 임신 16주 이후
④ 임신 24주 이후
⑤ 임신 32주 이후

해설: 헌법재판소의 단순위헌결정에 따라 법 제20조 제2항은 효력을 잃게 되었고, 이후 개정을 통해 삭제되었다. 따라서 의료인이 임부 진찰 후 태아의 성을 알려주더라도 처벌되지 않는다. 과거 태아의 성별을 고지하는 것을 제한했던 법적 취지는 남아선호사상에 따른 낙태를 조장할 수 있다는 것이었다. 현재 남아선호사상 그리고 그 사상으로 인한 낙태행위는 찾기 힘들다. 즉, 해당 조항의 법적 취지 또는 그 필요성이 사라졌고, 부모의 알 권리 보장이라는 측면에서 삭제된 것이다. 헌법재판소는 이를 부모의 태아 성별 정보에 대한 접근을 방해받지 않을 권리라 표현하고 있다. 정답: ①

2023년 당시 정답: ⑤

● **법 제21조(기록 열람 등)** ① 환자는 의료인, 의료기관의 장 및 의료기관 종사자에게 본인에 관한 기록(추가기재 · 수정된 경우 추가기재 · 수정된 기록 및 추가기재 · 수정 전의 원본 모두 포함. 이하 같음)의 전부 또는 일부에 대하여 열람 또는 그 사본의 발급 등 내용의 확인을 요청할 수 있음 이 경우 의료인, 의료기관의 장 및 의료기관 종사자는 정당한 사유가 없으면 이를 거부하여서는 아니 됨

② 의료인, 의료기관의 장 및 의료기관 종사자는 환자가 아닌 다른 사람에게 환자에 관한 기록을 열람하게 하거나 그 사본을 내주는 등 내용을 확인할 수 있게 하여서는 아니 됨

③ 제2항에도 불구하고 의료인, 의료기관의 장 및 의료기관 종사자는 다음 각 호의 어느 하나에 해당하면 그 기록을 열람하게 하거나 그 사본을 교부하는 등 그 내용을 확인할 수 있게 하여야 함. 다만, 의사 · 치과의사 또는 한의사가 환자의 진료를 위하여 불가피하다고 인정한 경우에는 그러하지 아니함

1. 환자의 배우자, 직계 존속 · 비속, 형제 · 자매(환자의 배우자 및 직계 존속 · 비속, 배우자의 직계존속이 모두 없는 경우 한정) 또는 배우자의 직계 존속이 환자 본인의 동의서와 친족관계임을 나타내는 증명서 등을 첨부하는 등 보건복지부령으로 정하는 요건을 갖추어 요청한 경우
2. 환자가 지정하는 대리인이 환자 본인의 동의서와 대리권이 있음을 증명하는 서류를 첨부하는 등 보건복지부령으로 정하는 요건을 갖추어 요청한 경우

6) 태아의 성별 고지 제한 사건: 헌재는 "태아의 성별 고지를 제한하는 것은 태아 생명 보호라는 입법 목적을 달성하기 위한 수단으로 적합하지 않다"면서 "(현행법은) 부모가 태아의 성별 정보에 대한 접근을 방해받지 않을 권리를 필요 이상으로 제약해 헌법에 위반된다"고 밝혔다. 그러면서 해당 규정에 대해 단순 위헌 결정을 함에 따라 특별한 개정이 있을 때까지 의료인이 태아의 성을 바로 알려주더라도 의료법에 위반되지 않는다(헌재 2022헌마356).

3. 환자가 사망하거나 의식이 없는 등 환자의 동의를 받을 수 없어 환자의 배우자, 직계 존속 · 비속, 형제 · 자매(환자의 배우자 및 직계 존속 · 비속, 배우자의 직계존속이 모두 없는 경우 한정) 또는 배우자의 직계 존속이 친족관계임을 나타내는 증명서 등을 첨부하는 등 보건복지부령으로 정하는 요건을 갖추어 요청한 경우
4. 「국민건강보험법」 제14조, 제47조, 제48조 및 제63조에 따라 급여비용 심사 · 지급 · 대상여부 확인 · 사후관리 및 요양급여의 적정성 평가 · 가감지급 등을 위하여 국민건강보험공단 또는 건강보험심사평가원에 제공하는 경우
5. 「의료급여법」 제5조, 제11조, 제11조의3 및 제33조에 따라 의료급여 수급권자 확인, 급여비용의 심사 · 지급, 사후관리 등 의료급여 업무를 위하여 보장기관(시 · 군 · 구), 국민건강보험공단, 건강보험심사평가원에 제공하는 경우
6. 「형사소송법」 제106조, 제215조 또는 제218조에 따른 경우
6의2. 「군사법원법」 제146조, 제254조 또는 제257조에 따른 경우
7. 「민사소송법」 제347조에 따라 문서제출을 명한 경우
8. 「산업재해보상보험법」 제118조에 따라 근로복지공단이 보험급여를 받는 근로자를 진료한 산재보험 의료기관(의사 포함)에 대하여 그 근로자의 진료에 관한 보고 또는 서류 등 제출을 요구하거나 조사하는 경우
9. 「자동차손해배상 보장법」 제12조제2항 및 제14조에 따라 의료기관으로부터 자동차보험진료수가를 청구받은 보험회사등이 그 의료기관에 대하여 관계 진료기록의 열람을 청구한 경우
10. 「병역법」 제11조의2에 따라 지방병무청장이 병역판정검사와 관련하여 질병 또는 심신장애의 확인을 위하여 필요하다고 인정하여 의료기관의 장에게 병역판정검사대상자의 진료기록 · 치료 관련 기록의 제출을 요구한 경우
11. 「학교안전사고 예방 및 보상에 관한 법률」 제42조에 따라 공제회가 공제급여의 지급 여부를 결정하기 위하여 필요하다고 인정하여 「국민건강보험법」 제42조에 따른 요양기관에 대하여 관계 진료기록의 열람 또는 필요한 자료의 제출을 요청하는 경우
12. 「고엽제후유의증 등 환자지원 및 단체설립에 관한 법률」 제7조제3항에 따라 의료기관의 장이 진료기록 및 임상소견서를 보훈병원장에게 보내는 경우
13. 「의료사고 피해구제 및 의료분쟁 조정 등에 관한 법률」 제28조제1항 또는 제3항에 따른 경우
14. 「국민연금법」 제123조에 따라 국민연금공단이 부양가족연금, 장애연금 및 유족연금 급여의 지급심사와 관련하여 가입자 또는 가입자였던 사람을 진료한 의료기관에 해당 진료에 관한 사항의 열람 또는 사본 교부를 요청하는 경우
14의2. 다음 각 목의 어느 하나에 따라 공무원 또는 공무원이었던 사람을 진료한 의료기관에 해당 진료에 관한 사항의 열람 또는 사본 교부를 요청하는 경우
   가. 「공무원연금법」 제92조에 따라 인사혁신처장이 퇴직유족급여 및 비공무상장해급여와 관련하여 요청하는 경우
   나. 「공무원연금법」 제93조에 따라 공무원연금공단이 퇴직유족급여 및 비공무상장해급여와 관련하여 요청하는 경우

다. 「공무원 재해보상법」 제57조 및 제58조에 따라 인사혁신처장(같은 법 제61조에 따라 업무를 위탁받은 자 포함)이 요양급여, 재활급여, 장해급여, 간병급여 및 재해유족급여와 관련하여 요청하는 경우

14의3. 「사립학교교직원 연금법」 제19조제4항제4호의2에 따라 사립학교교직원연금공단이 요양급여, 장해급여 및 재해유족급여의 지급심사와 관련하여 교직원 또는 교직원이었던 자를 진료한 의료기관에 해당 진료에 관한 사항의 열람 또는 사본 교부를 요청하는 경우

14의4. 다음 각 목의 어느 하나에 따라 군인 또는 군인이었던 사람을 진료한 의료기관에 해당 진료에 관한 사항의 열람 또는 사본 교부를 요청하는 경우

가. 「군인연금법」 제54조제2항에 따라 국방부장관이 퇴직유족급여와 관련하여 요청하는 경우

나. 「군인 재해보상법」 제52조제2항에 따라 국방부장관(같은 법 제54조에 따라 권한을 위임받거나 업무를 위탁받은 자를 포함)이 공무상요양비, 장해급여 및 재해유족급여와 관련하여 요청하는 경우

15. 「장애인복지법」 제32조제7항에 따라 대통령령으로 정하는 공공기관의 장이 장애 정도에 관한 심사와 관련하여 장애인 등록을 신청한 사람 및 장애인으로 등록한 사람을 진료한 의료기관에 해당 진료에 관한 사항의 열람 또는 사본 교부를 요청하는 경우

16. 「감염병의 예방 및 관리에 관한 법률」 제18조의4 및 제29조에 따라 질병관리청장, 시 · 도지사 또는 시장 · 군수 · 구청장이 감염병의 역학조사 및 예방접종에 관한 역학조사를 위하여 필요하다고 인정하여 의료기관의 장에게 감염병환자등의 진료기록 및 예방접종을 받은 사람의 예방접종 후 이상반응에 관한 진료기록의 제출을 요청하는 경우

17. 「국가유공자 등 예우 및 지원에 관한 법률」 제74조의8제1항제7호에 따라 보훈심사위원회가 보훈심사와 관련하여 보훈심사대상자를 진료한 의료기관에 해당 진료에 관한 사항의 열람 또는 사본 교부를 요청하는 경우

18. 「한국보훈복지의료공단법」 제24조의2에 따라 한국보훈복지의료공단이 같은 법 제6조제1호에 따른 국가유공자등에 대한 진료기록등의 제공을 요청하는 경우

19. 「군인사법」 제54조의6에 따라 중앙전공사상심사위원회 또는 보통전공사상심사위원회가 전공사상심사와 관련하여 전사자등을 진료한 의료기관에 대하여 해당 진료에 관한 사항의 열람 또는 사본 교부를 요청하는 경우

④ 진료기록을 보관하고 있는 의료기관이나 진료기록이 이관된 보건소에 근무하는 의사 · 치과의사 또는 한의사는 자신이 직접 진료하지 아니한 환자의 과거 진료 내용의 확인 요청을 받은 경우에는 진료기록을 근거로 하여 사실을 확인하여 줄 수 있음

⑤ 제1항, 제3항 또는 제4항의 경우 의료인, 의료기관의 장 및 의료기관 종사자는 「전자서명법」에 따른 전자서명이 기재된 전자문서를 제공하는 방법으로 환자 또는 환자가 아닌 다른 사람에게 기록의 내용을 확인하게 할 수 있음

☞ 기록부의 열람
- 원칙 : 환자
- 예외 : 환자의 배우자, 직계존속 및 비속, 배우자의 직계존속(환자 배우자, 직계존속 및 비속, 배우자의 직계존속이 없을 경우에는 형제 · 자매 가능)

영 제10조의3(본인진료기록열람지원시스템의 구축 · 운영 등)
① 보건복지부장관은 법 제21조제1항에 따라 환자가 본인에 관한 기록의 전부 또는 일부에 대하여 열람 또는 그 사본의 발급 등 내용의 확인을 전자적 방법으로 요청하거나 제공받을 수 있는 시스템(이하 '본인진료기록열람지원시스템')을 구축 · 운영할 수 있음
② 보건복지부장관은 기록의 열람 등을 위하여 필요한 경우 본인진료기록열람지원시스템을 다음 각 호의 시스템과 전자적으로 연계하여 활용할 수 있음
1. 법 제21조의2제3항에 따른 진료기록전송지원시스템
2. 법 제40조의3제1항에 따른 진료기록보관시스템
3. 그 밖에 환자의 진료기록 열람 지원 등에 필요한 시스템으로서 보건복지부장관이 정하여 고시하는 시스템

③ 보건복지부장관은 본인진료기록열람지원시스템의 기록을 안전하게 보호하기 위하여 물리적 · 기술적 대책을 포함한 보호대책을 수립하여야 함
④ 제1항부터 제3항까지에서 규정한 사항 외에 본인진료기록열람지원시스템의 구축 · 운영에 필요한 사항은 보건복지부장관이 정하여 고시

영 제10조의4(환자에 관한 기록 열람 등) 법 제21조제3항제15호에서 '대통령령으로 정하는 공공기관' : 「국민연금법」 제24조에 따른 국민연금공단을 말함

규칙 제13조의3(기록 열람 등의 요건) ① 법 제21조제3항제1호에 따라 환자의 배우자, 직계 존속 · 비속, 형제 · 자매(환자의 배우자 및 직계 존속 · 비속, 배우자의 직계존속이 모두 없는 경우 한정. 이하 같음) 또는 배우자의 직계존속(이하 이 조에서 '친족')이 환자에 관한 기록의 열람이나 그 사본의 발급을 요청할 경우에는 다음 각 호의 서류(전자문서 포함. 이하 이 조에서 같음)를 갖추어 의료인, 의료기관의 장 및 의료기관 종사자에게 제출하여야 함
1. 기록 열람이나 사본 발급을 요청하는 자의 신분증 사본
2. 가족관계증명서, 주민등록표 등본 등 친족관계임을 확인할 수 있는 서류. 다만, 환자의 형제 · 자매가 요청하는 경우에는 환자의 배우자 및 직계존속 · 비속, 배우자의 직계 존속이 모두 없음을 증명하는 자료를 함께 제출하여야 함
3. 환자가 자필서명한 별지 제9호의2서식의 동의서. 다만, 환자가 만 14세 미만의 미성년자인 경우에는 제외함

② 법 제21조제3항제2호에 따라 환자가 지정하는 대리인이 환자에 관한 기록의 열람이나 그 사본의 발급을 요청할 경우에는 다음 각 호의 서류를 갖추어 의료인, 의료기관의 장 및 의료기관 종사자에게 제출하여야 함
1. 기록열람이나 사본발급을 요청하는 자의 신분증 사본
2. 환자가 자필 서명한 별지 제9호의2서식의 동의서 및 별지 제9호의3서식의 위임장. 이 경우 환자가 만 14세 미만의 미성년자인 경우에는 환자의 법정대리인이 작성하여야 하며, 가족관계증명서 등 법정대리인임을 확인할 수 있는 서류를 첨부하여야 함
3. 환자의 신분증 사본. 다만, 「주민등록법」 제24조제1항에 따른 주민등록증이 발급되지 않은 만 17세 미만의 환자는 제외

③ 법 제21조제3항제3호에 따라 환자의 동의를 받을 수 없는 상황에서 환자의 친족이 환자에 관한 기록의 열람이나 그 사본 발급을 요청할 경우에는 별표 2의2에서 정하는 바에 따라 서류를 갖추어 의료인, 의료기관의 장 및 의료기관 종사자에게 제출하여야 함
④ 의료인, 의료기관의 장 및 의료기관 종사자는 환자가 본인에 관한 기록의 열람이나 그 사본의 발급을 요청하는 경우 요청인이 환자 본인임을 확인해야 함
⑤ 제1항 및 제3항에 따라 친족이 환자에 관한 기록의 열람이나 그 사본의 발급을 요청하는 경우 그 요청자는 신분증 사본의 제출을 갈음하여 다음 각 호의 어느 하나에 해당하는 방법으로 본인확인 절차를 거칠 수 있음
1. 휴대전화를 통한 본인인증 등 「정보통신망 이용촉진 및 정보보호 등에 관한 법률」 제23조의3에 따른 본인확인기관에서 제공하는 본인확인의 방법
2. 「전자서명법」 제2조제3호에 따른 공인전자서명 또는 같은 법 제2조제8호에 따른 공인인증서를 통한 본인확인의 방법
3. 「정보통신망 이용촉진 및 정보보호 등에 관한 법률 시행령」 제9조의2제1항제1호에 따른 바이오정보를 통한 본인확인의 방법

- **법 제21조의2(진료기록의 송부 등)** ① 의료인 또는 의료기관의 장은 다른 의료인 또는 의료기관의 장으로부터 제22조 또는 제23조에 따른 진료기록의 내용 확인이나 진료기록의 사본 및 환자의 진료경과에 대한 소견 등을 송부 또는 전송할 것을 요청받은 경우 해당 환자나 환자 보호자의 동의를 받아 그 요청에 응하여야 함. 다만, 해당 환자의 의식이 없거나 응급환자인 경우 또는 환자의 보호자가 없어 동의를 받을 수 없는 경우에는 환자나 환자 보호자의 동의 없이 송부 또는 전송할 수 있음

② 의료인 또는 의료기관의 장이 응급환자를 다른 의료기관에 이송하는 경우에는 지체 없이 내원 당시 작성된 진료기록의 사본 등을 이송하여야 함

③ 보건복지부장관은 제1항 및 제2항에 따른 진료기록의 사본 및 진료경과에 대한 소견 등의 전송 업무를 지원하기 위하여 전자정보시스템(이하 "진료기록전송지원시스템")을 구축 · 운영할 수 있음

④ 보건복지부장관은 진료기록전송지원시스템의 구축 · 운영을 대통령령으로 정하는 바에 따라 관계 전문기관에 위탁할 수 있음 이 경우 보건복지부장관은 그 소요 비용의 전부 또는 일부를 지원할 수 있음

⑤ 제4항에 따라 업무를 위탁받은 전문기관은 다음 각 호의 사항을 준수하여야 함

1. 진료기록전송지원시스템이 보유한 정보의 누출, 변조, 훼손 등을 방지하기 위하여 접근 권한자의 지정, 방화벽의 설치, 암호화 소프트웨어의 활용, 접속기록 보관 등 대통령령으로 정하는 바에 따라 안전성 확보에 필요한 기술적 · 관리적 조치를 할 것
2. 진료기록전송지원시스템 운영 업무를 다른 기관에 재위탁하지 아니할 것
3. 진료기록전송지원시스템이 보유한 정보를 제3자에게 임의로 제공하거나 유출하지 아니할 것

⑥ 보건복지부장관은 의료인 또는 의료기관의 장에게 보건복지부령으로 정하는 바에 따라 제1항 본문에 따른 환자나 환자 보호자의 동의에 관한 자료 등 진료기록전송지원시스템의 구축 · 운영에 필요한 자료의 제출을 요구하고 제출받은 목적의 범위에서 보유 · 이용할 수 있음 이 경우 자료 제출을 요구받은 자는 정당한 사유가 없으면 이에 따라야 함

⑦ 그 밖에 진료기록전송지원시스템의 구축 · 운영 등에 필요한 사항은 보건복지부령으로 정함

⑧ 누구든지 정당한 사유 없이 진료기록전송지원시스템에 저장된 정보를 누출 · 변조 또는 훼손하여서는 아니 됨

⑨ 진료기록전송지원시스템의 구축 · 운영에 관하여 이 법에서 규정된 것을 제외하고는 「개인정보 보호법」에 따름

- **법 제21조의3(진료기록의 전송 등 요청)** ① 환자는 다른 의료기관으로 전원(轉院)하는 경우 의료인, 의료기관의 장 및 의료기관 종사자에게 본인에 관한 기록의 전부 또는 일부를 전원하는 의료기관에 전송 또는 송부(이하 이 조에서 "전송등")하여 줄 것을 요청할 수 있음. 이 경우 의료인, 의료기관의 장 및 의료기관 종사자는 정당한 사유가 없으면 이를 거부하여서는 아니 됨

  ② 환자는 전송등의 요청을 대리인에게 하게 할 수 있음

  ③ 전송등은 진료기록전송지원시스템 또는 그 밖에 대통령령으로 정하는 방법으로 할 수 있음

  ④ 그 밖에 전송등 요청의 방법 · 절차, 전송등의 절차 및 기한, 대리인의 요건 등 진료기록의 전송등에 필요한 사항은 보건복지부령으로 정함

영 제10조의5(진료기록전송지원시스템 구축 · 운영 업무의 위탁) ① 보건복지부장관은 법 제21조의2제4항 전단에 따라 같은 조 제3항에 따른 진료기록전송지원시스템(이하 '진료기록전송지원시스템')의 구축 · 운영에 관한 업무를 다음 각 호의 전문기관에 위탁할 수 있음

1. 「공공기관의 운영에 관한 법률」 제4조에 따른 공공기관 중 그 설립목적이 보건의료 또는 사회보장과 관련되는 공공기관
2. 위탁 업무 수행에 필요한 조직 · 인력 및 전문성 등을 고려하여 보건복지부장관이 정하여 고시하는 전문기관

② 보건복지부장관은 법 제21조의2제4항 전단에 따라 진료기록전송지원시스템의 구축·운영업무를 위탁하려는 경우에는 그 위탁 기준·절차 및 방법 등에 관한 사항을 미리 공고하여야 함

③ 보건복지부장관은 법 제21조의2제4항 전단에 따라 진료기록전송지원시스템의 구축·운영 업무를 위탁한 경우에는 그 위탁 내용 및 수탁자 등에 관한 사항을 관보에 고시하고, 보건복지부의 인터넷 홈페이지에 게재하여야 함

④ 법 제21조의2제4항 전단에 따라 진료기록전송지원시스템의 구축·운영 업무를 위탁받은 전문기관은 사업운영계획, 사업집행현황, 자금운용계획 및 자금집행내역 등에 관한 사항을 보건복지부장관에게 보고하여야 함

⑤ 제2항부터 제4항까지의 규정에 따른 위탁 기준 등의 공고, 위탁 내용 등의 고시 또는 위탁 업무의 보고 등에 필요한 세부 사항은 보건복지부장관이 정하여 고시

영 **제10조의6(진료기록전송지원시스템 보유 정보의 안전성 확보 조치)** ① 법 제21조의2제4항 전단에 따라 진료기록전송지원시스템의 구축·운영 업무를 위탁받은 전문기관은 법 제21조의2제5항제1호에 따라 진료기록전송지원시스템이 보유한 정보의 안전성 확보를 위하여 다음 각 호의 조치를 하여야 함

1. 진료기록전송지원시스템이 보유한 정보의 안전성 확보를 위한 관리계획의 수립·시행
2. 진료기록전송지원시스템이 보유한 정보에 대한 접근 통제 및 접근 권한의 제한
3. 진료기록전송지원시스템에의 불법 접근을 차단하기 위한 방화벽·침입차단시스템 및 침입탐지시스템의 설치·운영
4. 진료기록전송지원시스템이 보유한 정보를 안전하게 저장·전송할 수 있는 암호화 기술 등의 개발·관리
5. 진료기록전송지원시스템이 보유한 정보에 대한 보안 프로그램의 설치·갱신
6. 진료기록전송지원시스템에 대한 접속기록의 보관·관리
7. 진료기록전송지원시스템이 보유한 정보에 대한 위·변조 방지 프로그램 등의 설치·갱신
8. 진료기록전송지원시스템과 연결되어 운영되는 다른 정보시스템에 대한 보안체제의 마련·실시
9. 그 밖에 제1호부터 제8호까지의 규정에 준하는 조치로서 진료기록전송지원시스템의 보유 정보에 대한 안전성 확보를 위하여 보건복지부장관이 특히 필요하다고 인정하는 조치

② 제1항에 따른 진료기록전송지원시스템 보유 정보의 안전성 확보 조치에 필요한 세부 사항은 보건복지부장관이 정하여 고시

규칙 **제13조의4(진료기록전송지원시스템의 구축·운영)** ① 보건복지부장관은 법 제21조의2제3항에 따른 진료기록전송지원시스템(이하 '진료기록전송지원시스템')의 효율적 운영을 위하여 필요하다고 인정하는 경우에는 다음 각 호의 조치를 할 수 있음

1. 진료기록전송지원시스템과 연결되어 있는 다른 정보시스템과의 호환성 및 보안성에 대한 점검·관리
2. 진료기록전송지원시스템의 평가 및 개선에 관한 기준의 수립·시행
3. 진료기록전송지원시스템에 관한 이용매뉴얼의 작성·배포
4. 그 밖에 제1호부터 제3호까지의 조치에 준하는 것으로서 진료기록전송지원시스템의 효율적 운영에 특히 필요하다고 보건복지부장관이 인정하는 조치

② 보건복지부장관은 법 제21조의2제6항 전단에 따라 의료인 또는 의료기관의 장에게 자료제출을 요구하는 경우에는 제출자료의 범위, 이용목적, 이용범위 및 제출방법 등이 포함된 서면(전자문서 포함)으로 하여야 함

확인문제

「의료법」상 환자가 의식이 없는 경우 환자의 기록을 열람할 수 없는 자는?

① 환자의 손녀 ② 환자의 이모 ③ 환자의 할머니
④ 환자의 아버지 ⑤ 환자의 배우자

정답 : ②

제2절 권리와 의무

● **법 제22조(진료기록부 등)** ① 의료인은 각각 진료기록부, 조산기록부, 간호기록부, 그 밖의 진료에 관한 기록(이하 '진료기록부등')을 갖추어 두고 환자의 주된 증상, 진단 및 치료 내용 등 보건복지부령으로 정하는 의료행위에 관한 사항과 의견을 상세히 기록하고 서명하여야 함

② 의료인이나 의료기관 개설자는 진료기록부 등[제23조제1항에 따른 전자의무기록(電子醫務記錄)을 포함하며, 추가기재 · 수정된 경우 추가기재 · 수정된 진료기록부등 및 추가기재 · 수정 전의 원본을 모두 포함. 이하 같음]을 보건복지부령으로 정하는 바에 따라 보존하여야 함

③ 의료인은 진료기록부 등을 거짓으로 작성하거나 고의로 사실과 다르게 추가기재 · 수정하여서는 아니 됨

④ 보건복지부장관은 의료인이 진료기록부등에 기록하는 질병명, 검사명, 약제명 등 의학용어와 진료기록부등의 서식 및 세부내용에 관한 표준을 마련하여 고시하고 의료인 또는 의료기관 개설자에게 그 준수를 권고할 수 있음

규칙 **제14조(진료기록부 등의 기재 사항)** ① 법 제22조제1항에 따라 진료기록, 조산기록부 및 간호기록부에 기록해야 할 의료행위에 관한 사항과 의견은 다음 각 호와 같음

1. 진료기록부
   가. 진료를 받은 사람의 주소 · 성명 · 연락처 · 주민등록번호 등 인적사항. 다만, 진료를 받은 사람이 가명 또는 전산관리번호를 부여받은 경우에는 성명 대신 가명을 기록하거나 주민등록번호 대신 전산관리번호를 기록할 수 있고, 주소 및 연락처를 기록하지 않을 수 있음
   나. 주된 증상. 이 경우 의사가 필요하다고 인정하면 주된 증상과 관련한 병력(病歷) · 가족력(家族歷)을 추가로 기록할 수 있음
   다. 진단결과 또는 진단명
   라. 진료경과(외래환자는 재진환자로서 증상 · 상태, 치료내용이 변동되어 의사가 그 변동을 기록할 필요가 있다고 인정하는 환자만 해당)
   마. 치료 내용(주사 · 투약 · 처치 등)
   바. 진료 일시(日時)
2. 조산기록부
   가. 조산을 받은 자의 주소 · 성명 · 연락처 · 주민등록번호 등 인적사항. 다만, 조산을 받은 사람이 가명 또는 전산관리번호를 부여받은 경우에는 성명 대신 가명을 기록하거나 주민등록번호 대신 전산관리번호를 기록할 수 있고, 주소 및 연락처를 기록하지 않을 수 있음
   나. 생 · 사산별(生 · 死産別) 분만 횟수
   다. 임신 후의 경과와 그에 대한 소견
   라. 임신 중 의사에 의한 건강진단의 유무(결핵 · 성병에 관한 검사를 포함)
   마. 분만 장소 및 분만 연월일시분(年月日時分)
   바. 분만의 경과 및 그 처치
   사. 산아(産兒) 수와 그 성별 및 생 · 사의 구별
   아. 산아와 태아부속물에 대한 소견
   차. 산후의 의사의 건강진단 유무
3. 간호기록부
   가. 간호를 받는 사람의 성명. 다만, 간호를 받는 사람이 가명을 부여받은 경우에는 성명 대신 가명을 기록할 수 있음
   나. 체온 · 맥박 · 호흡 · 혈압에 관한 사항
   다. 투약에 관한 사항
   라. 섭취 및 배설물에 관한 사항
   마. 처치와 간호에 관한 사항
   바. 간호 일시(日時)

② 의료인은 진료기록부, 조산기록부, 간호기록부 및 그 밖의 진료에 관한 기록(법 제23조제1항에 따른 전자의무기록 포함. 이하 '진료기록부등')을 한글로 기록하도록 노력해야 함

규칙 **제15조(진료기록부 등의 보존)** ① 의료인이나 의료기관 개설자는 법 제22조제2항에 따른 진료기록부등을 다음 각 호에 정하는 기간 동안 보존하여야 함. 다만, 계속적인 진료를 위하여 필요한 경우에는 1회에 한정하여 다음 각 호에 정하는 기간의 범위에서 그 기간을 연장하여 보존할 수 있음

1. 환자 명부 : 5년
2. 진료기록부 : 10년
3. 처방전 : 2년
4. 수술기록 : 10년
5. 검사내용 및 검사소견기록 : 5년
6. 방사선 사진(영상물 포함) 및 그 소견서 : 5년

7. 간호기록부 : 5년
8. 조산기록부 : 5년
9. 진단서 등의 부본(진단서 · 사망진단서 및 시체검안서 등을 따로 구분하여 보존) : 3년

② 제1항의 진료에 관한 기록은 마이크로필름이나 광디스크 등(이하 이 조에서 '필름')에 원본대로 수록하여 보존할 수 있음

③ 제2항에 따른 방법으로 진료에 관한 기록을 보존하는 경우에는 필름촬영책임자가 필름의 표지에 촬영 일시와 본인의 성명을 적고, 서명 또는 날인하여야 함

확인문제

「의료법」상 의료인이나 의료기관 개설자가 수술기록과 진료기록부를 보존해야 하는 기간이 옳게 짝지어진 것은?

① 3년, 3년 ② 5년, 5년 ③ 5년, 10년
④ 10년, 5년 ⑤ 10년, 10년

정답 : ⑤

「의료법」상 간호기록부의 최대 보존기간은?

① 2년 ② 3년 ③ 5년 ④ 10년 ⑤ 영구

해설: 간호기록부는 5년간 보존하여야 하며, 1회에 한하여 5년을 연장하여 보존할 수 있다.

정답 : ④

- **법 제23조(전자의무기록)** ① 의료인이나 의료기관 개설자는 제22조의 규정에도 불구하고 진료기록부등을 「전자서명법」에 따른 전자서명이 기재된 전자문서(이하 '전자의무기록')로 작성 · 보관할 수 있음

  ② 의료인이나 의료기관 개설자는 보건복지부령으로 정하는 바에 따라 전자의무기록을 안전하게 관리 · 보존하는 데에 필요한 시설과 장비를 갖추어야 함

  ③ 누구든지 정당한 사유 없이 전자의무기록에 저장된 개인정보를 탐지하거나 누출 · 변조 또는 훼손하여서는 아니 됨

  ④ 의료인이나 의료기관 개설자는 전자의무기록에 추가기재 · 수정을 한 경우 보건복지부령으로 정하는 바에 따라 접속기록을 별도로 보관하여야 함

규칙 **제16조(전자의무기록의 관리 · 보존에 필요한 시설과 장비 등)** ① 의료인이나 의료기관의 개설자는 법 제23조제2항에 따라 전자의무기록(電子醫務記錄)을 안전하게 관리 · 보존하기 위하여 다음 각 호의 시설과 장비를 갖추어야 함

1. 전자의무기록의 생성 · 저장과 전자서명을 검증할 수 있는 장비
2. 전자서명이 있은 후 전자의무기록의 변경 여부 확인 등 전자의무기록의 이력관리를 위하여 필요한 장비
3. 전자의무기록의 백업저장장비
4. 네트워크 보안에 관한 시설과 장비(제1호부터 제3호까지에 따른 장비가 유무선 인터넷과 연결된 경우 한정)
5. 법 제23조의2제1항에 따른 전자의무기록시스템(이하 '전자의무기록시스템') 보안에 관한 시설과 장비
6. 전자의무기록 보존장소에 대한 다음 각 목의 어느 하나에 해당하는 물리적 접근 방지 시설과 장비
   가. 출입통제구역 등 통제 시설
   나. 잠금장치
7. 의료기관(법 제49조에 따라 부대사업을 하는 장소 포함) 외의 장소에 제1호에 따른 전자의무기록의 저장장비 또는 제3호에 따른 백업저장장비를 설치하는 경우에는 다음 각 목의 시설과 장비

가. 전자의무기록 시스템의 동작 여부와 상태를 실시간으로 점검할 수 있는 시설과 장비
나. 전자의무기록 시스템에 장애가 발생한 경우 제1호 및 제2호에 따른 장비를 대체할 수 있는 예비 장비
다. 폐쇄회로 텔레비전 등의 감시 장비
라. 재해예방시설

② 의료인이나 의료기관 개설자는 법 제23조제4항에 따라 전자의무기록에 추가기재 · 수정을 한 경우 제1항제2호에 따른 장비에 접속 기록을 별도로 보관하여야 함
③ 제1항 각 호에 따라 갖추어야 하는 시설과 장비 및 제2항에 따른 접속 기록 보관에 관한 구체적인 사항은 보건복지부장관이 정하여 고시함

● **법 제23조의2(전자의무기록의 표준화 등)** ① 보건복지부장관은 전자의무기록이 효율적이고 통일적으로 관리 · 활용될 수 있도록 기록의 작성, 관리 및 보존에 필요한 전산정보처리시스템(이하 이 조에서 '전자의무기록시스템'), 시설, 장비 및 기록 서식 등에 관한 표준을 정하여 고시하고 전자의무기록시스템을 제조 · 공급하는 자, 의료인 또는 의료기관 개설자에게 그 준수를 권고할 수 있음
② 보건복지부장관은 전자의무기록시스템이 제1항에 따른 표준, 전자의무기록시스템 간 호환성, 정보 보안 등 대통령령으로 정하는 인증 기준에 적합한 경우에는 인증을 할 수 있음
③ 제2항에 따라 인증을 받은 자는 대통령령으로 정하는 바에 따라 인증의 내용을 표시할 수 있음 이 경우 인증을 받지 아니한 자는 인증의 표시 또는 이와 유사한 표시를 하여서는 아니 됨
④ 보건복지부장관은 다음 각 호의 어느 하나에 해당하는 경우에는 제2항에 따른 인증을 취소할 수 있음 다만, 제1호에 해당하는 경우에는 인증을 취소하여야 함
1. 거짓이나 그 밖의 부정한 방법으로 인증을 받은 경우
2. 제2항에 따른 인증 기준에 미달하게 된 경우
⑤ 보건복지부장관은 전자의무기록시스템의 기술 개발 및 활용을 촉진하기 위한 사업을 할 수 있음
⑥ 제1항에 따른 표준의 대상, 제2항에 따른 인증의 방법 · 절차 등에 필요한 사항은 대통령령으로 정함

영 **제10조의7(전자의무기록의 표준화)** 법 제23조의2제1항에 따라 보건복지부장관이 정하여 고시하는 표준의 대상은 다음 각 호와 같음
1. 법 제23조제1항에 따른 전자의무기록(電子醫務記錄)(이하 '전자의무기록')의 서식 · 용어 및 내용 등에 관한 사항
2. 법 제23조제2항에 따라 전자의무기록의 안전한 관리 · 보존에 필요한 시설 및 장비에 관한 사항
3. 법 제23조의2제1항에 따른 전자의무기록시스템(이하 '전자의무기록시스템')의 구조 · 형태 및 기능 등에 관한 사항
4. 그 밖에 제1호부터 제3호까지의 규정에 준하는 대상으로서 전자의무기록의 효율적 · 통일적 관리 · 활용을 위하여 보건복지부장관이 특히 필요하다고 인정하는 대상

영 **제10조의8(전자의무기록시스템의 인증)** ① 〈 전자의무기록시스템의 인증 기준 〉
1. 법 제23조의2제1항에 따라 보건복지부장관이 정하여 고시하는 표준에 적합할 것
2. 전자의무기록시스템 간 전자적 전송에 필요한 호환성이 확보될 것
3. 전자의무기록시스템에 대한 관리적 · 기술적 · 물리적 정보 보안이 확보될 것
4. 그 밖에 제1호부터 제3호까지의 규정에 준하는 기준으로서 전자의무기록시스템의 기능 · 구조 및 형태 등을 고려하여 보건복지부장관이 특히 필요하다고 인정하는 기준

② 법 제23조의2제2항에 따라 전자의무기록시스템의 인증을 받으려는 자는 전자의무기록시스템 인증 신청서(전자문서로 된 신청서 포함)에 다음 각 호의 서류(전자문서로 된 서류 포함)를 첨부하여 보건복지부장관에게 제출하여야 함
1. 제1항에 따른 인증 기준에 적합함을 증명하는 서류
2. 전자의무기록시스템 설계서
3. 전자의무기록시스템 설명서 및 성능진단 결과서
4. 그 밖에 제1호부터 제3호까지의 규정에 준하는 서류로서 전자의무기록시스템의 인증을 위하여 보건복지부장관이 특히 필요하다고 인정하여 고시하는 서류

③ 보건복지부장관은 제2항에 따른 인증 신청의 전문적 검토를 위하여 필요하다고 인정하는 경우에는 보건의료 또는 정보통신 관련 기관 · 법인 · 단체 또는 전문가 등에게 자료 또는 의견의 제출을 요청할 수 있음
④ 보건복지부장관은 제2항에 따른 인증 신청에 대하여 그 인증 여부를 결정한 경우에는 신청인에게 서면으로 그 결과를 알려야 함
⑤ 보건복지부장관은 법 제23조의2제2항에 따라 전자의무기록시스템의 인증을 한 경우에는 신청인에게 인증서를 발급하고, 그 인증 내용을 보건복지부의 인터넷 홈페이지 등에 게재하여야 함
⑥ 제1항부터 제5항까지에서 규정한 사항 외에 전자의무기록시스템의 인증 기준, 인증 절차, 인증 방법 및 변경 인증 등에 필요한 세부 사항은 보건복지부장관이 정하여 고시

영 **제10조의9(전자의무기록시스템의 인증 표시)** ① 법 제23조의2제2항에 따라 전자의무기록시스템의 인증을 받은 자는 같은 조 제3항 전단에 따라 인증의 내용을 표시하려는 경우에는 그 표시 내용, 표시 크기, 표시 색상 및 표시 도안 등에 관하여 보건복지부장관이 정하여 고시하는 기준에 따라 표시하여야 함
② 보건복지부장관은 법 제23조의2제3항 전단에 따른 인증 내용의 표시 사항에 대하여 그 보완이나 개선이 필요하다고 인정하는 경우에는 전자의무기록시스템의 인증을 받은 자에 대하여 그 보완이나 개선에 필요한 사항을 권고할 수 있음

● **법 제23조의3(진료정보 침해사고의 통지)** ① 의료인 또는 의료기관 개설자는 전자의무기록에 대한 전자적 침해행위로 진료정보가 유출되거나 의료기관의 업무가 교란 · 마비되는 등 대통령령으로 정하는 사고(이하 '진료정보 침해사고')가 발생한 때에는 보건복지부장관에게 즉시 그 사실을 통지하여야 함
② 보건복지부장관은 제1항에 따라 진료정보 침해사고의 통지를 받거나 진료정보 침해사고가 발생한 사실을 알게 되면 이를 관계 행정기관에 통보하여야 함

영 **제10조의10(진료정보 침해사고의 유형)** 〈 법 제23조의3 제1항에서 '진료정보가 유출되거나 의료기관의 업무가 교란 · 마비되는 등 대통령령으로 정하는 사고' 〉
1. 진료정보의 도난 · 유출
2. 진료정보의 파기 · 손상 · 은닉 · 멸실
3. 전자의무기록시스템의 교란 · 마비

규칙 **제16조의2(진료정보 침해사고의 통지 방법)** 의료인 또는 의료기관 개설자는 법 제23조의3제1항에 따른 진료정보 침해사고(이하 '진료정보 침해사고')가 발생한 경우 다음 각 호의 사항을 서면, 전화, 팩스, 전자우편 또는 이와 유사한 방법으로 보건복지부장관에게 통지해야 함
1. 의료기관의 명칭
2. 진료정보 침해사고의 발생일시
3. 진료정보의 유출 범위 등 피해내역
4. 진료정보 침해사고의 대응을 위한 기술지원 요청사항

● **법 제23조의4(진료정보 침해사고의 예방 및 대응 등)** ① 보건복지부장관은 진료정보 침해사고의 예방 및 대응을 위하여 다음 각 호의 업무를 수행함
1. 진료정보 침해사고에 관한 정보의 수집 · 전파
2. 진료정보 침해사고의 예보 · 경보
3. 진료정보 침해사고에 대한 긴급조치
4. 전자의무기록에 대한 전자적 침해행위의 탐지 · 분석
5. 그 밖에 진료정보 침해사고 예방 및 대응을 위하여 대통령령으로 정하는 사항

② 보건복지부장관은 제1항에 따른 업무의 전부 또는 일부를 전문기관에 위탁할 수 있음
③ 제1항에 따른 업무를 수행하는 데 필요한 절차 및 방법, 제2항에 따른 업무의 위탁 절차 등에 필요한 사항은 보건복지부령으로 정함

영 제10조의11(진료정보 침해사고의 예방 및 대응을 위한 조치)
〈 법 제23조의4제1항제5호에서 '대통령령으로 정하는 사항' 〉
1. 의료기관의 전자의무기록시스템에 대한 취약점 점검
2. 의료인 또는 의료기관 개설자에 대한 교육 및 훈련
3. 그 밖에 전자의무기록의 안전성 및 신뢰성을 확보하기 위해 필요한 사항으로서 보건복지부장관이 정하여 고시하는 사항

규칙 제16조의3(진료정보 침해사고에 대한 긴급조치) ① 보건복지부장관은 의료인, 의료기관 개설자 또는 관계 행정기관 등을 통해 진료정보 침해사고가 발생한 사실을 알게 된 경우 그 피해의 확산을 방지하기 위하여 법 제23조의4제1항제3호에 따라 다음 각 호의 조치를 할 수 있음
1. 의료기관의 전자의무기록시스템에 대한 접속경로의 차단 요청
2. 진료정보 침해사고의 원인 · 경위 등에 관한 조사. 이 경우 현장조사에 관한 사항은 해당 의료기관의 장과 미리 협의하여야 함

② 의료인 또는 의료기관의 개설자는 특별한 사유가 없으면 제1항에 따른 조치에 협조하여야 함

규칙 제16조의4(진료정보 침해사고의 예방 및 대응을 위한 업무의 위탁) 보건복지부장관은 법 제23조의4제2항에 따라 같은 조 제1항 각 호에 따른 진료정보 침해사고의 예방 및 대응을 위한 업무를 「사회보장급여의 이용 · 제공 및 수급권자 발굴에 관한 법률」 제29조에 따른 한국사회보장정보원에 위탁함

● **법 제23조의5(부당한 경제적 이익등의 취득 금지)** ① 의료인, 의료기관 개설자(법인의 대표자, 이사, 그 밖에 이에 종사하는 자 포함. 이하 이 조에서 같음) 및 의료기관 종사자는 「약사법」 제47조제2항에 따른 의약품공급자로부터 의약품 채택 · 처방유도 · 거래유지 등 판매촉진을 목적으로 제공되는 금전, 물품, 편익, 노무, 향응, 그 밖의 경제적 이익(이하 '경제적 이익등')을 받거나 의료기관으로 하여금 받게 하여서는 아니 됨. 다만, 견본품 제공, 학술대회 지원, 임상시험 지원, 제품설명회, 대금결제조건에 따른 비용할인, 시판 후 조사 등의 행위(이하 '견본품 제공등의 행위')로서 보건복지부령으로 정하는 범위 안의 경제적 이익등인 경우에는 그러하지 아니함

② 의료인, 의료기관 개설자 및 의료기관 종사자는 「의료기기법」 제6조에 따른 제조업자, 같은 법 제15조에 따른 의료기기 수입업자, 같은 법 제17조에 따른 의료기기 판매업자 또는 임대업자로부터 의료기기 채택 · 사용유도 · 거래유지 등 판매촉진을 목적으로 제공되는 경제적 이익등을 받거나 의료기관으로 하여금 받게 하여서는 아니 됨. 다만, 견본품 제공등의 행위로서 보건복지부령으로 정하는 범위 안의 경제적 이익등인 경우에는 그러하지 아니함

③ 의료인, 의료기관 개설자(의료기관을 개설하려는 자를 포함) 및 의료기관 종사자는 「약사법」 제24조의2에 따른 약국개설자로부터 처방전의 알선 · 수수 · 제공 또는 환자 유인의 목적으로 경제적 이익등을 요구 · 취득하거나 의료기관으로 하여금 받게 하여서는 아니 됨

규칙 제16조의5(경제적 이익 ₩등의 범위) 법 제23조의5제1항 단서 및 제2항 단서에서 '보건복지부령으로 정하는 범위 안의 경제적 이익등'이란 별표 2의3과 같음

■ 의료법 시행규칙 [별표 2의3]

허용되는 경제적 이익등의 범위(제16조의5 관련)

허용 행위	허용 범위
1. 견본품 제공	• 최소 포장단위로 '견본품' 또는 'sample'이라는 문자를 표기하여 의료기관에 해당 의약품 및 의료기기의 제형 · 형태 등을 확인하는데 필요한 최소 수량의 견본품을 제공하는 경우. 이 경우 제공받은 견본품은 환자에게 판매할 수 없다.
2. 학술대회 지원	• 다음 각 호의 어느 하나에 해당하는 자가 주최하는 의학 · 약학, 의료기기 관련 학술연구 목적의 학술대회(학술대회 중에 개최되는 제품설명회를 포함한다)에 참가하는 발표자 · 좌장 · 토론자가 학술대회 주최자로부터 교통비 · 식비 · 숙박비 · 등록비 용도의 실비로 지원받는 비용 1. 의학 · 약학, 의료기기 관련 학술연구를 목적으로 설립된 비영리법인 2. 「의료법」 제28조제1항에 따른 의사회 · 치과의사회 · 한의사회, 같은 법 제52조제1항에 따른 의료기관단체 또는 「약사법」 제11조 및 제12조에 따른 대한약사회 · 대한한약사회(이하 "보건의료단체"라 한다) 3. 「고등교육법」 제2조제1호에 따른 대학 또는 「산업교육진흥 및 산학협력촉진에 관한 법률」 제25조제1항에 따른 산학협력단체 4. 보건의료단체 또는 사업자(의약품의 품목허가를 받은 자, 의약품의 품목신고를 한 자, 의약품 수입자, 의료기기 제조업자 및 수입업자를 말한다. 이하 이 표에서 같다)들로 구성된 단체가 승인 또는 인정한 학회(해외 학회를 포함한다), 학술기관 · 학술단체 또는 연구기관 · 연구단체
3. 임상시험 지원	• 「약사법」 제34조제1항, 같은 조 제7항, 「의료기기법」 제10조제1항 및 같은 조 제7항에 따라 식품의약품안전처장의 임상시험계획 승인을 받은 임상시험(「의약품 등의 안전에 관한 규칙」 제24조제8항 및 「의료기기법 시행규칙」 제20조제3항에 해당하는 경우에는 임상시험심사위원회의 임상시험계획 승인을 받은 임상시험을 말한다)을 실시하는데 필요한 수량의 임상시험용 의약품 및 의료기기와 적절한 연구비. 이 경우 해당 요양기관에 설치된 관련 위원회의 사전 승인을 받은 비임상시험(非臨床試驗 : 동물실험 또는 실험실 실험 등을 말한다)을 포함한다.
4. 제품 설명회	1. 다음 각 목의 어느 하나의 방식으로 주최하는 제품설명회에서 참석자에게 제공하는 실제 비용의 교통비, 5만원 이하의 기념품, 숙박, 식음료(세금 및 봉사료를 제외한 금액으로 1회당 10만원 이하인 경우로 한정한다) 가. 사업자가 국내에서 복수의 의료기관을 대상으로 해당 의료기관에 소속한 의사 · 치과의사 · 한의사에게 사업자의 의약품에 대한 정보제공을 목적으로 주최하는 제품설명회 나. 사업자가 국내에서 복수의 의료기관을 대상으로 주최하는 다음 어느 하나의 행사 1) 해당 의료기관에 소속한 「보건의료기본법」 제3조제3호에 따른 보건의료인(이하 이 표에서 "보건의료인"이라 한다)에게 사업자의 의료기기에 대한 정보제공을 목적으로 주최하는 제품설명회 2) 해당 의료기관에 소속한 보건의료인 및 시술 · 진단관련 종사자에게 사업자의 의료기기와 관련한 시술 및 진단기술의 습득 · 향상을 위하여 실시하는 교육 · 훈련 다. 의료기기 수입업자가 의료기관에 소속한 보건의료인을 대상으로 국내에 수입되지 않은 수입업자의 의료기기와 관련한 기술 습득 및 기술 향상을 위하여 실시하는 국외 교육과 국외 훈련(해당 의료기기에 대한 식품의약품안전처장의 변경허가 또는 사용방법의 변경 등의 경우가 아니면 반복된 교육 · 훈련은 제외한다) 라. 의료기기 제조업자가 외국에서 복수의 외국 의료기관에 소속된 보건의료인을 대상으로 자사 의료기기에 대한 정보제공을 목적으로 주최하는 제품설명회와 시술 및 진단기술의 습득 · 향상을 위하여 실시하는 교육 · 훈련. 다만, 강연자로 참석하는 경우만 해당한다. 2. 다음 각 목의 어느 하나의 방식으로 주최하는 제품설명회로서, 참석자에게 제공하는 식음료(세금 및 봉사료를 제외한 금액으로 1일 10만원 이하로 한정하며, 월 4회 이내만 허용한다) 및 사업자의 회사명 또는 제품명을 기입한 1만원 이하의 판촉물 가. 사업자가 개별 의료기관을 방문하여 해당 의료기관에 소속한 의사 · 치과의사 · 한의사에게 사업자의 의약품에 대한 정보를 제공할 목적으로 주최하는 제품설명회 나. 사업자가 개별 의료기관을 방문하여 해당 의료기관에 소속한 보건의료인 및 시술 · 진단관련 종사자에게 사업자의 의료기기와 관련한 시술 및 진단기술의 습득 · 향상을 위하여 실시하는 교육 · 훈련 ※ 제품설명회는 의약품 및 의료기기에 대한 정보제공을 목적으로 개최하는 것만을 말하며, 보건의료인의 모임 등에 필요한 식음료를 지원하기 위하여 개최하는 것은 포함하지 않는다.

허용 행위	허용 범위
5. 대금결제 조건에 따른 비용할인	• 의약품 및 의료기기 거래금액을 결제하는 경우로서 다음 각 호의 어느 하나에 해당하는 경우 1. 거래가 있은 날로부터 3개월 이내에 결제하는 경우 : 거래금액의 0.6퍼센트 이하의 비용할인 2. 거래가 있은 날로부터 2개월 이내에 결제하는 경우 : 거래금액의 1.2퍼센트 이하의 비용할인 3. 거래가 있은 날로부터 1개월 이내에 결제하는 경우(계속적 거래에서 1개월을 단위로 의약품 거래금액을 결제하는 경우에는 그 기간의 중간인 날로부터 1개월 이내에 결제하는 것을 포함한다) : 거래금액의 1.8퍼센트 이하의 비용할인 ※ '거래가 있은 날'이란 의약품 및 의료기기가 요양기관에 도착한 날을 말한다. ※ 거래금액의 일부를 결제하는 경우에는 전체 거래금액에 대한 그 일부의 비율에 따라 비용할인을 한다.
6. 시판 후 조사	• 「약사법」 제32조, 같은 법 제42조제4항 및 「의료기기법」 제8조에 따른 재심사 대상 의약품이나 의료기기의 시판 후 조사에 참여하는 의사, 치과의사, 한의사에게 제공하는 증례보고서에 대한 건당 5만원 이하(희귀질환, 장기적인 추적조사 등 추가 작업량이 필요한 경우에는 30만원 이하를 말한다)의 사례비. 이 경우 사례비를 줄 수 있는 증례보고서의 개수는 「의약품 등의 안전에 관한 규칙」 제22조 · 제23조 또는 「의료기기법 시행규칙」 제10조에 따라 제출하여야 하는 증례보고서의 최소 개수로 하되, 연구목적, 해외허가 또는 해외등록 등을 위하여 특정품목에 대한 사례보고서가 필요한 경우에는 식품의약품안전처장이 정하여 고시하는 바에 따라 그 수를 추가할 수 있다.
7. 기타	1. 금융회사가 신용카드 또는 직불카드(이하 '신용카드'라 한다) 사용을 유도하기 위하여 지급하는 의약품 및 의료기기 결제금액의 1퍼센트 이하의 적립점수(항공마일리지 및 이용적립금을 포함하되, 의약품 및 의료기기 대금결제 전용이 아닌 신용카드 또는 의약품 및 의료기기 대금결제를 주목적으로 하지 아니하는 신용카드를 사용하여 그 신용카드의 기본 적립률에 따라 적립한 적립점수는 제외한다) 2. 구매 전 의료기기의 성능을 확인하는 데 필요한 최소기한의 사용. 다만, 그 기한은 1개월을 넘을 수 없다.

확인문제

「의료법」상 의료인이 의약품 도매상, 의료기기 판매업자 등으로부터 제공받을 수 있는 이익이 아닌 것은?

① 견본품 제공 ② 시판 후 조사 ③ 판매촉진 지원
④ 학술대회 지원 ⑤ 대금결제 조건에 따른 비용할인

정답: ③

● **법 제24조(요양방법 지도)** 의료인은 환자나 환자의 보호자에게 요양방법이나 그 밖에 건강관리에 필요한 사항을 지도하여야 함

● **법 제24조의2(의료행위에 관한 설명)**[7] ① 의사 · 치과의사 또는 한의사는 사람의 생명 또는 신체에 중대한 위해를 발생하게 할 우려가 있는 수술, 수혈, 전신마취(이하 이 조에서 '수술등')를 하는 경우 제2항에 따른 사항을 환자(환자가 의사결정능력이 없는 경우 환자의 법정대리인. 이하 이 조에서 같음)에게 설명하고 서면(전자문서 포함. 이하 이 조에서 같음)으로 그 동의를 받아야 함. 다만, 설명 및 동의 절차로 인하여 수술등이 지체되면 환자의 생명이 위험하여지거나 심신상의 중대한 장애를 가져오는 경우에는 그러하지 아니함

7) 의료분쟁 시 도움을 받을 수 있는 기관
- 한국의료분쟁조정중재원 : ☎ 1670-2545 / e-mail : kmedi@k-medi.or.kr
- 한국소비자원 : ☎ 1372 / 홈페이지 : www.kca.go.kr
- 대한법률구조공단 : ☎ 132

② 제1항에 따라 환자에게 설명하고 동의를 받아야 하는 사항은 다음 각 호와 같음

1. 환자에게 발생하거나 발생 가능한 증상의 진단명
2. 수술등의 필요성, 방법 및 내용
3. 환자에게 설명을 하는 의사, 치과의사 또는 한의사 및 수술등에 참여하는 주된 의사, 치과의사 또는 한의사의 성명
4. 수술등에 따라 전형적으로 발생이 예상되는 후유증 또는 부작용
5. 수술등 전후 환자가 준수하여야 할 사항

③ 환자는 의사, 치과의사 또는 한의사에게 제1항에 따른 동의서 사본의 발급을 요청할 수 있다. 이 경우 요청을 받은 의사, 치과의사 또는 한의사는 정당한 사유가 없으면 이를 거부하여서는 아니 됨

④ 제1항에 따라 동의를 받은 사항 중 수술등의 방법 및 내용, 수술등에 참여한 주된 의사, 치과의사 또는 한의사가 변경된 경우에는 변경 사유와 내용을 환자에게 서면으로 알려야 함

⑤ 제1항 및 제4항에 따른 설명, 동의 및 고지의 방법 · 절차 등 필요한 사항은 대통령령으로 정함

영 **제10조의12(의료행위에 관한 설명)** ① 법 제24조의2제1항 본문에 따라 의사 · 치과의사 또는 한의사가 환자(환자가 의사결정능력이 없는 경우 환자의 법정대리인을 말함. 이하 이 조에서 같음)로부터 받는 동의서에는 해당 환자의 서명 또는 기명날인이 있어야 함

② 법 제24조의2제4항에 따라 의사 · 치과의사 또는 한의사가 수술 · 수혈 또는 전신마취의 방법 · 내용 등의 변경 사유 및 변경 내용을 환자에게 서면으로 알리는 경우 환자의 보호를 위하여 필요하다고 인정하는 때에는 보건복지부장관이 정하는 바에 따라 구두의 방식을 병행하여 설명할 수 있음

③ 의사 · 치과의사 또는 한의사는 법 제24조의2제1항 본문에 따른 서면의 경우에는 환자의 동의를 받은 날, 같은 조 제4항에 따른 서면은 환자에게 알린 날을 기준으로 각각 2년간 보존 · 관리하여야 함

확인문제

「의료법」상 환자에게 설명하고 동의를 받아야 하는 의료행위의 설명은?

① 수술등을 받는 의료기관의 주소
② 환자에게 설명하는 의사의 연락처
③ 수술등에 참여하는 주된 간호사의 성명
④ 수술등 전후 환자가 준수하여야 할 사항
⑤ 수술등에 따라 예외적으로 발생되는 후유증 또는 부작용

정답: ④

● **법 제25조(신고)** ① 의사 · 치과의사 · 한의사 및 조산사는 대통령령으로 정하는 바에 따라 최초로 면허를 받은 후부터 3년마다 그 실태와 취업상황 등을 보건복지부장관에게 신고하여야 함

② 보건복지부장관은 제30조제3항의 보수교육을 이수하지 아니한 의사 · 치과의사 · 한의사 및 조산사에 대하여 제1항에 따른 신고를 반려할 수 있음

③ 보건복지부장관은 제1항에 따른 신고 수리 업무를 대통령령으로 정하는 바에 따라 관련 단체 등에 위탁할 수 있음

☞ 의료인의 실태와 취업상황 신고 : 보건복지부장관에게 3년마다

영 **제11조(신고)** ① 법 제25조제1항에 따라 의료인은 그 실태와 취업상황 등을 제8조 또는 법 제65조에 따라 면허증을 발급 또는 재발급 받은 날부터 매 3년이 되는 해의 12월 31일까지 보건복지부장관에게 신고하여야 함. 다만, 법률 제10609호 의료법 일부개정법률 부칙 제2조제1항에 따라 신고를 한 의료인의 경우에는 그 신고한 날부터 매 3년이 되는 해의 12월 31일까지 신고하여야 함
② 법 제25조제3항에 따라 보건복지부장관은 제1항에 따른 신고 수리 업무를 법 제28조에 따른 의사회 · 치과의사회 · 한의사회 · 조산사회 및 간호사회(이하 '중앙회')에 위탁함
③ 제1항에 따른 신고의 방법 및 절차 등에 관하여 필요한 사항은 보건복지부령으로 정함

규칙 **제17조(의료인의 실태 등의 신고 및 보고)** ① 법 제25조제1항 및 영 제11조제1항에 따라 의료인의 실태와 취업상황 등을 신고하려는 사람은 별지 제10호서식의 의료인의 실태 등 신고서를 작성하여 법 제28조에 따른 중앙회(이하 '중앙회')의 장(이하 '각 중앙회장')에게 제출하여야 함
② 제1항에 따른 신고를 받은 각 중앙회장은 신고인이 제20조에 따른 보수교육(補修敎育)을 이수하였는지 여부를 확인하여야 함
③ 각 중앙회장은 제1항에 따른 신고 내용과 결과를 반기별로 보건복지부장관에게 보고하여야 함. 다만, 법 제66조제4항에 따라 면허의 효력이 정지된 의료인이 제1항에 따른 신고를 한 경우에는 그 내용과 결과를 지체 없이 보건복지부장관에게 보고하여야 함

확인문제

「의료법」상 의사 · 치과의사 · 한의사 및 조산사는 그 실태와 취업상황을 최초로 면허를 받은 후부터 몇 년마다 누구에게 신고하여야 하는가?

① 3년, 보건복지부장관
② 3년, 국립보건연구원장
③ 2년, 국립중앙의료원장
④ 매년, 건강보험심사평가원장
⑤ 매년, 국민건강보험공단 이사장

정답: ①

「의료법」상 간호사는 최초로 면허를 발급 받은 후 몇 년마다 자신의 실태와 취업상황을 보건복지부장관에게 신고하여야 하는가? (2024년 기출)

① 1년
② 2년
③ 3년
④ 5년
⑤ 10년

정답: ③

● **법 제26조(변사체 신고)** 의사 · 치과의사 · 한의사 및 조산사는 사체를 검안하여 변사(變死)한 것으로 의심되는 때에는 사체의 소재지를 관할하는 경찰서장에게 신고하여야 함

확인문제

「의료법」상 사체를 검안하여 변사(變死)한 것으로 의심되는 때 사체의 소재지를 관할하는 경찰서장에게 신고하여야 하는 의무자는?

① 경찰
② 간호사
③ 조산사
④ 물리치료사
⑤ 보건의료정보관리사

정답: ③

제3절 의료행위의 제한

● **법 제27조(무면허 의료행위 등 금지)** ① 의료인이 아니면 누구든지 의료행위를 할 수 없으며 의료인도 면허된 것 이외의 의료행위를 할 수 없음. 다만, 다음 각 호의 어느 하나에 해당하는 자는 보건복지부령으로 정하는 범위에서 의료행위를 할 수 있음

1. 외국의 의료인 면허를 가진 자로서 일정 기간 국내에 체류하는 자
2. 의과대학, 치과대학, 한의과대학, 의학전문대학원, 치의학전문대학원, 한의학전문대학원, 종합병원 또는 외국 의료원조기관의 의료봉사 또는 연구 및 시범사업을 위하여 의료행위를 하는 자
3. 의학 · 치과의학 · 한방의학 또는 간호학을 전공하는 학교의 학생

② 의료인이 아니면 의사 · 치과의사 · 한의사 · 조산사 또는 간호사 명칭이나 이와 비슷한 명칭을 사용하지 못함

③ 누구든지 「국민건강보험법」이나 「의료급여법」에 따른 본인부담금을 면제하거나 할인하는 행위, 금품 등을 제공하거나 불특정 다수인에게 교통편의를 제공하는 행위 등 영리를 목적으로 환자를 의료기관이나 의료인에게 소개 · 알선 · 유인하는 행위 및 이를 사주하는 행위를 하여서는 아니 됨. 다만, 다음 각 호의 어느 하나에 해당하는 행위는 할 수 있음

1. 환자의 경제적 사정 등을 이유로 개별적으로 관할 시장 · 군수 · 구청장의 사전승인을 받아 환자를 유치하는 행위
2. 「국민건강보험법」 제109조에 따른 가입자나 피부양자가 아닌 외국인(보건복지부령에 따라 국내에 거주하는 외국인 제외)환자를 유치하기 위한 행위

④ 제3항제2호에도 불구하고 「보험업법」 제2조에 따른 보험회사, 상호회사, 보험설계사, 보험대리점 또는 보험중개사는 외국인환자를 유치하기 위한 행위를 하여서는 아니 됨

⑤ 누구든지 의료인이 아닌 자에게 의료행위를 하게 하거나 의료인에게 면허 사항 외의 의료행위를 하게 하여서는 아니 됨

규칙 **제18조(외국면허 소지자의 의료행위)** 법 제27조제1항제1호에 따라 외국의 의료인 면허를 가진 자로서 다음 각 호의 어느 하나에 해당하는 업무를 수행하기 위하여 국내에 체류하는 자는 그 업무를 수행하기 위하여 필요한 범위에서 보건복지부장관의 승인을 받아 의료행위를 할 수 있음

1. 외국과의 교육 또는 기술협력에 따른 교환교수의 업무
2. 교육연구사업을 위한 업무
3. 국제의료봉사단의 의료봉사 업무

규칙 **제19조(의과대학생 등의 의료행위)** ① 법 제27조제1항제2호에 따른 의료행위의 범위는 다음 각 호와 같음

1. 국민에 대한 의료봉사활동을 위한 의료행위
2. 전시 · 사변이나 그 밖에 이에 준하는 국가비상사태 시에 국가나 지방자치단체의 요청에 따라 행하는 의료행위
3. 일정한 기간의 연구 또는 시범 사업을 위한 의료행위

② 법 제27조제1항제3호에 따라 의학 · 치과의학 · 한방의학 또는 간호학을 전공하는 학교의 학생은 다음 각 호의 의료행위를 할 수 있음

1. 전공 분야와 관련되는 실습을 하기 위하여 지도교수의 지도 · 감독을 받아 행하는 의료행위
2. 국민에 대한 의료봉사활동으로서 의료인의 지도 · 감독을 받아 행하는 의료행위
3. 전시 · 사변이나 그 밖에 이에 준하는 국가비상사태 시에 국가나 지방자치단체의 요청에 따라 의료인의 지도 · 감독을 받아 행하는 의료행위

규칙 **제19조의2(유치행위를 할 수 없는 국내 거주 외국인의 범위)** 법 제27조제3항제2호에 따라 외국인환자를 유치할 수 있는 대상에서 제외되는 국내에 거주하는 외국인은 「국민건강보험법」 제93조에 따른 가입자나 피부양자가 아닌 국내에 거주하는 외국인으로서 다음 각 호의 어느 하나에 해당하는 외국인을 말함

1. 「출입국관리법」 제31조에 따라 외국인등록을 한 사람[「출입국관리법 시행령」 제12조 및 별표 1에 따른 기타(G-1)의 체류자격을 가진 사람 제외]
2. 「재외동포의 출입국과 법적지위에 관한 법률」 제6조에 따라 국내거소신고를 한 외국국적동포

확인문제

「의료법」상 무면허 의료행위를 예외적으로 할 수 있는 자가 <u>아닌</u> 것은?

① 간호학을 전공하는 학교의 학생
② 보건학을 전공하는 학교의 학생
③ 의과대학의 연구 및 시범사업을 위하여 의료행위를 하는 자
④ 외국 의료원조기관의 의료봉사를 위하여 의료행위를 하는 자
⑤ 외국의 의료인 면허를 가진 자로서 일정 기간 국내에 체류하는 자

정답: ②

제4절 의료인 단체

- **법 제28조(중앙회와 지부)** ① 의사 · 치과의사 · 한의사 및 조산사는 대통령령으로 정하는 바에 따라 각각 전국적 조직을 두는 의사회 · 치과의사회 · 한의사회 및 조산사회(이하 "중앙회")를 각각 설립하여야 함
  ② 중앙회는 법인으로 함
  ③ 제1항에 따라 중앙회가 설립된 경우에는 의사 · 치과의사 · 한의사 및 조산사는 당연히 해당하는 중앙회의 회원이 되며, 중앙회의 정관을 지켜야 함
  ④ 중앙회에 관하여 이 법에 규정되지 아니한 사항에 대하여는 「민법」 중 사단법인에 관한 규정을 준용함
  ⑤ 중앙회는 대통령령으로 정하는 바에 따라 특별시 · 광역시 · 도와 특별자치도(이하 '시 · 도')에 지부를 설치하여야 하며, 시 · 군 · 구(자치구만을 말함. 이하 같음)에 분회를 설치할 수 있음 다만, 그 외의 지부나 외국에 의사회 지부를 설치하려면 보건복지부장관의 승인을 받아야 함
  ⑥ 중앙회가 지부나 분회를 설치한 때에는 그 지부나 분회의 책임자는 지체 없이 특별시장 · 광역시장 · 도지사 · 특별자치도지사(이하 '시 · 도지사') 또는 시장 · 군수 · 구청장에게 신고하여야 함
  ⑦ 각 중앙회는 제66조의2에 따른 자격정지 처분 요구에 관한 사항 등을 심의 · 의결하기 위하여 윤리위원회를 둠
  ⑧ 윤리위원회의 구성, 운영 등에 관한 사항은 대통령령으로 정함

영 **제11조의2(윤리위원회의 구성)** ① 법 제28조제7항에 따른 윤리위원회(이하 '윤리위원회')는 위원장 1명을 포함한 11명의 위원으로 구성함
② 위원장은 위원 중에서 각 중앙회의 장이 위촉함
③ 위원은 다음 각 호의 사람 중에서 각 중앙회의 장이 성별을 고려하여 위촉하되, 제2호에 해당하는 사람이 4명 이상 포함되어야 함
1. 각 중앙회 소속 회원으로서 의료인 경력이 10년 이상인 사람
2. 의료인이 아닌 사람으로서 법률, 보건, 언론, 소비자 권익 등에 관하여 경험과 학식이 풍부한 사람

④ 위원의 임기는 3년으로 하며, 한 번만 연임할 수 있음

영 **제11조의3(윤리위원회의 운영 등)** ① 윤리위원회는 다음 각 호의 사항을 심의 · 의결함
1. 법 제66조의2에 따른 자격정지 처분 요구에 관한 사항
2. 각 중앙회 소속 회원에 대한 자격심사 및 징계에 관한 사항
3. 그 밖에 회원의 윤리 확립을 위해 필요한 사항으로서 각 중앙회의 정관으로 정하는 사항

② 윤리위원회의 회의는 위원장이 필요하다고 인정하는 경우나 각 중앙회의 장 또는 재적위원 3분의 1 이상이 요청하는 경우에 위원장이 소집함. 이 경우 위원장은 회의 개최 7일 전까지 회의의 일시, 장소 및 안건을 각 위원에게 통보하여야 함

③ 윤리위원회의 회의는 재적위원 3분의 2 이상의 출석으로 개의(開議)하고, 출석위원 3분의 2 이상의 찬성으로 의결함. 다만, 제1항제2호 및 제3호의 사항에 관한 정족수는 각 중앙회의 정관으로 달리 정할 수 있음

④ 윤리위원회의 위원장은 제1항제1호 및 제2호의 사항에 관하여 심의 · 의결하려는 경우에는 해당 안건의 당사자에게 구술 또는 서면(전자문서 포함)으로 의견을 진술할 기회를 주어야 함

⑤ 윤리위원회는 소관 심의 · 의결 사항을 전문적으로 검토하기 위하여 필요한 경우 보건복지부장관이 정하는 기준에 따라 분야별 전문자문단을 구성 · 운영할 수 있음

⑥ 제1항부터 제5항까지에서 규정한 사항 외에 윤리위원회 또는 제5항에 따른 분야별 전문자문단의 운영에 필요한 사항은 각 중앙회의 정관으로 정함

영 **제11조의4(윤리위원회 위원의 제척 등)** ① 윤리위원회의 위원은 다음 각 호의 어느 하나에 해당하는 경우 윤리위원회의 심의 · 의결에서 제척됨

1. 위원이 윤리위원회의 심의 · 의결 안건(이하 이 조에서 '해당 안건')의 당사자인 경우
2. 위원이 해당 안건의 당사자와 친족이거나 친족이었던 경우
3. 위원이 해당 안건의 당사자가 최근 3년 이내에 소속되어 있었던 기관에 종사하거나 종사하였던 경우

② 해당 안건의 당사자는 위원에게 제1항의 제척사유가 있거나 그 밖에 심의 · 의결의 공정을 기대하기 어려운 사정이 있는 경우에는 그 사유를 서면으로 밝혀 윤리위원회에 기피신청을 할 수 있음

③ 윤리위원회는 제2항에 따른 기피신청을 받은 경우 재적위원 과반수의 출석과 출석위원 과반수의 찬성으로 기피 여부를 의결함. 이 경우 기피신청을 당한 위원은 그 의결에 참여하지 못함

④ 윤리위원회의 위원은 제1항 또는 제2항의 사유에 해당하는 경우 스스로 심의 · 의결에서 회피할 수 있음

영 **제15조(중앙회의 지부)** 법 제28조제5항에 따라 중앙회는 그 설립등기를 끝낸 날부터 3주일 이내에 특별시 · 광역시 · 도와 특별자치도에 각각 지부를 설치하여야 함. 다만, 외국에 두는 의사회 지부는 이에 관한 정관 변경허가를 받은 날부터 10주일 이내에 설치하여야 함

[참고] 간호법

제18조(간호사중앙회와 지부) ① 간호사는 대통령령으로 정하는 바에 따라 전국적 조직을 두는 간호사회(이하 "간호사중앙회"라 한다)를 설립하여야 함

② 간호사중앙회는 법인으로 함

③ 제1항에 따라 간호사중앙회가 설립된 경우에는 간호사는 당연히 간호사중앙회의 회원이 되며, 간호사중앙회의 정관을 지켜야 함

④ 간호사중앙회는 대통령령으로 정하는 바에 따라 특별시 · 광역시 · 특별자치시 · 도 및 특별자치도(이하 "시 · 도"라 한다)에 지부를 설치하여야 하며, 시 · 군 · 구(자치구를 말한다)에 분회를 설치할 수 있다. 다만, 그 외의 지부를 설치하려면 보건복지부장관의 승인을 받아야 함

⑤ 간호사중앙회가 지부나 분회를 설치한 때에는 그 지부나 분회의 책임자는 지체 없이 특별시장 · 광역시장 · 특별자치시장 · 도지사 · 특별자치도지사(이하 "시 · 도지사"라 한다) 또는 시장 · 군수 · 구청장(자치구의 구청장을 말한다. 이하 같다)에게 신고하여야 함

⑥ 간호사중앙회는 제21조에 따른 자격정지 처분 요구에 관한 사항 등을 심의 · 의결하기 위하여 윤리위원회를 둠

⑦ 제6항에 따른 윤리위원회의 구성 · 운영 등에 관한 사항은 대통령령으로 정함

⑧ 간호사중앙회에 관하여 이 법에 규정되지 아니한 사항은 「민법」 중 사단법인에 관한 규정을 준용함

⑨ 간호사중앙회는 보건복지부령으로 정하는 바에 따라 회원의 자질 향상을 위하여 필요한 보수교육을 실시하여야 함

확인문제

「의료법」상 의료인이 설립하여야 하는 전국적 조직을 무엇이라고 하는가?

① 학회 ② 중앙회 ③ 노사협의회
④ 조직원 ⑤ 조합

해설: 중앙회는 회원들을 구성원으로 하는 사단법인으로서, 회원들의 공동목적인 교육, 정보교류 등을 통한 자질 향상 등을 도모하고 회원 권익을 증진하여 사회발전에 이바지하는 등 각 협회 정관에 정한 목적사업을 수행하고 있다. 정답 : ②

● **법 제29조(설립 허가 등)** ① 중앙회를 설립하려면 대표자는 대통령령으로 정하는 바에 따라 정관과 그 밖에 필요한 서류를 보건복지부장관에게 제출하여 설립 허가를 받아야 함

② 중앙회의 정관에 적을 사항은 대통령령으로 정함

③ 중앙회가 정관을 변경하려면 보건복지부장관의 허가를 받아야 함

☞ 중앙회 설립허가권자 : 보건복지부장관

영 **제12조(중앙회의 설립 허가신청)** 법 제29조제1항에 따라 중앙회 설립 허가를 받으려면 다음 각 호의 서류를 갖추어 보건복지부장관에게 제출하여야 함

1. 정관
2. 사업계획서
3. 자산명세서
4. 설립결의서
5. 설립대표자의 선출 경위에 관한 서류
6. 임원의 취임승낙서와 이력서

영 **제13조(정관의 기재 사항 등)** 법 제29조제2항에 따라 중앙회의 정관에 적어야 할 사항은 다음과 같음

1. 목적
2. 명칭
3. 중앙회 · 지부 · 분회의 소재지
4. 재산 또는 회계와 그 밖에 관리 · 운영에 관한 사항
5. 임원의 선임(選任)에 관한 사항
6. 회원의 자격 및 징계에 관한 사항
7. 정관 변경에 관한 사항
8. 공고 방법에 관한 사항
9. 윤리위원회의 운영 등에 관한 사항

영 **제14조(정관 변경의 허가신청)** 법 제29조제3항에 따라 중앙회가 정관 변경의 허가를 받으려면 다음 각 호의 서류를 갖추어 보건복지부장관에게 제출하여야 함

1. 정관 변경의 내용과 그 이유를 적은 서류
2. 정관 변경에 관한 회의록
3. 신구 정관대조표와 그 밖의 참고서류

● **법 제30조(협조 의무)** ① 중앙회는 보건복지부장관으로부터 의료와 국민보건 향상에 관한 협조 요청을 받으면 협조하여야 함

② 중앙회는 보건복지부령으로 정하는 바에 따라 회원의 자질 향상을 위하여 필요한 보수(補修)교육을 실시하여야 함

③ 의사 · 치과의사 · 한의사 및 조산사는 제2항에 따른 보수교육을 받아야 함

규칙 **제20조(보수교육)** ① 중앙회는 법 제30조제2항에 따라 다음 각 호의 사항이 포함된 보수교육을 매년 실시하여야 함
1. 직업윤리에 관한 사항
2. 업무 전문성 향상 및 업무 개선에 관한 사항
3. 의료 관계 법령의 준수에 관한 사항
4. 선진 의료기술 등의 동향 및 추세 등에 관한 사항
5. 그 밖에 보건복지부장관이 의료인의 자질 향상을 위하여 필요하다고 인정하는 사항

② 의료인은 제1항에 따른 보수교육을 연간 8시간 이상 이수하여야 함
③ 보건복지부장관은 제1항에 따른 보수교육의 내용을 평가할 수 있음
④ 각 중앙회장은 제1항에 따른 보수교육을 다음 각 호의 기관으로 하여금 실시하게 할 수 있음
1. 법 제28조제5항에 따라 설치된 지부(이하 '지부') 또는 중앙회의 정관에 따라 설치된 의학 · 치의학 · 한의학 · 간호학 분야별 전문학회 및 전문단체
2. 의과대학 · 치과대학 · 한의과대학 · 의학전문대학원 · 치의학전문대학원 · 한의학전문대학원 · 간호대학 및 그 부속병원
3. 수련병원
4. 「한국보건복지인력개발원법」에 따른 한국보건복지인력개발원
5. 다른 법률에 따른 보수교육 실시기관

⑤ 각 중앙회장은 의료인이 제4항제5호의 기관에서 보수교육을 받은 경우 그 교육이수 시간의 전부 또는 일부를 보수교육 이수시간으로 인정할 수 있음
⑥ 다음 각 호의 어느 하나에 해당하는 사람에 대하여는 해당 연도의 보수교육을 면제함
1. 전공의
2. 의과대학 · 치과대학 · 한의과대학 · 간호대학의 대학원 재학생
3. 영 제8조에 따라 면허증을 발급받은 신규 면허취득자
4. 보건복지부장관이 보수교육을 받을 필요가 없다고 인정하는 사람

⑦ 다음 각 호의 어느 하나에 해당하는 사람에 대하여는 해당 연도의 보수교육을 유예할 수 있음
1. 해당 연도에 6개월 이상 환자진료 업무에 종사하지 아니한 사람
2. 보건복지부장관이 보수교육을 받기가 곤란하다고 인정하는 사람

⑧ 제6항 또는 제7항에 따라 보수교육이 면제 또는 유예되는 사람은 해당 연도의 보수교육 실시 전에 별지 제10호의2서식의 보수교육 면제 · 유예 신청서에 보수교육 면제 또는 유예 대상자임을 증명할 수 있는 서류를 첨부하여 각 중앙회장에게 제출하여야 함
⑨ 제8항에 따른 신청을 받은 각 중앙회장은 보수교육 면제 또는 유예 대상자 여부를 확인하고, 보수교육 면제 또는 유예 대상자에게 별지 제10호의3서식의 보수교육 면제 · 유예 확인서를 교부하여야 함

규칙 **제21조(보수교육계획 및 실적보고 등)** ① 각 중앙회장은 보건복지부장관에게 매년 12월 말일까지 다음 연도의 별지 제11호서식의 보수교육계획서를 제출하고, 매년 4월 말일까지 전년도의 별지 제12호서식의 보수교육실적보고서를 제출하여야 함
② 각 중앙회장은 보수교육을 받은 자에게 별지 제13호서식의 보수교육이수증을 발급하여야 함

규칙 **제22조(보수교육 실시 방법 등)** 보수교육의 교과과정, 실시 방법과 그 밖에 보수교육을 실시하는 데에 필요한 사항은 각 중앙회장이 정함

규칙 **제23조(보수교육 관계 서류의 보존)** 제20조에 따라 보수교육을 실시하는 중앙회 등은 다음 각 호의 서류를 3년간 보존하여야 함
1. 보수교육 대상자명단(대상자의 교육 이수 여부 명시되어야 함)
2. 보수교육 면제자명단
3. 그 밖에 이수자의 교육 이수를 확인할 수 있는 서류

확인문제

「의료법」에 의해 각 의료인 중앙회가 보건복지부장관의 협조 요청을 받아 실시하여야 하는 것은? (2024년 기출)

① 국가시험 ② 보수교육 ③ 면허의 조건 심의
④ 실태와 취업상황 신고 ⑤ 보건의료의 적정성 평가

정답: ②

확인문제

「의료법」상 중앙회가 의료인 보수교육을 실시하는 이유는? **(2025년 기출)**

① 회원의 자질을 향상하기 위해
② 회원의 복지와 처우를 개선하기 위해
③ 보건의료에 관한 국민의 권리를 보장하기 위해
④ 보건의료에 관한 의료인의 권리를 보호하기 위해
⑤ 의료인이 제공하는 보건의료의 형평성과 효율성을 제고하기 위해

정답: ①

[참고] 간호법

제16조(보수교육) ① 간호사는 제18조제9항에 따른 보수(補修)교육을 받아야 함
② 간호조무사는 보건복지부령으로 정하는 바에 따라 보수교육을 받아야 함

규칙 **제11조(간호사 보수교육의 실시)** ① 법 제18조제1항에 따른 간호사중앙회(이하 "간호사중앙회"라 한다)는 법 제16조제1항 및 제18조제9항에 따라 다음 각 호의 사항이 포함된 보수교육을 매년 실시해야 함
1. 직업윤리에 관한 사항
2. 업무 전문성 향상 및 업무 개선에 관한 사항
3. 의료 관계 법령의 준수에 관한 사항
4. 선진 의료기술 등의 동향 및 추세 등에 관한 사항
5. 그 밖에 보건복지부장관이 간호사의 자질 향상을 위하여 필요하다고 인정하는 사항

② 간호사는 제1항에 따른 보수교육을 연간 8시간 이상 이수해야 함
③ 간호사중앙회의 장은 제1항 및 제2항에 따라 보수교육을 이수한 사람에게 별지 제11호서식의 간호사 보수교육 이수증을 발급해야 함
④ 보건복지부장관은 제1항에 따른 보수교육의 내용을 평가할 수 있음
⑤ 간호사중앙회의 장은 제1항에 따른 보수교육을 다음 각 호의 기관으로 하여금 실시하게 할 수 있음
1. 법 제18조제4항에 따라 설치된 간호사중앙회의 지부 또는 간호사중앙회의 정관에 따라 설치된 간호학 분야별 전문학회 및 전문단체
2. 간호대학 및 간호대학이 설치된 대학의 부속병원
3. 「전공의의 수련환경 개선 및 지위 향상을 위한 법률」 제13조제1항에 따라 보건복지부장관이 지정하는 수련병원
4. 「한국보건복지인재원법」 제2조에 따른 한국보건복지인재원
5. 다른 법률에 따라 보건의료 및 간호 관련 교육을 실시하는 기관

⑥ 간호사중앙회의 장은 간호사가 제5항제5호의 기관에서 보수교육을 받은 경우 그 교육이수 시간의 전부 또는 일부를 보수교육 이수시간으로 인정할 수 있음

확인문제

「의료법」상 의료인의 연간 보수교육시간은 몇 시간 이상인가?

① 2시간 ② 4시간 ③ 8시간
④ 10시간 ⑤ 16시간

해설: 의료인의 연간 보수교육시간은 8시간 이상이다.

정답 : ③

확인문제

「의료법」상 해당 연도의 보수교육을 면제받을 수 있는 경우가 아닌 것은? (2023년 기출)

① 전공의인 경우
② 신규로 면허를 취득한 경우
③ 의과대학의 대학원 재학생인 경우
④ 해당 연도에 6개월 이상 환자진료 업무에 종사하지 아니한 사람인 경우
⑤ 보건복지부장관이 보수교육을 받을 필요가 없다고 인정하는 사람인 경우

정답 : ④

「의료법」에 의해 각 의료인 중앙회가 보건복지부장관의 협조 요청을 받아 실시하여야 하는 것은? (2024년 기출)

① 국가시험 ② 보수교육 ③ 면허의 조건 심의
④ 실태와 취업상황 신고 ⑤ 보건의료의 적정성 평가

정답 : ②

- **법 제32조(감독)** 보건복지부장관은 중앙회나 그 지부가 정관으로 정한 사업 외의 사업을 하거나 국민보건 향상에 장애가 되는 행위를 한 때 또는 제30조제1항에 따른 요청을 받고 협조하지 아니한 경우에는 정관을 변경하거나 임원을 새로 뽑을 것을 명할 수 있음

제3장 의료기관

제1절 의료기관의 개설

- **법 제33조(개설 등)** ① 의료인은 이 법에 따른 의료기관을 개설하지 아니하고는 의료업을 할 수 없으며, 다음 각 호의 어느 하나에 해당하는 경우 외에는 그 의료기관 내에서 의료업을 하여야 함
  1. 「응급의료에 관한 법률」 제2조제1호에 따른 응급환자를 진료하는 경우
  2. 환자나 환자 보호자의 요청에 따라 진료하는 경우
  3. 국가나 지방자치단체의 장이 공익상 필요하다고 인정하여 요청하는 경우
  4. 보건복지부령으로 정하는 바에 따라 가정간호를 하는 경우
  5. 그 밖에 이 법 또는 다른 법령으로 특별히 정한 경우나 환자가 있는 현장에서 진료를 하여야 하는 부득이한 사유가 있는 경우

  ② 다음 각 호의 어느 하나에 해당하는 자가 아니면 의료기관을 개설할 수 없음. 이 경우 의사는 종합병원 · 병원 · 요양병원 · 정신병원 또는 의원을, 치과의사는 치과병원 또는 치과의원을, 한의사는 한방병원 · 요양병원 또는 한의원을, 조산사는 조산원만을 개설할 수 있음

1. 의사, 치과의사, 한의사 또는 조산사
2. 국가나 지방자치단체
3. 의료업을 목적으로 설립된 법인(이하 '의료법인')
4. 「민법」이나 특별법에 따라 설립된 비영리법인
5. 「공공기관의 운영에 관한 법률」에 따른 준정부기관, 「지방의료원의 설립 및 운영에 관한 법률」에 따른 지방의료원, 「한국보훈복지의료공단법」에 따른 한국보훈복지의료공단

③ 제2항에 따라 의원 · 치과의원 · 한의원 또는 조산원을 개설하려는 자는 보건복지부령으로 정하는 바에 따라 시장 · 군수 · 구청장에게 신고하여야 함

④ 제2항에 따라 종합병원 · 병원 · 치과병원 · 한방병원 · 요양병원 또는 정신병원을 개설하려면 보건복지부령으로 정하는 바에 따라 제33조의2에 따른 시 · 도 의료기관개설위원회의 사전심의 및 본심의를 거쳐 시 · 도지사의 허가를 받아야 하고, 종합병원을 개설하려는 경우 또는 300병상 이상 종합병원의 의료기관 개설자가 병원급 의료기관을 추가로 개설하려는 경우에는 보건복지부령으로 정하는 바에 따라 시 · 도 의료기관개설위원회의 사전심의 단계에서 보건복지부장관의 승인을 받아야 함. 이 경우 시 · 도지사는 개설하려는 의료기관이 다음 각 호의 어느 하나에 해당하는 경우에는 개설허가를 할 수 없음

1. 제36조에 따른 시설기준에 맞지 아니하는 경우
2. 제60조제1항에 따른 기본시책과 같은 조 제2항에 따른 수급 및 관리계획에 적합하지 아니한 경우

⑤ 제3항과 제4항에 따라 개설된 의료기관이 개설 장소를 이전하거나 개설에 관한 신고 또는 허가사항 중 보건복지부령으로 정하는 중요사항을 변경하려는 때에도 제3항 또는 제4항과 같음

⑥ 조산원을 개설하는 자는 반드시 지도의사(指導醫師)를 정하여야 함

⑦ 다음 각 호의 어느 하나에 해당하는 경우에는 의료기관을 개설할 수 없음

1. 약국 시설 안이나 구내인 경우
2. 약국의 시설이나 부지 일부를 분할 · 변경 또는 개수하여 의료기관을 개설하는 경우
3. 약국과 전용 복도 · 계단 · 승강기 또는 구름다리 등의 통로가 설치되어 있거나 이런 것들을 설치하여 의료기관을 개설하는 경우
4. 「건축법」 등 관계 법령에 따라 허가를 받지 아니하거나 신고를 하지 아니하고 건축 또는 증축 · 개축한 건축물에 의료기관을 개설하는 경우

⑧ 제2항제1호의 의료인은 어떠한 명목으로도 둘 이상의 의료기관을 개설 · 운영할 수 없음. 다만, 2 이상의 의료인 면허를 소지한 자가 의원급 의료기관을 개설하려는 경우에는 하나의 장소에 한하여 면허 종별에 따른 의료기관을 함께 개설할 수 있음

⑨ 의료법인 및 제2항제4호에 따른 비영리법인(이하 이 조에서 '의료법인등')이 의료기관을 개설하려면 그 법인의 정관에 개설하고자 하는 의료기관의 소재지를 기재하여 대통령령으로 정하는 바에 따라 정관의 변경허가를 얻어야 한다(의료법인등을 설립할 때에는 설립 허가를 말함. 이하 이 항에서 같음). 이 경우 그 법인의 주무관청은 정관의 변경허가를 하기 전에 그 법인이 개설하고자 하는 의료기관이 소재하는 시 · 도지사 또는 시장 · 군수 · 구청장과 협의하여야 함

⑩ 의료기관을 개설 · 운영하는 의료법인 등은 다른 자에게 그 법인의 명의를 빌려주어서는 아니 됨

영 **제16조(의료법인 등의 의료기관 개설을 위한 정관변경 허가 등)** ① 법 제33조제2항제3호에 따른 의료법인(이하 '의료법인') 및 같은 항 제4호에 따른 비영리법인이 같은 조 제9항 전단에 따라 법인 설립허가 또는 정관 변경허가를 받으려는 경우에는 다음 각 호의 구분에 따른 서류를 주무관청에 제출하여야 함

1. 법인 설립허가를 받으려는 경우 : 다음 각 목의 서류
   가. 의료기관의 개설 · 운영이 목적사업에 해당한다는 사실과 의료기관의 소재지가 반영된 정관안
   나. 의료기관 개설 · 운영을 위한 사업계획서 및 자금조달계획서
   다. 의료기관의 시설 · 장비 및 인력 등의 확보 계획서
   라. 법 제33조제2항제4호에 따른 비영리법인이 법인 설립허가 시 관계 법령에 따라 필요한 서류(비영리법인만 해당)
   마. 법 제48조제1항에 따른 의료법인 설립허가에 필요한 서류(의료법인만 해당)
   바. 그 밖에 의료기관의 개설 · 운영과 관련하여 보건복지부장관이 필요하다고 인정하여 고시하는 서류
2. 정관 변경허가를 받으려는 경우 : 다음 각 목의 서류
   가. 의료기관의 개설 · 운영이 목적사업에 해당한다는 사실과 의료기관의 소재지가 반영된 정관변경안
   나. 제1호나목 및 다목의 서류
   다. 법 제33조제2항제4호에 따른 비영리법인이 정관 변경허가 시 관계 법령에 따라 필요한 서류(비영리법인만 해당)
   라. 법 제48조제3항에 따른 정관 변경허가에 필요한 서류(의료법인만 해당)
   마. 그 밖에 의료기관의 개설 · 운영과 관련하여 보건복지부장관이 필요하다고 인정하여 고시하는 서류

② 제1항 각 호의 서류(제1호라목 · 마목 및 제2호다목 · 라목 제외)에 대한 작성기준, 작성방법 및 세부내용 등에 관한 사항은 보건복지부장관이 정하여 고시함

영 **제20조(의료법인 등의 사명)** 의료법인과 법 제33조제2항제4호에 따라 의료기관을 개설한 비영리법인은 의료업(법 제49조에 따라 의료법인이 하는 부대사업 포함)을 할 때 공중위생에 이바지하여야 하며, 영리를 추구하여서는 아니 됨

규칙 **제24조(가정간호)** ① 법 제33조제1항제4호에 따라 의료기관이 실시하는 가정간호의 범위는 다음 각 호와 같음

1. 간호
2. 검체의 채취(보건복지부장관이 정하는 현장검사 포함. 이하 같음) 및 운반
3. 투약
4. 주사
5. 응급처치 등에 대한 교육 및 훈련
6. 상담
7. 다른 보건의료기관 등에 대한 건강관리에 관한 의뢰

② 가정간호를 실시하는 간호사 「전문간호사 자격인정 등에 관한 규칙」에 따른 가정전문간호사여야 함. 다만, 「의료법」 제3조제2항제1호에 따른 의원급 의료기관 또는 같은 항 제3호에 따른 병원급 의료기관(종합병원은 제외)의 경우에는 가정간호에 관한 교육을 이수하는 등 보건복지부장관이 정하여 고시하는 요건을 갖춘 간호사도 가정간호를 실시할 수 있음

③ 가정간호는 의사나 한의사가 의료기관 외의 장소에서 계속적인 치료와 관리가 필요하다고 판단하여 제2항 본문에 따른 가정전문간호사 또는 같은 항 단서에 따른 간호사(이하 "가정전문간호사등")에게 치료나 관리를 의뢰한 사람에 대해서만 실시해야 함

④ 가정전문간호사등은 가정간호 중 검체의 채취 및 운반, 투약, 주사 또는 치료적 의료행위인 간호를 하는 경우에는 의사나 한의사의 진단과 처방에 따라야 함. 이 경우 의사 및 한의사 처방의 유효기간은 처방일부터 90일까지로 한다.

⑤ 가정간호를 실시하는 의료기관의 장은 가정전문간호사등을 2명 이상 두어야 함. 다만, 「의료법」 제3조제2항제3호바목에 따른 종합병원의 경우에는 제2항 본문에 따른 가정전문간호사를 2명 이상 두어야 한다.

⑥ 가정간호를 실시하는 의료기관의 장은 가정간호에 관한 기록을 5년간 보존하여야 함

⑦ 이 규칙에서 정한 것 외에 가정간호의 질 관리 등 가정간호의 실시에 필요한 사항은 보건복지부장관이 따로 정함

규칙 **제25조(의료기관 개설신고)** ① 법 제33조제3항에 따라 의원 · 치과의원 · 한의원 또는 조산원을 개설하려는 자는 별지 제14호서식의 의료기관 개설신고서(전자문서 신고서 포함)에 다음 각 호의 서류(전자문서 포함)를 첨부하여 시장 · 군수 · 구청장(자치구의 구청장을 말함. 이하 같음)에게 신고해야 함

1. 개설하려는 자가 법인인 경우 : 법인 설립 허가증 사본(「공공기관의 운영에 관한 법률」에 따른 준정부기관 제외), 정관 사본 및 사업계획서 사본
3. 건물평면도 사본 및 그 구조설명서 사본
4. 의료인등 근무인원에 대한 확인이 필요한 경우 : 면허(자격)증 사본. 다만, 제2항에 따라 행정정보의 공동이용으로 확인할 수 있는 경우는 제외
5. 법 제36조제1호 · 제2호 · 제4호 및 제5호의 준수사항에 적합함을 증명하는 서류

② 제1항에 따라 신고서를 제출받은 시장 · 군수 · 구청장은 「전자정부법」 제36조제1항에 따른 행정정보의 공동이용을 통하여 다음 각 호의 서류를 확인해야 하며, 신고인(해당 의료기관에서 근무하는 사람을 포함한다)이 제2호 및 제3호의 서류 확인에 동의하지 않는 경우에는 그 사본을 첨부하도록 해야 함

1. 개설하려는 자가 법인인 경우 : 법인 등기사항증명서
2. 개설하려는 자가 의료인인 경우 : 의료인 면허증
3. 의료인등 근무인원에 대한 확인이 필요한 경우 : 면허(자격)증

③ 시장 · 군수 · 구청장은 제1항에 따른 의료기관 개설신고를 받은 경우에는 다음 각 호의 사항을 확인해야 함. 이 경우 제3호에 대해서는 「소방시설 설치 및 관리에 관한 법률」 제6조제8항 전단에 따라 그 확인을 요청해야 함.

1. 법 제4조제2항, 제33조제2항, 같은 조 제6항부터 제8항까지 및 제64조제2항에 따른 의료기관의 개설 기준에 위배되는지 여부
2. 법 제36조제1호 · 제2호 · 제4호 및 제5호의 준수사항에 적합한지 여부
3. 「소방시설 설치 및 관리에 관한 법률 시행령」 별표 4에 따라 의료기관이 갖추어야 하는 소방시설에 적합한지 여부
4. 그 밖에 다른 법령에 따라 의료기관의 개설이 제한되거나 금지되는지 여부

④ 시장 · 군수 · 구청장은 제1항에 따른 의료기관 개설신고가 적법하다고 인정하는 경우에는 해당 신고를 수리하고, 별지 제15호서식의 의료기관 개설신고증명서를 발급하여야 함

⑤ 시장 · 군수 · 구청장은 분기별 의료기관의 개설신고 수리 상황을 매 분기가 끝난 후 15일까지 시 · 도지사를 거쳐 보건복지부장관에게 통보해야 함.

⑥ 시장 · 군수 · 구청장은 제4항에 따라 의료기관 개설신고증명서를 발급한 경우에는 의료기관별로 관리카드를 작성 · 비치하여 신고 사항의 변경신고 및 행정처분 내용 등을 기록 · 관리하여야 함

규칙 **제26조(의료기관 개설신고사항의 변경신고)** ① 법 제33조제5항에 따라 의원 · 치과의원 · 한의원 또는 조산원 개설자가 그 개설 장소를 이전하거나 다음 각 호의 어느 하나에 해당하는 개설신고사항의 변경신고를 하려면 변경사항을 확인할 수 있는 서류의 사본을 첨부하여 별지 제14호서식의 신고사항 변경신고서(전자문서 신고서 포함)를 시장 · 군수 · 구청장에게 제출하여야 함. 이 경우 신고서를 제출받은 시장 · 군수 · 구청장은 「전자정부법」 제36조제1항에 따른 행정정보의 공동이용을 통해 의료기관 개설신고증명서를 확인해야 하며, 신고인이 의료기관 개설신고증명서 확인에 동의하지 않는 경우에는 그 사본을 첨부하도록 해야 함

1. 의료기관 개설자의 변경 사항
2. 의료기관 개설자가 입원, 해외 출장 등으로 다른 의사 · 치과의사 · 한의사 또는 조산사에게 진료하게 할 경우 그 기간 및 해당 의사 등의 인적 사항
3. 의료기관의 진료과목의 변동 사항
4. 진료과목 증감이나 입원실 등 주요 시설의 변경에 따른 시설 변동 내용
5. 의료기관의 명칭 변경 사항
6. 의료기관의 의료인 수

② 제1항에 따른 변경신고와 관련하여 그 변경사항에 대한 확인 방법 및 기준에 관하여는 제25조제3항을 준용. 다만, 같은 항 제3호의 경우에는 의료기관 개설장소의 이전이나 제1항제4호에 따른 시설 변동만 해당

③ 시장 · 군수 · 구청장은 제1항에 따른 변경신고를 수리한 경우에 의료기관개설신고증명서의 기재사항을 고쳐쓸 필요가 있으면 이를 개서(改書)하여 주거나 재발급하여야 함

규칙 **제27조(의료기관 개설허가)** ① 법 제33조제4항에 따라 종합병원 · 병원 · 치과병원 · 한방병원 · 요양병원 또는 정신병원의 개설허가를 받으려는 자는 별지 제16호서식의 의료기관 개설허가신청서(전자문서 신청서 포함)에 다음 각 호의 서류(전자문서 포함)를 첨부하여 시 · 도지사에게 제출해야 함

1. 개설하려는 자가 법인인 경우 : 법인설립허가증 사본(「공공기관의 운영에 관한 법률」에 따른 준정부기관 제외), 정관 사본 및 사업계획서 사본
2. 개설하려는 자가 의료인인 경우 : 사업계획서 사본
3. 건물평면도 사본 및 그 구조설명서 사본
4. 의료인등 근무인원에 대한 확인이 필요한 경우 : 면허(자격)증 사본. 다만, 제2항에 따라 행정정보의 공동이용으로 확인할 수 있는 경우는 제외
6. 법 제36조제1호 · 제2호 · 제4호 및 제5호의 준수사항에 적합함을 증명하는 서류

② 제1항에 따라 신청서를 제출받은 시 · 도지사는 「전자정부법」 제36조제1항에 따른 행정정보의 공동이용을 통하여 다음 각 호의 서류를 확인하여야 함. 다만, 신청인(해당 의료기관에서 근무하는 사람 포함)이 제2호부터 제4호까지의 서류 확인에 동의하지 않는 경우에는 그 사본을 첨부하도록 하여야 함

1. 개설하려는 자가 법인인 경우 : 법인 등기사항증명서
2. 개설하려는 자가 의료인인 경우 : 의료인 면허증
3. 「전기안전관리법 시행규칙」 제18조제3항 본문에 따른 전기안전점검 확인서(종합병원만 해당)
4. 의료인등 근무인원에 대한 확인이 필요한 경우 : 면허(자격)증

③ 제1항에 따른 개설허가 신청과 관련하여 그 신청사항에 대한 확인 방법 및 기준에 관하여는 제25조제3항을 준용

④ 시 · 도지사는 제1항에 따라 의료기관의 개설허가를 한 때에는 지체 없이 별지 제17호서식의 의료기관 개설허가증을 발급하여야 함

⑤ 시 · 도지사는 분기별 의료기관의 개설허가 상황을 매 분기가 끝난 후 15일까지 보건복지부장관에게 보고하여야 함

⑥ 시 · 도지사는 제4항에 따라 의료기관의 개설허가증을 발급한 때에는 의료기관별로 관리카드를 작성 · 비치하여 허가 사항의 변경허가 및 행정처분 내용 등을 기록 · 관리하여야 함

규칙 **제28조(의료기관 개설허가 사항의 변경허가)** ① 법 제33조제5항에 따라 의료기관의 개설허가를 받은 자가 그 개설 장소를 이전하거나 다음 각 호의 어느 하나에 해당하는 개설허가 사항의 변경허가를 받으려면 변경 사항을 확인할 수 있는 서류의 사본을 첨부하여 별지 제16호서식의 허가사항 변경신청서(전자문서 신청서 포함)를 시 · 도지사에게 제출해야 함. 이 경우 신청서를 제출받은 시 · 도지사는 「전자정부법」 제36조제1항에 따른 행정정보의 공동이용을 통해 의료기관 개설허가증을 확인하여야 하며, 신청인이 의료기관 개설허가증 확인에 동의하지 않는 경우에는 그 사본을 첨부하도록 하여야 함

1. 의료기관 개설자의 변경 사항
2. 법 제3조제2항에 따른 의료기관의 종류 변경 또는 진료과목의 변동 사항
3. 진료과목 증감이나 입원실 등 주요시설 변경에 따른 시설 변동 내용
4. 의료기관의 명칭 변경 사항
5. 의료기관의 의료인 수

② 제1항에 따라 신청서를 제출받은 시 · 도지사는 다음 각 호의 어느 하나에 해당하는 경우로서 「전기안전관리법」 제13조제1항에 따른 전기안전점검을 받아야 하는 경우 「전자정부법」 제36조제1항에 따른 행정정보의 공동이용을 통하여 「전기안전관리법 시행규칙」 제18조제3항 본문에 따른 전기안전점검 확인서를 확인해야 한다. 다만, 신청인이 확인에 동의하지 않는 경우에는 그 사본을 첨부하도록 해야 한다.

1. 종합병원의 개설 장소가 이전되는 경우
2. 제1항제2호에 따라 종합병원으로 변경되는 경우
3. 제1항제3호에 따라 종합병원의 주요시설이 변경되는 경우

③ 제1항에 따른 개설허가 변경신청과 관련하여 그 변경사항에 대한 확인 방법 및 기준에 관하여는 제25조제3항을 준용. 다만, 같은 항 제3호의 경우에는 의료기관 개설장소의 이전, 제1항제2호 및 제3호에 따른 의료기관의 종류 변경 및 시설 변동만 해당

④ 시 · 도지사는 제1항에 따라 변경허가를 한 때에 의료기관 개설허가증을 고쳐쓸 필요가 있으면 이를 개서하여 주거나 재발급하여야 함

규칙 **제31조(조산원의 지도의사)** 조산원의 개설자는 법 제33조제6항에 따라 지도의사(指導醫師)를 정하거나 변경한 경우에는 지도의사신고서에 그 지도의사의 승낙서 및 면허증 사본을 첨부하여 관할 시장 · 군수 · 구청장에게 제출하여야 함

확인문제

「의료법」상 의원을 개설하고자 할 경우 필요한 것은?

① 시 · 도지사의 허가
② 시 · 도지사에게 신고
③ 보건복지부장관의 승인
④ 시장 · 군수 · 구청장의 허가
⑤ 시장 · 군수 · 구청장에게 신고

정답: ⑤

「의료법」상 의료인이 개설할 수 있는 의료기관의 수는?

① 1개
② 2개
③ 3개
④ 4개
⑤ 5개

정답: ①

확인문제

「의료법」상 의료인이 의료기관을 개설할 수 있는 경우는? (2023년 기출)

① 한의사가 의원과 한방병원을 개설하려 한다.
② 시장에게 개설을 신고한 의사가 정신병원을 개설하려 한다.
③ 약국의 부지 일부를 분할 받은 의사가 의원을 개설하려 한다.
④ 특별법에 따라 설립된 영리법인이 종합병원을 개설하려 한다.
⑤ 2이상의 의료인 면허를 소지한 자가 하나의 장소에서 면허종별에 따른 의원급 의료기관을 함께 개설하려 한다.

정답: ⑤

「의료법」상 종합병원을 개설할 수 있는 의료인으로만 묶인 것은?

① 의사 ② 의사, 한의사 ③ 의사, 치과의사, 간호사
④ 의사, 치과의사, 조산사 ⑤ 의사, 치과의사, 한의사, 간호사

정답: ①

「의료법」상 가정전문간호사가 의사나 한의사의 진단과 처방이 있어야 수행할 수 있는 가정간호는? (2025년 기출)

① 상담 ② 응급처치 훈련
③ 검체의 채취 및 운반 ④ 응급처치 등에 대한 교육
⑤ 다른 보건의료기관에 건강관리에 관한 의뢰

정답: ③

- **법 제33조의2(의료기관개설위원회 설치 등)** ① 제33조제4항에 따른 의료기관 개설 허가에 관한 사항을 심의하기 위하여 시·도지사 소속으로 의료기관개설위원회를 둠
  ② 제1항의 의료기관개설위원회의 위원은 제28조에 따른 의사회·치과의사회·한의사회·조산사회 및 「간호법」 제18조에 따른 간호사중앙회의 의료인으로서 경험이 풍부한 사람과 제52조에 따른 의료기관단체의 회원으로서 해당 지역 내 의료기관의 개설·운영 등에 관한 경험이 풍부한 사람으로 함
  ③ 의료기관개설위원회의 구성과 운영에 필요한 사항과 그 밖에 필요한 사항은 보건복지부령으로 정함

규칙 **제27조의2(의료기관개설위원회의 구성·운영 등)** ① 법 제33조의2에 따른 의료기관개설위원회(이하 이 조에서 '위원회')는 법 제33조제4항에 따른 개설허가(이하 이 조에서 '개설허가')를 신청한 의료기관에 대하여 다음 각 호의 사항을 심의함
1. 제25조제2항 각 호의 사항
2. 법 제60조제1항에 따른 기본시책 및 같은 조 제2항에 따른 수급 및 관리계획에 적합한지 여부
3. 그 밖에 시·도지사가 위원회의 심의가 필요하다고 인정하는 사항

② 시·도지사는 제1항에도 불구하고 다음 각 호의 어느 하나에 해당하여 개설허가를 할 수 없음이 명확한 경우에는 위원회의 심의를 생략할 수 있음
1. 제27조제1항에 따른 개설허가 신청서류의 전부 또는 일부를 제출하지 않은 경우
2. 국가나 지방자치단체가 의료기관을 개설하는 경우 등 시·도지사가 위원회의 심의가 필요하지 않다고 인정하는 경우

③ 위원회는 위원장 1명을 포함하여 15명 이내의 위원으로 성별을 고려하여 구성함
④ 위원장은 위원 중에서 호선(互選)함
⑤ 위원회의 위원의 임기는 2년으로 하되, 연임할 수 있음
⑥ 제1항부터 제5항까지에서 규정한 사항 외에 위원회의 구성 · 운영 등에 필요한 사항은 특별시 · 광역시 · 특별자치시 · 도 · 특별자치도(이하 '시 · 도')의 규칙으로 정함

● **법 제33조의3(실태조사)** ① 보건복지부장관은 제33조제2항을 위반하여 의료기관을 개설할 수 없는 자가 개설 · 운영하는 의료기관의 실태를 파악하기 위하여 보건복지부령으로 정하는 바에 따라 조사(이하 이 조에서 '실태조사')를 실시하고, 위법이 확정된 경우 그 결과를 공표하여야 함. 이 경우 수사기관의 수사로 제33조 제2항을 위반한 의료기관의 위법이 확정된 경우도 공표 대상에 포함
② 보건복지부장관은 실태조사를 위하여 관계 중앙행정기관의 장, 지방자치단체의 장, 관련 기관 · 법인 또는 단체 등에 협조를 요청할 수 있음 이 경우 요청을 받은 자는 특별한 사정이 없으면 이에 협조하여야 함
③ 실태조사의 시기 · 방법 및 결과 공표의 방법 등에 관하여 필요한 사항은 보건복지부령으로 정함

규칙 **제28조의2(실태조사의 시기 · 방법)** ① 보건복지부장관은 법 제33조의3제1항 전단에 따른 의료기관을 개설할 수 없는 자가 개설 · 운영하는 의료기관에 대한 실태조사(이하 이 조에서 "실태조사")를 매년 실시해야 한다.
② 실태조사는 현장조사, 문서열람 등의 방법으로 실시하며, 필요한 경우에는 조사 대상자에게 법 제61조에 따라 보고를 명하거나 법 제61조의2에 따라 자료의 제출 또는 의견의 진술 등을 요청할 수 있음.
③ 보건복지부장관은 실태조사 실시 결과 위법이 확정되면 법 제33조의3제1항 전단에 따라 다음 각 호의 사항을 관보 또는 보건복지부의 인터넷 홈페이지에 공표해야 함.
1. 의료기관의 명칭 및 주소
2. 의료기관 개설자의 성명(개설자가 법인인 경우에는 법인명 및 대표자의 성명)
3. 위반사항

④ 제1항부터 제3항까지에서 규정한 사항 외에 실태조사에 필요한 사항은 보건복지부장관이 정함.

확인문제

「의료법」상 의료기관을 개설할 수 없는 자가 개설 · 운영하는 의료기관에 대한 실태조사는 몇 년마다 누가 실시하는가?

① 중앙회의 장, 3년 ② 중앙회의 장, 매년 ③ 보건복지부장관, 3년
④ 보건복지부장관, 5년 ⑤ 보건복지부장관, 매년

정답: ⑤

● **법 제34조(원격의료)** ① 의료인(의료업에 종사하는 의사 · 치과의사 · 한의사만 해당)은 제33조제1항에도 불구하고 컴퓨터 · 화상통신 등 정보통신기술을 활용하여 먼 곳에 있는 의료인에게 의료지식이나 기술을 지원하는 원격의료(이하 '원격의료')를 할 수 있음
② 원격의료를 행하거나 받으려는 자는 보건복지부령으로 정하는 시설과 장비를 갖추어야 함
③ 원격의료를 하는 자(이하 '원격지의사')는 환자를 직접 대면하여 진료하는 경우와 같은 책임을 짐
④ 원격지의사의 원격의료에 따라 의료행위를 한 의료인이 의사 · 치과의사 또는 한의사(이하 '현지의사')인 경우에는 그 의료행위에 대하여 원격지의사의 과실을 인정할 만한 명백한 근거가 없으면 환자에 대한 책임은 제3항에도 불구하고 현지의사에게 있는 것으로 봄

규칙 **제29조(원격의료의 시설 및 장비)** 법 제34조제2항에 따라 원격의료를 행하거나 받으려는 자가 갖추어야 할 시설과 장비는 다음 각 호와 같음

1. 원격진료실
2. 데이터 및 화상(畫像)을 전송·수신할 수 있는 단말기, 서버, 정보통신망 등의 장비

☞ 원격의료 중 의료사고의 책임은 현지의사에게

확인문제

「의료법」상 원격의료를 시행하던 도중 의료사고가 발생하였다. 원격지의사의 과실을 인정할 만한 명백한 근거가 없다면, 환자에 대한 책임은 누구에게 있다고 보는가?

① 현지의사
② 관할 보건소장
③ 보건복지부장관
④ 현지 의료기관의 장
⑤ 원격지 의료기관의 장

정답: ①

● **법 제35조(의료기관 개설 특례)** ① 제33조제1항·제2항 및 제8항에 따른 자 외의 자가 그 소속 직원, 종업원, 그 밖의 구성원(수용자 포함)이나 그 가족의 건강관리를 위하여 부속 의료기관을 개설하려면 그 개설 장소를 관할하는 시장·군수·구청장에게 신고하여야 함. 다만, 부속 의료기관으로 병원급 의료기관을 개설하려면 그 개설 장소를 관할하는 시·도지사의 허가를 받아야 함

② 제1항에 따른 개설 신고 및 허가에 관한 절차·조건, 그 밖에 필요한 사항과 그 의료기관의 운영에 필요한 사항은 보건복지부령으로 정함[8)]

규칙 **제32조(부속 의료기관의 개설 특례)** ① 법 제35조제1항에 따라 의료인·의료법인·국가·지방자치단체·비영리법인 또는 「공공기관의 운영에 관한 법률」에 따른 준정부기관 외의 자가 그 종업원 및 가족의 건강관리를 위하여 부속 의료기관을 개설하려면 별지 제20호서식의 부속 의료기관 개설신고서 또는 개설허가신청서에 다음 각 호의 서류를 첨부하여 시·도지사나 시장·군수·구청장에게 제출하여야 함

1. 건물평면도 사본 및 그 구조설명서 사본
2. 의료인 등 근무인원에 대한 확인이 필요한 경우 : 면허(자격)증 사본 1부
3. 법 제36조제1호·제2호·제4호 및 제5호의 준수사항에 적합함을 증명하는 서류

② 부속 의료기관의 개설신고 및 개설허가에 따른 신고 수리 등에 관하여는 제25조제3항부터 제6항까지, 제26조, 제27조제3항부터 제6항까지 및 제28조의 규정을 각각 준용. 이 경우 '별지 15호서식'은 '별지 제15호의2서식'으로, '별지 제17호서식'은 '별지 제17호의2서식'으로 봄

---

8) 부속 의료기관의 일반인 환자 진료 : 부속 의료기관은 다수의 직원을 둔 업체 등이 직원복지차원에서 직원의 건강관리 및 응급 시를 대비하여 운영할 수 있도록 한 것이며, 그 이용 대상은 해당 업체 동일 공간 내에 근로하는 직원, 종업원, 기타 구성원, 그 가족으로 제한된다. 그러므로 「의료법」 제35조의 부속 의료기관에서 규정된 이외의 일반인을 진료하거나 건강검진 등을 하는 행위는 개설취지 및 법령에 위배되어 행정처분을 받을 수 있다.

확인문제

「의료법」상 소속 직원이나 그 가족의 건강관리를 위하여 부속 병원급 의료기관을 개설하려는 경우 누구에게 허가를 받아야 하는가?

① 보건복지부장관 ② 관할 보건소장 ③ 시장 · 군수 · 구청장
④ 시 · 도지사 ⑤ 질병관리청장

해설: 부속 의료기관의 개설을 하고자 할 경우에도 의원급은 시장 · 군수 · 구청장에게 신고를 하여야 하고, 병원급은 시 · 도지사의 허가를 받아야 한다.

정답 : ④

- **법 제36조(준수사항)** 제33조제2항 및 제8항에 따라 의료기관을 개설하는 자는 보건복지부령으로 정하는 바에 따라 다음 각 호의 사항을 지켜야 함
  1. 의료기관의 종류에 따른 시설기준 및 규격에 관한 사항
  2. 의료기관의 안전관리시설 기준에 관한 사항
  3. 의료기관 및 요양병원의 운영 기준에 관한 사항
  4. 고가의료장비의 설치 · 운영 기준에 관한 사항
  5. 의료기관의 종류에 따른 의료인등의 정원 기준에 관한 사항
  6. 급식관리 기준에 관한 사항
  7. 의료기관의 위생 관리에 관한 사항
  8. 의료기관의 의약품 및 일회용 의료기기의 사용에 관한 사항
  9. 의료기관의 「감염병의 예방 및 관리에 관한 법률」 제41조제4항에 따른 감염병환자등의 진료 기준에 관한 사항
  10. 의료기관 내 수술실, 분만실, 중환자실 등 감염관리가 필요한 시설의 출입 기준에 관한 사항
  11. 의료인 및 환자 안전을 위한 보안장비 설치 및 보안인력 배치 등에 관한 사항
  12. 의료기관의 신체보호대 사용에 관한 사항
  13. 의료기관의 의료관련감염 예방에 관한 사항
  14. 종합병원과 요양병원의 임종실 설치에 관한 사항

규칙 **제34조(의료기관의 시설기준 및 규격)** 법 제36조제1호 및 제14호에 따른 의료기관의 종류별 시설기준은 별표 3과 같고, 그 시설규격은 별표 4와 같음

규칙 **제35조(의료기관의 안전관리시설)** 의료기관을 개설하는 자는 법 제36조제2호에 따라 환자, 의료관계인, 그 밖의 의료기관 종사자의 안전을 위하여 다음 각 호의 시설을 갖추어야 함

1. 화재나 그 밖의 긴급한 상황에 대처하기 위하여 필요한 시설
2. 방충, 쥐막기, 세균오염 방지에 관한 시설
3. 채광 · 환기에 관한 시설
4. 전기 · 가스 등의 위해 방지에 관한 시설
5. 방사선 위해 방지에 관한 시설
6. 그 밖에 진료과목별로 안전관리를 위하여 필수적으로 갖추어야 할 시설

규칙 **제35조의2(의료기관의 운영 기준)** 의료기관을 개설하는 자는 법 제36조제3호에 따라 다음 각 호의 운영 기준을 지켜야 함

1. 입원실의 정원을 초과하여 환자를 입원시키지 말 것
2. 입원실은 남 · 여별로 구별하여 운영할 것
3. 입원실이 아닌 장소에 환자를 입원시키지 말 것
4. 외래진료실에는 진료 중인 환자 외에 다른 환자를 대기시키지 말 것

규칙 **제36조(요양병원의 운영)** ① 법 제36조제3호에 따른 요양병원의 입원 대상은 다음 각 호의 어느 하나에 해당하는 자로서 주로 요양이 필요한 자로 함

1. 노인성 질환자
2. 만성질환자
3. 외과적 수술 후 또는 상해 후 회복기간에 있는 자

② 제1항에도 불구하고 「감염병의 예방 및 관리에 관한 법률」 제41조제1항에 따라 질병관리청장이 고시한 감염병에 걸린 같은 법 제2조제13호부터 제15호까지에 따른 감염병환자, 감염병의사환자 또는 병원체보유자(이하 "감염병환자등"이라 한다) 및 같은 법 제42조제1항 각 호의 어느 하나에 해당하는 감염병환자등은 요양병원의 입원 대상으로 하지 아니함.

③ 제1항에도 불구하고 「정신건강증진 및 정신질환자 복지서비스 지원에 관한 법률」 제3조제1호에 따른 정신질환자(노인성 치매환자 제외)는 같은 법 제3조제5호에 따른 정신의료기관 외의 요양병원의 입원 대상으로 하지 아니함

④ 각급 의료기관은 제1항에 따른 환자를 요양병원으로 옮긴 경우에는 환자 이송과 동시에 진료기록 사본 등을 그 요양병원에 송부하여야 함

⑤ 요양병원 개설자는 요양환자의 상태가 악화되는 경우에 적절한 조치를 할 수 있도록 환자 후송 등에 관하여 다른 의료기관과 협약을 맺거나 자체 시설 및 인력 등을 확보하여야 함

⑦ 요양병원 개설자는 휴일이나 야간에 입원환자의 안전 및 적절한 진료 등을 위하여 소속 의료인 및 직원에 대한 비상연락체계를 구축 · 유지하여야 함

규칙 **제38조(의료인 등의 정원)** ① 법 제36조제5호에 따른 의료기관의 종류에 따른 의료인의 정원 기준에 관한 사항은 별표 5와 같음

② 의료기관은 제1항의 의료인 외에 다음의 기준에 따라 필요한 인원을 두어야 함

1. 병원급 의료기관에는 별표 5의2에 따른 약사 또는 한약사(법률 제8365호 「약사법」 전부개정법률 부칙 제9조에 따라 한약을 조제할 수 있는 약사 포함. 이하 같음)를 두어야 함
2. 입원시설을 갖춘 종합병원 · 병원 · 치과병원 · 한방병원 또는 요양병원에는 1명 이상의 영양사를 둠
3. 의료기관에는 보건복지부장관이 정하는 바에 따라 각 진료과목별로 필요한 수의 의료기사를 둠
4. 종합병원에는 보건복지부장관이 정하는 바에 따라 필요한 수의 보건의료정보관리사를 둠
5. 의료기관에는 보건복지부장관이 정하는 바에 따라 필요한 수의 간호조무사를 둠
6. 종합병원에는 「사회복지사업법」에 따른 사회복지사 자격을 가진 자 중에서 환자의 갱생 · 재활과 사회복귀를 위한 상담 및 지도 업무를 담당하는 요원을 1명 이상 둠
7. 요양병원에는 시설 안전관리를 담당하는 당직근무자를 1명 이상 둠

③ 보건복지부장관은 간호사나 치과위생사의 인력 수급상 필요하다고 인정할 때에는 제1항에 따른 간호사 또는 치과위생사 정원의 일부를 간호조무사로 충당하게 할 수 있음

규칙 **제39조(급식관리)** 입원시설을 갖춘 종합병원 · 병원 · 치과병원 · 한방병원 · 요양병원 또는 정신병원을 개설하는 자는 법 제36조제6호에 따라 별표 6에서 정하는 바에 따라 환자의 식사를 위생적으로 관리 · 제공해야 함

규칙 **제39조의2(의료기관의 위생관리 기준)** 의료기관을 개설하는 자는 법 제36조제7호에 따라 다음 각 호의 위생관리 기준을 지켜야 함

1. 환자의 처치에 사용되는 기구 및 물품(1회용 기구 및 물품 제외)은 보건복지부장관이 정하여 고시하는 방법에 따라 소독하여 사용할 것
2. 감염의 우려가 있는 환자가 입원하였던 입원실 및 그 옷 · 침구 · 식기 등은 완전히 소독하여 사용할 것
3. 의료기관에서 업무를 수행하는 보건의료인에 대하여 손 위생에 대한 교육을 실시할 것

규칙 **제39조의3(의약품 및 일회용 의료기기의 사용 기준)** 의료기관을 개설하는 자는 법 제36조제8호에 따라 의약품 및 일회용 의료기기의 사용에 관한 다음 각 호의 기준을 지켜야 함

1. 변질 · 오염 · 손상되었거나 유효기한 · 사용기한이 지난 의약품을 진열하거나 사용하지 말 것
2. 「의약품 등의 안전에 관한 규칙」 제62조제5호에 따라 규격품으로 판매하도록 지정 · 고시된 한약을 조제하는 경우에는 같은 조 제8호에 따른 품질관리에 관한 사항을 준수할 것(한의원 또는 한방병원만 해당)
3. 포장이 개봉되거나 손상된 일회용 주사 의료용품은 사용하지 말고 폐기할 것
4. 일회용 주사기에 주입된 주사제는 지체 없이 환자에게 사용할 것
5. 제3조의2에 따른 일회용 의료기기는 한 번 사용한 경우 다시 사용하지 말고 폐기할 것

규칙 **제39조의4(감염병환자 등의 진료 기준)** 의료기관을 개설하는 자는 법 제36조제9호에 따라 「감염병의 예방 및 관리에 관한 법률 시행령」 별표 2 제1호에 따른 입원치료의 방법 및 절차를 지켜야 함

규칙 **제39조의5(감염관리가 필요한 시설의 출입 기준)** ① 의료기관을 개설하는 자는 법 제36조제10호에 따라 수술실, 분만실, 중환자실(이하 이 조에서 '수술실등')에서 의료행위가 이루어지는 동안 다음 각 호에 해당하는 사람 외에는 수술실등에 출입하는 사람이 없도록 관리해야 함

1. 환자
2. 의료행위를 하는 의료인 · 간호조무사 · 의료기사
3. 환자의 보호자 등 의료기관의 장이 출입이 필요하다고 인정하여 승인한 사람으로서 감염관리 등 출입에 필요한 안내를 받은 사람

② 의료기관을 개설하는 자는 수술실등에 출입하는 사람의 이름, 출입 목적, 입실 · 퇴실 일시, 연락처 및 출입 승인 사실(제1항제3호의 사람만 해당) 등을 기록(전자기록 포함)하여 관리하고 1년 동안 보존해야 함. 다만, 환자의 경우 진료기록부, 조산기록부 및 간호기록부 등으로 해당 사실을 확인할 수 있으면 기록, 관리 및 보존을 생략할 수 있음

③ 의료기관을 개설하는 자는 수술실등의 입구 등 눈에 띄기 쉬운 곳에 출입에 관한 구체적인 사항을 게시해야 함

규칙 **제39조의6(보안장비 설치 및 보안인력 배치 기준 등)** 100개 이상의 병상을 갖춘 병원 · 정신병원 또는 종합병원을 개설하는 자는 법 제36조제11호에 따라 보안장비 설치 및 보안인력 배치 등에 관한 다음 각 호의 기준을 지켜야 함

1. 의료인 및 환자에 대한 폭력행위를 관할 경찰관서에 신고할 수 있는 비상경보장치를 설치할 것
2. 보안 전담인력을 1명 이상 배치할 것
3. 의료인 및 환자에 대한 폭력행위 예방 · 대응 매뉴얼을 마련하여 의료인 및 의료기관 종사자 등을 대상으로 교육을 실시할 것
4. 의료인 및 환자에 대한 폭력행위 예방을 위한 게시물을 제작하여 의료기관의 입구 등 눈에 띄기 쉬운 곳에 게시할 것

규칙 **제39조의7(의료기관의 신체보호대 사용 기준)** 의료기관을 개설하는 자는 법 제36조제12호에 따라 의료기관에 입원한 환자의 안전을 위하여 별표 7에 따른 의료기관의 신체보호대 사용 기준을 지켜야 함

규칙 **제39조의8(의료기관의 의료관련감염 예방을 위한 운영 기준)** 의료기관을 개설하는 자는 법 제36조제13호에 따라 의료관련감염 예방을 위하여 다음 각 호의 기준을 지켜야 함

1. 의료관련감염 예방을 위한 자체 규정을 마련하고, 해당 규정의 이행 여부를 관리할 것
2. 의료기관 내 의료관련감염의 전파를 차단하기 위하여 환자격리 등 적절한 조치를 취할 것
3. 의료기관 이용자에게 의료관련감염에 대한 예방방법 및 주의사항을 안내할 것
4. 약물투여, 혈액채취 등 침습적(侵襲的) 시술은 무균상태에서 할 것

확인문제

「의료법」상 요양병원 입원대상자로 올바르게 짝지어진 것은?

① 노인성 치매환자, 만성질환자
② 노인성 치매환자, 정신질환자
③ 감염병예방법상 감염병환자 등, 만성질환자
④ 감염병예방법상 감염병환자등, 노인성 질환자
⑤ 정신질환자, 외과적 수술 후 회복기간에 있는 자

해설: 규 제36조 제1항 ~ 제3항
감염병예방법상 감염병환자등은 요양병원 입원 대상이 아니다(제2항). 정신질환자는 정신의료기관 외의 요양병원의 입원 대상으로 하지 않는다. 다만, 여기의 정신질환자에는 노인성 치매환자는 제외된다(제3항). 정답: ①

■ 의료법 시행규칙 [별표 3]

의료기관의 종류별 시설기준(제34조 관련)

시설	종합병원 병원 요양병원	치과병원	한방병원	의원	치과 의원	한의원	조산원
1. 입원실	입원환자 100명 이상(병원 · 요양병원의 경우는 30명 이상)을 수용할 수 있는 입원실		입원환자 30명 이상을 수용할 수 있는 입원실	입원실을 두는 경우 입원환자 29명 이하를 수용할 수 있는 입원실	의원과 같음	의원과 같음	1 (분만실 겸용)
1의2. 임종실	1 (병상이 300개 이상인 종합병원과 병상이 300개 이상인 요양병원만 해당한다)						
2. 중환자실	1 (병상이 300개 이상인 종합병원만 해당한다)						
3. 수술실	1 (외과계 진료과목이 있는 종합병원이나 병원인 경우에만 갖춘다)	1 (외과계 진료과목이 있는 경우에만 갖춘다)	1 (외과계 진료과목이 있는 경우에만 갖춘다)	1 (외과계 진료과목이 있고, 전신마취하에 수술을 하는 경우에만 갖춘다)	1 (외과계 진료과목이 있고, 전신마취하에 수술을 하는 경우에만 갖춘다)		
4. 응급실	1 (병원 · 요양병원의 경우는 「응급의료에 관한 법률」에 따라 지정받은 경우에만 갖춘다)						
5. 임상 검사실	1 (요양병원의 경우 관련 치과 진료과목이 있는 경우에만 갖춘다)	1	1 (관련 의과 또는 치과 진료 과목이 있는 경우에만 갖춘다)				
6. 방사선 장치	1 (요양병원의 경우 관련 치과 진료과목이 있는 경우에만 갖춘다)	1	1 (관련 의과 또는 치과 진료 과목이 있는 경우에만 갖춘다)				
7. 회복실	1 (수술실이 설치되어 있는 경우에만 갖춘다)	1 (수술실이 설치되어 있는 경우에만 갖춘다)	1 (수술실이 설치되어 있는 경우에만 갖춘다)	1 (수술실이 설치되어 있는 경우에만 갖춘다)	1 (수술실이 설치되어 있는 경우에만 갖춘다)		
8. 물리 치료실	1 (종합병원에만 갖춘다)						
9. 한방 요법실	1 (관련 한의과 진료과목이 있는 경우에만 갖춘다)	1 (관련 한의과 진료과목이 있는 경우에만 갖춘다)	1				

시설	종합병원 병원 요양병원	치과병원	한방병원	의원	치과 의원	한의원	조산원
10. 병리 해부실	1 (종합병원에만 갖춘다)						
11. 조제실	1 (조제실을 두는 경우에만 갖춘다)	1 (조제실을 두는 경우에만 갖춘다)	1 (조제실을 두는 경우에만 갖춘다)	1 (조제실을 두는 경우에만 갖춘다)	1 (조제실을 두는 경우에만 갖춘다)	1 (조제실을 두는 경우에만 갖춘다)	1 (조제실을 두는 경우에만 갖춘다)
11의2. 탕전실	1 (관련 한의과 진료과목을 두고 탕전을 하는 경우에만 갖춘다)	1 (관련 한의과 진료과목을 두고 탕전을 하는 경우에만 갖춘다)	1 (탕전을 하는 경우에만 갖춘다)			1 (탕전을 하는 경우에만 갖춘다)	
12. 의무기록실	1	1	1				
13. 소독시설	1	1	1	1 (외래환자를 진료하지 아니하는 의원은 제외한다)	1	1	1
14. 급식시설	1 (외부 용역업체에 급식을 맡기는 경우에는 적용되지 아니한다)	1 (외부 용역업체에 급식을 맡기는 경우에는 적용되지 아니한다)	1 (외부 용역업체에 급식을 맡기는 경우에는 적용되지 아니한다)				
15. 세탁물 처리 시설	1 (세탁물 전량을 위탁처리하는 경우에는 갖추지 아니하여도 된다)	1 (세탁물 전량을 위탁처리하는 경우에는 갖추지 아니하여도 된다)	1 (세탁물 전량을 위탁처리하는 경우에는 갖추지 아니하여도 된다)				
16. 시체실	1 (종합병원만 갖춘다. 다만, 「장사 등에 관한 법률」 제29조에 따른 장례식장을 설치·운영하는 경우로서 장례식장에 시신을 안치하기 위한 시설을 둔 경우에는 갖추지 않아도 된다)						
17. 의료폐기물 처리시설	1 (의료폐기물 전량을 위탁처리하는 경우에는 해당하지 않는다)	1 (의료폐기물 전량을 위탁처리 하는 경우에는 해당하지 않는다)	1 (의료폐기물 전량을 위탁처리 하는 경우에는 해당하지 않는다)				
18. 자가발전시설	1	1	1				

시설	종합병원 병원 요양병원	치과병원	한방병원	의원	치과 의원	한의원	조산원
19. 구급자동차	1 (요양병원은 제외하며, 「응급의료에 관한 법률」 제44조제2항에 따라 구급자동차의 운용을 위탁한 경우에는 갖추지 않아도 된다)						
20. 그 밖의 시설	가. 탕전실, 의무기록실, 급식시설, 세탁처리시설 및 적출물소각시설은 의료기관이 공동으로 사용할 수 있다. 나. 요양병원은 거동이 불편한 환자가 장기간 입원하는 데에 불편함이 없도록 식당, 휴게실, 욕실, 화장실, 복도 및 계단과 엘리베이터(계단과 엘리베이터는 2층 이상인 건물만 해당하고, 층간 경사로를 갖춘 경우에는 엘리베이터를 갖추지 아니할 수 있다)를 갖추어야 한다. 다. 탕전실은 의료기관에서 분리하여 따로 설치할 수 있다. 라. 종합병원, 병원, 한방병원, 요양병원은 해당 병원에서 사망하는 사람 등의 장사 관련 편의를 위하여 「장사 등에 관한 법률」 제29조에 따른 장례식장을 설치할 수 있다. 이 경우 장례식장의 운영은 법인, 단체 또는 개인 등에게 위탁할 수 있다.						

■ 의료법 시행규칙 [별표 4]

의료기관의 시설규격(제34조 관련)

1. 입원실

가. 입원실은 3층 이상 또는 「건축법」 제2조제1항제5호에 따른 지하층에는 설치할 수 없다. 다만, 「건축법 시행령」 제56조에 따른 내화구조(耐火構造)인 경우에는 3층 이상에 설치할 수 있다.

나. 입원실의 면적(벽·기둥 및 화장실의 면적을 제외한다)은 환자 1명을 수용하는 곳인 경우에는 10제곱미터 이상이어야 하고(면적의 측정 방법은 「건축법 시행령」 제119조의 산정 방법에 따른다. 이하 같다) 환자 2명 이상을 수용하는 곳인 경우에는 환자 1명에 대하여 6.3제곱미터 이상으로 하여야 한다.

다. 삭제 〈2017. 2. 3.〉

라. 입원실에 설치하는 병상 수는 최대 4병상(요양병원의 경우에는 6병상)으로 한다. 이 경우 각 병상 간 이격거리는 최소 1.5미터 이상으로 한다.

마. 입원실에는 손씻기 시설 및 환기시설을 설치하여야 한다. 이 경우 입원실 내 화장실에 손씻기 시설이 있는 경우에는 입원실에 손씻기 시설을 설치한 것으로 본다.

바. 병상이 300개 이상인 종합병원에는 보건복지부장관이 정하는 기준에 따라 전실(前室) 및 음압시설(陰壓施設: 방 안의 기압을 낮춰 내부 공기가 방 밖으로 나가지 못하게 만드는 설비) 등을 갖춘 병실(이하 "음압격리병실"이라 한다)을 1개 이상 설치하되, 300병상을 기준으로 100병상 초과할 때 마다 1개의 음압격리병실을 추가로 설치하여야 한다. 다만, 제2호카목에 따라 중환자실에 음압격리병실을 설치한 경우에는 입원실에 설치한 것으로 본다.

사. 병상이 300개 이상인 요양병원에는 보건복지부장관이 정하는 기준에 따라 화장실 및 세면시설을 갖춘 격리병실을 1개 이상 설치하여야 한다.

아. 산모가 있는 입원실에는 입원 중인 산모가 신생아에게 모유를 먹일 수 있도록 산모와 신생아가 함께 있을 수 있는 시설을 설치하도록 노력하여야 한다.

자. 감염병환자등의 입원실은 다른 사람이나 외부에 대하여 감염예방을 위한 차단 등 필요한 조치를 하여야 한다.

1의2. 임종실

임종실의 면적은 벽 · 기둥 · 화장실의 면적을 제외하고 10제곱미터 이상으로 하고, 1명의 환자만 수용해야 하며, 가족 등과 함께 임종을 준비할 수 있는 공간을 갖춰야 한다.

2. 중환자실

가. 병상이 300개 이상인 종합병원은 입원실 병상 수의 100분의 5 이상을 중환자실 병상으로 만들어야 한다.

나. 중환자실은 출입을 통제할 수 있는 별도의 단위로 독립되어야 하며, 무정전(無停電) 시스템을 갖추어야 한다.

다. 중환자실의 의사당직실은 중환자실 내 또는 중환자실과 가까운 곳에 있어야 한다.

라. 병상 1개당 면적은 15제곱미터 이상으로 하되, 신생아만을 전담하는 중환자실(이하 "신생아중환자실"이라 한다)의 병상 1개당 면적은 5제곱미터 이상으로 한다. 이 경우 "병상 1개당 면적"은 중환자실 내 간호사실, 당직실, 청소실, 기기창고, 청결실, 오물실, 린넨보관실을 제외한 환자 점유 공간[중환자실 내에 있는 간호사 스테이션(station)과 복도는 병상 면적에 포함한다]을 병상 수로 나눈 면적을 말한다.

마. 병상마다 중앙공급식 의료가스시설, 심전도모니터, 맥박산소계측기, 지속적수액주입기를 갖추고, 병상 수의 10퍼센트 이상 개수의 침습적 동맥혈압모니터, 병상 수의 30퍼센트 이상 개수의 인공호흡기, 병상 수의 70퍼센트 이상 개수의 보육기(신생아중환자실에만 해당한다)를 갖추어야 한다.

바. 중환자실 1개 단위(Unit)당 후두경, 앰부백(마스크 포함), 심전도기록기, 제세동기를 갖추어야 한다. 다만, 신생아중환자실의 경우에는 제세동기 대신 광선기와 집중치료기를 갖추어야 한다.

사. 중환자실에는 전담의사를 둘 수 있다. 다만, 신생아중환자실에는 전담전문의를 두어야 한다.

아. 전담간호사를 두되, 간호사 1명당 연평균 1일 입원환자수는 1.2명(신생아 중환자실의 경우에는 1.5명)을 초과하여서는 아니 된다.

자. 중환자실에 설치하는 병상은 벽으로부터 최소 1.2미터 이상, 다른 병상으로부터 최소 2미터 이상 이격하여 설치하여야 한다.

차. 중환자실에는 병상 3개당 1개 이상의 손씻기 시설을 설치하여야 한다.

카. 중환자실에는 보건복지부장관이 정하는 기준에 따라 병상 10개당 1개 이상의 격리병실 또는 음압격리병실을 설치하여야 한다. 이 경우 음압격리병실은 최소 1개 이상 설치하여야 한다.

3. 수술실

가. 수술실은 수술실 상호 간에 칸막이벽으로 구획되어야 하고, 각 수술실에는 하나의 수술대만 두어야 하며, 환자의 감염을 방지하기 위하여 먼지와 세균 등이 제거된 청정한 공기를 공급할 수 있는 공기정화설비를 갖추고, 내부 벽면은 불침투질로 하여야 하며, 적당한 난방, 조명, 멸균수세(滅菌水洗), 수술용 피복, 붕대재료, 기계기구, 의료가스, 소독 및 배수 등 필요한 시설을 갖추어야 하고, 바닥은 접지가 되도록 하여야 하며, 콘센트의 높이는 1미터 이상을 유지하게 하고, 호흡장치의 안전관리시설을 갖추어야 한다.

나. 수술실에는 기도 내 삽관유지장치, 인공호흡기, 마취환자의 호흡감시장치, 심전도 모니터 장치를 갖추어야 한다.

다. 수술실 내 또는 수술실에 인접한 장소에 상용전원이 정전된 경우 나목에 따른 장치를 작동할 수 있는 축전지 또는 발전기 등의 예비전원설비를 갖추어야 한다. 다만, 나목에 따른 장치에 축전지가 내장되어 있는 경우에는 예비전원설비를 갖춘 것으로 본다.

4. 응급실

외부로부터 교통이 편리한 곳에 위치하고 산실(産室)이나 수술실로부터 격리되어야 하며, 구급용 시설을 갖추어야 한다.

5. 임상검사실

임상검사실은 자체적으로 검사에 필요한 시설 · 장비를 갖추어야 한다.

6. 방사선 장치

가. 방사선 촬영투시 및 치료를 하는 데에 지장이 없는 면적이어야 하며, 방사선 위해(危害) 방호시설(防護施設)을 갖추어야 한다.

나. 방사선 사진필름을 현상 · 건조하는 데에 지장이 없는 면적과 이에 필요한 시설을 갖춘 건조실을 갖추어야 한다.

다. 방사선 사진필름을 판독하는 데에 지장이 없는 면적과 이에 필요한 설비가 있는 판독실을 갖추어야 한다.

7. 회복실

수술 후 환자의 회복과 사후 처리를 하는 데에 지장이 없는 면적이어야 하며, 이에 필요한 시설을 갖추어야 한다.

8. 물리치료실

물리요법을 시술하는 데에 지장이 없는 면적과 기능회복, 재활훈련, 환자의 안전관리 등에 필요한 시설을 갖추어야 한다.

9. 한방요법실

경락자극요법시설 등 한방요법시설과 특수생약을 증기, 탕요법에 의하여 치료하는 시설을 갖추어야 한다.

10. 병리해부실

병리 · 병원에 관한 세포학검사 · 생검 및 해부를 할 수 있는 시설과 기구를 갖추어 두어야 한다.

11. 조제실

약품의 소분(小分) · 혼합조제 및 생약의 보관, 혼합약제에 필요한 조제대 등 필요한 시설을 갖추어야 한다.

11의2. 탕전실

가. 탕전실에는 조제실, 한약재 보관시설, 작업실, 그 밖에 탕전에 필요한 시설을 갖추어야 한다. 다만, 의료기관 내에 조제실 및 한약재 보관시설을 구비하고 있는 경우에는 이를 충족한 것으로 본다.

나. 조제실에는 개봉된 한약재를 보관할 수 있는 한약장 또는 기계 · 장치와 한약을 조제할 수 있는 시설을 두어야 한다.

다. 한약재 보관시설에는 쥐 · 해충 · 먼지 등을 막을 수 있는 시설과 한약재의 변질을 예방할 수 있는 시설을 갖추어야 한다.

라. 작업실에는 수돗물이나 「먹는물관리법」 제5조에 따른 먹는 물의 수질기준에 적합한 지하수 등을 공급할 수 있는 시설, 한약의 탕전 등에 필요한 안전하고 위생적인 장비 및 기구, 환기 및 배수에 필요한 시설, 탈의실 및 세척시설 등을 갖추어야 한다.

마. 작업실의 시설 및 기구는 항상 청결을 유지하여야 하며 종사자는 위생복을 착용하여야 한다.

바. 의료기관에서 분리하여 따로 설치한 탕전실에는 한의사 또는 한약사를 배치하여야 한다.

사. 의료기관에서 분리하여 따로 설치한 탕전실에서 한약을 조제하는 경우 조제를 의뢰한 한의사의 처방전, 조제 작업일지, 한약재의 입출고 내역, 조제한 한약의 배송일지 등 관련 서류를 작성 · 보관하여야 한다.

12. 의무기록실

의무기록(외래 · 입원 · 응급 환자 등의 기록)을 보존기간에 따라 비치하여 기록 · 관리 및 보관할 수 있는 서가 등 필요한 시설을 설치하여야 한다.

13. 소독시설

증기 · 가스장치 및 소독약품 등의 자재와 소독용 기계기구를 갖추어 두고, 위생재료 · 붕대 등을 집중 공급하는 데에 적합한 시설을 갖추어야 한다.

14. 급식시설
  가. 조리실은 식품의 운반과 배식이 편리한 곳에 위치하고, 조리, 보관, 식기 세척, 소독 등 식품을 위생적으로 처리할 수 있는 설비와 공간을 갖추어야 한다.
  나. 식품저장실은 환기와 통풍이 잘 되는 곳에 두되, 식품과 식품재료를 위생적으로 보관할 수 있는 시설을 갖추어야 한다.
  다. 급식 관련 종사자가 이용하기 편리한 준비실 · 탈의실 및 옷장을 갖추어야 한다.
15. 세탁물 처리시설
  「의료기관세탁물관리규칙」에서 정하는 적합한 시설과 규모를 갖추어야 한다.
16. 시체실
  시체의 부패 방지를 위한 냉장시설과 소독시설을 갖추어야 한다.
17. 의료폐기물 처리시설
  「폐기물관리법 시행규칙」 제14조에 따른 시설과 규모를 갖추어야 한다.
18. 자가발전시설
  공공전기시설을 사용하지 아니하더라도 해당 의료기관의 필요한 곳에 전기를 공급할 수 있는 자가발전시설을 갖추어야 한다.
19. 구급자동차
  보건복지부장관이 정하는 산소통 · 산소호흡기와 그 밖에 필요한 장비를 갖추고 환자를 실어 나를 수 있어야 한다.
20. 그 밖의 시설
  가. 장례식장의 바닥면적은 해당 의료기관의 연면적의 5분의 1을 초과하지 못한다.
  나. 요양병원의 식당 등 모든 시설에는 휠체어가 이동할 수 있는 공간이 확보되어야 하며, 복도에는 병상이 이동할 수 있는 공간이 확보되어야 한다.
  다. 별표 3 제20호나목에 따라 엘리베이터를 설치하여야 하는 경우에는 「승강기시설 안전관리법 시행규칙」 별표 1에 따른 침대용 엘리베이터를 설치하여야 하며, 층간 경사로를 설치하는 경우에는 「장애인 · 노인 · 임산부 등의 편의증진에 관한 법률 시행규칙」 별표 1에 따른 경사로 규격에 맞아야 한다.
  라. 요양병원의 복도 등 모든 시설의 바닥은 문턱이나 높이차이가 없어야 하고, 불가피하게 문턱이나 높이차이가 있는 경우 환자가 이동하기 쉽도록 경사로를 설치하여야 하며, 복도, 계단, 화장실 대 · 소변기, 욕실에는 안전을 위한 손잡이를 설치하여야 한다. 다만, 「장애인 · 노인 · 임산부 등의 편의증진에 관한 법률」 제9조에 따라 요양병원에 출입구 · 문, 복도, 계단을 설치하는 경우에 그 시설은 같은 법에 따른 기준에도 맞아야 한다.
  마. 요양병원의 입원실, 화장실, 욕실에는 환자가 의료인을 신속하게 호출할 수 있도록 병상, 변기, 욕조 주변에 비상연락장치를 설치하여야 한다.
  바. 요양병원의 욕실
    1) 병상이 이동할 수 있는 공간 및 보조인력이 들어가 목욕을 시킬 수 있는 공간을 확보하여야 한다.
    2) 적정한 온도의 온수가 지속적으로 공급되어야 하고, 욕조를 설치할 경우 욕조에 환자의 전신이 잠기지 않는 깊이로 하여야 한다.
  사. 요양병원의 외부로 통하는 출입구에 잠금장치를 갖추되, 화재 등 비상시에 자동으로 열릴 수 있도록 하여야 한다.

■ 의료법 시행규칙 [별표 5]

의료기관에 두는 의료인의 정원(제38조 관련)

구분	종합병원	병원	치과병원	한방병원	요양병원	의원	치과의원	한의원
의사	연평균 1일 입원환자를 20명으로 나눈 수(이 경우 소수점은 올림). 외래환자 3명은 입원환자 1명으로 환산함	종합병원과 같음	추가하는 진료과목당 1명(법 제43조 제2항에 따라 의과 진료과목을 설치하는 경우)	추가하는 진료과목당 1명(법 제43조 제2항에 따라 의과 진료과목을 설치하는 경우)	연평균 1일 입원환자 80명까지는 2명으로 하되, 80명을 초과하는 입원환자는 매 40명마다 1명을 기준으로 함(한의사를 포함하여 환산함). 외래환자 3명은 입원환자 1명으로 환산함	종합병원과 같음		
치과의사	의사의 경우와 같음	추가하는 진료과목당 1명(법 제43조제3항에 따라 치과 진료과목을 설치하는 경우)	종합병원과 같음	추가하는 진료과목당 1명(법 제43조제3항에 따라 치과 진료과목을 설치하는 경우)	추가하는 진료과목당 1명(법 제43조제3항에 따라 치과 진료과목을 설치하는 경우)		종합병원과 같음	
한의사	추가하는 진료과목당 1명(법 제43조제1항에 따라 한의과 진료과목을 설치하는 경우)	추가하는 진료과목당 1명(법 제43조제1항에 따라 한의과 진료과목을 설치하는 경우)	추가하는 진료과목당 1명(법 제43조제1항에 따라 한의과 진료과목을 설치하는 경우)	연평균 1일 입원환자를 20명으로 나눈 수(이 경우 소수점은 올림). 외래환자 3명은 입원환자 1명으로 환산함	연평균 1일 입원환자 40명마다 1명을 기준으로 함(의사를 포함하여 환산함). 외래환자 3명은 입원환자 1명으로 환산함			한방병원과 같음
조산사	산부인과에 배정된 간호사 정원의 3분의 1 이상	종합병원과 같음(산부인과가 있는 경우에만 둠)		종합병원과 같음(법 제43조제2항에 따라 산부인과를 설치하는 경우)		병원과 같음		
간호사(치과의료기관의 경우에는 치과위생사 또는 간호사)	연평균 1일 입원환자를 2.5명으로 나눈 수(이 경우 소수점은 올림) 외래환자 12명은 입원환자 1명으로 환산함	종합병원과 같음	종합병원과 같음	연평균 1일 입원환자를 5명으로 나눈 수(이 경우 소수점은 올림). 외래환자 12명은 입원환자 1명으로 환산함	연평균 1일 입원환자 6명마다 1명을 기준으로 함(다만, 간호조무사는 간호사 정원의 3분의 2 범위 내에서 둘 수 있음). 외래환자 12명은 입원환자 1명으로 환산함	종합병원과 같음	종합병원과 같음	한방병원과 같음

확인문제

「의료법」상 종합병원에서 연평균 1일 입원환자가 200명, 외래환자가 600명일 때 간호사의 정원은?

(2024년 기출)

① 30명 ② 50명 ③ 100명
④ 150명 ⑤ 200명

해설: 200÷2.5 = 80, (600÷12)÷2.5 = 20, 80+20 = 100 정답: ③

- **법 제36조의2(공중보건의사 등의 고용금지)** ① 의료기관 개설자는 「농어촌 등 보건의료를 위한 특별조치법」 제5조의2에 따른 배치기관 및 배치시설이나 같은 법 제6조의2에 따른 파견근무기관 및 시설이 아니면 같은 법 제2조제1호의 공중보건의사에게 의료행위를 하게 하거나, 제41조제1항에 따른 당직의료인으로 두어서는 아니 됨

  ② 의료기관 개설자는 「병역법」 제34조의2제2항에 따라 군병원 또는 병무청장이 지정하는 병원에서 직무와 관련된 수련을 실시하는 경우가 아니면 같은 법 제2조제14호의 병역판정검사전담의사에게 의료행위를 하게 하거나 제41조제1항에 따른 당직의료인으로 두어서는 아니 됨

  ☞ 공중보건의는 법에 정한 시설 또는 수련이 아니면 당직을 원칙적으로 금지

- **법 제37조(진단용 방사선 발생장치)** ① 진단용 방사선 발생장치를 설치 · 운영하려는 의료기관은 보건복지부령으로 정하는 바에 따라 시장 · 군수 · 구청장에게 신고하여야 하며, 보건복지부령으로 정하는 안전관리기준에 맞도록 설치 · 운영하여야 함

  ② 의료기관 개설자나 관리자는 진단용 방사선 발생장치를 설치한 경우에는 보건복지부령으로 정하는 바에 따라 안전관리책임자를 선임하고, 정기적으로 검사와 측정을 받아야 하며, 방사선 관계 종사자에 대한 피폭관리(被曝管理)를 하여야 함

  ③ 제2항에 따라 안전관리책임자로 선임된 사람은 선임된 날부터 1년 이내에 질병관리청장이 지정하는 방사선 분야 관련 단체(이하 이 조에서 '안전관리책임자 교육기관')가 실시하는 안전관리책임자 교육을 받아야 하며, 주기적으로 보수교육을 받아야 함

  ④ 제1항과 제2항에 따른 진단용 방사선 발생장치의 범위 · 신고 · 검사 · 설치 및 측정기준 등에 필요한 사항은 보건복지부령으로 정하고, 제3항에 따른 안전관리책임자 교육 및 안전관리책임자 교육기관의 지정에 필요한 사항은 질병관리청장이 정하여 고시함

확인문제

「의료법」상 진단용 방사선 발생장치를 사용하려고 하는 의료기관은 누구에게 신고하여야 하는가?

① 시 · 도지사　② 시장 · 군수 · 구청장　③ 보건복지부장관
④ 질병관리청장　⑤ 관할 보건소장

해설: 진단용 방사선 발생장치를 설치 · 운영하려는 의료기관은 시장 · 군수 · 구청장에게 신고하여야 한다.　정답 : ②

- **법 제38조(특수의료장비의 설치 · 운영)** ① 의료기관은 보건의료 시책 상 적정한 설치와 활용이 필요하여 보건복지부장관이 정하여 고시하는 의료장비(이하 '특수의료장비')를 설치 · 운영하려면 보건복지부령으로 정하는 바에 따라 시장 · 군수 · 구청장에게 등록하여야 하며, 보건복지부령으로 정하는 설치인정기준에 맞게 설치 · 운영하여야 함

  ② 의료기관의 개설자나 관리자는 제1항에 따라 특수의료장비를 설치하면 보건복지부령으로 정하는 바에 따라 보건복지부장관에게 정기적인 품질관리검사를 받아야 함

  ③ 의료기관의 개설자나 관리자는 제2항에 따른 품질관리검사에서 부적합하다고 판정받은 특수의료장비를 사용하여서는 아니 됨

  ④ 보건복지부장관은 제2항에 따른 품질관리검사업무의 전부 또는 일부를 보건복지부령으로 정하는 바에 따라 관계 전문기관에 위탁할 수 있음

  ☞ 특수의료장비 : 시장 · 군수 · 구청장에게 등록

- **법 제38조의2(수술실 내 폐쇄회로 텔레비전의 설치 · 운영)** ① 전신마취 등 환자의 의식이 없는 상태에서 수술을 시행하는 의료기관의 개설자는 수술실 내부에 「개인정보 보호법」 및 관련 법령에 따른 폐쇄회로 텔레비전을 설치하여야 함. 이 경우 국가 및 지방자치단체는 폐쇄회로 텔레비전의 설치 등에 필요한 비용을 지원할 수 있음

  ② 환자 또는 환자의 보호자가 요청하는 경우(의료기관의 장이나 의료인이 요청하여 환자 또는 환자의 보호자가 동의하는 경우 포함) 의료기관의 장이나 의료인은 전신마취 등 환자의 의식이 없는 상태에서 수술을 하는 장면을 제1항에 따라 설치한 폐쇄회로 텔레비전으로 촬영하여야 함. 이 경우 의료기관의 장이나 의료인은 다음 각 호의 어느 하나에 해당하는 정당한 사유가 없으면 이를 거부할 수 없음

  1. 수술이 지체되면 환자의 생명이 위험하여지거나 심신상의 중대한 장애를 가져오는 응급 수술을 시행하는 경우
  2. 환자의 생명을 구하기 위하여 적극적 조치가 필요한 위험도 높은 수술을 시행하는 경우
  3. 「전공의의 수련환경 개선 및 지위 향상을 위한 법률」 제2조제2호에 따른 수련병원등의 전공의 수련 등 그 목적 달성을 현저히 저해할 우려가 있는 경우
  4. 그 밖에 제1호부터 제3호까지의 규정에 준하는 경우로서 보건복지부령으로 정하는 사유가 있는 경우

③ 의료기관의 장이나 의료인이 제2항에 따라 수술을 하는 장면을 촬영하는 경우 녹음 기능은 사용할 수 없음. 다만, 환자 및 해당 수술에 참여한 의료인등 정보주체 모두의 동의를 받은 경우에는 그러하지 아니함

④ 제1항에 따라 폐쇄회로 텔레비전이 설치된 의료기관의 장은 제2항에 따라 촬영한 영상정보가 분실 · 도난 · 유출 · 변조 또는 훼손되지 아니하도록 보건복지부령으로 정하는 바에 따라 내부 관리계획의 수립, 저장장치와 네트워크의 분리, 접속기록 보관 및 관련 시설의 출입자 관리 방안 마련 등 안전성 확보에 필요한 기술적 · 관리적 및 물리적 조치를 하여야 함

⑤ 의료기관의 장은 다음 각 호의 어느 하나에 해당하는 경우를 제외하고는 제2항에 따라 촬영한 영상정보를 열람(의료기관의 장 스스로 열람하는 경우 포함. 이하 이 조에서 같음)하게 하거나 제공(사본의 발급 포함. 이하 이 조에서 같음)하여서는 아니 됨

1. 범죄의 수사와 공소의 제기 및 유지, 법원의 재판업무 수행을 위하여 관계 기관이 요청하는 경우
2. 「의료사고 피해구제 및 의료분쟁 조정 등에 관한 법률」 제6조에 따른 한국의료분쟁조정중재원이 의료분쟁의 조정 또는 중재 절차 개시 이후 환자 또는 환자 보호자의 동의를 받아 해당 업무의 수행을 위하여 요청하는 경우
3. 환자 및 해당 수술에 참여한 의료인등 정보주체 모두의 동의를 받은 경우

⑥ 누구든지 이 법의 규정에 따르지 아니하고 제2항에 따라 촬영한 영상정보를 탐지하거나 누출 · 변조 또는 훼손하여서는 아니 됨

⑦ 누구든지 제2항에 따라 촬영한 영상정보를 이 법에서 정하는 목적 외의 용도로 사용하여서는 아니 됨

⑧ 의료기관의 개설자는 보건복지부장관이 정하는 범위에서 제2항에 따라 촬영한 영상정보의 열람 등에 소요되는 비용을 열람 등을 요청한 자에게 청구할 수 있음

⑨ 의료기관의 장은 제2항에 따라 촬영한 영상정보를 30일 이상 보관하여야 함

⑩ 제1항에 따른 폐쇄회로 텔레비전의 설치 기준, 제2항에 따른 촬영의 범위 및 촬영 요청의 절차, 제2항제1호부터 제3호까지의 규정에 따른 사유의 구체적인 기준, 제5항에 따른 열람 · 제공의 절차, 제9항에 따른 보관기준 및 보관기간의 연장 사유 등에 필요한 사항은 보건복지부령으로 정함

⑪ 이 법에서 정한 것 외에 폐쇄회로 텔레비전의 설치 · 운영 등에 관한 사항은 「개인정보 보호법」에 따름

규칙 **제39조의9(수술실 내 폐쇄회로 텔레비전의 설치기준)** 법 제38조의2제1항에 따른 폐쇄회로 텔레비전의 설치 기준: 별표 7의2

규칙 **제39조의10(촬영의 범위)** 법 제38조의2제2항에 따른 촬영의 범위는 환자가 마취되는 시작 시점부터 환자가 수술실에서 퇴실하는 시점까지로 함

규칙 **제39조의11(촬영의 요청 절차 등)** ① 법 제38조의2제2항에 따라 환자의 보호자가 촬영을 요청하는 경우 환자가 의식이 있고 의사결정능력이 있는 상태에서는 환자의 의사에 반하여 촬영을 요청할 수 없음.

② 법 제38조의2제2항에 따라 촬영을 요청하려는 환자 또는 환자의 보호자는 별지 제20호의2서식의 수술 장면 촬영 요청서를 작성하여 의료기관의 장이나 의료인에게 제출해야 함. 이 경우 다음 각 호의 서류(전자문서를 포함. 이하 이 조에서 같음)를 함께 제시해야 함

1. 촬영을 요청하는 자의 신분증 또는 그 사본
2. 환자 본인의 동의서. 다만, 환자가 동의할 수 없는 상태임을 의료기관의 장이나 의료인이 확인한 경우에는 제시하지 않을 수 있음
3. 환자의 보호자임을 증명할 수 있는 서류

③ 의료기관의 장이나 의료인은 법 제38조의2제2항에 따라 전신마취 등 환자의 의식이 없는 상태에서 수술을 하는 장면을 촬영할 수 있음을 환자가 미리 알 수 있도록 의료기관 내부에 안내문을 게시하는 등의 방법으로 알려야 하며, 제2항에 따라 촬영을 요청하는 사람에게 별지 제20호의2서식의 수술 장면 촬영 요청서를 제공해야 함

④ 제2항에 따른 촬영을 요청받은 의료기관의 장이나 의료인은 법 제38조의2제2항 각 호의 어느 하나에 해당하는 사유가 없으면 수술 장면을 촬영해야 하며, 법 제38조의2제2항 각 호의 어느 하나에 해당하는 사유로 촬영을 거부하려는 경우에는 수술을 하기 전에 촬영을 요청한 자에게 촬영 거부 사유를 설명해야 함

⑤ 제2항에 따른 촬영을 요청받은 의료기관의 장이나 의료인은 제4항에 따라 촬영을 하거나 거부한 경우에는 다음 각 호의 사항이 포함된 촬영 요청 처리대장을 작성해야 함

1. 촬영 요청자의 성명 및 연락처. 다만, 촬영 요청자가 가명을 부여받은 경우에는 성명 대신 가명을 적을 수 있고, 연락처를 적지 않을 수 있음
2. 촬영 요청의 내용
3. 촬영 실시 여부
4. 촬영 요청을 거부한 경우 그 거부의 구체적 사유
5. 녹음 요청의 내용 및 녹음 실시 여부(제39조의13에 따른 녹음 요청을 받은 경우에만 해당)

⑥ 의료기관의 장은 제5항에 따라 작성된 촬영 요청 처리대장을 3년 동안 보관해야 함

규칙 **제39조의12(촬영 거부의 사유)** ① 법 제38조의2제2항제1호부터 제3호까지의 규정에 따른 촬영 거부 사유의 구체적인 기준은 다음 각 호와 같음

1. 법 제38조의2제2항제1호의 경우: 「응급의료에 관한 법률」 제2조제1호에 따른 응급환자를 수술하는 경우
2. 법 제38조의2제2항제2호의 경우
   가. 「상급종합병원의 지정 및 평가에 관한 규칙」 별표 제4호가목에 따른 전문진료 질병군에 해당하는 수술을 하는 경우
   나. 생명에 위협이 되거나 신체기능의 장애를 초래하는 질환을 가진 환자로서 보건복지부장관이 정하는 경우에 해당하는 환자를 수술하는 경우
3. 법 제38조의2제2항제3호의 경우: 「전공의의 수련환경 개선 및 지위 향상을 위한 법률」 제2조제3호에 따른 지도전문의가 전공의의 수련을 현저히 저해할 우려가 있다고 판단하는 경우. 이 경우 지도전문의는 판단의 이유를 제39조의11제5항제4호에 따라 촬영 요청 처리대장에 기록으로 남겨두어야 함

② 법 제38조의2제2항제4호에 따른 촬영 거부 사유는 다음 각 호와 같음.

1. 촬영을 하기 위해서는 수술을 예정대로 시행하기 불가능한 시점에 환자 또는 환자의 보호자가 촬영을 요청하는 경우
2. 천재지변, 통신장애, 전자적 침해행위 또는 그 밖의 불가항력적인 사유로 촬영이 불가능한 경우

규칙 **제39조의13(녹음의 요청)** ① 법 제38조의2제2항에 따라 환자 또는 환자의 보호자가 촬영을 요청하면서 녹음 기능을 사용하도록 함께 요청하는 경우에는 별지 제20호의2서식의 수술 장면 촬영 요청서와 함께 별지 제20호의3서식의 수술 장면 촬영 중 녹음 요청서를 의료기관의 장이나 의료인에게 제출해야 하며, 이를 제출받은 의료기관의 장이나 의료인은 수술에 참여하는 의료인 등 정보주체로부터 별지 제20호의4서식의 수술 장면 촬영 중 녹음 동의서를 제출받아 녹음 동의 여부를 확인해야 함

② 제1항에 따라 정보 주체 모두의 동의를 확인한 후 녹음을 하는 경우에는 폐쇄회로 텔레비전에 부가된 녹음 기능을 사용하거나 별도의 녹음기기를 사용할 수 있음. 다만, 수술 중 응급으로 의료인 등이 교체되거나 추가 투입되는 등의 사유로 녹음 동의를 하지 않은 의료인 등이 수술에 참여하게 되는 경우에는 녹음을 중단해야 함

규칙 **제39조의14(영상정보의 안전성 확보 조치)** 의료기관의 장은 법 제38조의2제4항에 따라 영상정보의 안전성 확보에 필요한 다음 각 호의 조치를 해야 함

1. 영상정보의 안전한 저장을 위한 조치로서 법정 보관기한을 준수할 수 있도록 충분한 저장 용량을 확보하고 저장장치와 네트워크를 분리하는 조치
2. 영상정보 침해사고 발생에 대응하고 영상정보의 위조 및 변조를 방지하기 위한 조치로서 영상정보를 관리하는 컴퓨터 사용에 대한 암호를 설정하고 해당 컴퓨터 사용에 관한 기록이 남도록 설정하며, 그 기록을 보관 및 관리하는 조치
3. 영상정보에 대한 접근 통제 및 접근 권한의 제한 조치로서 접근 권한을 관리 책임자, 운영 담당자 등 최소한의 인원에만 부여하고 영상정보가 재생되거나 열람이 이루어지는 장소로의 접근은 접근 권한이 부여된 자에 대해서만 허용하는 조치
4. 영상정보의 안전한 처리를 위한 조치로서 영상정보 처리에 대한 의료기관 내부 관리계획을 수립하고 시행하며 그 이행 상황을 점검하는 조치
5. 영상정보의 안전한 보관을 위한 조치로서 저장장치를 접근이 제한된 구획된 장소에 보관하거나 보관시설에 대한 잠금장치 또는 훼손 방지 장치를 구비하는 조치

규칙 **제39조의15(영상정보의 열람 · 제공 절차 등)** ① 〈 법 제38조의2제5항제1호에 따라 열람 또는 제공을 요청할 수 있는 관계기관 〉

1. 수사기관(「사법경찰관리의 직무를 수행할 자와 그 직무범위에 관한 법률」에 따라 지명을 받은 특별사법경찰관리를 포함)
2. 법원

② 법 제38조의2제5항 각 호에 따라 의료기관의 장에게 영상정보의 열람 · 제공을 요청하는 자는 별지 제20호의5서식의 영상정보 열람 · 제공 요청서에 다음 각 호의 구분에 따른 서류를 첨부하여 의료기관의 장에게 제출해야 함

1. 법 제38조의2제5항제1호 또는 제2호에 따라 열람·제공을 요청하는 경우: 요청 권한이 있는 기관에 해당함을 증명하는 서류
2. 법 제38조의2제5항제3호에 따라 열람·제공을 요청하는 경우: 각 정보주체의 별지 제20호의6서식의 영상정보 열람·제공 동의서

③ 제2항에 따른 열람·제공 요청을 받은 의료기관의 장은 제4항에 따라 요청을 거부할 수 있는 경우가 아니면 열람·제공 요청을 받은 날부터 10일 이내에 서면, 전자우편, 문자메시지 등의 방법으로 열람·제공의 방법을 통지하고 열람하게 하거나 제공해야 함

④ 제2항에 따른 열람·제공 요청을 받은 의료기관의 장은 다음 각 호의 어느 하나에 해당하는 경우에는 열람·제공 요청을 거부할 수 있음. 이 경우 요청을 한 자에게 요청을 받은 날부터 10일 이내에 서면, 전자우편, 문자메시지 등의 방법으로 그 사유를 통지해야 함.

1. 제2항제1호 또는 제2호의 서류를 제출하지 않은 경우
2. 법 제38조의2제9항에 따른 보관기간이 지나 영상정보를 파기한 경우
3. 천재지변 또는 그 밖의 불가항력적인 사유로 영상정보가 멸실되는 경우

⑤ 의료기관의 장은 제3항에 따라 열람하게 하거나 제공할 때 열람·제공을 요청한 자임을 관계 서류나 증표로 확인해야 함.

규칙 **제39조의16(영상정보 열람·제공대장의 작성 및 보관)** ① 의료기관의 장은 제39조의15제2항에 따라 영상정보의 열람·제공 요청을 받은 경우 또는 같은 조 제3항에 따라 열람하게 하거나 제공한 경우에는 다음 각 호의 사항이 포함된 영상정보 열람·제공대장을 작성해야 함

1. 영상정보 열람·제공 요청자의 성명 및 연락처
2. 열람·제공 요청 영상정보 파일의 명칭 및 내용
3. 영상정보 열람·제공의 목적
4. 영상정보 열람·제공을 거부한 경우 그 거부의 구체적 사유

② 의료기관의 장은 제1항에 따라 작성된 영상정보 열람·제공대장을 3년 동안 보관해야 함

규칙 **제39조의17(영상정보의 보관기준 등)** ① 의료기관의 장은 법 제38조의2제9항에 따라 30일 이상 보관하고 있는 영상정보를 제39조의14제4호에 따른 내부 관리계획에서 정한 주기에 따라 삭제해야 함

② 제1항에도 불구하고 의료기관의 장은 영상정보를 보관하고 있는 기간 동안 다음 각 호의 어느 하나에 해당하는 경우에는 영상정보 촬영일부터 30일이 지나더라도 해당 영상을 삭제해서는 안 됨

1. 법 제38조의2제5항 각 호에 따라 영상정보의 열람·제공 요청을 받은 경우
2. 법 제38조의2제5항 각 호에 따라 영상정보의 열람·제공을 요청할 예정임을 이유로 별지 제20호의5서식의 영상정보 보관연장 요청서와 법 제38조의2제5항 각 호에 따른 업무 절차 준비 및 진행 예정을 증명할 수 있는 서류를 제출받은 경우

③ 제2항제2호에 따라 보관기간 연장을 요청하는 경우 연장기간은 요청일부터 30일 이내로 하며, 그 기간을 다시 연장하려는 경우에는 연장기간의 종료일까지 별지 제20호의5서식의 영상정보 보관연장 요청서를 제출해야 함

④ 제2항 각 호의 어느 하나에 해당하는 경우에는 해당 사유가 종료될 때까지 영상정보를 보관해야 함

■ 의료법 시행규칙 [별표 7의2]

수술실 내 폐쇄회로 텔레비전의 설치 기준(제39조의9 관련)

가. 폐쇄회로 텔레비전은 「개인정보 보호법 시행령」 제3조제1항제1호에 따른 장치로서 수술실 내부를 촬영하고 모니터를 통해 그 영상을 구현할 수 있으며, 그 영상정보를 녹화·저장할 수 있는 기능을 갖춰야 한다.

나. 폐쇄회로 텔레비전은 환자 및 수술에 참여한 의료인 등을 확인할 수 있도록 사각지대를 최소화할 수 있는 곳에 설치해야 한다.

다. 폐쇄회로 텔레비전은 수술실에 일정한 방향을 지속적으로 촬영할 수 있도록 설치해야 한다.

라. 폐쇄회로 텔레비전은 임의로 조작이 가능하도록 설치해서는 안 된다.

마. 폐쇄회로 텔레비전은 고해상도[HD(High Definition)]급 이상의 성능을 보유해야 한다.

바. 폐쇄회로 텔레비전의 설치와 관련하여 이 규칙에 규정하고 있지 않은 사항은 「개인정보 보호법」 및 「정보통신공사업법」의 관련 규정을 준용한다.

확인문제

「의료법」상 수술실 내 폐쇄회로 텔레비전의 설치 · 운영에 관한 내용으로 틀린 것은?

① 의료기관의 장은 촬영한 영상정보를 30일 이상 보관하여야 한다.
② 수술을 하는 장면을 촬영하는 경우 녹음 기능을 사용하여야 한다.
③ 의료기관의 장은 환자 동의만 받은 경우라도 영상정보를 열람하게 할 수 있다.
④ 환자의 생명이 위험하여지는 응급 수술을 시행하는 경우 환자의 촬영 요청을 거부할 수 있다.
⑤ 환자의 의식이 없는 상태에서 수술을 시행하는 의료기관의 개설자는 수술실 내부에 폐쇄회로 텔레비전을 설치하여야 한다.

해설: 환자 및 해당 수술에 참여한 의료인 등 정보주체 모두의 동의를 받은 경우에만 녹음 기능을 사용할 수 있다. 정답: ②

- **법 제39조(시설 등의 공동이용)**[9] ① 의료인은 다른 의료기관의 장의 동의를 받아 그 의료기관의 시설 · 장비 및 인력 등을 이용하여 진료할 수 있음
  ② 의료기관의 장은 그 의료기관의 환자를 진료하는 데에 필요하면 해당 의료기관에 소속되지 아니한 의료인에게 진료하도록 할 수 있음
  ③ 의료인이 다른 의료기관의 시설 · 장비 및 인력 등을 이용하여 진료하는 과정에서 발생한 의료사고에 대하여는 진료를 한 의료인의 과실 때문이면 그 의료인에게, 의료기관의 시설 · 장비 및 인력 등의 결함 때문이면 그것을 제공한 의료기관 개설자에게 각각 책임이 있는 것으로 봄

- **법 제40조(폐업 · 휴업 신고와 진료기록부 등의 이관)** ① 의료기관 개설자는 의료업을 폐업하거나 1개월 이상 휴업(입원환자가 있는 경우에는 1개월 미만의 휴업 포함. 이하 이 조에서 이와 같음)하려면 보건복지부령으로 정하는 바에 따라 관할 시장 · 군수 · 구청장에게 신고하여야 함
  ③ 시장 · 군수 · 구청장은 제1항에 따른 신고에도 불구하고 「감염병의 예방 및 관리에 관한 법률」 제18조 및 제29조에 따라 질병관리청장, 시 · 도지사 또는 시장 · 군수 · 구청장이 감염병의 역학조사 및 예방접종에 관한 역학조사를 실시하거나 같은 법 제18조의2에 따라 의료인 또는 의료기관의 장이 질병관리청장, 시 · 도지사 또는 시장 · 군수 · 구청장에게 역학조사 실시를 요청한 경우로서 그 역학조사를 위하여 필요하다고 판단하는 때에는 의료기관 폐업 신고를 수리하지 아니할 수 있음
  ④ 의료기관 개설자는 의료업을 폐업 또는 휴업하는 경우 보건복지부령으로 정하는 바에 따라 해당 의료기관에 입원 중인 환자를 다른 의료기관으로 옮길 수 있도록 하는 등 환자의 권익을 보호하기 위한 조치를 하여야 함

---

9) 시설 등의 공동이용 : 의료기관의 '시설 등의 공동이용'은 '개방병원제도'로 설명되며, 우리나라는 종합병원의 유휴장비와 우수한 인력의 의료서비스를 이용하자는 취지에서 2001년 시범사업을 거친 후 2003년에 본격적으로 시행된 사업이다. 의원을 개원한 의사입장에서는 개원에 따른 시설투자의 경제적 부담을 감소할 수 있고, 우수 인력의 의료서비스를 지도받을 수 있는 장점이 있다. 개원의사가 인근 종합병원과 개방병원계약을 맺어 입원 또는 전문적인 치료가 필요한 환자를 개방병원에 입원시켜 개방병원의 우수한 시설과 장비를 이용하여 직접 치료하거나 우수인력의 치료지원을 받는 등 유휴시설 · 장비 및 의료서비스를 공동 이용하는 제도이다. 개방병원을 운영하고자 하는 의료기관은 개방병원운영신고서, 개방병원계약서 등을 첨부하여 보건복지부장관에게 신청하면 된다.

⑤ 시장 · 군수 · 구청장은 제1항에 따른 폐업 또는 휴업 신고를 받은 경우 의료기관 개설자가 제4항에 따른 환자의 권익을 보호하기 위한 조치를 취하였는지 여부를 확인하는 등 대통령령으로 정하는 조치를 하여야 함
☞ 폐업, 휴업의 신고는 시장, 군수, 구청장에게

영 **제17조의2(폐업 · 휴업 시 조치사항)** 시장 · 군수 · 구청장(자치구의 구청장을 말함. 이하 같음)은 법 제40조제1항에 따라 의료업의 폐업 또는 휴업 신고를 받은 경우에는 같은 조 제5항에 따라 다음 각 호의 사항에 대한 확인 조치를 하여야 함

1. 법 제16조제1항에 따라 의료기관에서 나온 세탁물의 적정한 처리를 완료하였는지 여부
2. 법 제40조의2제1항에 따라 법 제22조제1항에 따른 진료기록부 등(전자의무기록 포함. 이하 '진료기록부 등')을 적정하게 넘겼거나 직접 보관하고 있는지 여부
3. 법 제40조제4항에 따라 환자의 권익 보호를 위한 조치를 하였는지 여부
4. 그 밖에 제1호부터 제3호까지의 규정에 준하는 사항으로서 의료업의 폐업 또는 휴업의 적정한 관리를 위하여 보건복지부장관이 특히 필요하다고 인정하는 사항

규칙 **제30조(폐업 · 휴업의 신고)** ① 법 제40조에 따라 의료기관의 개설자가 의료업을 폐업하거나 휴업하려면 별지 제18호서식의 의료기관 휴업(폐업) 신고서에 다음 각 호의 서류를 첨부하여 관할 시장 · 군수 · 구청장에게 제출하여야 함

1. 의료업의 폐업 또는 휴업에 대한 결의서(법인만 해당) 1부
2. 영 제17조의2 각 호의 조치에 관한 서류

② 시장 · 군수 · 구청장은 매월의 의료기관 폐업신고의 수리 상황을 그 다음 달 15일까지 보건복지부장관에게 통보해야 함.
③ 법 제33조제2항 및 제8항에 따라 의원 · 치과의원 · 한의원 또는 조산원을 개설한 의료인이 부득이한 사유로 6개월을 초과하여 그 의료기관을 관리할 수 없는 경우 그 개설자는 폐업 또는 휴업 신고를 하여야 함

규칙 **제30조의2(보건의료자원 통합신고포털을 통한 신고 등)** ① 시 · 도지사 및 시장 · 군수 · 구청장은 「국민건강보험법 시행규칙」 제12조의2제1항에 따른 전자민원창구(이하 '보건의료자원 통합신고포털')를 통하여 제25조부터 제28조까지의 규정, 제30조 및 제32조에 따른 의료기관 개설(변경)신고 · 개설(변경)허가 및 폐업 · 휴업의 신고 등에 관한 사무를 처리할 수 있음
② 시 · 도지사 및 시장 · 군수 · 구청장은 제1항에 따라 처리한 사항(서면으로 신고 받거나 허가 신청 받아 처리한 사항을 포함)을 「국민건강보험법」 제62조에 따른 건강보험심사평가원(이하 "심사평가원")에 「국민건강보험법 시행규칙」 제12조의2제3항에 따른 방법으로 통보해야 함. 이 경우 시 · 도지사 또는 시장 · 군수 · 구청장은 제25조제5항, 제27조제5항, 제30조제2항 및 제32조제2항에 따라 보건복지부장관에게 통보한 것으로 봄
③ 시 · 도지사 및 시장 · 군수 · 구청장은 심사평가원으로부터 「국민건강보험법 시행규칙」 제12조제4항제1호 또는 제2호에 따른 통보를 받은 경우에는 해당 의료기관의 개설자가 제26조제1항에 따른 의료기관 개설신고사항의 변경신고한 것으로 봄
④ 시 · 도지사 및 시장 · 군수 · 구청장은 심사평가원으로부터 「국민건강보험법 시행규칙」 제12조제4항제3호에 따른 통보를 받은 경우에는 해당 의료기관의 개설허가를 받은 자가 제28조제1항에 따른 개설허가사항 변경신청서를 제출한 것으로 봄
⑤ 의료기관의 개설자 또는 개설허가를 받은 자가 보건의료자원 통합신고포털을 통하여 변경신고를 하거나 변경허가를 신청하는 경우에는 제26조제1항 및 제28조제1항에도 불구하고 다음 각 호의 구분에 따라 서류의 제출을 생략할 수 있음

1. 제26조제1항에 따른 개설신고사항의 변경신고(제32조제2항 전단에 따라 준용하는 경우 포함)를 하는 경우 : 의료기관 개설신고증명서
2. 제28조제1항에 따른 허가사항 변경신청(제32조제2항 전단에 따라 준용하는 경우 포함)을 하는 경우 : 의료기관 개설허가증

⑥ 시 · 도지사, 시장 · 군수 · 구청장 및 심사평가원은 제1항부터 제5항까지의 규정에 따른 업무를 위하여 불가피한 경우 「개인정보 보호법 시행령」 제19조제1호 또는 제4호에 따른 주민등록번호 또는 외국인등록번호가 포함된 자료를 처리할 수 있음

규칙 **제30조의3(폐업 · 휴업 시 조치사항)** 법 제40조제4항에 따라 의료기관 개설자는 의료업을 폐업 또는 휴업하려는 때에는 폐업 또는 휴업 신고예정일 14일 전까지 환자 및 환자 보호자가 쉽게 볼 수 있는 장소 및 인터넷 홈페이지(인터넷 홈페이지를 운영하고 있는 자만 해당)에 다음 각 호의 사항을 기재한 안내문을 각각 게시해야 함. 다만, 입원 환자에 대해서는 폐업 또는 휴업 신고예정일 30일 전까지 환자 또는 그 보호자에게 직접 안내문의 내용을 알려야 함

1. 폐업 또는 휴업 개시 예정일자
2. 진료기록부 등의 이관 · 보관 또는 사본 발급 등에 관한 사항
3. 진료비 등의 정산 및 반환 등에 관한 사항

4. 입원 중인 환자의 다른 의료기관으로의 전원(轉院)에 관한 사항
5. 그 밖에 제1호부터 제4호까지에 준하는 사항으로서 환자의 권익 보호를 위하여 보건복지부장관이 특히 필요하다고 인정하여 고시하는 사항

확인문제

「의료법」상 의료기관 폐업신고를 수리하지 않을 수 있는 때는?

① 진료비 청구가 거짓이었을 때
② 의료기관 인증평가에서 불인증을 받았을 때
③ 의료기관 안전관리시설을 갖추지 않았을 때
④ 병원감염예방을 위한 감염관리실 운영을 하지 않았을 때
⑤ 감염병의 역학조사 및 예방접종에 관한 역학조사를 실시할 때

정답 : ⑤

● **법 제40조의2(진료기록부 등의 이관)** ① 의료기관 개설자는 제40조제1항에 따라 폐업 또는 휴업 신고를 할 때 제22조나 제23조에 따라 기록 · 보존하고 있는 진료기록부등의 수량 및 목록을 확인하고 진료기록부 등을 관할 보건소장에게 넘겨야 함. 다만, 의료기관 개설자가 보건복지부령으로 정하는 바에 따라 진료기록부 등의 보관계획서를 제출하여 관할 보건소장의 허가를 받은 경우에는 직접 보관할 수 있음

② 제1항에 따라 관할 보건소장의 허가를 받아 진료기록부등을 직접 보관하는 의료기관 개설자는 보관계획서에 기재된 사항 중 보건복지부령으로 정하는 사항이 변경된 경우 관할 보건소장에게 이를 신고하여야 하며, 직접 보관 중 질병, 국외 이주 등 보건복지부령으로 정하는 사유로 보존 및 관리가 어려운 경우 이를 대행할 책임자를 지정하여 보관하게 하거나 진료기록부 등을 관할 보건소장에게 넘겨야 함

③ 제1항에 따라 관할 보건소장의 허가를 받아 진료기록부 등을 직접 보관하는 의료기관 개설자는 보관 기간, 방법 등 보건복지부령으로 정하는 사항을 준수하여야 함

④ 제1항에 따라 관할 보건소장의 허가를 받아 진료기록부등을 직접 보관하는 의료기관 개설자(제2항에 따라 지정된 책임자 포함)의 기록 열람 및 보존에 관하여는 제21조 및 제22조제2항을 준용

⑤ 그 밖에 진료기록부 등의 이관 방법, 절차 등에 필요한 사항은 보건복지부령으로 정함

규칙 **제30조의4(진료기록부 등의 직접 보관 절차 등)** ① 폐업 또는 휴업의 신고를 하는 의료기관 개설자가 법 제40조의2제1항 단서에 따라 진료기록부 등을 직접 보관하려면 별지 제19호서식의 진료기록 보관계획서에 다음 각 호의 서류를 첨부하여 폐업 또는 휴업 예정일 전까지 관할 보건소장의 허가를 받아야 함

1. 진료기록부 등의 종류별 수량 및 목록
2. 진료기록부 등에 대한 체계적이고 안전한 보관계획에 관한 서류
3. 법 제23조제1항에 따라 전자의무기록을 작성 · 보관한 의료기관 개설자의 경우에는 제16조제1항제1호부터 제6호까지의 규정에 해당하는 시설 및 장비를 보유하였음을 증명하는 서류. 다만, 법 제40조의3에 따른 진료기록보관시스템(이하 '진료기록보관시스템')을 통하여 진료기록부 등을 직접 보관하려는 경우에는 제출을 생략할 수 있음

② 제1항에 따라 허가받은 보관 기간을 연장하려는 의료기관 개설자는 해당 기간이 경과하기 전에 관할 보건소장에게 다시 허가를 받아야 함

③ 제2항에 따른 허가를 받지 않은 의료기관 개설자는 보관 기간이 경과하는 경우 즉시 관할 보건소장에게 진료기록부 등을 이관해야 함

④〈 법 제40조의2제2항에서 '보건복지부령으로 정하는 사항이 변경된 경우'〉

1. 진료기록부 등의 보관 기간(제2항에 따라 보관 기간을 연장하는 경우 제외), 보관 장소 또는 보관책임자가 변경된 경우
2. 진료기록부 등의 종류별 수량 및 목록이 변경된 경우
3. 제1항제2호에 따라 제출한 진료기록부 등의 보관계획이 변경된 경우
4. 제16조제1항제1호부터 제6호까지의 규정에 해당하는 시설 및 장비 보유 현황이 변경된 경우

⑤〈 법 제40조의2제2항에서 '질병, 국외 이주 등 보건복지부령으로 정하는 사유'〉

1. 질병 또는 국외 이주
2. 의료인의 면허자격 정지 또는 면허 취소 처분
3. 성년후견의 개시
4. 그 밖에 의료기관 개설자가 진료기록부등을 직접 보관하기 어려운 사유로서 보건복지부장관이 인정하는 사유

⑥〈 법 제40조의2제3항에서 '보관 기간, 방법 등 보건복지부령으로 정하는 사항'〉

1. 제1항에 따라 허가받은 진료기록부등의 보관 기간
2. 제1항에 따라 허가받은 진료기록부등의 보관 장소·시설 등 보관 방법에 관한 사항

규칙 **제30조의5(진료기록부 등의 이관 방법 및 절차 등)**

① 의료기관 개설자는 법 제40조의2제1항 본문, 같은 조 제2항 또는 이 규칙 제30조의4제3항에 따라 관할 보건소장에게 진료기록부 등을 이관하는 경우 진료기록보관시스템을 이용하여 이관할 수 있음

② 제1항에서 규정한 사항 외에 진료기록부 등의 이관 방법 및 절차에 관하여 필요한 사항은 보건복지부장관이 정하여 고시

확인문제

「의료법」상 의료기관 개설자는 폐업 또는 휴업 신고를 할 때 누구에게 진료기록부를 이관하여야 하는가?

① 시·도지사 ② 시장·군수·구청장 ③ 보건복지부장관
④ 질병관리청장 ⑤ 관할 보건소장

정답 : ⑤

● **법 제40조의3(진료기록보관시스템의 구축·운영)** ① 보건복지부장관은 제40조의2에 따라 폐업 또는 휴업한 의료기관의 진료기록부등을 보관하는 관할 보건소장 및 의료기관 개설자가 안전하고 효과적으로 진료기록부등을 보존·관리할 수 있도록 지원하기 위한 시스템(이하 '진료기록보관시스템')을 구축·운영할 수 있음

② 제40조의2에 따라 폐업 또는 휴업한 의료기관의 진료기록부등을 보관하는 관할 보건소장 및 의료기관 개설자는 진료기록보관시스템에 진료기록부등을 보관할 수 있음

③ 제2항에 따라 진료기록부등을 진료기록보관시스템에 보관한 관할 보건소장 및 의료기관 개설자(해당 보건소 및 의료기관 소속 의료인 및 그 종사자 포함)는 직접 보관한 진료기록부등 외에는 진료기록보관시스템에 보관된 정보를 열람하는 등 그 내용을 확인하여서는 아니 됨

④ 보건복지부장관은 제1항에 따른 진료기록보관시스템의 구축·운영 업무를 관계 전문기관 또는 단체에 위탁할 수 있음 이 경우 보건복지부장관은 진료기록보관시스템의 구축·운영 업무에 소요되는 비용의 전부 또는 일부를 지원할 수 있음

⑤ 제4항 전단에 따라 진료기록보관시스템의 구축·운영 업무를 위탁받은 전문기관 또는 단체는 보건복지부령으로 정하는 바에 따라 진료기록부등을 안전하게 관리·보존하는 데에 필요한 시설과 장비를 갖추어야 함

⑥ 보건복지부장관은 진료기록보관시스템의 효율적 운영을 위하여 원본에 기재된 정보가 변경되지 않는 범위에서 진료기록부등의 형태를 변경하여 보존 · 관리할 수 있으며, 변경된 형태로 진료기록부등의 사본을 발급할 수 있음

⑦ 누구든지 정당한 접근 권한 없이 또는 허용된 접근 권한을 넘어 진료기록보관시스템에 보관된 정보를 훼손 · 멸실 · 변경 · 위조 · 유출하거나 검색 · 복제하여서는 아니 됨

⑧ 진료기록보관시스템의 구축 범위 및 운영 절차 등에 필요한 사항은 보건복지부령으로 정함

규칙 **제30조의6(진료기록부 등의 관리 · 보존에 필요한 시설 및 장비)** ① 법 제40조의3제4항 전단 및 영 제42조제5항에 따라 보건복지부장관으로부터 진료기록보관시스템의 구축 · 운영 업무를 위탁받는 기관은 진료기록부등을 안전하게 관리 · 보존하는 데에 필요한 다음 각 호의 시설과 장비를 갖추어야 함

1. 진료기록부 등의 저장 및 그 동일성을 검증할 수 있는 장비
2. 진료기록부 등의 백업 저장장비
3. 네트워크 보안에 관한 시설 및 장비(제1호 및 제2호에 해당하는 장비가 유무선 인터넷에 연결된 경우만 해당)
4. 전자의무기록시스템의 보안에 관한 시설과 장비
5. 진료기록부 등의 보존장소에 대한 다음 각 목의 물리적 접근 방지 시설과 장비
   가. 출입통제구역 등 통제시설
   나. 잠금장치

② 제1항에 따라 갖추어야 하는 시설과 장비에 관한 구체적인 사항은 보건복지부장관이 정하여 고시

규칙 **제30조의7(진료기록보관시스템의 운영)** ① 보건복지부장관은 진료기록보관시스템의 효율적인 운영을 위하여 진료기록보관시스템을 다음 각 호의 정보시스템과 전자적으로 연계하여 활용할 수 있음 이 경우 연계를 통하여 수집할 수 있는 자료 또는 정보는 진료기록부등의 안전한 보관 및 효과적 발급에 필요한 자료 또는 정보로 한정

1. 보건의료자원 통합신고포털
2. 「민원처리에 관한 법률」 제12조의2제3항에 따른 통합전자민원창구
3. 그 밖에 진료기록보관시스템의 효율적인 운영을 위하여 필요한 시스템으로서 보건복지부장관이 정하여 고시하는 시스템

② 제1항에서 규정한 사항 외에 진료기록보관시스템의 운영에 관하여 필요한 사항은 보건복지부장관이 정하여 고시

● **법 제41조(당직의료인)** ① 각종 병원에는 응급환자와 입원환자의 진료 등에 필요한 당직의료인을 두어야 함
② 제1항에 따른 당직의료인의 수와 배치 기준은 병원의 종류, 입원환자의 수 등을 고려하여 보건복지부령으로 정함

규칙 **제39조의18(당직의료인)** ① 법 제41조제2항에 따라 각종 병원에 두어야 하는 당직의료인의 수는 입원환자 200명까지는 의사 · 치과의사 또는 한의사의 경우에는 1명, 간호사의 경우에는 2명을 두되, 입원환자 200명을 초과하는 200명마다 의사 · 치과의사 또는 한의사의 경우에는 1명, 간호사의 경우에는 2명을 추가한 인원수로 함

② 제1항에도 불구하고 법 제3조제2항제3호라목에 따른 요양병원에 두어야 하는 당직의료인의 수는 다음 각 호의 기준에 따름

1. 의사 · 치과의사 또는 한의사의 경우에는 입원환자 300명까지는 1명, 입원환자 300명을 초과하는 300명마다 1명을 추가한 인원 수
2. 간호사의 경우에는 입원환자 80명까지는 1명, 입원환자 80명을 초과하는 80명마다 1명을 추가한 인원 수

③ 제1항 및 제2항에도 불구하고 다음 각 호의 어느 하나에 해당하는 의료기관은 입원환자를 진료하는 데에 지장이 없도록 해당 병원의 자체 기준에 따라 당직의료인을 배치할 수 있음

1. 「정신건강증진 및 정신질환자 복지서비스 지원에 관한 법률」 제3조제5호가목에 따른 정신병원
2. 「장애인복지법」 제58조제1항제4호에 따른 의료재활시설로서 법 제3조의2에 따른 요건을 갖춘 의료기관
3. 국립정신건강센터, 국립정신병원, 국립소록도병원, 국립결핵병원 및 국립재활원
4. 그 밖에 제1호부터 제3호까지에 준하는 의료기관으로서 보건복지부장관이 당직의료인의 배치 기준을 자체적으로 정할 필요가 있다고 인정하여 고시하는 의료기관

확인문제

「의료법」상 병원의 입원환자가 200명인 경우, 당직 간호사는 몇 명을 두어야 하는가?

① 1명 ② 2명 ③ 3명 ④ 4명 ⑤ 5명

정답 : ②

「의료법」상 요양병원의 입원환자가 300명 이내인 경우 당직의사의 수는?

① 1명 ② 2명 ③ 3명 ④ 4명 ⑤ 5명

해설: 병원급의 경우 의사 · 치과의사 또는 한의사를 입원환자 200명까지 1명, 간호사 2명을 두어야 한다. 다만, 요양병원의 경우 의사 · 치과의사 또는 한의사를 입원환자 300명까지 1명을 두어야 하고, 간호사의 경우에는 입원환자 80명까지 1명을 두어야 한다.

정답 : ①

● **법 제42조(의료기관의 명칭)** ① 의료기관은 제3조제2항에 따른 의료기관의 종류에 따르는 명칭 외의 명칭을 사용하지 못함 다만, 다음 각 호의 어느 하나에 해당하는 경우에는 그러하지 아니함

1. 종합병원 또는 정신병원이 그 명칭을 병원으로 표시하는 경우
2. 제3조의4제1항에 따라 상급종합병원으로 지정받거나 제3조의5제1항에 따라 전문병원으로 지정받은 의료기관이 지정받은 기간 동안 그 명칭을 사용하는 경우
3. 제33조제8항 단서에 따라 개설한 의원급 의료기관이 면허 종별에 따른 종별명칭을 함께 사용하는 경우
4. 국가나 지방자치단체에서 개설하는 의료기관이 보건복지부장관이나 시 · 도지사와 협의하여 정한 명칭을 사용하는 경우
5. 다른 법령으로 따로 정한 명칭을 사용하는 경우

② 의료기관의 명칭 표시에 관한 사항은 보건복지부령으로 정함

③ 의료기관이 아니면 의료기관의 명칭이나 이와 비슷한 명칭을 사용하지 못함

규칙 **제40조(의료기관의 명칭 표시)** 법 제42조제2항에 따라 의료기관의 명칭 표시는 다음 각 호에 정하는 바에 따름

1. 의료기관이 명칭을 표시하는 경우에는 법 제3조제2항에 따른 의료기관의 종류에 따르는 명칭(종합병원 · 정신병원의 경우에는 병원을 포함) 앞에 고유명칭을 붙임. 이 경우 의료기관의 종류 명칭의 글자 크기는 고유명칭의 2분의 1 범위에서 크거나 작게 하되, 고유 명칭은 의료기관의 종류 명칭과 혼동할 우려가 있거나 특정 진료과목 또는 질환명과 비슷한 명칭을 사용하지 못함.
2. 제1호에도 불구하고 법 제3조의4제1항에 따라 상급종합병원으로 지정받은 종합병원은 의료기관의 종류에 따른 명칭 대신 상급종합병원의 명칭을 표시할 수 있음
3. 제1호에도 불구하고 법 제3조의5제1항에 따라 전문병원으로 지정받은 병원은 지정받은 특정 진료과목 또는 질환명을 표시할 수 있으며, 의료기관의 종류에 따른 명칭 대신 전문병원의 명칭을 표시할 수 있음
4. 병원 · 한방병원 · 치과병원 · 의원 · 한의원 또는 치과의원의 개설자가 전문의인 경우에는 그 의료기관의 고유명칭 앞에 전문과목 및 전문의를 함께 표시하거나 의료기관의 고유명칭과 의료기관의 종류 명칭 사이에 인정받은 전문과목을 삽입하여 표시할 수 있음. 이 경우 전문과목에 "치과"가 포함된 치과병원 · 치과의원의 경우에는 제1호 전단에도 불구하고 의료기관의 종류 명칭에서 "치과"를 생략할 수 있음
5. 제32조에 따른 부속 의료기관이 명칭을 표시하는 경우에는 의료기관의 종류에 따르는 명칭 앞에 그 개설기관의 명칭과 '부속'이라는 문자를 붙여야 함

6. 의료기관의 명칭표시판에는 다음 각 목의 사항만을 표시할 수 있음 다만, 장소가 좁거나 그 밖에 부득이 한 사유가 있는 경우에는 제41조제4항에도 불구하고 같은 조 제1항에 따른 진료과목을 명칭표시판에 함께 표시할 수 있음
   가. 의료기관의 명칭 및 로고. 다만, 법 제56조제2항 각 호의 내용이 포함되어 있는 로고는 표시할 수 없음
   나. 전화번호 및 주소(인터넷 홈페이지 주소를 포함)
   다. 진료에 종사하는 의료인의 면허 종류 및 성명
   라. 상급종합병원으로 지정받은 사실(법 제3조의4제1항에 따라 상급종합병원지정받은 종합병원만 해당)
   마. 전문병원으로 지정받은 사실(법 제3조의5제1항에 따라 전문병원 지정받은 병원만 해당)
   바. 병원 · 한방병원 · 치과병원 · 의원 · 한의원 또는 치과의원의 개설자가 전문의인 경우에는 해당 개설자의 전문의 자격 및 전문과목
   사. 법 제58조제1항에 따라 의료기관 인증을 받은 사실
   아. 진료시간 및 진료일
7. 제6호가목에 따른 의료기관의 명칭은 한글로 표시하되, 외국어를 함께 표시할 수 있음

규칙 **제42조(의료기관의 명칭과 진료과목의 병행 표시 방법)** 제40조제6호 각 목 외의 부분 단서에 따라 의료기관의 명칭 표시판에 진료과목을 함께 표시하는 경우에는 진료과목을 표시하는 글자의 크기를 의료기관의 명칭을 표시하는 글자 크기의 2분의 1 이내로 하여야 함

● **법 제43조(진료과목 등)** ① 병원 · 치과병원 또는 종합병원은 한의사를 두어 한의과 진료과목을 추가로 설치 · 운영할 수 있음

② 한방병원 또는 치과병원은 의사를 두어 의과 진료과목을 추가로 설치 · 운영할 수 있음

③ 병원 · 한방병원 · 요양병원 또는 정신병원은 치과의사를 두어 치과 진료과목을 추가로 설치 · 운영할 수 있음

④ 제1항부터 제3항까지의 규정에 따라 추가로 진료과목을 설치 · 운영하는 경우에는 보건복지부령으로 정하는 바에 따라 진료에 필요한 시설 · 장비를 갖추어야 함

⑤ 제1항부터 제3항까지의 규정에 따라 추가로 설치한 진료과목을 포함한 의료기관의 진료과목은 보건복지부령으로 정하는 바에 따라 표시하여야 함. 다만, 치과의 진료과목은 종합병원과 제77조제2항에 따라 보건복지부령으로 정하는 치과병원에 한하여 표시할 수 있음

법률 제9386호(2009. 1. 30.) 제43조제5항 단서의 개정규정 중 치과의사에 대한 부분은 같은 법 부칙 제2조의 규정에 의하여 2013년 12월 31일까지 유효함

규칙 **제41조(진료과목의 표시)** ① 법 제43조에 따라 의료기관이 표시할 수 있는 진료과목은 다음 각 호와 같음
1. 종합병원 : 제2호 및 제3호의 진료과목
2. 병원 · 정신병원이나 의원 : 내과, 신경과, 정신건강의학과, 외과, 정형외과, 신경외과, 심장혈관흉부외과, 성형외과, 마취통증의학과, 산부인과, 소아청소년과, 안과, 이비인후과, 피부과, 비뇨의학과, 영상의학과, 방사선종양학과, 병리과, 진단검사의학과, 재활의학과, 결핵과, 예방의학과, 가정의학과, 핵의학과, 직업환경의학과 및 응급의학과
3. 치과병원이나 치과의원 : 구강악안면외과, 치과보철과, 치과교정과, 소아치과, 치주과, 치과보존과, 구강내과, 영상치의학과, 구강병리과, 예방치과 및 통합치의학과
4. 한방병원이나 한의원 : 한방내과, 한방부인과, 한방소아과, 한방안 · 이비인후 · 피부과, 한방신경정신과, 한방재활의학과, 사상체질과 및 침구과
5. 요양병원 : 제2호 및 제4호의 진료과목

② 법 제43조제1항부터 제3항까지의 규정에 따라 추가로 진료과목을 설치한 의료기관이 표시할 수 있는 진료과목과 법 제43조제4항에 따라 추가로 설치한 진료과목의 진료에 필요한 시설 · 장비는 별표 8과 같음
③ 의료기관이 진료과목을 표시하는 경우에는 제1항 및 제2항의 진료과목 중 그 의료기관이 확보하고 있는 시설 · 장비 및 의료관계인에 해당하는 과목만을 표시할 수 있음
④ 의료기관의 진료과목 표시판에는 '진료과목'이라는 글자와 진료과목의 명칭을 표시하여야 함

■ 의료법 시행규칙 [별표 8]

추가로 진료과목을 설치한 의료기관이 표시할 수 있는 진료과목 및 진료에 필요한 시설 · 장비 기준(제41조제2항 관련)

1. 표시할 수 있는 진료과목

의료기관 종류	표시할 수 있는 진료과목
종합병원	한의과 진료과목을 추가로 설치하는 경우 : 한방내과, 한방부인과, 한방소아과, 한방안 · 이비인후 · 피부과, 한방신경정신과, 한방재활의학과, 사상체질과 및 침구과
병원	가. 한의과 진료과목을 추가로 설치하는 경우 1) 모든 병원 : 한방내과, 사상체질과 및 침구과 2) 신경과, 정신건강의학과, 신경외과 또는 재활의학과를 설치 · 운영하고 있는 병원 : 한방신경정신과 및 한방재활의학과 3) 내과, 산부인과, 성형외과, 소아청소년과, 안과, 이비인후과 또는 피부과를 설치 · 운영하고 있는 병원 : 한방부인과, 한방소아과 및 한방안 · 이비인후 · 피부과 나. 치과 진료과목을 추가로 설치하는 경우 1) 모든 병원 : 구강내과 및 통합치의학과 2) 외과, 성형외과 또는 응급의학과를 설치 · 운영하고 있는 병원 : 구강악안면외과, 치과보철과, 치과교정과, 치주과 및 치과보존과 3) 소아청소년과를 설치 · 운영하고 있는 병원 : 소아치과
한방병원	가. 의과 진료과목을 추가로 설치하는 경우 1) 모든 한방병원 : 내과, 가정의학과, 마취통증의학과 2) 한방내과, 한방신경정신과, 한방재활의학과 또는 침구과를 설치 · 운영하고 있는 한방병원 : 신경과, 정신건강의학과, 신경외과, 정형외과, 비뇨의학과 및 재활의학과 3) 한방부인과, 한방소아과 또는 한방안 · 이비인후 · 피부과를 설치 · 운영하고 있는 한방병원 : 산부인과, 소아청소년과, 안과, 이비인후과 및 피부과 4) 1)에서 3)까지의 의과과목을 1개 이상 설치 · 운영하고 있는 한방병원 : 영상의학과 및 진단검사의학과 나. 치과 진료과목을 추가로 설치하는 경우 1) 모든 한방병원 : 구강내과 및 통합치의학과 2) 한방소아과를 설치 · 운영하고 있는 한방병원 : 소아치과
치과병원	가. 의과 진료과목을 추가로 설치하는 경우 1) 모든 치과병원 : 내과, 가정의학과, 마취통증의학과 2) 구강악안면외과, 치과보철과, 치과교정과, 치주과 또는 치과보존과를 설치 · 운영하고 있는 치과병원 : 성형외과 및 정신건강의학과 3) 구강내과 또는 소아치과를 설치 · 운영하고 있는 치과병원 : 이비인후과, 정신건강의학과, 신경과 및 소아청소년과 나. 한의과 진료과목을 추가로 설치하는 경우 1) 모든 치과병원 : 한방내과, 침구과 2) 소아치과를 설치 · 운영하고 있는 치과병원 : 한방소아과
요양병원 · 정신병원	치과 진료과목을 추가로 설치하는 경우 : 구강악안면외과, 치과보철과, 치주과, 치과보존과, 구강내과 및 통합치의학과
비 고 : 치과 진료과목을 추가로 설치하는 의료기관은 2013년 12월 31일까지 진료과목을 '치과'로 표시한다.	

2. 진료에 필요한 시설 · 장비 등

가. 종합병원 · 병원 · 치과병원에 추가로 한의과 진료과목을 설치하는 경우

1) 관련된 시설 · 장비 및 의료관계인을 확보하고 있는 경우에는 한방요법실을 갖출 수 있다.

2) 탕전을 하는 경우에는 관련된 시설 · 장비 및 의료관계인을 확보하고 탕전실을 갖추어야 한다.

나. 한방병원 · 치과병원에 추가로 의과 진료과목을 설치하는 경우

1) 외과계 진료과목을 설치하는 경우에는 관련된 시설 · 장비 및 의료관계인을 확보하고 수술실을 갖추어야 한다.

2) 관련된 시설 · 장비 및 의료관계인을 확보하고 있는 경우에는 임상검사실을 갖출 수 있다.

3) 관련된 시설 · 장비 및 의료관계인을 확보하고 있는 경우에는 방사선장치를 갖출 수 있다.

4) 수술실이 설치되어 있는 경우에는 회복실을 갖추어야 한다.

다. 요양병원 · 정신병원에 추가로 치과 진료과목을 설치하는 경우

1) 관련된 시설 · 장비 및 의료관계인을 확보하고 있는 경우에는 임상검사실을 갖출 수 있다.

2) 관련된 시설 · 장비 및 의료관계인을 확보하고 있는 경우에는 방사선장치를 갖출 수 있다.

라. 가목부터 다목까지의 규정에 따라 추가로 진료과목을 설치한 의료기관은 진료절차, 의료인 간 업무분장, 응급환자 대응방법, 관련 시설 · 장비의 활용방안, 환자의 선택권 등이 포함된 진료지침을 비치하여야 한다.

- **법 제45조(비급여 진료비용 등의 고지)** ① 의료기관 개설자는 「국민건강보험법」 제41조제4항에 따라 요양급여의 대상에서 제외되는 사항 또는 「의료급여법」 제7조제3항에 따라 의료급여의 대상에서 제외되는 사항의 비용(이하 '비급여 진료비용')을 환자 또는 환자의 보호자가 쉽게 알 수 있도록 보건복지부령으로 정하는 바에 따라 고지하여야 함

  ② 의료기관 개설자는 보건복지부령으로 정하는 바에 따라 의료기관이 환자로부터 징수하는 제증명수수료의 비용을 게시하여야 함

  ③ 의료기관 개설자는 제1항 및 제2항에서 고지 · 게시한 금액을 초과하여 징수할 수 없음

규칙 **제42조의2(비급여 진료비용 등의 고지)** ① 법 제45조제1항에 따라 의료기관 개설자는 「국민건강보험법」 제41조제4항에 따라 요양급여의 대상에서 제외되는 사항 또는 「의료급여법」 제7조제3항에 따라 의료급여의 대상에서 제외되는 사항(이하 이 조에서 '비급여 대상')의 항목과 그 가격을 적은 책자 등을 접수창구 등 환자 또는 환자의 보호자가 쉽게 볼 수 있는 장소에 갖추어 두어야 함. 이 경우 비급여 대상의 항목을 묶어 1회 비용으로 정하여 총액을 표기할 수 있음

② 법 제45조제1항에 따라 의료기관 개설자는 비급여 대상 중 보건복지부장관이 정하여 고시하는 비급여 대상을 제공하려는 경우 환자 또는 환자의 보호자에게 진료 전 해당 비급여 대상의 항목과 그 가격을 직접 설명해야 함. 다만, 수술, 수혈, 전신마취 등이 지체되면 환자의 생명이 위험해지거나 심신상의 중대한 장애를 가져오는 경우에는 그렇지 않음

③ 법 제45조제2항에 따라 의료기관 개설자는 진료기록부 사본 · 진단서 등 제증명수수료의 비용을 접수창구 등 환자 및 환자의 보호자가 쉽게 볼 수 있는 장소에 게시하여야 함

④ 인터넷 홈페이지를 운영하는 의료기관은 제1항 및 제3항의 사항을 제1항 및 제3항의 방법 외에 이용자가 알아보기 쉽도록 인터넷 홈페이지에 따로 표시하여야 함

⑤ 제1항부터 제4항까지에서 규정한 사항 외에 비급여 진료비용 등의 고지방법의 세부적인 사항은 보건복지부장관이 정하여 고시

● **법 제45조의2(비급여 진료비용 등의 보고 및 현황조사 등)** ① 의료기관의 장은 보건복지부령으로 정하는 바에 따라 비급여 진료비용 및 제45조제2항에 따른 제증명수수료(이하 이 조에서 '비급여진료비용등')의 항목, 기준, 금액 및 진료내역 등에 관한 사항을 보건복지부장관에게 보고하여야 함

② 보건복지부장관은 제1항에 따라 보고받은 내용을 바탕으로 모든 의료기관에 대한 비급여진료비용등의 항목, 기준, 금액 및 진료내역 등에 관한 현황을 조사·분석하여 그 결과를 공개할 수 있음 다만, 병원급 의료기관에 대하여는 그 결과를 공개하여야 함

③ 보건복지부장관은 제2항에 따른 비급여진료비용등의 현황에 대한 조사·분석을 위하여 필요하다고 인정하는 경우에는 의료기관의 장에게 관련 자료의 제출을 명할 수 있음 이 경우 해당 의료기관의 장은 특별한 사유가 없으면 그 명령에 따라야 함

④ 제2항에 따른 현황조사·분석 및 결과 공개의 범위·방법·절차 등에 필요한 사항은 보건복지부령으로 정함

규칙 **제42조의3(비급여 진료비용 등의 보고 및 현황 조사 등)**

① 의료기관의 장은 법 제45조의2제1항에 따른 비급여진료비용 등(이하 이 조에서 '비급여진료비용등')에 관한 다음 각 호의 구분에 따른 사항을 보건복지부장관에게 반기마다 보고해야 함. 다만, 의료기관의 행정부담, 보고 내용의 활용 목적 등을 고려하여 보건복지부장관이 정하여 고시하는 바에 따라 의료기관별 또는 항목별로 보고 횟수를 달리 정할 수 있음

1. 법 제45조제1항에 따른 비급여 진료비용 : 「국민건강보험 요양급여의 기준에 관한 규칙」 별표 2에 따라 비급여 대상이 되는 행위·약제 및 치료재료 중 다음 각 목의 사항을 고려하여 보건복지부장관이 정하여 고시하는 사항
   가. 의료기관에서 실시·사용·조제하는 빈도
   나. 의료기관의 징수비용
   다. 환자의 수요
   라. 환자가 「국민건강보험법 시행령」 별표 2 제3호라목에 따른 희귀난치성질환자등이거나 같은 영 제21조제3항에 해당하는 경우, 법 제38조에 따른 특수의료장비를 사용하는 경우 등 구체적인 진료 상황
2. 법 제45조제2항에 따른 제증명수수료 : 의료기관에서 발급하는 진단서·증명서 또는 검안서 등의 제증명서류 중 발급 빈도, 발급 비용 및 환자의 수요 등을 고려하여 보건복지부장관이 정하여 고시하는 사항

② 법 제45조의2제2항에 따라 보건복지부장관이 비급여진료비용 등에 대한 현황을 조사·분석하고 그 결과를 공개하는 의료기관은 보건복지부장관이 정하여 고시하는 의료기관으로 함

④ 보건복지부장관은 비급여진료비용등에 대한 심층적 조사·분석을 위하여 필요하다고 인정하는 경우에는 관계 전문기관이나 전문가 등에게 필요한 자료 또는 의견의 제출을 요청할 수 있음

⑤ 보건복지부장관은 법 제45조의2제2항에 따라 비급여진료비용 등의 현황에 대한 조사·분석 결과를 공개하는 경우에는 보건복지부장관이 지정하는 정보시스템에 게시하는 방법으로 함

⑥ 제1항부터 제5항까지의 규정에 따른 비급여진료비용등의 보고와 비급여진료비용 등의 현황에 대한 조사·분석 및 공개의 범위, 방법 및 절차 등에 관하여 필요한 세부 사항은 보건복지부장관이 정하여 고시

● **법 제45조의3(제증명수수료의 기준 고시)** 보건복지부장관은 제45조의2제2항에 따른 현황조사·분석의 결과를 고려하여 제증명수수료의 항목 및 금액에 관한 기준을 정하여 고시하여야 함

● **법 제46조(환자의 진료의사 선택 등)**[10] ① 환자나 환자의 보호자는 종합병원 · 병원 · 치과병원 · 한방병원 · 요양병원 또는 정신병원의 특정한 의사 · 치과의사 또는 한의사를 선택하여 진료를 요청할 수 있음 이 경우 의료기관의 장은 특별한 사유가 없으면 환자나 환자의 보호자가 요청한 의사 · 치과의사 또는 한의사가 진료하도록 하여야 함

② 제1항에 따라 진료의사를 선택하여 진료를 받는 환자나 환자의 보호자는 진료의사의 변경을 요청할 수 있음 이 경우 의료기관의 장은 정당한 사유가 없으면 이에 응하여야 함

③ 의료기관의 장은 환자 또는 환자의 보호자에게 진료의사 선택을 위한 정보를 제공하여야 함

④ 의료기관의 장은 제1항에 따라 진료하게 한 경우에도 환자나 환자의 보호자로부터 추가비용을 받을 수 없음

● **법 제47조(의료관련감염 예방)**[11] ① 보건복지부령으로 정하는 일정 규모 이상의 병원급 의료기관의 장은 의료관련감염 예방을 위하여 감염관리위원회와 감염관리실을 설치 · 운영하고 보건복지부령으로 정하는 바에 따라 감염관리 업무를 수행하는 전담 인력을 두는 등 필요한 조치를 하여야 함

② 의료기관의 장은 「감염병의 예방 및 관리에 관한 법률」 제2조제1호에 따른 감염병의 예방을 위하여 해당 의료기관에 소속된 의료인, 의료기관 종사자 및 「보건의료인력지원법」 제2조제3호의 보건의료인력을 양성하는 학교 및 기관의 학생으로서 해당 의료기관에서 실습하는 자에게 보건복지부령으로 정하는 바에 따라 정기적으로 교육을 실시하여야 함

③ 의료기관의 장은 「감염병의 예방 및 관리에 관한 법률」 제2조제1호에 따른 감염병이 유행하는 경우 환자, 환자의 보호자, 의료인, 의료기관 종사자 및 「경비업법」 제2조제3호에 따른 경비원 등 해당 의료기관 내에서 업무를 수행하는 사람에게 감염병의 확산 방지를 위하여 필요한 정보를 제공하여야 함

④ 질병관리청장은 의료관련감염의 발생 · 원인 등에 대한 의과학적인 감시를 위하여 의료관련감염 감시 시스템을 구축 · 운영할 수 있음

⑤ 의료기관은 제4항에 따른 시스템을 통하여 매월 의료관련감염 발생 사실을 등록할 수 있음

⑥ 질병관리청장은 제4항에 따른 시스템의 구축 · 운영 업무를 대통령령으로 정하는 바에 따라 관계 전문기관에 위탁할 수 있음

⑦ 질병관리청장은 제6항에 따라 업무를 위탁한 전문기관에 대하여 그 업무에 관한 보고 또는 자료의 제출을 명할 수 있음

---

10) 진료의사 선택에 따라 15~50%까지 추가비용을 환자에게 직접 부담시키던 선택진료제도는 1967년 저수가 보전 차원으로 국립의료원 등에서 특진제도로 출발하였다. 1991년 3월 29일 「지정진료에 관한 규칙」이 제정되면서 병원별 특진규정을 통합시켰으며, 이후 1999년 11월 '지정진료제도'를 폐지하고, '선택진료제도'로 변경하여 2000년 9월 5일부터 전문의자격 취득 후 10년, 병원 의료진 33% 이내로 한정하여 시행해 오다가 2018년 환자의 진료비 부담 완화 차원에서 그 근거 규정인 「의료법」 제46조제5항, 제6항을 삭제 및 개정하여 완전 폐지시켰다. 선택진료제도 폐지에 따른 의료기관의 손실은 '의료질평가지원금' 등을 통하여 보상하는 방안으로 추진되고 있다.

11) 의료관련감염 : 일상생활이나 건강한 생활을 위하여 이용하게 되는 의료기관에서 통원 또는 입원 치료 중 공기감염, 접촉감염 등 각종 세균에 의한 감염증을 말한다. 대표적으로 병원감염의 원인균인 녹농균, HB바이러스 감염을 들 수 있으나, 최근 2002년 사스, 2012년 메르스, 현재의 코로나-19가 큰 이슈가 되고 있다. 「의료법」상 100개 이상의 병상을 갖춘 병원급 의료기관에서는 감염관리위원회와 감염관리실을 설치 · 운영하게 하고, 더불어 종합병원 및 150개 이상의 병상을 갖춘 병원에서는 감염관리전담인력을 두도록 하여 감염병 확산 방지를 위한 종합적인 관리를 하도록 하고 있다.

⑧ 의료관련감염이 발생한 사실을 알게 된 의료기관의 장, 의료인, 의료기관 종사자 또는 환자 등은 보건복지부령으로 정하는 바에 따라 질병관리청장에게 그 사실을 보고(이하 이 조에서 '자율보고')할 수 있음 이 경우 질병관리청장은 자율보고한 사람의 의사에 반하여 그 신분을 공개하여서는 아니 됨

⑨ 자율보고한 사람이 해당 의료관련감염과 관련하여 관계 법령을 위반한 사실이 있는 경우에는 그에 따른 행정처분을 감경하거나 면제할 수 있음

⑩ 자율보고가 된 의료관련감염에 관한 정보는 보건복지부령으로 정하는 검증을 한 후에는 개인식별이 가능한 부분을 삭제하여야 함

⑪ 자율보고의 접수 및 분석 등의 업무에 종사하거나 종사하였던 사람은 직무상 알게 된 비밀을 다른 사람에게 누설하거나 직무 외의 목적으로 사용하여서는 아니 됨

⑫ 의료기관의 장은 해당 의료기관에 속한 자율보고를 한 보고자에게 그 보고를 이유로 해고 또는 전보나 그 밖에 신분 또는 처우와 관련하여 불리한 조치를 할 수 없음

⑬ 질병관리청장은 제4항 또는 제8항에 따라 수집한 의료관련감염 관련 정보를 감염 예방 · 관리에 필요한 조치, 계획 수립, 조사 · 연구, 교육 등에 활용할 수 있음

⑭ 제1항에 따른 감염관리위원회의 구성과 운영, 감염관리실 운영, 제2항에 따른 교육, 제3항에 따른 정보 제공, 제5항에 따라 등록하는 의료관련감염의 종류와 그 등록의 절차 · 방법 등에 필요한 사항은 보건복지부령으로 정함

영 제18조(의료관련감염 감시 시스템 구축 · 운영 업무의 위탁)

① 질병관리청장은 법 제47조제6항에 따라 같은 조 제4항에 따른 의료관련감염 감시 시스템(이하 '의료관련감염 감시 시스템')의 구축 · 운영 업무를 다음 각 호의 어느 하나에 해당하는 기관에 위탁할 수 있음

1. 「정부출연연구기관 등의 설립 · 운영 및 육성에 관한 법률」에 따른 정부출연연구기관
2. 「고등교육법」 제2조에 따른 학교
3. 의료관련감염의 예방 · 관리 업무를 수행하는 「민법」 제32조 또는 다른 법률에 따라 설립된 비영리법인
4. 그 밖에 의료관련감염의 예방 · 관리 업무에 전문성이 있다고 질병관리청장이 인정하는 기관

② 질병관리청장은 법 제47조제6항에 따라 의료관련감염 감시 시스템의 구축 · 운영 업무를 위탁하려는 경우 그 위탁 기준 · 절차 및 방법 등에 관한 사항을 미리 공고해야 함

③ 질병관리청장은 법 제47조제6항에 따라 의료관련감염 감시 시스템의 구축 · 운영 업무를 위탁한 경우 그 위탁 내용 및 수탁자 등에 관한 사항을 관보에 고시하고, 질병관리청의 인터넷 홈페이지에 게시해야 함

④ 제2항 및 제3항에 따른 위탁 기준 등의 공고 및 위탁 내용 등의 고시 등에 필요한 세부사항은 질병관리청장이 정하여 고시함

규칙 제43조(감염관리위원회 및 감염관리실의 설치 등)

① 법 제47조제1항에서 '보건복지부령으로 정하는 일정 규모 이상의 병원급 의료기관'이란 100개 이상의 병상을 갖춘 병원급 의료기관을 말함

② 법 제47조제1항에 따른 감염관리위원회(이하 '위원회')는 다음 각 호의 업무를 심의

1. 의료관련감염에 대한 대책, 연간 감염예방계획의 수립 및 시행에 관한 사항
2. 감염관리요원의 선정 및 배치에 관한 사항
3. 감염병환자등의 처리에 관한 사항
4. 병원의 전반적인 위생관리에 관한 사항
5. 의료관련감염 관리에 관한 자체 규정의 제정 및 개정에 관한 사항
9. 그 밖에 의료관련감염 관리에 관한 중요한 사항

③ 법 제47조제1항에 따른 감염관리실(이하 '감염관리실')은 다음 각 호의 업무를 수행

1. 의료관련감염의 발생 감시
2. 의료관련감염 관리 실적의 분석 및 평가
3. 직원의 감염관리교육 및 감염과 관련된 직원의 건강관리에 관한 사항
4. 그 밖에 감염 관리에 필요한 사항

규칙 **제44조(위원회의 구성)** ① 위원회는 위원장 1명을 포함한 7명 이상 15명 이하의 위원으로 구성
② 위원장은 해당 의료기관의 장으로 하고, 부위원장은 위원 중에서 위원장이 지명
③ 위원은 다음 각 호의 어느 하나에 해당하는 사람과 해당 의료기관의 장이 위촉하는 외부 전문가로 함. 다만, 치과병원, 한방병원, 요양병원 및 정신병원의 경우에는 제4호의 위원을 제외할 수 있음
1. 감염관리실장
2. 진료부서의 장
3. 간호부서의 장
4. 진단검사부서의 장
5. 감염 관련 의사 및 해당 의료기관의 장이 필요하다고 인정하는 사람

④ 제3항 각 호에 해당하는 자는 당연직 위원으로 하되 그 임기는 해당 부서의 재직기간으로 하고, 위촉하는 위원의 임기는 2년으로 함

규칙 **제45조(위원회의 운영)** ① 위원회는 정기회의와 임시회의로 운영
② 정기회의는 연 2회 개최하고, 임시회의는 위원장이 필요하다고 인정하는 때 또는 위원 과반수가 소집을 요구할 때에 개최할 수 있음
③ 회의는 재적위원 과반수의 출석과 출석위원 과반수의 찬성으로 의결
④ 위원장은 위원회를 대표하며 업무를 총괄
⑤ 위원회는 회의록을 작성하여 참석자의 확인을 받은 후 비치하여야 함
⑥ 그 밖에 위원회의 운영에 필요한 사항은 위원장이 정함

규칙 **제46조(감염관리실의 운영 등)** ① 법 제47조제1항에 따라 감염관리실에서 감염관리 업무를 수행하는 사람의 인력기준 및 배치기준은 별표 8의2와 같음
② 제1항에 따라 감염관리실(종합병원, 150개 이상의 병상을 갖춘 병원, 치과병원 또는 한방병원만 해당)에 두는 인력 중 1명 이상은 감염관리실에서 전담 근무해야 함.
③ 제1항에 따라 감염관리실에서 근무하는 사람은 별표 8의3에서 정한 교육기준에 따라 교육을 받아야 함

규칙 **제46조의2(감염병 예방을 위한 정보 제공 등)** ① 의료기관의 장은 법 제47조제2항에 따라 「감염병의 예방 및 관리에 관한 법률」 제2조제1호에 따른 감염병(이하 이 조에서 '감염병') 예방을 위하여 다음 각 호의 사항에 관한 교육을 실시하여야 함
1. 감염병의 감염 원인, 감염 경로 및 감염 증상 등 감염병의 내용 및 성격에 관한 사항
2. 감염병에 대한 대응조치, 진료방법 및 예방방법 등 감염병의 예방 및 진료에 관한 사항
3. 감염병 환자의 관리, 감염 물건의 처리, 감염 장소의 소독 및 감염병 보호장비 사용 등 감염병의 관리에 관한 사항
4. 「감염병의 예방 및 관리에 관한 법률」에 따른 의료기관, 보건의료인 또는 의료기관 종사자의 보고 · 신고 및 협조 등에 관한 사항
5. 그 밖에 감염병 예방 및 관리 등을 위하여 질병관리청장이 특히 필요하다고 인정하는 사항

② 의료기관의 장은 법 제47조제3항에 따라 감염병이 유행하는 경우 해당 의료기관 내에서 업무를 수행하는 사람에게 제1항의 교육을 2회 이상 실시하여야 함
③ 의료기관의 장은 법 제47조제3항에 따라 감염병의 확산 및 방지에 필요한 정보를 다음 각 호의 방법으로 제공하여야 함
1. 의료기관의 인터넷 홈페이지 게시
2. 매뉴얼 · 게시물 또는 안내문 등의 작성 · 비치
3. 그 밖에 질병관리청장이 신속하고 정확한 정보 제공을 위하여 적합하다고 인정하여 고시하는 방법

④ 의료기관의 장은 법 제47조제2항 및 제3항에 따라 교육 및 정보 제공을 위하여 필요하다고 인정하는 경우에는 질병관리청 또는 관할 보건소에 필요한 협조를 요청할 수 있음
⑤ 제1항부터 제4항까지의 규정에 따른 감염병 예방 정보 교육 및 정보 제공의 내용 · 방법 및 절차 등에 필요한 세부사항은 질병관리청장이 정하여 고시

규칙 **제46조의3(의료관련감염 감시 시스템의 등록 절차 · 방법)** ① 법 제47조제5항에 따라 의료기관이 같은 조 제4항에 따른 의료관련감염 감시 시스템(이하 '의료관련감염 감시 시스템')을 통하여 등록할 수 있는 의료관련감염의 종류는 다음 각 호와 같음
1. 중환자실에서 발생한 감염
2. 수술한 부위의 감염
3. 그 밖에 질병관리청장이 정하여 고시하는 감염

② 제1항에서 규정한 사항 외에 의료관련감염 감시 시스템의 등록 절차 · 방법 등에 관한 세부적인 사항은 질병관리청장이 정하여 고시

규칙 **제46조의4(의료관련감염 자율보고의 절차 등)** ① 법 제47조제8항에 따른 자율보고(이하 '자율보고')를 하려는 사람은 다음 각 호의 구분에 따른 보고서를 질병관리청장에게 제출해야 함
1. 의료기관의 장, 의료인 또는 의료기관 종사자 : 별지 제21호서식의 의료관련감염 발생 보고서
2. 환자 또는 환자의 보호자 : 별지 제21호의2서식의 의료관련감염 발생 보고서

② 법 제47조제10항에서 '보건복지부령으로 정하는 검증'이란 의료관련감염의 사실관계에 대한 확인을 말함
③ 제1항 및 제2항에서 규정한 사항 외에 자율보고의 접수 · 분석 등에 필요한 세부적인 사항은 질병관리청장이 정하여 고시

확인문제

「의료법」상 몇 병상 이상이면 감염관리위원회를 설치하여야 하는가?

① 30병상 이상 ② 50병상 이상 ③ 80병상 이상
④ 100병상 이상 ⑤ 150병상 이상

해설: 규 제43조 제1항 정답: ④

「의료법」상 감염전담인력을 감염관리실에 1명 이상 두어야 하는 의료기관으로 올바르게 짝지어진 것은?

① 종합병원, 50개 이상의 병상을 갖춘 병원 ② 종합병원, 100개 이상의 병상을 갖춘 병원
③ 종합병원, 150개 이상의 병상을 갖춘 병원 ④ 치과병원, 100개 이상의 병상을 갖춘 병원
⑤ 한방병원, 100개 이상의 병상을 갖춘 병원

해설: 규 제46조 정답: ③

■ 의료법 시행규칙 [별표 8의2]

감염관리 업무를 수행하는 사람의 인력기준 및 배치기준(제46조제1항 관련)

1. 인력기준 : 감염관리실에서 감염관리 업무를 수행하는 사람은 감염관리에 관한 경험 및 지식이 있는 사람으로서 다음 각 목의 어느 하나에 해당하는 사람으로 한다.
   가. 의사
   나. 간호사
   다. 해당 의료기관의 장이 인정하는 사람

2. 배치기준 : 다음 각 목의 구분에 따라 배치한다.
   가. 상급종합병원
      1) 의사

구분	100~300 병상	301~600 병상	601~900 병상	901~1,200 병상	1,201~1,500 병상	1,501~1,800 병상	1,801~2,100 병상	2,101~2,400 병상	2,401 병상 이상
의사	1명 이상	2명 이상	3명 이상	4명 이상	5명 이상	6명 이상	7명 이상	8명 이상	9명 이상

2) 간호사 및 해당 의료기관의 장이 인정하는 사람

구분	100~200 병상	201~400 병상	401~600 병상	601~800 병상	801~1,000 병상	1,000~1,200 병상	1,201~1,400 병상	1,401~1,600 병상	1,601~1,800 병상	1,801~2,000 병상	2,001~2,200 병상	2,201~2,400 병상	2,401 병상이상
간호사	1명 이상	2명 이상	2명 이상	3명 이상	3명 이상	4명 이상	4명 이상	5명 이상	5명 이상	6명 이상	6명 이상	7명 이상	7명 이상
의료기관의 장이 인정하는 사람	1명 이상	1명 이상	2명 이상	2명 이상	3명 이상	3명 이상	4명 이상	4명 이상	5명 이상	5명 이상	6명 이상	6명 이상	7명 이상

나. 종합병원

구분	100~300 병상	301~600 병상	601~900 병상	901~1,200 병상	1,201~1,500 병상	1,501~1,800 병상	1,801~2,100 병상	2,101 병상 이상
의사	1명 이상	2명 이상	3명 이상	4명 이상	5명 이상	6명 이상	7명 이상	8명이상
간호사	1명 이상	2명 이상	2명 이상	3명 이상	3명 이상	4명 이상	4명 이상	5명이상
의료기관의 장이 인정하는 사람	1명 이상	1명 이상	2명 이상	2명 이상	3명 이상	3명 이상	4명 이상	4명이상

다. 병원 · 치과병원 · 한방병원 · 요양병원 · 정신병원

인력	100~300 병상	301~600 병상	601~900 병상	901~1,200 병상	1,201 병상 이상
의사	1명 이상	2명 이상	3명 이상	4명 이상	5명 이상
간호사	1명 이상	1명 이상	1명 이상	1명 이상	1명 이상
의료기관의 장이 인정하는 사람	1명 이상	1명 이상	1명 이상	1명 이상	1명 이상

비 고

1. 위 표 제2호가목2)의 기준에도 불구하고 401병상 이상인 경우에는 해당 배치기준상의 최소인력을 기준으로 간호사를 1명씩 늘려 배치하면서 의료기관의 장이 인정하는 사람은 1명씩 줄여 배치할 수 있다. 다만, 의료기관의 장이 인정하는 사람이 최소 1명 이상 배치되어야 한다.
2. 위 표 제2호나목의 기준에도 불구하고 601병상 이상인 경우에는 해당 배치기준상의 최소인력을 기준으로 간호사를 1명씩 늘려 배치하면서 의료기관의 장이 인정하는 사람을 1명씩 줄여 배치할 수 있다. 다만, 의료기관의 장이 인정하는 사람은 최소 1명 이상 배치되어야 한다.

■ 의료법 시행규칙 [별표 8의3]

감염관리실 근무 인력의 교육기준(제46조제3항 관련)

1. 교육 내용 : 감염관리업무 개요 및 담당 인력의 역할, 감염관리 지침, 감시자료 수집 및 분석, 의료관련감염진단, 미생물학, 소독 및 멸균, 환경관리, 병원체별 감염관리, 분야별 감염관리, 역학통계, 임상미생물학, 유행조사, 감염감소 중재전략, 격리, 감염관리사업 기획 · 평가 등 감염관리와 관련된 내용
2. 교육 이수 시간 : 매년 16시간 이상
3. 교육 기관 : 다음 각 목의 어느 하나에 해당하는 기관
   가. 국가나 지방자치단체
   나. 「의료법」 제28조에 따른 의사회 또는 간호사회
   다. 「한국보건복지인력개발원법」에 따른 한국보건복지인력개발원
   라. 그 밖에 감염관리 관련 전문 학회 또는 단체

비 고
감염관리실 근무 인력(감염관리 경력 3년 이상인 사람으로 한정한다)이 감염관리 관련 전문 학회에서 주관하는 학술대회 또는 워크숍에 매년 16시간 이상 참석한 경우에는 제1호부터 제3호까지의 규정에 따라 교육을 받은 것으로 본다.

● **법 제47조의2(입원환자의 전원)** 의료기관의 장은 천재지변, 감염병 의심 상황, 집단 사망사고의 발생 등 입원환자를 긴급히 전원(轉院)시키지 않으면 입원환자의 생명 · 건강에 중대한 위험이 발생할 수 있음에도 환자나 보호자의 동의를 받을 수 없는 등 보건복지부령으로 정하는 불가피한 사유가 있는 경우에는 보건복지부령으로 정하는 바에 따라 시장 · 군수 · 구청장의 승인을 받아 입원환자를 다른 의료기관으로 전원시킬 수 있음

규칙 **제47조(입원환자의 전원)** ① 법 제47조의2에서 '환자나 보호자의 동의를 받을 수 없는 등 보건복지부령으로 정하는 불가피한 사유'란 환자가 의사표시를 할 수 없는 상태에 있거나 보호자와 연락이 되지 않아 환자나 보호자의 동의를 받을 수 없는 경우를 말함

② 의료기관의 장은 법 제47조의2에 따라 환자를 다른 의료기관으로 전원(轉院)시키려면 시장 · 군수 · 구청장에게 다음 각 호의 사항을 알리고 승인을 요청해야 함

1. 환자가 현재 입원 중인 의료기관과 전원시키려는 의료기관의 명칭 · 주소 · 전화번호
2. 환자 또는 보호자의 성명 · 주민등록번호 · 주소 · 전화번호. 다만, 환자가 가명 또는 전산관리번호를 부여받은 경우에는 성명 대신 가명을 알리거나 주민등록번호 대신 및 전산관리번호를 알릴 수 있고, 주소 및 전화번호를 알리지 않을 수 있음
3. 전원일자
4. 전원사유

③ 제2항에 따라 승인을 요청받은 시장 · 군수 · 구청장은 지체 없이 승인 여부를 의료기관의 장에게 통보해야 함

④ 제3항에 따라 통보를 받은 의료기관의 장은 환자를 전원시키고 구두, 유선 또는 서면 등으로 제2항 각 호의 사항을 환자의 보호자에게 지체 없이 알려야 함

● **법 제47조의3(간병서비스의 관리 · 감독)** ① 보건복지부령으로 정하는 일정 규모 이상의 병원급 의료기관의 장은 입원서비스 및 간병의 질 향상을 위하여 입원실 내에서 상주하여 환자를 간병하는 사람이 제공하는 간병서비스에 대한 관리 · 감독 방안을 마련하여야 함
② 보건복지부장관은 간병서비스 관리 · 감독에 관한 표준지침을 정하고 제1항에 따른 의료기관의 장에게 이를 적용하도록 권장할 수 있음

제6장 감독

● **법 제58조(의료기관 인증)** ① 보건복지부장관은 의료의 질과 환자 안전의 수준을 높이기 위하여 병원급 의료기관 및 대통령령으로 정하는 의료기관에 대한 인증(이하 '의료기관 인증')을 할 수 있음
② 보건복지부장관은 대통령령으로 정하는 바에 따라 의료기관 인증에 관한 업무를 제58조의11에 따른 의료기관평가인증원에 위탁할 수 있음
③ 보건복지부장관은 다른 법률에 따라 의료기관을 대상으로 실시하는 평가를 통합하여 제58조의11에 따른 의료기관평가인증원으로 하여금 시행하도록 할 수 있음

영 **제28조(의료기관 인증의 대상)** 법 제58조제1항에서 '대통령령으로 정하는 의료기관'이란 다음 각 호의 어느 하나에 해당하는 의료기관을 말함
1. 「의료 해외진출 및 외국인환자 유치 지원에 관한 법률」 제6조제1항에 따라 등록한 의료기관
2. 「호스피스 · 완화의료 및 임종과정에 있는 환자의 연명의료결정에 관한 법률」 제25조제1항에 따른 호스피스전문기관

영 **제29조(의료기관 인증업무의 위탁)** ① 법 제58조제2항에 따라 보건복지부장관은 법 제58조의11에 따른 의료기관평가인증원(이하 이 조에서 '인증원')에 다음 각 호의 업무를 위탁
1. 법 제58조의3제1항에 따른 인증기준 개발
2. 법 제58조의3제4항에 따른 조건부인증을 받은 의료기관에 대한 재인증
3. 법 제58조의4제1항부터 제3항까지의 규정에 따른 인증신청의 접수
4. 법 제58조의4제4항 전단에 따른 인증기준의 적합 여부 평가
5. 법 제58조의4제5항에 따른 평가 결과와 인증등급의 통보
6. 법 제58조의5에 따른 이의신청의 접수 및 처리 결과의 통보
7. 법 제58조의6제1항에 따른 인증서 교부
8. 법 제58조의7제1항에 따른 인증을 받은 의료기관의 인증기준, 인증 유효기간 및 법 제58조의4제4항에 따라 평가한 결과 등의 인터넷 홈페이지 등에의 공표
9. 법 제58조의7제2항제3호에 따른 교육 및 컨설팅 지원
10. 법 제58조의9에 따른 의료기관 인증의 사후관리

② 인증원의 장은 위탁받은 업무의 처리 내용을 보건복지부령으로 정하는 바에 따라 보건복지부장관에게 보고하여야 함

규칙 **제62조(수탁사업 실적 보고)** ① 법 제58조제2항 및 영 제29조제1항에 따라 업무를 위탁받은 법 제58조의11에 따른 의료기관평가인증원(이하 '인증원')의 장은 영 제29조제2항에 따라 인증신청 접수 · 평가결과 등 인증업무의 처리 내용을 별지 제23호의3서식에 따라, 이의신청 처리 결과에 관한 내용을 별지 제23호의4서식에 따라 매 분기마다 보건복지부장관에게 보고하여야 함
② 영 제29조제2항에 따라 인증원의 장은 법 제58조의4제4항에 따른 의료기관별 인증기준의 적합 여부에 대한 평가결과와 법 제58조의3제2항에 따른 인증등급을 지체없이 보건복지부장관에게 보고하여야 함

- **법 제58조의2(의료기관인증위원회)** ① 보건복지부장관은 의료기관 인증에 관한 주요 정책을 심의하기 위하여 보건복지부장관 소속으로 의료기관인증위원회(이하 이 조에서 '위원회')를 둠

② 위원회는 위원장 1명을 포함한 15인 이내의 위원으로 구성

③ 위원회의 위원장은 보건복지부차관으로 하고, 위원회의 위원은 다음 각 호의 사람 중에서 보건복지부장관이 임명 또는 위촉함

1. 제28조에 따른 의료인 단체 및 제52조에 따른 의료기관단체에서 추천하는 자
2. 노동계, 시민단체(「비영리민간단체지원법」 제2조에 따른 비영리민간단체를 말함), 소비자단체(「소비자기본법」 제29조에 따른 소비자단체를 말함)에서 추천하는 자
3. 보건의료에 관한 학식과 경험이 풍부한 자
4. 시설물 안전진단에 관한 학식과 경험이 풍부한 자
5. 보건복지부 소속 3급 이상 공무원 또는 고위공무원단에 속하는 공무원

④ 위원회는 다음 각 호의 사항을 심의

1. 인증기준 및 인증의 공표를 포함한 의료기관 인증과 관련된 주요 정책에 관한 사항
2. 제58조제3항에 따른 의료기관 대상 평가제도 통합에 관한 사항
3. 제58조의7제2항에 따른 의료기관 인증 활용에 관한 사항
4. 그 밖에 위원장이 심의에 부치는 사항

⑤ 위원회의 구성 및 운영, 그 밖에 필요한 사항은 대통령령으로 정함

영 제30조(의료기관인증위원회의 구성) 법 제58조의2제1항에 따른 의료기관인증위원회(이하 '인증위원회')의 위원은 다음 각 호의 구분에 따라 보건복지부장관이 임명하거나 위촉

1. 법 제28조에 따른 의료인 단체 및 법 제52조에 따른 의료기관단체에서 추천하는 사람 5명
2. 노동계, 시민단체(「비영리민간단체지원법」 제2조에 따른 비영리민간단체를 말함), 소비자단체(「소비자기본법」 제29조에 따른 소비자단체를 말한다)에서 추천하는 사람 5명
3. 보건의료 또는 의료기관 시설물 안전진단에 관한 학식과 경험이 풍부한 사람 3명
4. 보건복지부 소속 3급 이상 공무원 또는 고위공무원단에 속하는 공무원 1명

영 제31조(위원의 임기) ① 제30조제1호부터 제3호까지의 위원의 임기는 2년으로 함

② 위원의 사임 등으로 새로 위촉된 위원의 임기는 전임 위원 임기의 남은 기간으로 함

영 제31조의2(인증위원회 위원의 해임 및 해촉) 보건복지부장관은 인증위원회 위원이 다음 각 호의 어느 하나에 해당하는 경우에는 해당 위원을 해임하거나 해촉할 수 있음

1. 심신장애로 인하여 직무를 수행할 수 없게 된 경우
2. 직무와 관련된 비위사실이 있는 경우
3. 직무태만, 품위손상, 그 밖의 사유로 인하여 위원으로 적합하지 아니하다고 인정되는 경우
4. 위원 스스로 직무를 수행하는 것이 곤란하다고 의사를 밝히는 경우

영 제31조의3(인증위원회의 운영) ① 위원장은 인증위원회를 대표하고 인증위원회의 업무를 총괄

② 인증위원회의 회의는 재적위원 3분의 1 이상의 요구가 있는 때 또는 위원장이 필요하다고 인정하는 때에 소집하고, 위원장이 그 의장이 됨

③ 인증위원회의 회의는 재적위원 과반수의 출석으로 개의(開議)하고 출석위원 과반수의 찬성으로 의결

④ 위원장이 부득이한 사유로 직무를 수행할 수 없을 때에는 위원장이 미리 지명한 위원이 그 직무를 대행

⑤ 제1항부터 제4항까지에서 규정한 사항 외에 인증위원회의 운영 등에 필요한 사항은 인증위원회의 의결을 거쳐 위원장이 정함

영 제31조의4(간사) ① 인증위원회에 인증위원회의 사무를 처리하기 위하여 간사 1명을 둠

② 간사는 보건복지부 소속 공무원 중에서 보건복지부장관이 지명

영 제31조의5(수당 등) 인증위원회의 회의에 출석한 공무원이 아닌 위원에게는 예산의 범위에서 수당 및 여비를 지급할 수 있음

확인문제

「의료법」상 의료기관인증위원회의 위원장은 누구인가?

① 보건복지부장관 ② 보건복지부차관 ③ 질병관리청장
④ 행정안전부장관 ⑤ 보건복지부 소속 3급 이상 공무원

해설: 의료기관인증위원회의 위원장은 보건복지부차관으로 한다. 한편, 보건복지부 소속 3급 이상 공무원은 의료기관인증위원회의 위원 또는 위촉될 수 있다. 정답 : ②

- **법 제58조의3(의료기관 인증기준 및 방법 등)** ① 의료기관 인증기준은 다음 각 호의 사항을 포함하여야 함
  1. 환자의 권리와 안전
  2. 의료기관의 의료서비스 질 향상 활동
  3. 의료서비스의 제공과정 및 성과
  4. 의료기관의 조직 · 인력관리 및 운영
  5. 환자 만족도

  ② 인증등급은 인증, 조건부인증 및 불인증으로 구분함
  ③ 인증의 유효기간은 4년으로 함. 다만, 조건부인증의 경우에는 유효기간을 1년으로 함
  ④ 조건부인증을 받은 의료기관의 장은 유효기간 내에 보건복지부령으로 정하는 바에 따라 재인증을 받아야 함
  ⑤ 제1항에 따른 인증기준의 세부 내용은 보건복지부장관이 정함

규칙 **제63조(의료기관의 재인증)** ① 법 제58조의3제4항에 따라 재인증을 받으려는 의료기관의 장은 별지 제23호의5서식의 인증신청서와 별지 제23호의6서식의 의료기관 운영현황을 인증원의 장에게 제출해야 함
② 의료기관의 재인증 절차는 다음 각 호와 같으며, 재인증 절차의 세부적인 사항은 보건복지부장관의 승인을 받아 인증원의 장이 정함

1. 인증신청
2. 조사계획 수립
3. 서면 및 현지조사 실시
4. 평가결과 분석 및 인증등급 결정
5. 이의신청 심의 및 처리결과 통보
6. 평가결과 및 인증등급 확정 및 공표

확인문제

「의료법」상 의료기관인증의 유효기간은?

① 1년 ② 2년 ③ 3년 ④ 4년 ⑤ 5년

해설: 의료기관인증의 유효기간은 4년이다. 다만, 조건부 인증의 경우 1년으로 한다. 정답 : ④

확인문제

「의료법」상 의료기관 인증기준에 포함되는 사항은?

① 의료인의 권리
② 의료인의 만족도
③ 의료기관의 수익성
④ 의료기관 설립자의 이념
⑤ 의료기관의 조직 · 인력관리 및 운영

정답: ⑤

- **법 제58조의4(의료기관 인증의 신청 및 평가)** ① 의료기관 인증을 받고자 하는 의료기관의 장은 보건복지부령으로 정하는 바에 따라 보건복지부장관에게 신청할 수 있음

  ② 제1항에도 불구하고 제3조제2항제3호에 따른 요양병원(「장애인복지법」 제58조제1항제4호에 따른 의료재활시설로서 제3조의2에 따른 요건을 갖춘 의료기관 제외)의 장은 보건복지부령으로 정하는 바에 따라 보건복지부장관에게 인증을 신청하여야 함

  ③ 제2항에 따라 인증을 신청하여야 하는 요양병원이 조건부인증 또는 불인증을 받거나 제58조의10제1항제4호 및 제5호에 따라 인증 또는 조건부인증이 취소된 경우 해당 요양병원의 장은 보건복지부령으로 정하는 기간 내에 다시 인증을 신청하여야 함

  ④ 보건복지부장관은 인증을 신청한 의료기관에 대하여 제58조의3제1항에 따른 인증기준 적합 여부를 평가하여야 함. 이 경우 보건복지부장관은 보건복지부령으로 정하는 바에 따라 필요한 조사를 할 수 있고, 인증을 신청한 의료기관은 정당한 사유가 없으면 조사에 협조하여야 함

  ⑤ 보건복지부장관은 제4항에 따른 평가 결과와 인증등급을 지체 없이 해당 의료기관의 장에게 통보하여야 함

규칙 **제64조(의료기관 인증의 신청 등)** ① 법 제58조의4제1항에 따라 인증을 받으려는 의료기관의 장은 별지 제23호의5서식의 인증신청서와 별지 제23호의6서식의 의료기관 운영현황을 인증원의 장에게 제출하여야 함
② 제1항에 따른 인증 절차는 제63조제2항을 준용
③ 보건복지부장관은 법 제58조의4제2항에 따른 요양병원의 장에게 인증신청기간 1개월 전에 인증신청 대상 및 기간 등 조사계획을 수립 · 통보하여야 함
④ 제3항에 따라 조사계획을 통보받은 요양병원의 장은 신청기간 내에 별지 제23호의5서식의 인증신청서와 별지 제23호의6서식의 의료기관 운영현황을 인증원의 장에게 제출하여야 함
⑤ 법 제58조의4제3항에 따라 다시 인증을 신청하려는 요양병원의 장은 조건부인증 · 불인증을 받은 날 또는 인증 · 조건부인증이 취소된 날부터 90일 이내에 별지 제23호의5서식의 인증신청서와 별지 제23호의6서식의 의료기관 운영현황을 인증원의 장에게 제출하여야 함
⑥ 보건복지부장관은 법 제58조의4제4항 후단에 따라 인증을 신청한 의료기관에 대하여 인증등급을 결정하기 전에 현지조사를 실시할 수 있음
⑦ 인증원의 장은 별지 제23호의7서식의 인증신청 접수대장과 별지 제23호의8서식의 인증서 발급대장을 작성하여 최종 기재일로부터 5년간 보관해야 함. 이 경우 해당 기록은 전자문서로 작성 · 보관할 수 있음

규칙 **제64조의2(조사일정 통보)** 인증원의 장은 제64조제1항에 따른 의료기관 인증 신청을 접수한 날부터 30일 내에 해당 의료기관의 장과 협의하여 조사일정을 정하고 이를 통보하여야 함

● **법 제58조의5(이의신청)** ① 의료기관 인증을 신청한 의료기관의 장은 평가결과 또는 인증등급에 관하여 보건복지부장관에게 이의신청을 할 수 있음
② 제1항에 따른 이의신청은 평가결과 또는 인증등급을 통보받은 날부터 30일 이내에 하여야 함. 다만, 책임질 수 없는 사유로 그 기간을 지킬 수 없었던 경우에는 그 사유가 없어진 날부터 기산
③ 제1항에 따른 이의신청의 방법 및 처리 결과의 통보 등에 필요한 사항은 보건복지부령으로 정함

규칙 **제64조의4(이의신청의 방법 및 처리 결과 통보)** ① 의료기관의 장은 법 제58조의4제5항에 따라 통보받은 평가결과 및 인증등급에 대하여 이의가 있는 경우에는 그 통보받은 날부터 30일 내에 이의신청의 내용 및 사유가 포함된 별지 제23호의9서식의 이의신청서에 주장하는 사실을 증명할 수 있는 서류를 첨부하여 인증원의 장에게 제출하여야 함
② 인증원의 장은 제1항에 따른 이의신청을 받은 경우 그 이의신청 내용을 조사한 후 처리 결과를 이의신청을 받은 날부터 30일 내에 해당 의료기관의 장에게 통보하여야 함

확인문제

「의료법」상 의료기관 인증에 관한 이의신청 시 며칠 이내에 하여야 하는가?

① 7일 이내 ② 14일 이내 ③ 21일 이내 ④ 30일 이내 ⑤ 60일 이내

해설: 의료기관의 장은 인증평가결과 및 인증등급에 대하여 이의가 있는 경우 30일 이내에 이의신청을 하여야 하고, 이의신청을 받은 인증원의 장은 이의신청을 받은 날로부터 30일 내에 해당 의료기관의 장에게 통보하여야 한다. 정답 : ④

● **법 제58조의6(인증서와 인증마크)** ① 보건복지부장관은 인증을 받은 의료기관에 인증서를 교부하고 인증을 나타내는 표시(이하 '인증마크')를 제작하여 인증을 받은 의료기관이 사용하도록 할 수 있음
② 누구든지 제58조제1항에 따른 인증을 받지 아니하고 인증서나 인증마크를 제작 · 사용하거나 그 밖의 방법으로 인증을 사칭하여서는 아니 됨
③ 인증마크의 도안 및 표시방법 등에 필요한 사항은 보건복지부령으로 정함

규칙 **제64조의5(인증서 발급 및 재발급)** ① 인증원의 장은 법 제58조의6제1항에 따라 의료기관 인증을 받은 의료기관에 별지 제23호의10서식의 의료기관 인증서를 발급하여야 함
② 제1항에 따른 의료기관 인증서를 발급받은 자가 다음 각 호의 어느 하나에 해당하여 의료기관 인증서를 재발급받으려는 경우에는 별지 제23호의11서식의 의료기관 인증서 재발급 신청서에 의료기관 인증서(의료기관 인증서를 잃어버린 경우 제외)와 증명서류(제2호의 경우만 해당)를 첨부하여 인증원의 장에게 제출하여야 함
1. 인증서를 잃어버리거나 인증서가 헐어 사용하지 못하게 된 경우
2. 의료기관의 개설자가 변경된 경우
③ 제2항에 따른 의료기관 인증서 재발급 신청을 받은 인증원의 장이 의료기관 인증서를 재발급한 때에는 별지 제23호의8서식의 인증서 발급대장에 그 내용을 적어야 함

규칙 **제64조의6(인증마크의 도안 및 표시방법)** ① 제58조의6제3항에 따른 인증을 나타내는 표시(이하 '인증마크')의 도안 및 표시방법은 별표 9와 같음
② 인증마크의 사용기간은 법 제58조의3제3항에 따른 의료기관 인증의 유효기간으로 함

● **법 제58조의7(인증의 공표 및 활용)** ① 보건복지부장관은 인증을 받은 의료기관에 관하여 인증기준, 인증 유효기간 및 제58조의4제4항에 따라 평가한 결과 등 보건복지부령으로 정하는 사항을 인터넷 홈페이지 등에 공표하여야 함
② 보건복지부장관은 제58조의4제4항에 따른 평가 결과와 인증등급을 활용하여 의료기관에 대하여 다음 각 호에 해당하는 행정적 · 재정적 지원 등 필요한 조치를 할 수 있음
1. 제3조의4에 따른 상급종합병원 지정
2. 제3조의5에 따른 전문병원 지정
3. 의료의 질 및 환자 안전 수준 향상을 위한 교육, 컨설팅 지원
4. 그 밖에 다른 법률에서 정하거나 보건복지부장관이 필요하다고 인정한 사항
③ 제1항에 따른 공표 등에 필요한 사항은 보건복지부령으로 정함

규칙 **제64조의7(의료기관 인증의 공표)** 인증원의 장은 법 제58조의7제1항에 따라 다음 각 호의 사항을 인터넷 홈페이지 등에 공표하여야 함
1. 해당 의료기관의 명칭, 종별, 진료과목 등 일반현황
2. 인증등급 및 인증의 유효기간
3. 인증기준에 따른 평가 결과
4. 그 밖에 의료의 질과 환자 안전의 수준을 높이기 위하여 보건복지부장관이 정하는 사항

● **법 제58조의8(자료의 제공요청)** ① 보건복지부장관은 인증과 관련하여 필요한 경우에는 관계 행정기관, 의료기관, 그 밖의 공공단체 등에 대하여 자료의 제공 및 협조를 요청할 수 있음
② 제1항에 따른 자료의 제공과 협조를 요청받은 자는 정당한 사유가 없는 한 요청에 따라야 함

● **법 제58조의9(의료기관 인증의 사후관리)** 보건복지부장관은 인증의 실효성을 유지하기 위하여 보건복지부령으로 정하는 바에 따라 인증을 받은 의료기관에 대하여 제58조의3제1항에 따른 인증기준의 충족 여부를 조사할 수 있음

규칙 **제64조의8(의료기관 인증의 사후관리 방법)** ① 보건복지부장관은 법 제58조의9에 따라 인증을 받은 의료기관에 대하여 법 제58조의3제3항에 따른 의료기관 인증의 유효기간 내에 1회 이상 인증기준의 충족 여부를 조사할 수 있음
② 제1항에 따른 조사는 서면조사 또는 현지조사의 방법으로 실시할 수 있음
③ 제1항 및 제2항에서 규정한 사항 외에 의료기관 인증의 사후관리에 관한 세부적인 사항은 보건복지부장관의 승인을 받아 인증원의 장이 정함

● **법 제58조의10(의료기관 인증의 취소 등)** ① 보건복지부장관은 인증을 받은 의료기관이 인증 유효기간 중 다음 각 호의 어느 하나에 해당하는 경우에는 의료기관 인증 또는 조건부인증을 취소하거나 인증마크의 사용정지 또는 시정을 명할 수 있음 다만, 제1호 및 제2호에 해당하는 경우에는 인증 또는 조건부인증을 취소하여야 함
1. 거짓이나 그 밖의 부정한 방법으로 인증 또는 조건부인증을 받은 경우
2. 제64조제1항에 따라 의료기관 개설 허가가 취소되거나 폐쇄명령을 받은 경우

3. 의료기관의 종별 변경 등 인증 또는 조건부인증의 전제나 근거가 되는 중대한 사실이 변경된 경우
4. 제58조의3제1항에 따른 인증기준을 충족하지 못하게 된 경우
5. 인증마크의 사용정지 또는 시정명령을 위반한 경우

② 제1항제1호에 따라 인증이 취소된 의료기관은 인증 또는 조건부인증이 취소된 날부터 1년 이내에 인증 신청을 할 수 없음

③ 제1항에 따른 의료기관 인증 또는 조건부인증의 취소 및 인증마크의 사용정지 등에 필요한 절차와 처분의 기준 등은 보건복지부령으로 정함

규칙 **제64조의9(의료기관 인증의 취소 등)** ① 법 제58조의10제1항에 따라 의료기관 인증 또는 조건부인증이 취소된 의료기관의 장은 지체없이 인증서를 인증원의 장에게 반납하고, 인증마크의 사용을 정지하여야 함

② 법 제58조의10제1항에 따른 의료기관의 인증 또는 조건부인증의 취소 및 인증마크의 사용정지 등에 관한 세부기준은 별표 10과 같음

● **법 제58조의11(의료기관평가인증원의 설립 등)** ① 의료기관 인증에 관한 업무와 의료기관을 대상으로 실시하는 각종 평가 업무를 효율적으로 수행하기 위하여 의료기관평가인증원(이하 '인증원')을 설립

② 인증원은 다음 각 호의 업무를 수행

1. 의료기관 인증에 관한 업무로서 제58조제2항에 따라 위탁받은 업무
2. 다른 법률에 따라 의료기관을 대상으로 실시하는 평가 업무로서 보건복지부장관으로부터 위탁받은 업무
3. 그 밖에 이 법 또는 다른 법률에 따라 보건복지부장관으로부터 위탁받은 업무

③ 인증원은 법인으로 하고, 주된 사무소의 소재지에 설립등기를 함으로써 성립

④ 인증원에는 정관으로 정하는 바에 따라 임원과 필요한 직원을 둠

⑤ 보건복지부장관은 인증원의 운영 및 사업에 필요한 경비를 예산의 범위에서 지원할 수 있음

⑥ 인증원은 보건복지부장관의 승인을 받아 의료기관 인증을 신청한 의료기관의 장으로부터 인증에 소요되는 비용을 징수할 수 있음

⑦ 인증원은 제2항에 따른 업무 수행에 지장이 없는 범위에서 보건복지부령으로 정하는 바에 따라 교육, 컨설팅 등 수익사업을 할 수 있음

⑧ 인증원에 관하여 이 법 및 「공공기관의 운영에 관한 법률」에서 정하는 사항 외에는 「민법」 중 재단법인에 관한 규정을 준용

규칙 **제64조의10(인증비용의 승인)** 법 제58조의11제6항에 따라 인증원의 장은 의료기관의 종류 및 규모별로 인증에 소요되는 비용을 다음 각 호에 따라 산정하여 보건복지부장관의 승인을 받아야 함

1. 조사수당, 여비 등 현지조사에 드는 직접비용
2. 인건비, 기관운영비 등 인증원 운영에 드는 간접비용
3. 그 밖에 의료기관 인증기준을 충족하도록 지원하는 전문가의 진단 및 기술 지원 등에 드는 컨설팅 비용

- **법 제58조의12(의료평가통합정보시스템의 구축 · 운영)** ① 보건복지부장관은 이 법 및 다른 법률에 따라 의료기관을 대상으로 실시하는 평가, 인증, 지정 등에 관한 정보를 통합 · 연계하여 처리 · 기록 및 관리하는 시스템(이하 이 조에서 "의료평가통합정보시스템")을 구축 · 운영할 수 있음
② 보건복지부장관은 평가 수행기관, 지방자치단체, 관계 행정기관 및 단체 등 관계 기관의 장에게 의료평가통합정보시스템의 구축 · 운영에 필요한 자료 또는 정보의 제공 및 연계를 요청할 수 있음. 이 경우 요청을 받은 기관의 장은 정당한 사유가 없으면 이에 따라야 함
③ 보건복지부장관은 의료평가통합정보시스템의 구축 · 운영에 관한 업무의 전부 또는 일부를 관계 전문기관 또는 단체에 위탁할 수 있음
④ 제1항부터 제3항까지에서 규정한 사항 외에 의료평가통합정보시스템의 구축 · 운영, 정보의 제공 및 연계 요청 등에 필요한 사항은 보건복지부령으로 정함

- **법 제59조(지도와 명령)** ① 보건복지부장관 또는 시 · 도지사는 보건의료정책을 위하여 필요하거나 국민보건에 중대한 위해(危害)가 발생하거나 발생할 우려가 있으면 의료기관이나 의료인에게 필요한 지도와 명령을 할 수 있음
② 보건복지부장관, 시 · 도지사 또는 시장 · 군수 · 구청장은 의료인이 정당한 사유 없이 진료를 중단하거나 의료기관 개설자가 집단으로 휴업하거나 폐업하여 환자 진료에 막대한 지장을 초래하거나 초래할 우려가 있다고 인정할 만한 상당한 이유가 있으면 그 의료인이나 의료기관 개설자에게 업무개시 명령을 할 수 있음[12)]
③ 의료인과 의료기관 개설자는 정당한 사유 없이 제2항의 명령을 거부할 수 없음

- **법 제60조(병상 수급계획의 수립 등)** ① 보건복지부장관은 병상의 합리적인 공급과 배치에 관한 기본시책을 5년마다 수립하여야 함
② 시 · 도지사는 제1항에 따른 기본시책에 따라 지역 실정을 고려하여 특별시 · 광역시 또는 도 단위의 지역별 · 기능별 · 종별 의료기관 병상 수급 및 관리계획을 수립한 후 보건복지부장관에게 제출하여야 함
③ 보건복지부장관은 제2항에 따라 제출된 병상 수급 및 관리계획이 제1항에 따른 기본시책에 맞지 아니하는 등 보건복지부령으로 정하는 사유가 있으면 시 · 도지사와 협의하여 보건복지부령으로 정하는 바에 따라 이를 조정하여야 함

- **법 제60조의2(의료인 수급계획 등)** ① 보건복지부장관은 우수한 의료인의 확보와 적절한 공급을 위한 기본시책을 수립하여야 함
② 제1항에 따른 기본시책은 「보건의료기본법」 제15조에 따른 보건의료발전계획과 연계하여 수립

---

12) 업무개시명령: 의료인들의 동맹 휴업, 동맹 파업 등의 행위가 국민 생활이나 국가 경제에 심각한 위기를 초래하거나 초래할 것으로 판단될 때에 강제로 영업에 복귀하도록 내리는 명령을 말한다. 코로나-19 사태 초기인 2020년 8월 실제로 이 명령이 발동된 바 있다(이데일리, 정부 '집단휴진 의료진 278명에 업무개시명령…현장 복귀해달라' 2020.8.29., 검색어: 집단휴진 의료진 업무개시명령, 검색일 : 2022년 3월 21일). 그리고 정부의 의대증원발표에 따른 전공의들의 집단사직에 대해 정부가 모든 전공의들에게 진료유지명령을, 사직서를 낸 전공의들에게는 업무개시명령을 내린 사례가 있다(jtbc news, 정부 "전공의 진료유지명령 유효...수련병원 외 타병원 근무 안돼", 2024.3.15., 검색어: 의사 업무개시명령, 검색일 : 2024년 3월 15일).

● **법 제61조(보고와 업무 검사 등)** ① 보건복지부장관, 시 · 도지사 또는 시장 · 군수 · 구청장은 의료기관 개설자 또는 의료인에게 필요한 사항을 보고하도록 명할 수 있고, 관계 공무원을 시켜 그 업무 상황, 시설 또는 진료기록부 · 조산기록부 · 간호기록부 등 관계 서류를 검사하게 하거나 관계인에게서 진술을 들어 사실을 확인받게 할 수 있음 이 경우 의료기관 개설자 또는 의료인은 정당한 사유 없이 이를 거부하지 못함

② 제1항의 경우에 관계 공무원은 권한을 증명하는 증표 및 조사기간, 조사범위, 조사담당자, 관계 법령 등이 기재된 조사명령서를 지니고 이를 관계인에게 내보여야 함

③ 제1항의 보고 및 제2항의 조사명령서에 관한 사항은 보건복지부령으로 정함

● **법 제61조의2(자료제공의 요청)** ① 보건복지부장관은 이 법의 위반 사실을 확인하기 위한 경우 등 소관 업무를 수행하기 위하여 필요한 경우에는 의료인, 의료기관의 장, 「국민건강보험법」에 따른 국민건강보험공단 및 건강보험심사평가원, 그 밖의 관계 행정기관 및 단체 등에 대하여 필요한 자료의 제출이나 의견의 진술 등을 요청할 수 있음

② 제1항에 따른 자료의 제공 또는 협조를 요청받은 자는 특별한 사유가 없으면 이에 따라야 함

● **법 제62조(의료기관 회계기준)** ① 의료기관 개설자는 의료기관 회계를 투명하게 하도록 노력하여야 함

② 100병상 이상의 병원급 의료기관으로서 보건복지부령으로 정하는 일정 규모 이상의 병원급 의료기관 개설자는 회계를 투명하게 하기 위하여 의료기관 회계기준을 지켜야 함

③ 제2항에 따른 의료기관 회계기준은 보건복지부령으로 정함

확인문제

「의료법」상 의료기관의 회계기준은 몇 병상 이상인 경우 적용되는가?

① 30병상 ② 50병상 ③ 100병상 ④ 200병상 ⑤ 300병상

해설: 100병상 이상의 병원급 의료기관은 보건복지부령에 따른 의료기관 회계기준을 준수하여야 한다. 정답 : ③

● **법 제63조(시정 명령 등)** ① 보건복지부장관 또는 시장 · 군수 · 구청장은 의료기관이 제15조제1항, 제16조제2항, 제21조제1항 후단 및 같은 조 제2항 · 제3항, 제21조의3제1항 후단, 제23조제2항, 제34조제2항, 제35조제2항, 제36조, 제36조의2, 제37조제1항 · 제2항, 제38조제1항 · 제2항, 제38조의2, 제41조부터 제43조까지, 제45조, 제46조, 제47조제1항, 제58조의4제2항 및 제3항, 제62조제2항을 위반한 때, 종합병원 · 상급종합병원 · 전문병원이 각각 제3조의3제1항 · 제3조의4제1항 · 제3조의5제2항제1호 또는 제2호에 따른 요건에 해당하지 아니하게 된 때, 의료기관의 장이 제4조제5항을 위반한 때 또는 자율심의기구가 제57조제11항을 위반한 때에는 일정한 기간을 정하여 그 시설 · 장비 등의 전부 또는 일부의 사용을 제한 또는 금지하거나 위반한 사항을 시정하도록 명할 수 있음

② 보건복지부장관 또는 시장 · 군수 · 구청장은 의료인등이 제56조제2항 · 제3항을 위반한 때에는 다음 각 호의 조치를 명할 수 있음

1. 위반행위의 중지
2. 위반사실의 공표
3. 정정광고

③ 제2항제2호 · 제3호에 따른 조치에 필요한 사항은 대통령령으로 정함

영 **제31조의7(위반사실의 공표 및 정정광고)** ① 보건복지부장관 또는 시장 · 군수 · 구청장은 법 제63조제2항제2호 또는 제3호에 따라 의료인등에 대하여 위반사실의 공표 또는 정정광고를 명할 때에는 다음 각 호의 사항을 고려하여 공표 또는 정정광고의 내용과 횟수 · 크기 · 매체 등을 정하여 명하여야 함

1. 위반행위의 내용 및 정도
2. 위반행위의 기간 및 횟수

② 보건복지부장관 또는 시장 · 군수 · 구청장은 제1항에 따라 위반사실의 공표 또는 정정광고를 명할 때에는 법 제57조의2제2항 각 호에 따른 심의위원회와 협의하여 공표 또는 정정광고의 내용과 횟수 · 크기 · 매체 등을 정할 수 있음

● **법 제64조(개설 허가 취소 등)** ① 보건복지부장관 또는 시장 · 군수 · 구청장은 의료기관이 다음 각 호의 어느 하나에 해당하면 그 의료업을 1년의 범위에서 정지시키거나 개설 허가의 취소 또는 의료기관 폐쇄를 명할 수 있음 다만, 제8호에 해당하는 경우에는 의료기관 개설 허가의 취소 또는 의료기관 폐쇄를 명하여야 하며, 의료기관 폐쇄는 제33조제3항과 제35조제1항 본문에 따라 신고한 의료기관에만 명할 수 있음

1. 개설 신고나 개설 허가를 한 날부터 3개월 이내에 정당한 사유 없이 업무를 시작하지 아니한 때

1의2. 제4조제2항을 위반하여 의료인이 다른 의료인 또는 의료법인 등의 명의로 의료기관을 개설하거나 운영한 때

2. 제27조제5항을 위반하여 무자격자에게 의료행위를 하게 하거나 의료인에게 면허 사항 외의 의료행위를 하게 한 때

3. 제61조에 따른 관계 공무원의 직무 수행을 기피 또는 방해하거나 제59조 또는 제63조에 따른 명령을 위반한 때

4. 제33조제2항제3호부터 제5호까지의 규정에 따른 의료법인 · 비영리법인, 준정부기관 · 지방의료원 또는 한국보훈복지의료공단의 설립허가가 취소되거나 해산된 때

4의2. 제33조제2항을 위반하여 의료기관을 개설한 때

4의3. 제33조제8항을 위반하여 둘 이상의 의료기관을 개설 · 운영한 때

5. 제33조제5항 · 제7항 · 제9항 · 제10항, 제40조 또는 제56조를 위반한 때. 다만, 의료기관 개설자 본인에게 책임이 없는 사유로 제33조제7항제4호를 위반한 때에는 그러하지 아니함

5의2. 정당한 사유 없이 제40조제1항에 따른 폐업 · 휴업 신고를 하지 아니하고 6개월 이상 의료업을 하지 아니한 때

6. 제63조에 따른 시정명령(제4조제5항 위반에 따른 시정명령 제외)을 이행하지 아니한 때

7. 「약사법」 제24조제2항을 위반하여 담합행위를 한 때

8. 의료기관 개설자가 거짓으로 진료비를 청구하여 금고 이상의 형을 선고받고 그 형이 확정된 때
9. 제36조에 따른 준수사항을 위반하여 사람의 생명 또는 신체에 중대한 위해를 발생하게 한 때

② 제1항에 따라 개설 허가를 취소당하거나 폐쇄 명령을 받은 자는 그 취소된 날이나 폐쇄 명령을 받은 날부터 6개월 이내에, 의료업 정지처분을 받은 자는 그 업무 정지기간 중에 각각 의료기관을 개설·운영하지 못함 다만, 제1항제8호에 따라 의료기관 개설 허가를 취소당하거나 폐쇄 명령을 받은 자는 취소당한 날이나 폐쇄 명령을 받은 날부터 3년 안에는 의료기관을 개설·운영하지 못함

③ 보건복지부장관 또는 시장·군수·구청장은 의료기관이 제1항에 따라 그 의료업이 정지되거나 개설 허가의 취소 또는 폐쇄 명령을 받은 경우 해당 의료기관에 입원 중인 환자를 다른 의료기관으로 옮기도록 하는 등 환자의 권익을 보호하기 위하여 필요한 조치를 하여야 함

확인문제

「의료법」상 의료기관 개설 허가의 취소 또는 의료기관 폐쇄를 명하여야 하는 사유로 올바른 것은?

① 업무개시명령을 위반한 때
② 의료인이 다른 의료인 또는 의료법인 등의 명의로 의료기관을 개설하거나 운영한 때
③ 무자격자에게 의료행위를 하게 하거나 의료인에게 면허 사항 외의 의료행위를 하게 한 때
④ 의료기관 개설자가 거짓으로 진료비를 청구하여 금고 이상의 형을 선고받고 그 형이 확정된 때
⑤ 개설 신고나 개설 허가를 한 날부터 3개월 이내에 정당한 사유 없이 업무를 시작하지 아니한 때

해설: 정답 외 선택지는 의료기관 개설 허가의 취소 또는 의료기관 폐쇄를 명할 수 있는 사유이다. 정답: ④

● **법 제65조(면허 취소와 재교부)** ① 보건복지부장관은 의료인이 다음 각 호의 어느 하나에 해당할 경우에는 그 면허를 취소할 수 있음 다만, 제1호·제8호의 경우에는 면허를 취소하여야 함

1. 제8조 각 호의 어느 하나에 해당하게 된 경우. 다만, 의료행위 중 「형법」 제268조의 죄를 범하여 제8조제4호부터 제6호까지의 어느 하나에 해당하게 된 경우에는 그러하지 아니함
2. 제66조에 따른 자격 정지 처분 기간 중에 의료행위를 하거나 3회 이상 자격 정지 처분을 받은 경우

2의2. 제2항에 따라 면허를 재교부받은 사람이 제66조제1항 각 호의 어느 하나에 해당하는 경우

3. 제11조제1항에 따른 면허 조건을 이행하지 아니한 경우
4. 제4조의3제1항을 위반하여 면허를 대여한 경우
6. 제4조제6항을 위반하여 사람의 생명 또는 신체에 중대한 위해를 발생하게 한 경우
7. 제27조제5항을 위반하여 사람의 생명 또는 신체에 중대한 위해를 발생하게 할 우려가 있는 수술, 수혈, 전신마취를 의료인 아닌 자에게 하게 하거나 의료인에게 면허 사항 외로 하게 한 경우
8. 거짓이나 그 밖의 부정한 방법으로 제5조 및 제6조에 따른 의료인 면허 발급 요건을 취득하거나 제9조에 따른 국가시험에 합격한 경우

② 보건복지부장관은 제1항에 따라 면허가 취소된 자라도 취소의 원인이 된 사유가 없어지거나 개전(改悛)의 정이 뚜렷하다고 인정되고 대통령령으로 정하는 교육프로그램을 이수한 경우에는 면허를 재교부할 수 있음. 다만, 제1항제3호에 따라 면허가 취소된 경우에는 취소된 날부터 1년 이내, 제1항제2호 · 제2호의2에 따라 면허가 취소된 경우에는 취소된 날부터 2년 이내, 제1항제4호 · 제6호 · 제7호 또는 제8조제4호부터 제6호까지에 따른 사유로 면허가 취소된 경우에는 취소된 날부터 3년 이내, 제8조제4호에 따른 사유로 면허가 취소된 사람이 다시 제8조제4호에 따른 사유로 면허가 취소된 경우에는 취소된 날부터 10년 이내에는 재교부하지 못하고, 제1항제8호에 따라 면허가 취소된 경우에는 재교부할 수 없음

영 **제31조의8(면허재교부 교육프로그램)** ① 보건복지부장관은 법 제65조제2항에 따라 면허를 재교부하려는 때에는 면허재교부 대상자가 제2항의 교육프로그램을 이수하도록 해야 함

② 법 제65조제2항에 따른 교육프로그램(이하 이 조에서 "교육프로그램")의 교육 내용 및 시간은 다음 각 호의 구분에 따름

1. 교육 내용
   가. 환자 권리의 이해
   나. 의료인의 역할과 윤리
   다. 의료 관련 법령의 이해
   라. 그 밖에 보건 · 의료 질서의 유지를 위하여 필요한 내용으로서 보건복지부장관이 고시하는 내용
2. 교육 시간: 40시간 이상

③ 제2항에 따른 교육프로그램은 다음 각 호의 어느 하나에 해당하는 기관 또는 단체 중 보건복지부장관이 지정하여 고시하는 기관 또는 단체(이하 이 조에서 "교육프로그램 실시기관")가 실시한다.

1. 「한국보건복지인재원법」에 따른 한국보건복지인재원
2. 법 제28조에 따른 의사회 · 치과의사회 · 한의사회 · 조산사회 및 간호사회
3. 그 밖에 보건 윤리 또는 의료 윤리와 관련된 교육기관으로서 보건복지부장관이 지정하여 고시하는 기관 또는 단체

④ 교육프로그램의 실시에 드는 비용은 교육프로그램을 이수하는 사람이 부담

⑤ 교육프로그램 실시기관의 장은 교육프로그램을 이수한 사람에게 이수증을 발급하고, 교육프로그램 종료일부터 1개월 이내에 교육프로그램의 실시 결과를 보건복지부장관에게 제출해야 함

⑥ 교육프로그램 실시기관의 장은 교육프로그램을 실시하기 전에 교육프로그램의 내용 및 비용 등에 관한 세부 사항을 정하여 보건복지부장관의 승인을 받아야 함. 승인받은 사항을 변경하려는 경우에도 또한 같음

확인문제

「의료법」상 의료인이 몇 회 이상 자격정지처분을 받을 경우, 그 면허가 취소될 수 있는가?

① 2회 ② 3회 ③ 4회 ④ 5회 ⑤ 6회

정답 : ②

「의료법」상 보건복지부장관이 의료인의 면허를 취소하여야 하는 경우는?

① 면허를 대여한 경우
② 면허 조건을 이행하지 아니한 경우
③ 3회 이상 자격 정지 처분을 받은 경우
④ 마약 · 대마 · 향정신성의약품 중독자가 된 경우
⑤ 진단서 · 검안서 또는 증명서를 거짓으로 작성한 경우

해설: 면허를 취소하여야 하는 경우를 묻고 있으므로 필요적 취소사유를 찾아야 한다. ①②③은 재량적 취소사유이고, ⑤는 자격정지사유이다.

정답 : ④

확인문제

간호사가 일회용 의료기기를 한 번 사용한 후, 다시 사용하여 사람의 신체에 중대한 위해가 발생하였다. 「의료법」상 해당 간호사가 받을 수 있는 처분은? (2023년 기출)

① 면허 정지 ② 면허 취소 ③ 시정 명령
④ 과태료 부과 ⑤ 과징금 부과

정답: ②

- **법 제66조(자격정지 등)** ① 보건복지부장관은 의료인이 다음 각 호의 어느 하나에 해당하면(제65조제1항제2호의2에 해당하는 경우 제외) 1년의 범위에서 면허자격을 정지시킬 수 있음. 이 경우 의료기술과 관련한 판단이 필요한 사항에 관하여는 관계 전문가의 의견을 들어 결정할 수 있음
  1. 의료인의 품위를 심하게 손상시키는 행위를 한 때
  2. 의료기관 개설자가 될 수 없는 자에게 고용되어 의료행위를 한 때
  2의2. 제4조제6항을 위반한 때
  3. 제17조제1항 및 제2항에 따른 진단서 · 검안서 또는 증명서를 거짓으로 작성하여 내주거나 제22조제1항에 따른 진료기록부등을 거짓으로 작성하거나 고의로 사실과 다르게 추가기재 · 수정한 때
  4. 제20조를 위반한 경우
  6. 의료기사가 아닌 자에게 의료기사의 업무를 하게 하거나 의료기사에게 그 업무 범위를 벗어나게 한 때
  7. 관련 서류를 위조 · 변조하거나 속임수 등 부정한 방법으로 진료비를 거짓 청구한 때
  9. 제23조의5를 위반하여 경제적 이익등을 제공받은 때
  10. 그 밖에 이 법 또는 이 법에 따른 명령을 위반한 때

  ② 제1항제1호에 따른 행위의 범위는 대통령령으로 정함

  ③ 의료기관은 그 의료기관 개설자가 제1항제7호에 따라 자격정지 처분을 받은 경우에는 그 자격정지 기간 중 의료업을 할 수 없음

  ④ 보건복지부장관은 의료인이 제25조에 따른 신고를 하지 아니한 때에는 신고할 때까지 면허의 효력을 정지할 수 있음

  ⑤ 제1항제2호를 위반한 의료인이 자진하여 그 사실을 신고한 경우에는 제1항에도 불구하고 보건복지부령으로 정하는 바에 따라 그 처분을 감경하거나 면제할 수 있음

  ⑥ 제1항에 따른 자격정지처분은 그 사유가 발생한 날부터 5년(제1항제5호 · 제7호에 따른 자격정지처분의 경우 7년)이 지나면 하지 못함 다만, 그 사유에 대하여 「형사소송법」 제246조에 따른 공소가 제기된 경우에는 공소가 제기된 날부터 해당 사건의 재판이 확정된 날까지의 기간은 시효 기간에 산입하지 아니 함

영 제32조(의료인의 품위 손상 행위의 범위) ① 법 제66조제2항에 따른 의료인의 품위 손상 행위의 범위는 다음 각 호와 같음

1. 학문적으로 인정되지 아니하는 진료행위(조산 업무와 간호 업무 포함. 이하 같음)
2. 비도덕적 진료행위
3. 거짓 또는 과대 광고행위

3의2. 「방송법」 제2조제1호에 따른 방송, 「신문 등의 진흥에 관한 법률」 제2조제1호 · 제2호에 따른 신문 · 인터넷신문, 「잡지 등 정기간행물의 진흥에 관한 법률」 제2조제1호에 따른 정기간행물 또는 제24조제1항 각 호의 인터넷 매체[이동통신단말장치에서 사용되는 애플리케이션(Application) 포함]에서 다음 각 목의 건강 · 의학정보(의학, 치의학, 한의학, 조산학 및 간호학의 정보 말함. 이하 같음)에 대하여 거짓 또는 과장하여 제공하는 행위

가. 「식품위생법」 제2조제1호에 따른 식품에 대한 건강 · 의학정보

나. 「건강기능식품에 관한 법률」 제3조제1호에 따른 건강기능식품에 대한 건강 · 의학정보

다. 「약사법」 제2조제4호부터 제7호까지의 규정에 따른 의약품, 한약, 한약제제 또는 의약외품에 대한 건강 · 의학정보

라. 「의료기기법」 제2조제1항에 따른 의료기기에 대한 건강 · 의학정보

마. 「화장품법」 제2조제1호부터 제3호까지의 규정에 따른 화장품, 기능성화장품 또는 유기농화장품에 대한 건강 · 의학정보

4. 불필요한 검사 · 투약(投藥) · 수술등 지나친 진료행위를 하거나 부당하게 많은 진료비를 요구하는 행위
5. 전공의(專攻醫)의 선발 등 직무와 관련하여 부당하게 금품을 수수하는 행위
6. 다른 의료기관을 이용하려는 환자를 영리를 목적으로 자신이 종사하거나 개설한 의료기관으로 유인하거나 유인하게 하는 행위
7. 자신이 처방전을 발급하여 준 환자를 영리를 목적으로 특정 약국에 유치하기 위하여 약국개설자나 약국에 종사하는 자와 담합하는 행위

확인문제

「의료법」상 면허자격정지를 시킬 수 있는 사유 중 품위손상행위에 속하는 것은?

① 음주운전행위
② 태아 성 감별 행위
③ 일회용 의료기기 재사용
④ 학문적으로 인정되지 아니하는 진료행위
⑤ 진단서 · 검안서 또는 증명서를 거짓으로 작성하여 발급해주는 행위

정답: ④

「의료법」상 '의료인의 품위를 심하게 손상시키는 행위'에 해당하는 것은? **(2025년 기출)**

① 간호기록부를 거짓으로 작성하는 행위
② 학문적으로 인정되지 아니하는 간호업무 수행
③ 본인의 면허를 다른 사람에게 대여하는 행위
④ 일회용 주사기 재사용으로 사람의 생명에 중대한 위해 발생
⑤ 의료기관 개설자가 될 수 없는 자에게 고용되어 의료행위를 한 때

정답: ②

확인문제

「의료법」에 의해 면허자격이 정지될 수 있는 자는? **(2024년 기출)**

① 향정신성의약품에 중독된 의사
② 3회 이상 자격 정지 처분을 받은 치과의사
③ 자격 정지 처분 기간 중에 의료행위를 한 한의사
④ 면허 대여 금지 조항을 어기고 면허를 대여한 조산사
⑤ 의료인의 품위를 심하게 손상시키는 행위를 한 간호사

정답: ⑤

「의료법」상 의료인 자격정지기간의 범위는?

① 3개월 ② 6개월 ③ 1년 ④ 2년 ⑤ 3년

해설: 보건복지부장관은 의료인이 자격정지사유에 해당할 경우 1년의 범위에서 면허자격을 정지시킬 수 있다. 정답 : ③

- **법 제66조의2(중앙회의 자격정지 처분 요구 등)** 각 중앙회의 장은 의사 · 치과의사 · 한의사 또는 조산사가 제66조제1항제1호에 해당하는 경우에는 각 중앙회의 윤리위원회의 심의 · 의결을 거쳐 보건복지부장관에게 자격정지 처분을 요구할 수 있음[13)]

영 **제33조(중앙회의 자격정지 처분 요구)** 법 제66조의2에 따른 자격정지 처분 요구는 윤리위원회의 회의 개최 일시 및 장소와 자격정지 처분 요구의 이유 및 근거 등을 기재한 서류를 보건복지부장관에게 제출하는 방식으로 함

확인문제

「의료법」상 의료인의 품위손상행위 여부를 심의 · 의결하는 곳은?

① 감염병관리위원회 ② 대한민국의학한림원
③ 각 중앙회의 윤리위원회 ④ 보건의료정책심의위원회
⑤ 각 의료기관 내 인사관리위원회

해설: 각 중앙회의 장은 의료인의 품위손상행위 여부를 각 중앙회의 윤리위원회의 심의 · 의결을 거쳐 보건복지부장관에게 자격정치처분을 요구할 수 있다. 정답: ③

13) 각 중앙회의 장은 회원 중 품위손상행위를 한 것으로 판단될 때에는 중앙회 윤리위원회의 심의 · 의결을 거쳐 그 결정에 따라 보건복지부장관에게 자격정지처분을 요구할 수 있다. 이는 각 중앙회 차원에서 회원들의 품의와 윤리성을 스스로 지키게 하는 긍정적인 자정작용의 일환이라고 할 수 있다.

● **법 제67조(과징금 처분)** ① 보건복지부장관이나 시장 · 군수 · 구청장은 의료기관이 제64조제1항 각 호의 어느 하나에 해당할 때에는 대통령령으로 정하는 바에 따라 의료업 정지 처분을 갈음하여 10억원 이하의 과징금을 부과할 수 있으며, 이 경우 과징금은 3회까지만 부과할 수 있음 다만, 동일한 위반행위에 대하여 「표시 · 광고의 공정화에 관한 법률」 제9조에 따른 과징금 부과처분이 이루어진 경우에는 과징금(의료업 정지 처분 포함)을 감경하여 부과하거나 부과하지 아니할 수 있음

② 제1항에 따른 과징금을 부과하는 위반 행위의 종류와 정도 등에 따른 과징금의 액수와 그 밖에 필요한 사항은 대통령령으로 정함

③ 보건복지부장관이나 시장 · 군수 · 구청장은 제1항에 따른 과징금을 기한 안에 내지 아니한 때에는 지방세 체납처분의 예에 따라 징수함

영 **제43조(과징금의 산정 기준)** 법 제67조에 따른 과징금의 금액은 위반행위의 종류와 위반 정도 등을 고려하여 보건복지부령으로 정하는 의료업 정지처분 기준에 따라 별표 1의2의 과징금 산정 기준을 적용하여 산정

영 **제44조(과징금의 부과 · 징수 절차)** ① 보건복지부장관, 시 · 도지사 또는 시장 · 군수 · 구청장은 법 제67조에 따라 과징금을 부과하려면 그 위반행위의 종류와 과징금의 금액을 서면으로 명시하여 이를 낼 것을 통지하여야 함

② 과징금의 징수 절차는 보건복지부령으로 정함

영 **제44조의2(규제의 재검토)** ① 보건복지부장관은 다음 각 호의 사항에 대하여 다음 각 호의 기준일을 기준으로 3년마다(매 3년이 되는 해의 기준일과 같은 날 전까지를 말함) 그 타당성을 검토하여 개선 등의 조치를 하여야 함

1. 제43조 및 별표 1의2에 따른 과징금 산정 기준 : 2014년 1월 1일
2. 제45조 및 별표 2에 따른 과태료의 부과기준 : 2014년 1월 1일

② 보건복지부장관은 제23조에 따른 의료광고 금지기준에 대하여 2015년 1월 1일을 기준으로 2년마다(매 2년이 되는 해의 1월 1일 전까지를 말함) 그 타당성을 검토하여 개선 등의 조치를 하여야 함

규칙 **제79조(과징금의 징수 절차)** 영 제44조제2항에 따른 과징금의 징수 절차에 관하여는 「국고금관리법 시행규칙」을 준용. 이 경우 납입고지서에는 이의 제기 방법 및 이의 제기 기간을 함께 적어 넣어야 함

규칙 **제79조의2(규제의 재검토)** ① 보건복지부장관은 다음 각 호의 사항에 대하여 다음 각 호의 기준일을 기준으로 3년마다(매 3년이 되는 해의 기준일과 같은 날 전까지를 말함) 그 타당성을 검토하여 개선 등의 조치를 하여야 함

1의2. 제16조의3 및 별표 2의3에 따른 허용되는 경제적 이익등의 범위 : 2014년 1월 1일

4. 제29조에 따른 원격의료의 시설 및 장비 : 2014년 1월 1일
5. 제32조에 따른 부속 의료기관의 개설 특례 : 2014년 1월 1일
6. 제39조의6에 따른 보안장비 설치 및 보안인력 배치 기준 등 : 2022년 1월 1일

6의2. 제39조의12에 따른 촬영 거부의 사유: 2024년 1월 1일

7. 제60조에 따른 부대사업 : 2014년 1월 1일
8. 제75조에 따른 한지 의료인의 허가지역 변경 : 2014년 1월 1일

② 보건복지부장관은 다음 각 호의 사항에 대하여 다음 각 호의 기준일을 기준으로 2년마다(매 2년이 되는 해의 기준일과 같은 날 전까지를 말함) 그 타당성을 검토하여 개선 등의 조치를 하여야 함

1. 제13조의3에 따른 기록 열람 등의 요건 : 2015년 1월 1일
2. 제17조에 따른 의료인의 실태 등의 신고 및 보고 : 2015년 1월 1일
3. 제18조에 따라 외국면허 소지자에게 허용되는 의료행위 : 2015년 1월 1일
4. 제34조, 별표 3 및 별표 4에 따른 의료기관의 시설기준 및 규격 : 2015년 1월 1일
5. 제38조, 별표 5 및 별표 5의2에 따른 의료인등의 정원 : 2015년 1월 1일

확인문제

「의료법」상 의료업 정지처분에 갈음하여 내릴 수 있는 처분은?

① 벌금 ② 과태료 ③ 시정명령
④ 과징금 ⑤ 행정지도

정답 : ④

● **법 제68조(행정처분의 기준)** 제63조, 제64조제1항, 제65조제1항, 제66조제1항에 따른 행정처분의 세부적인 기준은 보건복지부령으로 정함

● **법 제69조(의료지도원)**[14] ① 제61조에 따른 관계 공무원의 직무를 행하게 하기 위하여 보건복지부, 시·도 및 시·군·구에 의료지도원을 둠

② 의료지도원은 보건복지부장관, 시·도지사 또는 시장·군수·구청장이 그 소속 공무원 중에서 임명하되, 자격과 임명 등에 필요한 사항은 보건복지부령으로 정함

③ 의료지도원 및 그 밖의 공무원은 직무를 통하여 알게 된 의료기관, 의료인, 환자의 비밀을 누설하지 못함

규칙 **제65조(의료지도원의 자격)** 법 제69조제2항에 따라 보건복지부장관, 시·도지사 또는 시장·군수·구청장이 의료지도원을 임명하려는 경우에는 다음 각 호의 어느 하나에 해당하는 자 중에서 하여야 함

1. 의료인 면허를 가진 자
2. 의료 관계 업무에 관한 지식과 경험이 풍부한 자

규칙 **제66조(의료지도원의 담당 구역)** ① 보건복지부 소속 의료지도원의 담당 구역은 전국으로 함

② 시·도 또는 시·군·구(자치구를 말함) 소속 의료지도원의 담당 구역은 해당 행정구역으로 함

규칙 **제67조(의료지도기록부 비치)** 의료지도원은 의료지도기록부를 갖추어 두고 그 직무집행 상황을 기록하여야 함

규칙 **제68조(의료지도에 관한 보고)** 의료지도원이 의료지도를 한 결과 법령에 위반된 사실을 발견한 경우에는 지체없이 이를 그 소속 기관의 장에게 보고하여야 함

규칙 **제69조(의료지도원의 증표)** 의료지도원임을 증명하는 증표는 별지 제24호서식에 따름

14) 의료지도원 : 보건복지부장관, 시·도지사 또는 시장·군수·구청장 소속 공무원 중 관할 의료기관, 약국 등 보건의료업무에 관한 사항의 계도, 의료법령의 준수 여부 등을 지도 및 감독하는 공무원으로서 출장 시 의료지도원이라는 증표를 휴대하고 있어야 한다.

간호법

간호법 [법률 제20445호, 2024. 9. 20., 제정]	간호법 시행령 [대통령령 제35597호, 2025. 6. 20., 제정]	간호법 시행규칙 [보건복지부령 제1118호, 2025. 6. 20., 제정]
제1장 총칙		
제1조(목적) 이 법은 모든 국민이 보건의료기관, 학교, 산업현장, 재가 및 각종 사회복지시설 등 간호사등이 종사하는 다양한 영역에서 수준 높은 간호 혜택을 받을 수 있도록 간호에 관하여 필요한 사항을 규정함으로써 의료의 질 향상과 환자 안전을 도모하여 국민의 건강 증진에 이바지함을 목적으로 한다.		
제2조(정의) 이 법에서 사용하는 용어의 뜻은 다음과 같다. 1. "간호사"란 제4조에 따른 면허를 받은 사람을 말한다. 2. "전문간호사"란 제5조에 따른 자격인정을 받은 사람을 말한다. 3. "간호조무사"란 제6조에 따른 자격인정을 받은 사람을 말한다. 4. "간호사등"이란 간호사 · 전문간호사 · 간호조무사를 말한다. 5. 의료기관"이란 「의료법」 제3조제1항에 따른 의료기관을 말한다. 6. "보건의료기관"이란 「보건의료기본법」 제3조제4호에 따른 보건의료기관을 말한다.		

간호법 [법률 제20445호, 2024. 9. 20., 제정]	간호법 시행령 [대통령령 제35597호, 2025. 6. 20., 제정]	간호법 시행규칙 [보건복지부령 제1118호, 2025. 6. 20., 제정]
제3조(다른 법률과의 관계) 간호사등에 관하여 이 법에서 규정하지 아니한 사항에 대하여는 「보건의료기본법」과 「의료법」 등 보건의료 관계 법률을 따른다.		
제2장 면허와 자격		
제4조(간호사 면허) ① 간호사가 되려는 사람은 다음 각 호의 어느 하나에 해당하는 사람으로서 제8조에 따른 간호사 국가시험에 합격한 후 보건복지부장관의 면허를 받아야 한다. 1. 「고등교육법」 제11조의2에 따른 인정기관(이하 이 조에서 "평가인증기구"라 한다)의 인증을 받은 간호학을 전공하는 대학이나 전문대학[구제(舊制) 전문학교와 간호학교를 포함한다]을 졸업한 사람 2. 외국의 제1호에 해당하는 학교(보건복지부장관이 정하여 고시하는 인정기준에 해당하는 학교를 말한다)를 졸업하고 외국의 간호사 면허를 받은 사람 ② 제1항에도 불구하고 입학 당시 평가인증기구의 인증을 받은 간호학을 전공하는 대학 또는 전문대학에 입학한 사람으로서 그 대학 또는 전문대학을 졸업하고 해당 학위를 받은 사람은 같은 항 제1호에 해당하는 사람으로 본다. ③ 평가인증기구의 인증을 받은 간호학을 전공하는 대학이나 전문대학을 6개월 이내에 졸업하고 해당 학위를 받을 것으로 예정된 사람은 제1항제1호의 자격을 가진 사람으로 본다. 다만, 그 졸업예정시기에 졸업하고 해당 학위를 받아야 면허를 받을 수 있다.		**제7조(간호사 면허증 발급)** ① 법 제10조제1항에 따라 간호사 면허증을 발급받으려는 사람은 다음 각 호의 서류를 보건복지부장관에게 제출해야 한다. 1. 다음 각 목의 구분에 따른 서류. 다만, 법률 제8366호 의료법 전부개정법률 부칙 제9조에 해당하는 사람은 그 사실을 증명할 수 있는 서류를 추가로 제출해야 한다. 가. 법 제4조제1항제1호에 해당하는 사람: 졸업증명서 나. 법 제4조제1항제2호에 해당하는 사람: 졸업증명서와 그 면허증 사본 2. 법 제7조제1호 본문에 해당하는 사람이 아님을 증명하는 의사의 진단서 또는 같은 호 단서에 해당하는 사람임을 증명하는 전문의의 진단서 3. 법 제7조제2호에 해당하는 사람이 아님을 증명하는 의사의 진단서 4. 사진(제출일 기준 6개월 이내에 모자를 벗은 상태에서 배경 없이 촬영된 상반신 컬러사진으로 규격은 가로 3.5센티미터, 세로 4.5센티미터로 한다. 이하 같다) 2장

간호법 [법률 제20445호, 2024. 9. 20., 제정]	간호법 시행령 [대통령령 제35597호, 2025. 6. 20., 제정]	간호법 시행규칙 [보건복지부령 제1118호, 2025. 6. 20., 제정]
		② 보건복지부장관은 제1항에 따라 간호사 면허증의 발급에 필요한 서류를 제출받은 날부터 14일 이내에 별지 제5호서식의 간호사 면허증을 발급해야 한다. 다만, 법 제4조제1항제2호에 해당하는 사람의 경우에는 외국에서 면허를 받은 사실 등에 대한 조회가 끝난 날부터 14일 이내에 면허증을 발급한다.
제5조(전문간호사 자격인정) ① 보건복지부장관은 간호사에게 제4조에 따른 간호사 면허 외에 전문간호사 자격을 인정할 수 있다. ② 전문간호사가 되려는 사람은 다음 각 호의 어느 하나에 해당하는 사람으로서 보건복지부장관이 실시하는 전문간호사 자격시험에 합격한 후 보건복지부장관의 자격인정을 받아야 한다. 1. 보건복지부령으로 정하는 전문간호사 교육과정을 이수한 사람 2. 보건복지부장관이 인정하는 외국의 해당 분야 전문간호사 자격이 있는 사람 ③ 전문간호사의 자격 구분, 자격 기준, 자격 시험, 자격증, 그 밖에 필요한 사항은 보건복지부령으로 정한다.		
제6조(간호조무사 자격인정 등) ① 간호조무사가 되려는 사람은 다음 각 호의 어느 하나에 해당하는 사람으로서 보건복지부령으로 정하는 교육과정을 이수하고 제8조에 따른 간호조무사 국가시험에 합격한 후 보건복지부장관의 자격인정을 받아야 한다. 1. 초·중등교육법령에 따른 특성화고등학교의 간호 관련 학과를 졸업한 사람(간호조무사 국가시험 응시일부터 6개월 이내에 졸업이 예정된 사람을 포함한다)	**제2조(간호조무사 교육훈련기관 평가업무의 위탁)** ① 보건복지부장관은 「간호법」(이하 "법"이라 한다) 제6조제2항 후단에 따라 간호조무사 교육훈련기관의 지정을 위한 평가업무를 다음 각 호의 어느 하나에 해당하는 기관 또는 단체에 위탁할 수 있다. 1. 「공공기관의 운영에 관한 법률」 제4조에 따른 공공기관 중 그 설립 목적이 보건의료 또는 인력개발과 관련되는 공공기관	**제2조(간호조무사 국가시험의 응시자격)** ① 「간호법」(이하 "법"이라 한다) 제6조제1항 각 호 외의 부분에서 "보건복지부령으로 정하는 교육과정"이란 다음 각 호의 과정을 말한다. 1. 법 제6조제2항 전단에 따라 보건복지부장관의 지정을 받은 간호조무사 교육훈련기관(이하 "간호조무사 교육훈련기관"이라 한다)에서 실시하는 740시간 이상의 이론교육 과정

간호법 [법률 제20445호, 2024. 9. 20., 제정]	간호법 시행령 [대통령령 제35597호, 2025. 6. 20., 제정]	간호법 시행규칙 [보건복지부령 제1118호, 2025. 6. 20., 제정]
2. 「초 · 중등교육법」 제2조에 따른 고등학교 졸업자(간호조무사 국가시험 응시일부터 6개월 이내에 졸업이 예정된 사람을 포함한다) 또는 초 · 중등교육법령에 따라 같은 수준 이상의 학력이 있다고 인정되는 사람(이하 이 조에서 "고등학교 졸업 이상 학력 인정자"라 한다)으로서 보건복지부령으로 정하는 국 · 공립 간호조무사양성소의 교육을 이수한 사람 3. 고등학교 졸업 이상 학력 인정자로서 평생교육법령에 따른 평생교육시설에서 고등학교 교과 과정에 상응하는 교육과정 중 간호 관련 학과를 졸업한 사람(간호조무사 국가시험 응시일부터 6개월 이내에 졸업이 예정된 사람을 포함한다) 4. 고등학교 졸업 이상 학력 인정자로서 「학원의 설립 · 운영 및 과외교습에 관한 법률」 제2조의2제2항에 따른 학원의 간호조무사 교습과정을 이수한 사람 5. 고등학교 졸업 이상 학력 인정자로서 외국의 간호조무사 교육과정(보건복지부장관이 정하여 고시하는 인정기준에 해당하는 교육과정을 말한다)을 이수하고 해당 국가의 간호조무사 자격을 취득한 사람 6. 제4조제1항제1호 또는 제2호에 해당하는 사람 ② 제1항제1호부터 제4호까지에 따른 간호조무사 교육훈련기관은 보건복지부장관의 지정 · 평가를 받아야 한다. 이 경우 보건복지부장관은 간호조무사 교육훈련기관의 지정을 위한 평가업무를 대통령령으로 정하는 절차 · 방식에 따라 관계 전문기관에 위탁할 수 있다.	2. 그 밖에 위탁업무 수행에 필요한 조직 · 인력 및 전문성 등을 고려하여 보건복지부장관이 고시하는 기관 또는 단체 ② 제1항에 따라 업무를 위탁하는 경우에 위탁 기준, 절차 및 방식 등에 필요한 사항은 보건복지부장관이 정하여 고시한다. **제3조(간호조무사 교육훈련기관 지정 취소사유)** 법 제6조제3항에서 "거짓이나 그 밖의 부정한 방법으로 지정받는 등 대통령령으로 정하는 사유"란 다음 각 호의 어느 하나에 해당하는 사유를 말한다. 1. 거짓이나 그 밖의 부정한 방법으로 지정받은 경우 2. 법 제6조제4항에 따른 간호조무사 교육훈련기관의 지정 · 평가 등에 필요한 사항 중 해당 교육훈련기관의 지정기준에 미달하는 경우 3. 정당한 사유 없이 교육훈련 업무를 거부하거나 3개월 이상 교육훈련을 실시하지 않은 경우 4. 거짓이나 그 밖의 부정한 방법으로 교육훈련기관의 졸업증명서 또는 이수증명서를 발급한 경우 5. 법 제6조제1항 각 호 외의 부분에 따른 교육과정 및 그 내용이 법령에 위반되거나 간호조무사 교육훈련기관의 지정 목적을 달성하기 어렵다고 인정되는 경우	2. 간호조무사 교육훈련기관의 장이 실습교육을 위탁한 의료기관(조산원은 제외한다) 또는 보건소에서 실시하는 780시간 이상의 실습교육 과정. 이 경우 「의료법」 제3조제2항제3호에 따른 병원급 의료기관에서 실시하는 실습교육 과정이 400시간 이상이어야 한다. ② 제1항제2호 전단에 따른 실습교육 과정은 같은 호 후단에 따라 실시하는 실습교육 과정을 제외하고 최대 234시간의 범위에서 보건복지부장관이 정하여 고시하는 요건을 갖춘 간호조무사 교육훈련기관에서 실시하는 실습교육 과정으로 갈음할 수 있다. ③ 보건복지부장관은 「재난 및 안전관리 기본법」 제38조제1항에 따라 주의 이상의 재난 위기경보가 발령되어 제1항 및 제2항에 따른 교육과정을 실시하는 것이 현저히 곤란한 경우에는 보건복지부장관이 정하여 고시하는 바에 따라 그 교육과정을 달리 운영할 수 있다. ④ 간호조무사가 되려는 사람은 제1항 또는 제3항에 따른 교육과정을 이수해야 한다. 다만, 법 제6조제1항제5호 및 제6호에 해당하는 사람은 제1항 또는 제3항에 따른 교육과정을 이수한 것으로 본다. **제3조(간호조무사 교육훈련기관의 지정 · 평가)** ① 법 제6조제2항 전단에 따른 간호조무사 교육훈련기관의 지정 · 평가 기준은 다음 각 호와 같다. 1. 교육과정 운영 및 교육내용의 적절성 2. 교육인력, 교육시설 및 교육장비의 적절성 3. 재정 여건 및 교육훈련 능력의 수준 4. 교육 운영실적의 수준

간호법 [법률 제20445호, 2024. 9. 20., 제정]	간호법 시행령 [대통령령 제35597호, 2025. 6. 20., 제정]	간호법 시행규칙 [보건복지부령 제1118호, 2025. 6. 20., 제정]
③ 보건복지부장관은 제2항에 따른 간호조무사 교육훈련기관이 거짓이나 그 밖의 부정한 방법으로 지정받는 등 대통령령으로 정하는 사유에 해당하는 경우에는 그 지정을 취소할 수 있다. ④ 제1항에 따른 간호조무사 자격인정, 제2항에 따른 간호조무사 교육훈련기관의 지정 · 평가 등에 필요한 사항은 보건복지부령으로 정한다.		5. 그 밖에 간호조무사 교육훈련기관의 지정 · 평가를 위하여 보건복지부장관이 필요하다고 인정하는 사항 ② 법 제6조제2항 전단에 따라 간호조무사 교육훈련기관으로 지정 · 평가를 받으려는 기관은 별지 제1호서식의 간호조무사 교육훈련기관 지정신청서에 다음 각 호의 서류를 첨부하여 보건복지부장관에게 제출해야 한다. 1. 해당 기관의 설치 또는 설립 등에 관한 증빙서류 2. 제1항 각 호의 기준을 갖추었음을 증명할 수 있는 서류 ③ 보건복지부장관은 신청기관으로 하여금 법 제6조제2항에 따른 지정 · 평가에 드는 실비(實費)를 부담하게 할 수 있다. ④ 보건복지부장관은 간호조무사 교육훈련기관의 지정 · 평가를 위하여 필요한 경우에는 관계 기관 · 법인 · 단체 및 개인 등에 대하여 필요한 자료의 제출이나 의견의 진술을 요청할 수 있다. ⑤ 보건복지부장관은 법 제6조제2항에 따른 지정 · 평가를 완료한 경우에는 그 평가 결과, 지정 여부 및 지정기간 등을 신청기관에 알려야 한다. ⑥ 보건복지부장관은 제5항에 따른 평가 결과에 따라 간호조무사 교육훈련기관을 지정하는 경우에는 별지 제2호서식의 간호조무사 교육훈련기관 지정서를 발급하고, 그 지정에 관한 사항을 보건복지부 인터넷 홈페이지 등에 게시해야 한다. ⑦ 제6항에 따라 지정서를 발급받은 간호조무사 교육훈련기관은 교육생이 그 지정 사실을 알 수 있도록 지정서를 비치하거나 해당 기관 인터넷 홈페이지에 게시하는 등 필요한 조치를 해야 한다.

간호법 [법률 제20445호, 2024. 9. 20., 제정]	간호법 시행령 [대통령령 제35597호, 2025. 6. 20., 제정]	간호법 시행규칙 [보건복지부령 제1118호, 2025. 6. 20., 제정]
		⑧ 제1항부터 제7항까지에서 규정한 사항 외에 간호조무사 교육훈련기관의 지정 · 평가 기준, 절차, 방법 및 결과 통보 등에 필요한 세부 사항은 보건복지부장관이 정한다.
제7조(결격사유) 다음 각 호의 어느 하나에 해당하는 사람은 간호사등이 될 수 없다. 1. 「정신건강증진 및 정신질환자 복지서비스 지원에 관한 법률」 제3조제1호에 따른 정신질환자. 다만, 「의료법」 제77조에 따른 전문의가 간호사등으로서 적합하다고 인정하는 사람은 그러하지 아니하다. 2. 마약 · 대마 · 향정신성의약품 중독자 3. 피성년후견인 · 피한정후견인 4. 금고 이상의 실형을 선고받고 그 집행이 끝나거나 집행이 면제된 날부터 5년이 지나지 아니한 사람 5. 금고 이상의 형의 집행유예를 선고받고 그 유예기간이 지난 후 2년이 지나지 아니한 사람 6. 금고 이상의 형의 선고유예를 받고 그 유예기간 중에 있는 사람		
제8조(국가시험) ① 간호사 및 간호조무사 국가시험(이하 "국가시험"이라 한다)은 매년 보건복지부장관이 시행한다. ② 보건복지부장관은 국가시험의 관리를 대통령령으로 정하는 바에 따라 「한국보건의료인국가시험원법」에 따른 한국보건의료인국가시험원에 위탁할 수 있다.	**제4조(국가시험의 범위 등)** ① 법 제8조제1항에 따른 간호사 국가시험은 간호학 및 보건의약 관계 법규에 관하여 간호사로서 갖추어야 할 지식과 기능에 관하여 실시한다. ② 법 제8조제1항에 따른 간호조무사 국가시험은 간호학, 보건학개론 및 보건의료 관계 법규에 관하여 간호조무사로서 갖추어야 할 지식과 기능에 관하여 실시한다.	

간호법 [법률 제20445호, 2024. 9. 20., 제정]	간호법 시행령 [대통령령 제35597호, 2025. 6. 20., 제정]	간호법 시행규칙 [보건복지부령 제1118호, 2025. 6. 20., 제정]
③ 보건복지부장관은 제2항에 따라 국가시험의 관리를 위탁한 때에는 그 관리에 필요한 예산을 지원할 수 있다. ④ 국가시험에 필요한 사항은 대통령령으로 정한다.	③ 제1항 및 제2항에 따른 간호사 및 간호조무사 국가시험(이하 "국가시험"이라 한다)의 시험과목, 시험방법, 합격자 결정방법, 그 밖에 시험에 관하여 필요한 사항은 보건복지부령으로 정한다. **제5조(국가시험의 시행 및 공고 등)** ① 보건복지부장관은 다음 각 호의 구분에 따라 국가시험을 시행해야 한다. 1. 간호사 국가시험: 매년 1회 이상 2. 간호조무사 국가시험: 매년 2회 이상 ② 보건복지부장관은 법 제8조제2항에 따라 국가시험의 관리에 관한 업무를 「한국보건의료인국가시험원법」에 따른 한국보건의료인국가시험원(이하 "국가시험관리기관"이라 한다)에 위탁한다. ③ 국가시험관리기관의 장은 국가시험을 실시하려면 미리 보건복지부장관의 승인을 받아 시험 일시, 시험 장소, 시험과목, 응시원서 제출기간, 그 밖에 시험의 실시에 관하여 필요한 사항을 시험 실시 90일 전까지 공고해야 한다. 다만, 시험 장소는 지역별 응시인원이 확정된 후 시험 실시 30일 전까지 공고할 수 있다. ④ 제3항에도 불구하고 국가시험관리기관의 장은 보건복지부장관이 국민의 건강 보호를 위하여 긴급하게 의료인력 충원이 필요하다고 인정하는 경우에는 제3항에 따른 공고기간을 단축할 수 있다.	
제9조(응시자격의 제한) ① 제7조 각 호의 어느 하나에 해당하는 사람은 국가시험에 응시할 수 없다. ② 부정한 방법으로 국가시험에 응시하거나 국가시험에 관하여 부정행위를 한 사람에 대하여는 그 수험을 정지시키거나 합격을 무효로 한다.	**제9조(국가시험 응시제한)** 법 제9조제3항에 따른 국가시험의 응시제한 기준은 별표와 같다.	

간호법 [법률 제20445호, 2024. 9. 20., 제정]	간호법 시행령 [대통령령 제35597호, 2025. 6. 20., 제정]	간호법 시행규칙 [보건복지부령 제1118호, 2025. 6. 20., 제정]
③ 보건복지부장관은 제2항에 따라 수험이 정지되거나 합격이 무효가 된 사람에 대하여 처분의 사유와 위반 정도 등을 고려하여 대통령령으로 정하는 바에 따라 그 다음에 치러지는 국가시험의 응시를 3회의 범위에서 제한할 수 있다.		
제10조(면허 또는 자격의 등록과 조건) ① 보건복지부장관은 제4조부터 제6조까지에 따른 면허를 내주거나 자격인정을 할 때에는 그 면허 또는 자격에 관한 사항을 등록대장에 등록하고 면허증 또는 자격증을 발급하여야 한다. ② 보건복지부장관은 보건의료 시책에 필요하다고 인정하면 제4조에 따른 면허를 내줄 때 3년 이내의 기간을 정하여 특정 지역이나 특정 업무에 종사할 것을 면허의 조건으로 붙일 수 있다. ③ 제1항의 등록대장은 간호사 · 전문간호사 · 간호조무사별로 따로 작성 · 비치하여야 한다. ④ 그 밖에 면허 또는 자격의 등록과 면허증 또는 자격증의 발급에 필요한 사항은 보건복지부령으로 정한다.	**제10조(면허 조건)** ① 법 제10조제2항에 따른 특정 지역은 보건복지부장관이 정하는 보건의료 취약지로 하고, 특정 업무는 국공립 보건의료기관의 업무로 한다. ② 법 제10조제2항에 따라 특정 지역이나 특정 업무에 종사하는 간호사에게는 예산의 범위에서 수당을 지급한다. **제12조(간호사의 실태 및 취업상황 등의 신고)** ① 간호사는 법 제17조제1항에 따라 그 실태와 취업상황 등을 법 제10조제1항에 따라 면허증을 발급받은 날(법 제39조제2항에 따라 면허증을 재교부받은 경우에는 재교부를 받은 날을 말한다)부터 매 3년이 되는 해의 12월 31일까지 보건복지부장관에게 신고해야 한다. 다만, 법률 제10609호 의료법 일부개정법률 부칙 제2조제1항에 따라 신고를 한 경우에는 그 신고한 날부터 매 3년이 되는 해의 12월 31일까지 신고해야 한다. ② 보건복지부장관은 법 제17조제3항에 따라 제1항에 따른 신고 수리 업무를 법 제18조제1항에 따른 간호사중앙회(이하 "간호사중앙회"라 한다)에 위탁한다. ③ 제1항에 따른 신고의 방법 및 절차 등에 관하여 필요한 사항은 보건복지부령으로 정한다.	**제6조(면허등록대장 등)** ① 법 제10조제1항에 따른 간호사 면허등록대장은 별지 제3호서식에 따른다. ② 법 제10조제1항에 따른 간호조무사 자격등록대장은 별지 제4호서식에 따른다. **제7조(간호사 면허증 발급)** ① 법 제10조제1항에 따라 간호사 면허증을 발급받으려는 사람은 다음 각 호의 서류를 보건복지부장관에게 제출해야 한다. 1. 다음 각 목의 구분에 따른 서류. 다만, 법률 제8366호 의료법 전부개정법률 부칙 제9조에 해당하는 사람은 그 사실을 증명할 수 있는 서류를 추가로 제출해야 한다. 가. 법 제4조제1항제1호에 해당하는 사람: 졸업증명서 나. 법 제4조제1항제2호에 해당하는 사람: 졸업증명서와 그 면허증 사본 2. 법 제7조제1호 본문에 해당하는 사람이 아님을 증명하는 의사의 진단서 또는 같은 호 단서에 해당하는 사람임을 증명하는 전문의의 진단서 3. 법 제7조제2호에 해당하는 사람이 아님을 증명하는 의사의 진단서

간호법 [법률 제20445호, 2024. 9. 20., 제정]	간호법 시행령 [대통령령 제35597호, 2025. 6. 20., 제정]	간호법 시행규칙 [보건복지부령 제1118호, 2025. 6. 20., 제정]
		4. 사진(제출일 기준 6개월 이내에 모자를 벗은 상태에서 배경 없이 촬영된 상반신 컬러사진으로 규격은 가로 3.5센티미터, 세로 4.5센티미터로 한다. 이하 같다) 2장 ② 보건복지부장관은 제1항에 따라 간호사 면허증의 발급에 필요한 서류를 제출받은 날부터 14일 이내에 별지 제5호서식의 간호사 면허증을 발급해야 한다. 다만, 법 제4조제1항제2호에 해당하는 사람의 경우에는 외국에서 면허를 받은 사실 등에 대한 조회가 끝난 날부터 14일 이내에 면허증을 발급한다. **제8조(간호조무사 자격증 발급)** ① 법 제10조제1항에 따라 간호조무사 자격증을 발급받으려는 사람은 다음 각 호의 서류를 보건복지부장관에게 제출해야 한다. 1. 최종학교 졸업증명서(졸업예정증명서를 포함한다) 또는 학력 인정서 2. 국·공립 간호조무사양성소의 장 또는 간호조무사 교습과정을 운영하는 학원의 장이 발행한 별지 제6호서식의 간호조무사 교육과정 이수증명서(법 제6조제1항제2호 및 제4호의 경우만 해당한다) 3. 실습 의료기관의 장이 발행한 별지 제7호서식의 간호조무사 의료기관 실습이수증명서(법 제6조제1항제1호부터 제4호까지의 경우만 해당한다) 4. 법 제7조제1호 본문에 해당하는 사람이 아님을 증명하는 의사의 진단서 또는 같은 호 단서에 해당하는 사람임을 증명하는 전문의의 진단서

간호법 [법률 제20445호, 2024. 9. 20., 제정]	간호법 시행령 [대통령령 제35597호, 2025. 6. 20., 제정]	간호법 시행규칙 [보건복지부령 제1118호, 2025. 6. 20., 제정]
		5. 법 제7조제2호에 해당하는 사람이 아님을 증명하는 의사의 진단서 6. 외국의 대학 또는 전문대학 졸업증명서 및 외국의 간호사 면허증 사본(법 제6조제1항제6호에 따라 법 제4조제1항제2호의 경우만 해당한다) 7. 외국의 간호조무사 교육과정 이수증명서 및 외국의 간호조무사 자격증 사본(법 제6조제1항제5호의 경우만 해당한다) 8. 사진 2장 ② 보건복지부장관은 제1항에 따라 간호조무사 자격증의 발급에 필요한 서류를 제출받은 날부터 30일 이내에 별지 제8호서식의 간호조무사 자격증을 발급해야 한다.
제11조(면허 대여 금지 등) ① 간호사등은 제4조부터 제6조까지에 따라 받은 면허 또는 자격을 다른 사람에게 대여하여서는 아니 된다. ② 누구든지 제4조부터 제6조까지에 따라 받은 면허 또는 자격을 대여받아서는 아니 되며, 면허 또는 자격의 대여를 알선하여서도 아니 된다.		
제3장 간호사등의 업무		
제12조(간호사의 업무) ① 간호사는 다음 각 호의 업무를 임무로 한다. 1. 환자의 간호요구에 대한 관찰, 자료수집, 간호판단 및 요양을 위한 간호 2. 「의료법」에 따른 의사, 치과의사, 한의사의 지도하에 시행하는 진료의 보조	**제11조(간호사의 보건활동)** 법 제12조제1항제3호에서 "대통령령으로 정하는 보건활동"이란 다음 각 호의 보건활동을 말한다. 1. 「농어촌 등 보건의료를 위한 특별조치법」 제19조에 따라 보건진료 전담공무원으로서 하는 보건활동 2. 「모자보건법」 제10조제1항에 따른 모자보건전문가로서 행하는 모자보건 활동	

간호법 [법률 제20445호, 2024. 9. 20., 제정]	간호법 시행령 [대통령령 제35597호, 2025. 6. 20., 제정]	간호법 시행규칙 [보건복지부령 제1118호, 2025. 6. 20., 제정]
3. 간호 요구자에 대한 교육·상담 및 건강증진을 위한 활동의 기획과 수행, 그 밖에 대통령령으로 정하는 보건활동 4. 간호조무사가 수행하는 제1호부터 제3호까지의 업무 보조에 대한 지도 ② 제1항에도 불구하고 간호사는 「의료법」 제3조제2항제3호에 따른 병원급 의료기관(이하 "병원급 의료기관"이라 한다) 중 보건복지부령으로 정하는 기관에서 환자의 진료 및 치료행위에 관한 의사의 전문적 판단이 있은 후에 의사의 일반적 지도와 위임에 근거하여 진료지원업무를 수행할 수 있다. ③ 제1항제2호 및 제2항에 따른 업무에는 「의료기사 등에 관한 법률」 제2조 및 제3조에 따른 의료기사등의 업무는 원칙적으로 제외하되, 구체적인 범위와 한계는 대통령령으로 정한다.	3. 「결핵예방법」 제18조에 따른 보건활동 4. 그 밖의 법령에 따라 간호사의 보건활동으로 정한 업무	
제13조(전문간호사의 업무) ① 전문간호사는 제5조제2항에 따라 자격을 인정받은 전문 분야에서 업무를 수행하여야 한다. ② 전문간호사의 업무 범위는 보건복지부령으로 정한다.		
제14조(진료지원업무의 수행) ① 제12조제2항에 따른 진료지원업무를 수행하려는 간호사는 다음 각 호의 어느 하나의 요건을 갖추어야 한다. 1. 전문간호사 자격을 보유할 것 2. 보건복지부령으로 정하는 임상경력 및 교육과정의 이수에 따른 자격을 보유할 것 ② 진료지원업무의 구체적인 기준과 내용, 교육과정 운영기관의 지정·평가, 병원급 의료기관의 기준 및 절차·요건 준수에 관한 사항은 보건복지부령으로 정한다.	**제25조(업무의 위탁)** ① 보건복지부장관은 법 제45조제2항에 따라 다음 각 호의 업무를 제2항에 따른 기관 또는 단체에 위탁할 수 있다. 1. 법 제6조제2항 전단에 따른 간호조무사 교육훈련기관의 지정을 위한 신청 접수 및 지정서(보건복지부장관 명의의 지정서를 말한다) 발급 업무 2. 법 제16조제2항에 따른 간호조무사 보수교육에 관한 업무	

간호법 [법률 제20445호, 2024. 9. 20., 제정]	간호법 시행령 [대통령령 제35597호, 2025. 6. 20., 제정]	간호법 시행규칙 [보건복지부령 제1118호, 2025. 6. 20., 제정]
[시행일] 제14조제2항에 따른 교육과정 운영기관의 지정 및 평가는 공포 후 9개월이 경과한 날부터 3년 내에 시행하되, 그 기간 내에 보건복지부령으로 정하는 시점	3. 법 제17조제4항에 따른 간호조무사 실태 및 취업상황 등에 관한 신고의 접수 업무 ② 보건복지부장관이 법 제45조제2항에 따라 그 업무의 일부를 위탁할 수 있는 관계 전문기관은 다음 각 호의 기관 또는 단체로 한다. 1. 간호조무사협회 2. 「공공기관의 운영에 관한 법률」 제4조에 따른 공공기관 중 그 설립 목적이 보건의료 또는 인력개발과 관련되는 공공기관 3. 그 밖에 위탁 업무 수행에 필요한 조직·인력 및 전문성 등을 고려하여 보건복지부장관이 고시하는 기관 또는 단체(법 제16조제2항에 따른 간호조무사 보수교육에 관한 업무로 한정한다) ③ 보건복지부장관은 법 제45조제2항에 따라 법 제14조제1항에 따른 간호사의 진료지원업무 수행요건 관리에 관한 업무, 같은 조 제2항에 따른 교육과정 운영기관의 지정·평가에 관한 업무, 병원급 의료기관의 기준 및 절차·요건 준수 확인에 관한 업무를 다음 각 호의 기관 또는 단체에 위탁할 수 있다. 1. 「공공기관의 운영에 관한 법률」 제4조에 따른 공공기관 중 그 설립 목적이 보건의료 또는 인력개발과 관련되는 공공기관 2. 그 밖에 위탁 업무 수행에 필요한 조직·인력 및 전문성 등을 고려하여 보건복지부장관이 고시하는 기관 또는 단체 ④ 보건복지부장관은 법 제45조제2항에 따라 법 제27조제3항에 따른 인권침해 예방 교육을 다음 각 호의 어느 하나에 해당하는 기관 또는 단체에 위탁할 수 있다.	

간호법 [법률 제20445호, 2024. 9. 20., 제정]	간호법 시행령 [대통령령 제35597호, 2025. 6. 20., 제정]	간호법 시행규칙 [보건복지부령 제1118호, 2025. 6. 20., 제정]
	1. 간호사중앙회 또는 그 지부 2. 「공공기관의 운영에 관한 법률」 제4조에 따른 공공기관 중 그 설립 목적이 보건의료와 관련되는 공공기관 3. 「국립중앙의료원의 설립 및 운영에 관한 법률」에 따른 국립중앙의료원 4. 「한국보건복지인재원법」 제2조에 따른 한국보건복지인재원 5. 그 밖에 위탁 업무 수행에 필요한 조직 · 인력 및 전문성 등을 고려하여 보건복지부장관이 고시하는 기관 또는 단체 ⑤ 제1항부터 제4항까지의 규정에 따라 업무를 위탁하는 경우에 위탁 기준, 절차 및 방식 등에 필요한 사항은 보건복지부장관이 정하여 고시한다. [시행일] 제25조제3항 중 법 제14조제2항에 따른 교육과정 운영기관의 지정 · 평가 업무의 위탁에 관한 사항은 2025년 6월 21일부터 3년 내에 보건복지부령으로 정하는 시점	
제15조(간호조무사의 업무) ① 간호조무사는 「의료법」 제27조에도 불구하고 간호사를 보조하여 제12조제1항제1호부터 제3호까지의 업무를 수행할 수 있다. ② 제1항에도 불구하고 간호조무사는 「의료법」 제3조제2항제1호에 따른 의원급 의료기관에 한정하여 같은 법에 따른 의사, 치과의사, 한의사의 지도하에 환자의 요양을 위한 간호 및 진료의 보조를 수행할 수 있다. ③ 제1항 및 제2항에 따른 구체적인 업무의 범위와 한계에 관하여 필요한 사항은 보건복지부령으로 정한다.		

간호법 [법률 제20445호, 2024. 9. 20., 제정]	간호법 시행령 [대통령령 제35597호, 2025. 6. 20., 제정]	간호법 시행규칙 [보건복지부령 제1118호, 2025. 6. 20., 제정]
제16조(보수교육) ① 간호사는 제18조제9항에 따른 보수(補修)교육을 받아야 한다. ② 간호조무사는 보건복지부령으로 정하는 바에 따라 보수교육을 받아야 한다.		**제11조(간호사 보수교육의 실시)** ① 법 제18조제1항에 따른 간호사중앙회(이하 "간호사중앙회"라 한다)는 법 제16조제1항 및 제18조제9항에 따라 다음 각 호의 사항이 포함된 보수교육을 매년 실시해야 한다. 1. 직업윤리에 관한 사항 2. 업무 전문성 향상 및 업무 개선에 관한 사항 3. 의료 관계 법령의 준수에 관한 사항 4. 선진 의료기술 등의 동향 및 추세 등에 관한 사항 5. 그 밖에 보건복지부장관이 간호사의 자질 향상을 위하여 필요하다고 인정하는 사항 ② 간호사는 제1항에 따른 보수교육을 연간 8시간 이상 이수해야 한다. ③ 간호사중앙회의 장은 제1항 및 제2항에 따라 보수교육을 이수한 사람에게 별지 제11호서식의 간호사 보수교육 이수증을 발급해야 한다. ④ 보건복지부장관은 제1항에 따른 보수교육의 내용을 평가할 수 있다. ⑤ 간호사중앙회의 장은 제1항에 따른 보수교육을 다음 각 호의 기관으로 하여금 실시하게 할 수 있다. 1. 법 제18조제4항에 따라 설치된 간호사중앙회의 지부 또는 간호사중앙회의 정관에 따라 설치된 간호학 분야별 전문학회 및 전문단체 2. 간호대학 및 간호대학이 설치된 대학의 부속병원 3. 「전공의의 수련환경 개선 및 지위 향상을 위한 법률」 제13조제1항에 따라 보건복지부장관이 지정하는 수련병원

간호법 [법률 제20445호, 2024. 9. 20., 제정]	간호법 시행령 [대통령령 제35597호, 2025. 6. 20., 제정]	간호법 시행규칙 [보건복지부령 제1118호, 2025. 6. 20., 제정]
		4. 「한국보건복지인재원법」 제2조에 따른 한국보건복지인재원 5. 다른 법률에 따라 보건의료 및 간호 관련 교육을 실시하는 기관 ⑥ 간호사중앙회의 장은 간호사가 제5항제5호의 기관에서 보수교육을 받은 경우 그 교육이수 시간의 전부 또는 일부를 보수교육 이수시간으로 인정할 수 있다. **제16조(간호조무사의 보수교육)** ① 간호조무사는 법 제16조제2항에 따라 다음 각 호의 사항이 포함된 보수교육을 매년 받아야 한다. 1. 직업윤리에 관한 사항 2. 업무 전문성 향상 및 업무 개선에 관한 사항 3. 의료 관계 법령의 준수에 관한 사항 4. 그 밖에 보건복지부장관이 간호조무사 보수교육에 필요하다고 인정하는 사항 ② 간호조무사는 제1항에 따른 보수교육을 연간 8시간 이상 이수해야 한다. ③ 보건복지부장관은 제1항 및 제2항에 따라 보수교육을 이수한 사람에게 별지 제16호서식의 간호조무사 보수교육 이수증을 발급해야 한다. ④ 다음 각 호의 어느 하나에 해당하는 간호조무사에 대해서는 해당 연도의 보수교육을 면제한다. 1. 법 제4조제1항제1호에 따른 간호학을 전공하는 대학이나 전문대학에 재학 중인 사람 2. 제8조제2항에 따라 해당 연도에 신규로 자격증을 발급받은 사람 3. 보수교육에 상응하는 교육을 받는 등 보건복지부장관이 보수교육을 받을 필요가 없다고 인정하는 사람

간호법 [법률 제20445호, 2024. 9. 20., 제정]	간호법 시행령 [대통령령 제35597호, 2025. 6. 20., 제정]	간호법 시행규칙 [보건복지부령 제1118호, 2025. 6. 20., 제정]
		⑤ 다음 각 호의 어느 하나에 해당하는 간호조무사에 대해서는 해당 연도의 보수교육을 유예할 수 있다. 이 경우 보수교육이 유예된 간호조무사는 그 유예사유가 해소된 후 유예된 보수교육을 추가로 받아야 한다. 1. 해당 연도에 6개월 이상 법 제15조에 따른 업무에 종사하지 않은 사람 2. 본인의 질병이나 그 밖의 불가피한 사유로 보수교육을 받기가 곤란하다고 보건복지부장관이 인정하는 사람 ⑥ 제4항 또는 제5항에 따른 보수교육의 면제 또는 유예를 신청하려는 사람(이하 이 조에서 "신청인"이라 한다)은 해당 연도의 보수교육 실시 전에 별지 제17호서식의 간호조무사 보수교육 면제(유예) 신청서에 보수교육 면제 또는 유예의 사유를 증명할 수 있는 서류를 첨부하여 보건복지부장관에게 제출해야 한다. ⑦ 제6항에 따라 신청서를 제출받은 보건복지부장관은 신청인이 보수교육 면제 또는 유예 대상자에 해당되는지 여부를 확인하고 별지 제18호서식의 간호조무사 보수교육 면제(유예) 확인서를 발급해야 한다. ⑧ 제1항부터 제7항까지의 규정에 따른 보수교육의 대상, 방법, 내용, 시간 및 보수교육의 면제 · 유예 등에 필요한 세부사항은 보건복지부장관이 정한다.

<table>
<tr><th>간호법
[법률 제20445호, 2024. 9. 20., 제정]</th><th>간호법 시행령
[대통령령 제35597호, 2025. 6. 20., 제정]</th><th>간호법 시행규칙
[보건복지부령 제1118호, 2025. 6. 20., 제정]</th></tr>
<tr><td>제17조(실태 및 취업상황 등의 신고) ① 간호사는 대통령령으로 정하는 바에 따라 최초로 면허를 받은 후부터 3년마다 그 실태와 취업상황 등을 보건복지부장관에게 신고하여야 한다.
② 보건복지부장관은 제16조제1항에 따른 보수교육을 이수하지 아니한 간호사에 대하여 제1항에 따른 신고를 반려할 수 있다.
③ 보건복지부장관은 제1항에 따른 신고 수리 업무를 대통령령으로 정하는 바에 따라 제18조제1항에 따른 간호사중앙회에 위탁할 수 있다.
④ 간호조무사는 보건복지부령으로 정하는 바에 따라 최초로 자격인정을 받은 후부터 3년마다 그 실태와 취업상황 등을 보건복지부장관에게 신고하여야 한다.</td><td>제12조(간호사의 실태 및 취업상황 등의 신고) ① 간호사는 법 제17조제1항에 따라 그 실태와 취업상황 등을 법 제10조제1항에 따라 면허증을 발급받은 날(법 제39조제2항에 따라 면허증을 재교부받은 경우에는 재교부를 받은 날을 말한다)부터 매 3년이 되는 해의 12월 31일까지 보건복지부장관에게 신고해야 한다. 다만, 법률 제10609호 의료법 일부개정법률 부칙 제2조제1항에 따라 신고를 한 경우에는 그 신고한 날부터 매 3년이 되는 해의 12월 31일까지 신고해야 한다.
② 보건복지부장관은 법 제17조제3항에 따라 제1항에 따른 신고 수리 업무를 법 제18조제1항에 따른 간호사중앙회(이하 "간호사중앙회"라 한다)에 위탁한다.
③ 제1항에 따른 신고의 방법 및 절차 등에 관하여 필요한 사항은 보건복지부령으로 정한다.</td><td>제18조(간호사의 실태 및 취업상황 등의 신고 및 보고) ① 법 제17조제1항 및 영 제12조제1항에 따라 간호사의 실태와 취업상황 등을 신고하려는 사람(이하 이 조에서 "신고인"이라 한다)은 별지 제19호서식의 간호사의 실태 등 신고서에 다음 각 호의 서류를 첨부하여 간호사중앙회의 장에게 제출해야 한다.
1. 별지 제11호서식의 간호사 보수교육 이수증(보수교육을 이수한 사람만 해당한다)
2. 별지 제13호서식의 간호사 보수교육 면제(유예) 확인서(보수교육을 면제 또는 유예받은 사람만 해당한다)
② 제1항에 따른 신고를 받은 간호사중앙회의 장은 신고인이 제11조에 따른 보수교육을 이수했는지 여부를 확인해야 한다.
③ 간호사중앙회의 장은 제1항에 따른 신고 내용과 결과를 반기별로 보건복지부장관에게 보고해야 한다. 다만, 법 제40조에 따라 면허의 효력이 정지된 간호사가 제1항에 따른 신고를 한 경우에는 그 내용과 결과를 지체 없이 보건복지부장관에게 보고해야 한다.
제19조(간호조무사의 실태 및 취업상황 등의 신고) ① 법 제17조제4항에 따라 간호조무사는 제8조제2항에 따라 간호조무사 자격증을 발급받은 날(법 제39조제2항에 따라 자격증을 재교부받은 경우에는 재교부를 받은 날을 말한다)부터 매 3년이 되는 해의 12월 31일까지 보건복지부장관에게 그 실태와 취업상황 등을 신고해야 한다. 다만, 법률 제13658호 의료법 일부개정법률 부칙 제4조에 따라 신고한 경우는 그 신고를 한 날부터 매 3년이 되는 해의 12월 31일까지 신고해야 한다.</td></tr>
</table>

간호법 [법률 제20445호, 2024. 9. 20., 제정]	간호법 시행령 [대통령령 제35597호, 2025. 6. 20., 제정]	간호법 시행규칙 [보건복지부령 제1118호, 2025. 6. 20., 제정]
		② 간호조무사는 제1항에 따른 신고를 할 때에는 별지 제20호서식의 간호조무사의 실태 등 신고서에 다음 각 호의 서류를 첨부하여 보건복지부장관에게 제출해야 한다. 1. 별지 제16호서식의 간호조무사 보수교육 이수증(보수교육을 이수한 사람만 해당한다) 2. 별지 제18호서식의 간호조무사 보수교육 면제(유예) 확인서(보수교육을 면제 또는 유예받은 사람만 해당한다) ③ 보건복지부장관은 제1항 및 제2항에 따른 신고 업무를 효율적으로 처리하기 위하여 해당 업무를 전자적으로 처리할 수 있는 정보처리시스템을 구축 · 운영할 수 있다.
제4장 간호사 및 간호조무사 단체		
제18조(간호사중앙회와 지부) ① 간호사는 대통령령으로 정하는 바에 따라 전국적 조직을 두는 간호사회(이하 "간호사중앙회"라 한다)를 설립하여야 한다. ② 간호사중앙회는 법인으로 한다. ③ 제1항에 따라 간호사중앙회가 설립된 경우에는 간호사는 당연히 간호사중앙회의 회원이 되며, 간호사중앙회의 정관을 지켜야 한다. ④ 간호사중앙회는 대통령령으로 정하는 바에 따라 특별시 · 광역시 · 특별자치시 · 도 및 특별자치도(이하 "시 · 도"라 한다)에 지부를 설치하여야 하며, 시 · 군 · 구(자치구를 말한다)에 분회를 설치할 수 있다. 다만, 그 외의 지부를 설치하려면 보건복지부장관의 승인을 받아야 한다.	**제12조(간호사의 실태 및 취업상황 등의 신고)** ① 간호사는 법 제17조제1항에 따라 그 실태와 취업상황 등을 법 제10조제1항에 따라 면허증을 발급받은 날(법 제39조제2항에 따라 면허증을 재교부받은 경우에는 재교부를 받은 날을 말한다)부터 매 3년이 되는 해의 12월 31일까지 보건복지부장관에게 신고해야 한다. 다만, 법률 제10609호 의료법 일부개정법률 부칙 제2조제1항에 따라 신고를 한 경우에는 그 신고한 날부터 매 3년이 되는 해의 12월 31일까지 신고해야 한다. ② 보건복지부장관은 법 제17조제3항에 따라 제1항에 따른 신고 수리 업무를 법 제18조제1항에 따른 간호사중앙회(이하 "간호사중앙회"라 한다)에 위탁한다.	**제11조(간호사 보수교육의 실시)** ① 법 제18조제1항에 따른 간호사중앙회(이하 "간호사중앙회"라 한다)는 법 제16조제1항 및 제18조제9항에 따라 다음 각 호의 사항이 포함된 보수교육을 매년 실시해야 한다. 1. 직업윤리에 관한 사항 2. 업무 전문성 향상 및 업무 개선에 관한 사항 3. 의료 관계 법령의 준수에 관한 사항 4. 선진 의료기술 등의 동향 및 추세 등에 관한 사항 5. 그 밖에 보건복지부장관이 간호사의 자질 향상을 위하여 필요하다고 인정하는 사항 ② 간호사는 제1항에 따른 보수교육을 연간 8시간 이상 이수해야 한다.

간호법 [법률 제20445호, 2024. 9. 20., 제정]	간호법 시행령 [대통령령 제35597호, 2025. 6. 20., 제정]	간호법 시행규칙 [보건복지부령 제1118호, 2025. 6. 20., 제정]
⑤ 간호사중앙회가 지부나 분회를 설치한 때에는 그 지부나 분회의 책임자는 지체 없이 특별시장·광역시장·특별자치시장·도지사·특별자치도지사(이하 "시·도지사"라 한다) 또는 시장·군수·구청장(자치구의 구청장을 말한다. 이하 같다)에게 신고하여야 한다. ⑥ 간호사중앙회는 제21조에 따른 자격정지 처분 요구에 관한 사항 등을 심의·의결하기 위하여 윤리위원회를 둔다. ⑦ 제6항에 따른 윤리위원회의 구성·운영 등에 관한 사항은 대통령령으로 정한다. ⑧ 간호사중앙회에 관하여 이 법에 규정되지 아니한 사항은 「민법」 중 사단법인에 관한 규정을 준용한다. ⑨ 간호사중앙회는 보건복지부령으로 정하는 바에 따라 회원의 자질 향상을 위하여 필요한 보수교육을 실시하여야 한다.	③ 제1항에 따른 신고의 방법 및 절차 등에 관하여 필요한 사항은 보건복지부령으로 정한다. **제13조(간호사중앙회의 지부)** 간호사중앙회는 법 제18조제4항 본문에 따라 그 설립등기를 끝낸 날부터 3주일 이내에 특별시·광역시·특별자치시·도 및 특별자치도에 각각 지부를 설치해야 한다. 다만, 외국에 지부를 두는 경우에는 외국 지부의 설치에 관한 정관 변경 허가를 받은 날부터 10주일 이내에 설치해야 한다. **제14조(간호사중앙회 윤리위원회의 구성)** ① 제18조제6항에 따른 윤리위원회(이하 이 조부터 제16조까지 및 제18조에서 "윤리위원회"라 한다)는 위원장 1명을 포함하여 11명의 위원으로 구성한다. ② 윤리위원회의 위원장(이하 이 조 및 제15조에서 "위원장"이라 한다)은 위원 중에서 간호사중앙회의 장이 위촉한다. ③ 윤리위원회의 위원은 다음 각 호의 사람 중에서 간호사중앙회의 장이 성별을 고려하여 위촉하되, 제2호에 해당하는 사람이 4명 이상 포함되어야 한다. 1. 간호사중앙회 소속 회원으로서 간호사 경력이 10년 이상인 사람 2. 간호사가 아닌 사람으로서 법률, 보건, 언론, 소비자 권익 등에 관하여 경험과 학식이 풍부한 사람 ④ 위원의 임기는 3년으로 하며, 한 번만 연임할 수 있다.	③ 간호사중앙회의 장은 제1항 및 제2항에 따라 보수교육을 이수한 사람에게 별지 제11호서식의 간호사 보수교육 이수증을 발급해야 한다. ④ 보건복지부장관은 제1항에 따른 보수교육의 내용을 평가할 수 있다. ⑤ 간호사중앙회의 장은 제1항에 따른 보수교육을 다음 각 호의 기관으로 하여금 실시하게 할 수 있다. 1. 법 제18조제4항에 따라 설치된 간호사중앙회의 지부 또는 간호사중앙회의 정관에 따라 설치된 간호학 분야별 전문학회 및 전문단체 2. 간호대학 및 간호대학이 설치된 대학의 부속병원 3. 「전공의의 수련환경 개선 및 지위 향상을 위한 법률」 제13조제1항에 따라 보건복지부장관이 지정하는 수련병원 4. 「한국보건복지인재원법」 제2조에 따른 한국보건복지인재원 5. 다른 법률에 따라 보건의료 및 간호 관련 교육을 실시하는 기관 ⑥ 간호사중앙회의 장은 간호사가 제5항제5호의 기관에서 보수교육을 받은 경우 그 교육이수 시간의 전부 또는 일부를 보수교육 이수시간으로 인정할 수 있다.

간호법 [법률 제20445호, 2024. 9. 20., 제정]	간호법 시행령 [대통령령 제35597호, 2025. 6. 20., 제정]	간호법 시행규칙 [보건복지부령 제1118호, 2025. 6. 20., 제정]
제19조(설립 허가 등) ① 간호사중앙회를 설립하려면 대표자는 대통령령으로 정하는 바에 따라 정관과 그 밖에 필요한 서류를 보건복지부장관에게 제출하여 설립 허가를 받아야 한다. ② 간호사중앙회의 정관에 적을 사항은 대통령령으로 정한다. ③ 간호사중앙회가 정관을 변경하려면 보건복지부장관의 허가를 받아야 한다.	**제17조(간호사중앙회의 설립 허가 신청)** 법 제19조제1항에 따라 간호사중앙회 설립 허가를 받으려면 다음 각 호의 서류를 갖추어 보건복지부장관에게 제출해야 한다. 1. 정관 2. 사업계획서 3. 자산명세서 4. 설립결의서 5. 설립대표자의 선출 경위에 관한 서류 6. 임원의 취임승낙서와 이력서 **제18조(간호사중앙회 정관의 기재사항 등)** 법 제19조제2항에 따라 간호사중앙회의 정관에 적어야 할 사항은 다음 각 호와 같다. 1. 목적 2. 명칭 3. 중앙회 · 지부 · 분회의 소재지 4. 재산 또는 회계와 그 밖에 관리 · 운영에 관한 사항 5. 임원의 선임(選任)에 관한 사항 6. 회원의 자격 및 징계에 관한 사항 7. 정관 변경에 관한 사항 8. 공고 방법에 관한 사항 9. 윤리위원회의 운영 등에 관한 사항 **제19조(간호사중앙회 정관 변경의 허가 신청)** 법 제19조제3항에 따라 간호사중앙회가 정관 변경의 허가를 받으려면 다음 각 호의 서류를 갖추어 보건복지부장관에게 제출해야 한다. 1. 정관 변경의 내용과 그 이유를 적은 서류 2. 정관 변경에 관한 회의록 3. 정관 신구 대조표와 그 밖의 참고서류	

간호법 [법률 제20445호, 2024. 9. 20., 제정]	간호법 시행령 [대통령령 제35597호, 2025. 6. 20., 제정]	간호법 시행규칙 [보건복지부령 제1118호, 2025. 6. 20., 제정]
제20조(간호조무사협회) ① 간호조무사는 대통령령으로 정하는 바에 따라 전국적 조직을 두는 간호조무사협회(이하 "간호조무사협회"라 한다)를 설립할 수 있다. ② 간호조무사협회는 법인으로 한다. ③ 간호조무사협회의 설립 허가의 신청 등에 필요한 사항은 보건복지부령으로 정한다. ④ 간호조무사협회는 제21조에 따른 자격정지 처분 요구에 관한 사항 등을 심의·의결하기 위하여 윤리위원회를 둔다. ⑤ 제4항에 따른 윤리위원회의 구성·운영 등에 관한 사항은 대통령령으로 정한다. ⑥ 간호조무사협회에 관하여 이 법에 규정되지 아니한 사항은 「민법」 중 사단법인에 관한 규정을 준용한다. ⑦ 간호조무사협회의 정관에 적을 사항은 보건복지부령으로 정한다. ⑧ 간호조무사협회가 정관을 변경하려면 보건복지부장관의 허가를 받아야 한다.	**제20조(간호조무사협회의 설립 등)** ① 법 제20조제1항에 따른 간호조무사협회(이하 "간호조무사협회"라 한다)를 설립하려는 자는 정관, 사업계획서 등 보건복지부령으로 정하는 서류를 갖추어 보건복지부장관의 허가를 받아야 한다. ② 법 제20조제5항에 따라 간호조무사협회에 두는 윤리위원회의 구성·운영 등에 관하여는 제14조부터 제16조까지를 준용한다. 이 경우 "간호사중앙회"는 각각 "간호조무사협회"로, "간호사"는 각각 "간호조무사"로 본다.	**제20조(간호조무사협회의 설립허가 신청 등)** 법 제20조제1항에 따른 간호조무사협회(이하 "간호조무사협회"라 한다)의 설립 허가를 신청하려는 자는 다음 각 호의 서류를 보건복지부장관에게 제출해야 한다. 1. 정관 2. 사업계획서 3. 자산명세서 4. 설립결의서 5. 설립대표자의 선출 경위에 관한 서류 6. 임원의 취임승낙서와 이력서 **제21조(간호조무사협회 정관의 기재사항 등)** 법 제20조제7항에 따라 간호조무사협회의 정관에 적어야 할 사항은 다음과 같다. 1. 목적 2. 명칭 3. 간호조무사협회의 소재지 4. 재산 또는 회계와 그 밖에 관리·운영에 관한 사항 5. 임원의 선임(選任)에 관한 사항 6. 회원의 자격 및 징계에 관한 사항 7. 정관 변경에 관한 사항 8. 공고 방법에 관한 사항 9. 윤리위원회의 운영 등에 관한 사항 **제22조(간호조무사협회 정관 변경의 허가 신청)** 법 제20조제8항에 따라 간호조무사협회가 정관 변경의 허가를 받으려면 다음 각 호의 서류를 갖추어 보건복지부장관에게 제출해야 한다.

간호법 [법률 제20445호, 2024. 9. 20., 제정]	간호법 시행령 [대통령령 제35597호, 2025. 6. 20., 제정]	간호법 시행규칙 [보건복지부령 제1118호, 2025. 6. 20., 제정]
		1. 정관 변경의 내용과 그 이유를 적은 서류 2. 정관 변경에 관한 회의록 3. 정관 신구 대조표와 그 밖의 참고서류
제21조(자격정지 처분 요구 등) 간호사중앙회 및 간호조무사협회의 장은 간호사 및 간호조무사가 「의료법」 제66조제1항제1호에 해당하는 경우에는 각각 제18조제6항 및 제20조제4항에 따른 윤리위원회의 심의 · 의결을 거쳐 보건복지부장관에게 「의료법」 제66조제1항에 따른 자격정지 처분을 요구할 수 있다.	**제21조(자격정지 처분 요구)** 간호사중앙회 및 간호조무사협회의 장은 법 제21조에 따라 간호사 및 간호조무사에 대한 자격정지 처분을 요구할 때에는 해당 윤리위원회 회의의 개최 일시 및 장소와 자격정지 처분 요구의 이유 및 근거 등을 적은 서류를 보건복지부장관에게 제출해야 한다.	
제22조(협조의무) 간호사중앙회 및 간호조무사협회는 보건복지부장관으로부터 의료와 국민보건 향상에 관한 협조 요청을 받으면 협조하여야 한다.		
제23조(감독) 보건복지부장관은 간호사중앙회나 그 지부 또는 간호조무사협회가 정관으로 정한 사업 외의 사업을 하거나 국민보건 향상에 장애가 되는 행위를 한 때 또는 제22조에 따른 요청을 받고 협조하지 아니한 경우에는 정관을 변경하거나 임원을 새로 뽑을 것을 명할 수 있다.		
제5장 간호사등의 권리 및 처우 개선 등		
제24조(국가 및 지방자치단체의 책무 등) ① 국가 및 지방자치단체는 근무환경 및 처우 개선을 통한 간호사등의 장기근속 유도 및 숙련 인력 확보를 위하여 필요한 정책을 수립하고 그에 따른 지원을 하여야 한다.		**제23조(병원급 의료기관의 범위)** 법 제24조제4항, 제29조 및 제30조제1항에서 "보건복지부령으로 정하는 의료기관"이란 각각 「의료법」 제3조제2항제3호에 따른 병원급 의료기관을 말한다.

간호법 [법률 제20445호, 2024. 9. 20., 제정]	간호법 시행령 [대통령령 제35597호, 2025. 6. 20., 제정]	간호법 시행규칙 [보건복지부령 제1118호, 2025. 6. 20., 제정]
② 국가 및 지방자치단체는 제1항에 따른 정책의 효율적 수립 및 수행에 필요한 재원을 확보하는 등 예산상의 조치를 취할 수 있다. ③ 국가 및 지방자치단체는 숙련 간호사의 확보를 위하여 예산의 범위에서 의료기관 및 관련 단체 등에 필요한 재정지원을 할 수 있다. ④ 국가 및 지방자치단체는 서울특별시 · 인천광역시 및 경기도가 아닌 시 · 도에 소재한 병원급 의료기관 중 보건복지부령으로 정하는 의료기관이 적정 수준의 간호사를 확보할 수 있도록 의료기관 등에 필요한 지원을 할 수 있다. ⑤ 간호사등을 고용하는 각종 기관과 시설의 장은 간호사등의 근무환경 및 처우 개선을 위하여 필요한 지원을 하여야 한다.		
제25조(간호사등의 권리) ① 간호사등은 자신의 전문성과 경험, 양심에 따라 최적의 간호 서비스를 제공할 수 있고, 이를 보장하기 위하여 적정한 노동시간의 확보, 일 · 가정 양립지원 및 근무환경과 처우의 개선 등을 요구할 권리를 가진다. ② 간호사등은 「의료법」 제27조제5항을 위반한 무면허 의료행위 지시를 거부할 수 있으며, 보건의료기관의 장 및 무면허 의료행위 지시를 한 자 또는 이와 관련된 자는 무면허 의료행위 지시를 거부한 사람에 대하여 징계 등 불이익한 처우를 하여서는 아니 된다.		
제26조(간호사등의 책무) 간호사등은 보건의료의 중요한 담당자로서 자발적으로 그 능력의 개발 및 향상을 도모하도록 노력하여야 한다.		

간호법 [법률 제20445호, 2024. 9. 20., 제정]	간호법 시행령 [대통령령 제35597호, 2025. 6. 20., 제정]	간호법 시행규칙 [보건복지부령 제1118호, 2025. 6. 20., 제정]
제27조(간호사등 인권침해 금지) ① 누구든지 간호사등에게 업무상 적정범위를 넘는 신체적 · 정신적 고통을 주거나 근무환경을 악화시키는 행위(이하 이 조에서 "인권침해행위"라 한다)를 하여서는 아니 된다. ② 각종 기관 및 시설의 장은 간호현장에서 간호사등에 대한 인권침해행위가 발생하지 아니하도록 최선의 노력을 다하여야 한다. ③ 보건복지부장관은 간호현장에서 간호사등에 대한 인권침해행위가 발생하지 아니하도록 예방 및 교육을 충실히 하여야 한다. ④ 제3항에 따른 예방 및 교육 등에 필요한 사항은 보건복지부령으로 정한다. ⑤ 누구든지 간호사등에 대한 인권침해행위가 발생한 사실을 알게 된 경우 그 사실을 해당 보건의료기관의 장에게 신고할 수 있고, 신고를 받은 보건의료기관의 장은 「근로기준법」 제76조의3에 따른 조치를 하여야 한다.	**제25조(업무의 위탁)** ① 보건복지부장관은 법 제45조제2항에 따라 다음 각 호의 업무를 제2항에 따른 기관 또는 단체에 위탁할 수 있다. 1. 법 제6조제2항 전단에 따른 간호조무사 교육훈련기관의 지정을 위한 신청 접수 및 지정서(보건복지부장관 명의의 지정서를 말한다) 발급 업무 2. 법 제16조제2항에 따른 간호조무사 보수교육에 관한 업무 3. 법 제17조제4항에 따른 간호조무사 실태 및 취업상황 등에 관한 신고의 접수 업무 ② 보건복지부장관이 법 제45조제2항에 따라 그 업무의 일부를 위탁할 수 있는 관계 전문기관은 다음 각 호의 기관 또는 단체로 한다. 1. 간호조무사협회 2. 「공공기관의 운영에 관한 법률」 제4조에 따른 공공기관 중 그 설립 목적이 보건의료 또는 인력개발과 관련되는 공공기관 3. 그 밖에 위탁 업무 수행에 필요한 조직 · 인력 및 전문성 등을 고려하여 보건복지부장관이 고시하는 기관 또는 단체(법 제16조제2항에 따른 간호조무사 보수교육에 관한 업무로 한정한다) ③ 보건복지부장관은 법 제45조제2항에 따라 법 제14조제1항에 따른 간호사의 진료지원업무 수행요건 관리에 관한 업무, 같은 조 제2항에 따른 교육과정 운영기관의 지정 · 평가에 관한 업무, 병원급 의료기관의 기준 및 절차 · 요건 준수 확인에 관한 업무를 다음 각 호의 기관 또는 단체에 위탁할 수 있다.	**제24조(인권침해 예방 교육의 시행 등)** ① 법 제27조제3항에 따른 간호사등에 대한 인권침해행위 예방 교육에는 다음 각 호의 사항이 포함되어야 한다. 1. 간호사등의 인권보호를 위한 기본원칙 및 관련 법규 2. 간호사등에 대한 인권침해행위의 유형 및 사례 3. 인권침해행위 발생 시 신고 및 대응에 관한 사항 4. 간호사등의 인권친화적 근무환경 조성을 위한 관리 및 개선방안 5. 그 밖에 간호사등에 대한 인권침해 예방에 필요한 사항 ② 제1항에 따른 교육은 간호사등과 의료기관의 장 및 그 종사자를 대상으로 한다. ③ 제1항 및 제2항에서 규정한 사항 외에 간호사등에 대한 인권침해 예방 및 교육에 관하여 필요한 사항은 보건복지부장관이 정한다.

간호법 [법률 제20445호, 2024. 9. 20., 제정]	간호법 시행령 [대통령령 제35597호, 2025. 6. 20., 제정]	간호법 시행규칙 [보건복지부령 제1118호, 2025. 6. 20., 제정]
	1. 「공공기관의 운영에 관한 법률」 제4조에 따른 공공기관 중 그 설립 목적이 보건의료 또는 인력개발과 관련되는 공공기관 2. 그 밖에 위탁 업무 수행에 필요한 조직 · 인력 및 전문성 등을 고려하여 보건복지부장관이 고시하는 기관 또는 단체 ④ 보건복지부장관은 법 제45조제2항에 따라 법 제27조제3항에 따른 인권침해 예방 교육을 다음 각 호의 어느 하나에 해당하는 기관 또는 단체에 위탁할 수 있다. 1. 간호사중앙회 또는 그 지부 2. 「공공기관의 운영에 관한 법률」 제4조에 따른 공공기관 중 그 설립 목적이 보건의료와 관련되는 공공기관 3. 「국립중앙의료원의 설립 및 운영에 관한 법률」에 따른 국립중앙의료원 4. 「한국보건복지인재원법」 제2조에 따른 한국보건복지인재원 5. 그 밖에 위탁 업무 수행에 필요한 조직 · 인력 및 전문성 등을 고려하여 보건복지부장관이 고시하는 기관 또는 단체 ⑤ 제1항부터 제4항까지의 규정에 따라 업무를 위탁하는 경우에 위탁 기준, 절차 및 방식 등에 필요한 사항은 보건복지부장관이 정하여 고시한다. [시행일] 제25조제3항 중 법 제14조제2항에 따른 교육과정 운영기관의 지정 · 평가 업무의 위탁에 관한 사항은 2025년 6월 21일부터 3년 내에 보건복지부령으로 정하는 시점	

간호법 [법률 제20445호, 2024. 9. 20., 제정]	간호법 시행령 [대통령령 제35597호, 2025. 6. 20., 제정]	간호법 시행규칙 [보건복지부령 제1118호, 2025. 6. 20., 제정]
제28조(간호사등의 일 · 가정 양립지원) 보건의료기관의 장은 간호사등이 「근로기준법」 제74조에 따른 출산전후휴가 또는 유산 · 사산 휴가 및 「남녀고용평등과 일 · 가정 양립 지원에 관한 법률」 제19조에 따른 육아휴직을 사용하거나 같은 법 제19조의2에 따른 육아기 근로시간 단축으로 인하여 발생하는 업무의 결손이 다른 간호사등의 근로조건을 악화시키지 아니하도록 필요한 조치를 강구하여야 한다.		
제29조(간호사 대 환자 수) 국가는 병원급 의료기관 중 보건복지부령으로 정하는 의료기관에 근무하는 간호사 1인당 환자 수를 줄이기 위하여 필요한 정책을 수립하고 그에 따른 지원을 할 수 있다.		
제30조(교대근무) ① 국가는 병원급 의료기관 중 보건복지부령으로 정하는 의료기관에 근무하는 간호사가 규칙적이고 예측 가능한 교대근무를 할 수 있도록 필요한 지원을 할 수 있다. ② 제1항에 따른 의료기관의 장은 질병, 사고 등 예기치 못한 사정으로 근무를 할 수 없게 된 간호사를 대신하여 근무할 수 있는 대체인력을 둘 수 있다. ③ 국가는 제2항에 따른 대체인력 배치에 필요한 비용의 전부 또는 일부를 지원할 수 있다.		
제31조(간호인력 지원센터의 설치 및 운영) ① 보건복지부장관은 보건의료기관 등 지역사회의 다양한 간호현장에 근무하는 간호사 및 간호조무사의 장기근속 유도, 이직 방지, 전문성 및 자질 향상 등을 지원하기 위하여 다음 각 호의 업무를 수행하는 간호인력 지원센터를 특별시 · 광역시 · 도 · 특별자치도별로 설치 · 운영할 수 있다.	**제22조(간호인력 지원센터 운영의 위탁)** ① 보건복지부장관은 법 제31조제2항에 따라 같은 조 제1항에 따른 간호인력 지원센터(이하 "간호인력 지원센터"라 한다)의 운영을 다음 각 호의 어느 하나에 해당하는 기관 또는 단체에 위탁할 수 있다.	

간호법 [법률 제20445호, 2024. 9. 20., 제정]	간호법 시행령 [대통령령 제35597호, 2025. 6. 20., 제정]	간호법 시행규칙 [보건복지부령 제1118호, 2025. 6. 20., 제정]
1. 지역별, 기관별 간호인력의 근무여건과 복리후생 등 실태에 관한 현황 조사 2. 제4조제1항제1호에 따른 간호학을 전공하는 대학이나 전문대학(구제 전문학교와 간호학교를 포함한다) 졸업예정자에 대한 취업 교육 및 신규 간호인력의 취업 확대와 장기 근속 유도 지원 3. 간호인력의 역량 강화 지원 4. 간호인력의 경력단절 방지 및 재취업 지원 5. 간호인력에 대한 사회적 인식개선 및 홍보 지원 6. 간호인력의 업무 수행 중 발생하는 고충 해소 및 상담 지원 7. 제32조에 따른 교육전담간호사의 교육 8. 그 밖에 간호인력 지원을 위하여 보건복지부장관이 정하는 사항 ② 보건복지부장관은 간호인력 지원센터를 효율적으로 운영하기 위하여 그 운영에 관한 업무를 대통령령으로 정하는 절차·방식에 따라 관계 전문기관 또는 단체에 위탁할 수 있다. ③ 국가 및 지방자치단체는 제2항에 따라 간호인력 지원센터의 운영에 관한 업무를 위탁한 경우에는 그 운영에 드는 비용을 지원할 수 있다. ④ 그 밖에 간호인력 지원센터의 운영 등에 필요한 사항은 보건복지부령으로 정한다.	1. 간호사중앙회 또는 그 지부 2. 「공공기관의 운영에 관한 법률」 제4조에 따른 공공기관 중 그 설립 목적이 보건의료와 관련되는 공공기관 3. 그 밖에 위탁 업무 수행에 필요한 조직·인력 및 전문성 등을 고려하여 보건복지부장관이 고시하는 기관 또는 단체 ② 제1항에 따라 업무를 위탁하는 경우에 위탁 기준, 절차 및 방식 등에 필요한 사항은 보건복지부장관이 정하여 고시한다.	
제32조(교육전담간호사) ① 병원급 의료기관에는 신규 채용되거나 보임된 간호사, 간호대학생(이하 이 조에서 "신규간호사등"이라 한다)에게 직무수행에 필요한 지식, 기술 및 역량 등을 전수하고 적응을 지원하기 위하여 교육전담간호사 양성교육을 이수하는 등 보건복지부령으로 정하는 자격을 갖춘 교육전담간호사를 두어야 한다.		**제25조(교육전담간호사)** ① 법 제32조제1항에서 "교육전담간호사 양성교육을 이수하는 등 보건복지부령으로 정하는 자격"이란 다음 각 호의 요건을 모두 갖춘 것을 말한다. 1. 보건복지부장관이 정하여 고시하는 바에 따라 교육전담간호사 양성교육을 이수했을 것

간호법 [법률 제20445호, 2024. 9. 20., 제정]	간호법 시행령 [대통령령 제35597호, 2025. 6. 20., 제정]	간호법 시행규칙 [보건복지부령 제1118호, 2025. 6. 20., 제정]
② 제1항에 따른 교육전담간호사는 다음 각 호의 직무를 수행한다. 1. 신규간호사등의 교육과정 기획 · 운영 · 평가 2. 신규간호사등의 교육 총괄 및 관리 3. 신규간호사등의 교육을 담당하는 인력의 관리 및 지도 4. 신규간호사등의 교육에 필요한 자원 확보 · 개발 ③ 국가는 제1항에 따른 교육전담간호사 운영에 필요한 비용의 전부 또는 일부를 지원할 수 있다. ④ 제1항에 따른 교육전담간호사의 배치 대상과 기준은 의료기관의 종류 및 규모, 신규간호사등의 수 등을 고려하여 보건복지부령으로 정한다.		2. 「의료법」 제3조제2항제3호가목에 따른 병원 또는 같은 호 바목에 따른 종합병원에서 간호사로 2년 이상 임상업무에 종사한 경력이 있을 것 ② 법 제32조제1항에 따른 교육전담간호사의 배치 대상과 기준은 다음 각 호와 같다. 1. 「의료법」 제3조제2항제3호바목에 따른 종합병원 중 300병상 이상의 종합병원: 2명. 다만, 해당 의료기관의 장이 필요하다고 인정하는 경우에는 300병상을 초과하는 250병상마다 1명을 추가 배치할 수 있다. 2. 「의료법」 제3조제2항제3호가목부터 마목까지에 따른 병원급 의료기관 및 같은 호 바목에 따른 종합병원 중 300병상 미만의 종합병원: 해당 의료기관의 장이 정하는 인원
제33조(교육지원) 의료기관의 장은 교육훈련 중인 간호사를 대신하여 근무할 수 있는 대체인력을 둘 수 있다.		
제6장 간호종합계획의 수립 등		
제34조(간호종합계획의 수립 등) ① 보건복지부장관은 간호사등을 양성하여 보건의료기관 등이 원활히 간호사등을 확보할 수 있도록 지원하고, 간호사등에 대한 처우 개선을 위하여 5년마다 간호종합계획(이하 "종합계획"이라 한다)을 수립하여야 한다. 이 경우 종합계획은 「보건의료기본법」 제15조에 따른 보건의료발전계획, 「지역보건법」 제7조에 따른 지역보건의료계획, 「보건의료인력지원법」 제5조에 따른 보건의료인력 종합계획, 「의료법」 제60조의2에 따른 의료인 수급계획과 연계하여 수립한다.		**제26조(실태조사의 방법 등)** ① 보건복지부장관은 법 제34조에 따른 간호종합계획을 수립하기 전에 법 제37조제1항에 따른 실태조사(이하 "실태조사"라 한다)를 실시해야 한다. ② 실태조사는 현지조사, 서면조사, 전화, 전자우편 또는 정보통신망 등을 이용하는 방법으로 할 수 있다. ③ 보건복지부장관은 제1항에 따른 실태조사를 효율적으로 추진하기 위하여 필요하다고 인정하는 경우에는 보건의료 관계 연구기관, 단체 또는 전문가 등에게 실태조사를 의뢰하여 실시할 수 있다.

간호법 [법률 제20445호, 2024. 9. 20., 제정]	간호법 시행령 [대통령령 제35597호, 2025. 6. 20., 제정]	간호법 시행규칙 [보건복지부령 제1118호, 2025. 6. 20., 제정]
② 보건복지부장관은 종합계획을 수립할 때에는 미리 관계 중앙행정기관의 장과 협의하여야 한다. ③ 종합계획은 제38조에 따른 간호정책심의위원회의 심의를 거쳐 확정한다. 이 경우 보건복지부장관은 확정된 종합계획을 관계 중앙행정기관의 장 및 시 · 도지사에게 알려야 한다.		
제35조(연도별 시행계획의 수립 · 시행) ① 보건복지부장관, 관계 중앙행정기관의 장 및 시 · 도지사는 매년 종합계획에 따라 간호정책 시행계획(이하 "시행계획"이라 한다)을 수립 · 시행하여야 한다. ② 관계 중앙행정기관의 장 및 시 · 도지사는 다음 연도의 시행계획과 전년도의 시행계획에 따른 추진실적을 매년 보건복지부장관에게 제출하고, 보건복지부장관은 매년 시행계획에 따른 추진실적을 평가하여야 한다. ③ 시행계획의 수립 · 시행 및 추진실적의 평가 등에 필요한 사항은 대통령령으로 정한다.	**제23조(간호정책 시행계획의 수립 · 시행 등)** ① 보건복지부장관은 법 제35조제1항에 따른 간호정책 시행계획(이하 "시행계획"이라 한다)의 수립지침을 마련하여 매년 10월 31일까지 관계 중앙행정기관의 장 및 특별시장 · 광역시장 · 특별자치시장 · 도지사 · 특별자치도지사(이하 "시 · 도지사"라 한다)에게 통보해야 한다. ② 관계 중앙행정기관의 장 및 시 · 도지사는 제1항의 수립지침에 따라 다음 연도의 시행계획을 수립하여 매년 12월 31일까지 보건복지부장관에게 제출해야 한다. ③ 관계 중앙행정기관의 장 및 시 · 도지사는 법 제35조제2항에 따라 매년 3월 31일까지 전년도의 시행계획에 따른 추진실적을 보건복지부장관에게 제출해야 한다. ④ 보건복지부장관은 제3항에 따라 제출받은 추진실적을 평가하고, 그 결과를 매년 9월 30일까지 관계 중앙행정기관의 장 및 시 · 도지사에게 통보해야 한다. ⑤ 관계 중앙행정기관의 장 및 시 · 도지사는 정당한 사유가 없으면 제4항에 따라 통보받은 평가결과를 다음 연도의 시행계획에 반영해야 한다.	

간호법 [법률 제20445호, 2024. 9. 20., 제정]	간호법 시행령 [대통령령 제35597호, 2025. 6. 20., 제정]	간호법 시행규칙 [보건복지부령 제1118호, 2025. 6. 20., 제정]
제36조(계획수립의 협조) ① 보건복지부장관, 관계 중앙행정기관의 장 및 시 · 도지사는 종합계획 또는 시행계획의 수립 · 시행을 위하여 필요한 경우에는 관계 기관 또는 단체의 장에게 협조를 요청할 수 있다. ② 제1항에 따른 요청을 받은 자는 정당한 사유가 없으면 이에 따라야 한다.		
제37조(실태조사) ① 보건복지부장관은 5년마다 다음 각 호의 사항이 포함된 간호사등에 관한 실태조사(이하 이 조에서 "실태조사"라 한다)를 실시하여 그 결과를 공표하고, 이를 종합계획과 시행계획에 반영하여야 한다. 1. 간호사등의 수급 변화에 관한 사항 2. 보건의료기관별 · 직종별 · 지역별 간호사등의 현황 및 업무 실태에 관한 사항 3. 간호사등의 근무시간, 근무형태, 이직률, 직업 만족도 등 근무여건과 근무환경에 관한 사항 4. 간호사등의 임금 수준 및 지급 실태에 관한 사항 5. 간호사등에 대한 교육 · 훈련 및 인력 관리에 관한 사항 6. 간호사등의 인권침해 실태 및 일 · 가정 양립에 관한 사항 7. 그 밖에 간호사등의 양성 및 처우 개선을 위하여 필요한 사항		**제26조(실태조사의 방법 등)** ① 보건복지부장관은 법 제34조에 따른 간호종합계획을 수립하기 전에 법 제37조제1항에 따른 실태조사(이하 "실태조사"라 한다)를 실시해야 한다. ② 실태조사는 현지조사, 서면조사, 전화, 전자우편 또는 정보통신망 등을 이용하는 방법으로 할 수 있다. ③ 보건복지부장관은 제1항에 따른 실태조사를 효율적으로 추진하기 위하여 필요하다고 인정하는 경우에는 보건의료 관계 연구기관, 단체 또는 전문가 등에게 실태조사를 의뢰하여 실시할 수 있다.

간호법 [법률 제20445호, 2024. 9. 20., 제정]	간호법 시행령 [대통령령 제35597호, 2025. 6. 20., 제정]	간호법 시행규칙 [보건복지부령 제1118호, 2025. 6. 20., 제정]
② 보건복지부장관은 실태조사를 위하여 관계 기관 · 법인 · 단체 · 시설의 장에게 필요한 자료의 제출 또는 의견의 진술을 요청할 수 있다. 이 경우 요청을 받은 자는 정당한 사유가 없으면 이에 협조하여야 한다. ③ 실태조사의 내용과 방법 등에 필요한 사항은 보건복지부령으로 정한다.		
제38조(간호정책심의위원회) ① 간호사등의 양성 및 처우 개선에 관한 다음 각 호의 사항을 심의하기 위하여 보건복지부장관 소속으로 간호정책심의위원회(이하 이 조에서 "위원회"라 한다)를 둔다. 1. 종합계획 및 시행계획의 수립에 관한 사항 2. 간호사등의 수급, 양성 및 적정 배치에 관한 사항 3. 간호사등의 근무환경 및 처우 개선을 위하여 필요한 시책에 관한 사항 4. 간호사등의 장기근속 유도 및 숙련인력 확보에 필요한 시책에 관한 사항 5. 의료기관 등에서 교대근무 및 야간근무를 하는 간호사등의 건강권 보호, 적정 보상 및 지원에 관한 사항 6. 우수 간호사 양성을 위한 대학 및 의료기관의 교육 여건 지원에 관한 사항 7. 지역의료 강화 및 필수의료 분야에 필요한 간호사의 양성, 확보 및 지원에 관한 사항 8. 간호사등에 대한 지역별 수요를 고려한 적정수급에 관한 사항		**제27조(간호정책심의위원회의 구성 등)** ① 법 제38조제1항에 따른 간호정책심의위원회(이하 이 조 및 제28조에서 "위원회"라 한다)의 위원은 다음 각 호의 사람 중에서 보건복지부장관이 성별을 고려하여 임명 또는 위촉한다. 1. 간호사중앙회의 장이 추천하는 다음 각 목의 사람 가. 보건의료기관 또는 교육기관 등에서의 간호 경험이 풍부한 사람 나. 재가(在家) 또는 사회복지시설 등에서의 간호 경험이 풍부한 사람 2. 간호조무사협회의 장이 추천하는 사람 3. 「의료법」 제52조에 따른 의료기관단체에서 추천하는 사람 4. 간호인력 관련 근로자단체가 추천하는 사람 5. 간호인력 또는 보건의료정책에 관한 학식과 경험이 풍부한 사람 6. 교육부 또는 보건복지부에서 보건의료 인력 양성 또는 간호정책 업무를 담당하는 해당 기관 소속의 3급 이상 공무원

간호법 [법률 제20445호, 2024. 9. 20., 제정]	간호법 시행령 [대통령령 제35597호, 2025. 6. 20., 제정]	간호법 시행규칙 [보건복지부령 제1118호, 2025. 6. 20., 제정]
9. 그 밖에 위원장이 심의에 부치는 사항 ② 위원회의 위원장은 보건복지부차관이 되고, 위원장을 포함한 15명 내외의 위원으로 구성한다. ③ 위원회의 구성 및 운영에 관한 사항은 보건복지부령으로 정한다.		② 제1항제1호부터 제5호까지의 규정에 따라 위촉하는 위원(이하 "위촉위원"이라 한다)의 임기는 2년으로 한다. 다만, 위촉위원의 사임 등으로 새로 위촉된 위원의 임기는 전임위원의 남은 임기로 한다. ③ 보건복지부장관은 위촉위원이 다음 각 호의 어느 하나에 해당하는 경우에는 해당 위원을 해촉(解囑)할 수 있다. 1. 심신쇠약 등으로 장기간 직무를 수행할 수 없게 된 경우 2. 직무와 관련된 비위 사실이 있는 경우 3. 직무태만, 품위손상이나 그 밖의 사유로 위원으로 적합하지 않다고 인정되는 경우 4. 위원 스스로 직무를 수행하기 어렵다는 의사를 밝히는 경우
제7장 보칙		
제39조(면허 또는 자격의 취소와 재교부) ① 보건복지부장관은 간호사등이 다음 각 호의 어느 하나에 해당할 경우에는 그 면허 또는 자격을 취소할 수 있다. 다만, 제1호 · 제8호의 경우에는 면허 또는 자격을 취소하여야 한다. 1. 제7조 각 호의 어느 하나에 해당하게 된 경우. 다만, 의료행위 중 「형법」 제268조의 죄를 범하여 제7조제4호부터 제6호까지의 어느 하나에 해당하게 된 경우에는 그러하지 아니하다. 2. 「의료법」 제66조에 따른 자격정지 처분 기간 중에 의료행위를 하거나 3회 이상 자격정지 처분을 받은 경우	**제12조(간호사의 실태 및 취업상황 등의 신고)** ① 간호사는 법 제17조제1항에 따라 그 실태와 취업상황 등을 법 제10조제1항에 따라 면허증을 발급받은 날(법 제39조제2항에 따라 면허증을 재교부받은 경우에는 재교부를 받은 날을 말한다)부터 매 3년이 되는 해의 12월 31일까지 보건복지부장관에게 신고해야 한다. 다만, 법률 제10609호 의료법 일부개정법률 부칙 제2조제1항에 따라 신고를 한 경우에는 그 신고한 날부터 매 3년이 되는 해의 12월 31일까지 신고해야 한다. ② 보건복지부장관은 법 제17조제3항에 따라 제1항에 따른 신고 수리 업무를 법 제18조제1항에 따른 간호사중앙회(이하 "간호사중앙회"라 한다)에 위탁한다.	**제10조(면허증등의 재발급 등)** ① 간호사 또는 간호조무사는 간호사 면허증 또는 간호조무사 자격증(이하 "면허증등"이라 한다)을 잃어버렸거나 면허증등이 헐어 못 쓰게 되거나 기재사항이 변경되어 면허증등을 재발급받으려는 경우에는 별지 제9호서식 또는 별지 제10호서식의 재발급 신청서에 다음 각 호의 서류를 첨부하여 보건복지부장관에게 제출해야 한다. 1. 면허증등(면허증등이 헐어 못 쓰게 된 경우나 기재사항이 변경된 경우만 해당한다) 2. 사진 2장 3. 변경 사실을 증명할 수 있는 서류(면허증등의 기재사항이 변경된 경우만 해당한다)

간호법 [법률 제20445호, 2024. 9. 20., 제정]	간호법 시행령 [대통령령 제35597호, 2025. 6. 20., 제정]	간호법 시행규칙 [보건복지부령 제1118호, 2025. 6. 20., 제정]
3. 제2항에 따라 면허 또는 자격을 재교부받은 사람이 「의료법」 제66조제1항 각 호의 어느 하나에 해당하는 경우 4. 제10조제2항에 따른 면허 조건을 이행하지 아니한 경우 5. 제11조제1항을 위반하여 면허를 대여한 경우 6. 「의료법」 제4조제6항을 위반하여 사람의 생명 또는 신체에 중대한 위해를 발생하게 한 경우 7. 「의료법」 제27조제5항을 위반하여 사람의 생명 또는 신체에 중대한 위해를 발생하게 할 우려가 있는 수술, 수혈, 전신마취를 의료인 아닌 자에게 하게 하거나 의료인에게 면허 사항 외로 하게 한 경우 8. 거짓이나 그 밖의 부정한 방법으로 제4조에 따른 면허 또는 제6조에 따른 자격의 발급요건을 취득하거나 국가시험에 합격한 경우 ② 보건복지부장관은 제1항에 따라 면허 또는 자격이 취소된 자라도 취소의 원인이 된 사유가 없어지거나 개전(改悛)의 정이 뚜렷하다고 인정되고 대통령령으로 정하는 교육프로그램을 이수한 경우에는 면허 또는 자격을 재교부할 수 있다. 다만, 제1항제4호에 따라 면허가 취소된 경우에는 취소된 날부터 1년 이내, 제1항제2호 · 제3호에 따라 면허 또는 자격이 취소된 경우에는 취소된 날부터 2년 이내, 제1항제5호부터 제7호까지 또는 제7조제4호부터 제6호까지에 따른 사유로 면허 또는 자격이 취소된 경우에는 취소된 날부터 3년 이내, 제7조제4호에 따른 사유로 면허 또는	③ 제1항에 따른 신고의 방법 및 절차 등에 관하여 필요한 사항은 보건복지부령으로 정한다. **제24조(면허재교부 교육프로그램)** ① 법 제39조제2항 본문에 따른 교육프로그램(이하 이 조에서 "교육프로그램"이라 한다)의 교육내용 및 교육시간은 다음 각 호의 구분에 따른다. 1. 교육내용 가. 환자 권리의 이해 나. 의료인 및 의료분야 종사자의 역할과 윤리 다. 의료 및 간호 관련 법령의 이해 라. 그 밖에 보건 · 의료 질서의 유지를 위하여 필요한 내용으로서 보건복지부장관이 고시하는 내용 2. 교육시간: 40시간 이상 ② 교육프로그램은 다음 각 호의 어느 하나에 해당하는 기관 또는 단체 중 보건복지부장관이 지정하여 고시하는 기관 또는 단체(이하 이 조에서 "교육프로그램 실시기관"이라 한다)가 실시한다. 1. 「한국보건복지인재원법」 제2조에 따른 한국보건복지인재원 2. 간호사중앙회 또는 간호조무사협회 3. 그 밖에 보건윤리 또는 의료윤리와 관련된 교육기관으로서 보건복지부장관이 지정하여 고시하는 기관 또는 단체 ③ 교육프로그램의 실시에 드는 비용은 교육프로그램을 이수하는 사람이 부담한다. ④ 교육프로그램 실시기관의 장은 교육프로그램을 이수한 사람에게 이수증을 발급하고, 교육프로그램 종료일부터 1개월 이내에 교육프로그램의 실시 결과를 보건복지부장관에게 제출해야 한다.	② 법 제39조제2항에 따라 취소된 면허증등을 재발급받으려는 사람은 별지 제9호서식 또는 제10호서식의 재발급 신청서에 다음 각 호의 서류를 첨부하여 특별시장 · 광역시장 · 특별자치시장 · 도지사 또는 특별자치도지사를 거쳐 보건복지부장관에게 제출해야 한다. 1. 면허 또는 자격 취소의 원인이 된 사유가 소멸했거나 개전(改悛)의 정이 뚜렷하다고 인정될 수 있는 서류 2. 사진 2장 **제19조(간호조무사의 실태 및 취업상황 등의 신고)** ① 법 제17조제4항에 따라 간호조무사는 제8조제2항에 따라 간호조무사 자격증을 발급받은 날(법 제39조제2항에 따라 자격증을 재교부받은 경우에는 재교부를 받은 날을 말한다)부터 매 3년이 되는 해의 12월 31일까지 보건복지부장관에게 그 실태와 취업상황 등을 신고해야 한다. 다만, 법률 제13658호 의료법 일부개정법률 부칙 제4조에 따라 신고한 경우는 그 신고를 한 날부터 매 3년이 되는 해의 12월 31일까지 신고해야 한다. ② 간호조무사는 제1항에 따른 신고를 할 때에는 별지 제20호서식의 간호조무사의 실태 등 신고서에 다음 각 호의 서류를 첨부하여 보건복지부장관에게 제출해야 한다. 1. 별지 제16호서식의 간호조무사 보수교육 이수증(보수교육을 이수한 사람만 해당한다) 2. 별지 제18호서식의 간호조무사 보수교육 면제(유예) 확인서(보수교육을 면제 또는 유예받은 사람만 해당한다)

간호법 [법률 제20445호, 2024. 9. 20., 제정]	간호법 시행령 [대통령령 제35597호, 2025. 6. 20., 제정]	간호법 시행규칙 [보건복지부령 제1118호, 2025. 6. 20., 제정]
자격이 취소된 사람이 다시 제7조제4호에 따른 사유로 면허 또는 자격이 취소된 경우에는 취소된 날부터 10년 이내에는 재교부하지 못하고, 제1항제8호에 따라 면허 또는 자격이 취소된 경우에는 재교부할 수 없다. ③ 제1항에 따른 면허 또는 자격 취소의 세부적인 기준은 보건복지부령으로 정한다.	⑤ 교육프로그램 실시기관의 장은 교육프로그램을 실시하기 전에 교육프로그램의 내용 및 비용 등에 관한 세부 사항을 정하여 보건복지부장관의 승인을 받아야 한다. 승인받은 사항을 변경하려는 경우에도 또한 같다.	③ 보건복지부장관은 제1항 및 제2항에 따른 신고 업무를 효율적으로 처리하기 위하여 해당 업무를 전자적으로 처리할 수 있는 정보처리시스템을 구축 · 운영할 수 있다.
제40조(면허 또는 자격의 효력정지) 보건복지부장관은 간호사등이 제17조제1항 또는 같은 조 제4항에 따른 신고를 하지 아니한 때에는 신고할 때까지 면허 또는 자격의 효력을 정지할 수 있다.		**제18조(간호사의 실태 및 취업상황 등의 신고 및 보고)** ① 법 제17조제1항 및 영 제12조제1항에 따라 간호사의 실태와 취업상황 등을 신고하려는 사람(이하 이 조에서 "신고인"이라 한다)은 별지 제19호서식의 간호사의 실태 등 신고서에 다음 각 호의 서류를 첨부하여 간호사중앙회의 장에게 제출해야 한다. 1. 별지 제11호서식의 간호사 보수교육 이수증(보수교육을 이수한 사람만 해당한다) 2. 별지 제13호서식의 간호사 보수교육 면제(유예) 확인서(보수교육을 면제 또는 유예받은 사람만 해당한다) ② 제1항에 따른 신고를 받은 간호사중앙회의 장은 신고인이 제11조에 따른 보수교육을 이수했는지 여부를 확인해야 한다. ③ 간호사중앙회의 장은 제1항에 따른 신고 내용과 결과를 반기별로 보건복지부장관에게 보고해야 한다. 다만, 법 제40조에 따라 면허의 효력이 정지된 간호사가 제1항에 따른 신고를 한 경우에는 그 내용과 결과를 지체 없이 보건복지부장관에게 보고해야 한다.

간호법 [법률 제20445호, 2024. 9. 20., 제정]	간호법 시행령 [대통령령 제35597호, 2025. 6. 20., 제정]	간호법 시행규칙 [보건복지부령 제1118호, 2025. 6. 20., 제정]
제41조(청문) 보건복지부장관은 간호사등에게 제39조제1항에 따른 면허 또는 자격의 취소를 하려면 청문을 실시하여야 한다.		
제42조(시정명령) ① 보건복지부장관 또는 시장·군수·구청장은 의료기관이 제32조제1항·제4항을 위반한 때에는 일정한 기간을 정하여 위반한 사항을 시정하도록 명할 수 있다. 이 때 시정명령은 「의료법」 제63조제1항의 시정명령과 같은 것으로 본다. ② 제1항에 따른 시정명령의 세부적인 기준은 보건복지부령으로 정한다.		
제43조(경비 보조 등) 보건복지부장관 또는 시·도지사는 국민보건 향상을 위하여 필요하다고 인정될 때에는 간호사등·간호사중앙회·간호조무사협회 또는 관련 단체에 대하여 시설, 운영 경비, 조사·연구 비용의 전부 또는 일부를 보조할 수 있다.		
제44조(수수료) ① 이 법에 따른 간호사등의 면허 또는 자격인정을 받거나 면허증 또는 자격증을 재교부받으려는 사람 및 국가시험에 응시하려는 사람은 보건복지부령으로 정하는 바에 따라 수수료를 내야 한다. ② 제8조제2항에 따라 국가시험의 관리를 위탁받은 한국보건의료인국가시험원은 제1항에 따라 납부받은 국가시험의 응시수수료를 보건복지부장관의 승인을 받아 시험 관리에 필요한 경비에 직접 충당할 수 있다.		

간호법 [법률 제20445호, 2024. 9. 20., 제정]	간호법 시행령 [대통령령 제35597호, 2025. 6. 20., 제정]	간호법 시행규칙 [보건복지부령 제1118호, 2025. 6. 20., 제정]
제45조(권한 등의 위임 · 위탁) ① 이 법에 따른 보건복지부장관 또는 시 · 도지사의 권한은 그 일부를 대통령령으로 정하는 바에 따라 질병관리청장, 시 · 도지사 또는 시장 · 군수 · 구청장이나 보건소장에게 위임할 수 있다. ② 보건복지부장관은 이 법에 따른 업무의 일부를 대통령령으로 정하는 바에 따라 관계 전문기관에 위탁할 수 있다.	**제25조(업무의 위탁)** ① 보건복지부장관은 법 제45조제2항에 따라 다음 각 호의 업무를 제2항에 따른 기관 또는 단체에 위탁할 수 있다. 1. 법 제6조제2항 전단에 따른 간호조무사 교육훈련기관의 지정을 위한 신청 접수 및 지정서(보건복지부장관 명의의 지정서를 말한다) 발급 업무 2. 법 제16조제2항에 따른 간호조무사 보수교육에 관한 업무 3. 법 제17조제4항에 따른 간호조무사 실태 및 취업상황 등에 관한 신고의 접수 업무 ② 보건복지부장관이 법 제45조제2항에 따라 그 업무의 일부를 위탁할 수 있는 관계 전문기관은 다음 각 호의 기관 또는 단체로 한다. 1. 간호조무사협회 2. 「공공기관의 운영에 관한 법률」 제4조에 따른 공공기관 중 그 설립 목적이 보건의료 또는 인력개발과 관련되는 공공기관 3. 그 밖에 위탁 업무 수행에 필요한 조직 · 인력 및 전문성 등을 고려하여 보건복지부장관이 고시하는 기관 또는 단체(법 제16조제2항에 따른 간호조무사 보수교육에 관한 업무로 한정한다) ③ 보건복지부장관은 법 제45조제2항에 따라 법 제14조제1항에 따른 간호사의 진료지원업무 수행요건 관리에 관한 업무, 같은 조 제2항에 따른 교육과정 운영기관의 지정 · 평가에 관한 업무, 병원급 의료기관의 기준 및 절차 · 요건 준수 확인에 관한 업무를 다음 각 호의 기관 또는 단체에 위탁할 수 있다.	

간호법 [법률 제20445호, 2024. 9. 20., 제정]	간호법 시행령 [대통령령 제35597호, 2025. 6. 20., 제정]	간호법 시행규칙 [보건복지부령 제1118호, 2025. 6. 20., 제정]
	1. 「공공기관의 운영에 관한 법률」 제4조에 따른 공공기관 중 그 설립 목적이 보건의료 또는 인력개발과 관련되는 공공기관 2. 그 밖에 위탁 업무 수행에 필요한 조직 · 인력 및 전문성 등을 고려하여 보건복지부장관이 고시하는 기관 또는 단체 ④ 보건복지부장관은 법 제45조제2항에 따라 법 제27조제3항에 따른 인권침해 예방 교육을 다음 각 호의 어느 하나에 해당하는 기관 또는 단체에 위탁할 수 있다. 1. 간호사중앙회 또는 그 지부 2. 「공공기관의 운영에 관한 법률」 제4조에 따른 공공기관 중 그 설립 목적이 보건의료와 관련되는 공공기관 3. 「국립중앙의료원의 설립 및 운영에 관한 법률」에 따른 국립중앙의료원 4. 「한국보건복지인재원법」 제2조에 따른 한국보건복지인재원 5. 그 밖에 위탁 업무 수행에 필요한 조직 · 인력 및 전문성 등을 고려하여 보건복지부장관이 고시하는 기관 또는 단체 ⑤ 제1항부터 제4항까지의 규정에 따라 업무를 위탁하는 경우에 위탁 기준, 절차 및 방식 등에 필요한 사항은 보건복지부장관이 정하여 고시한다. [시행일] 제25조제3항 중 법 제14조제2항에 따른 교육과정 운영기관의 지정 · 평가 업무의 위탁에 관한 사항은 2025년 6월 21일부터 3년 내에 보건복지부령으로 정하는 시점	

간호법 [법률 제20445호, 2024. 9. 20., 제정]	간호법 시행령 [대통령령 제35597호, 2025. 6. 20., 제정]	간호법 시행규칙 [보건복지부령 제1118호, 2025. 6. 20., 제정]
제8장 벌칙		
제46조(벌칙) ① 다음 각 호의 어느 하나에 해당하는 사람은 5년 이하의 징역이나 5천만원 이하의 벌금에 처한다. 1. 제11조제1항을 위반하여 면허 또는 자격을 대여한 사람 2. 제11조제2항을 위반하여 면허 또는 자격을 대여받거나 면허 또는 자격의 대여를 알선한 사람 ② 제42조제1항에 따른 시정명령을 위반한 자는 500만원 이하의 벌금에 처한다. **제47조(양벌규정)** 법인의 대표자나 법인 또는 개인의 대리인, 사용인, 그 밖의 종업원이 그 법인 또는 개인의 업무에 관하여 제46조의 위반행위를 하면 그 행위자를 벌하는 외에 그 법인 또는 개인에게도 해당 조문의 벌금형을 과(科)한다. 다만, 법인 또는 개인이 그 위반행위를 방지하기 위하여 해당 업무에 관하여 상당한 주의와 감독을 게을리하지 아니한 경우에는 그러하지 아니하다.		

3 지역보건법

[시행 2025. 6. 21.] [법률 제20445호, 2024. 9. 20., 타법개정]

[시행 2024. 7. 3.] [대통령령 제34643호, 2024. 7. 2., 일부개정]

[시행 2025. 3. 21.] [보건복지부령 제1103호, 2025. 3. 21., 일부개정]

보건복지부(건강정책과), 044-202-2805

질병관리청(만성질환총괄과-제4조), 043-719-7389

「지역보건법」의 주요 출제범위는 2장지역보건의료계획과 3장 지역보건의료기관의 설치와 업무 및 지도 · 감독, 4장 건강검진의 신고 등이다. 간호사 국가시험은 기출유형이 반복출제하는 경향이 있으므로 수험생들은 확인문제와 기출유형모의고사를 비중있게 학습하여야 할 것이다.

제1장 총칙

● **법 제1조(목적)** 이 법은 보건소 등 지역보건의료기관의 설치 · 운영에 관한 사항과 보건의료 관련기관 · 단체와의 연계 · 협력을 통하여 지역보건의료기관의 기능을 효과적으로 수행하는 데 필요한 사항을 규정함으로써 지역보건의료정책을 효율적으로 추진하여 지역주민의 건강 증진에 이바지함을 목적으로 함

● **법 제2조(정의)** 이 법에서 사용하는 용어의 뜻은 다음과 같음

1. "지역보건의료기관"이란 지역주민의 건강을 증진하고 질병을 예방 · 관리하기 위하여 이 법에 따라 설치 · 운영하는 보건소, 보건의료원, 보건지소 및 건강생활지원센터를 말함
2. "지역보건의료서비스"란 지역주민의 건강을 증진하고 질병을 예방 · 관리하기 위하여 지역보건의료기관이 직접 제공하거나 보건의료 관련기관 · 단체를 통하여 제공하는 서비스로서 보건의료인(「보건의료기본법」 제3조제3호에 따른 보건의료인을 말한다. 이하 같다)이 행하는 모든 활동을 말함
3. "보건의료 관련기관 · 단체"란 지역사회 내에서 공중(公衆) 또는 특정 다수인을 위하여 지역보건의료서비스를 제공하는 의료기관, 약국, 보건의료인 단체 등을 말함

● **법 제3조(국가와 지방자치단체의 책무)** ① 국가 및 지방자치단체는 지역보건의료에 관한 조사 · 연구, 정보의 수집 · 관리 · 활용 · 보호, 인력의 양성 · 확보 및 고용 안정과 자질 향상 등을 위하여 노력하여야 함
② 국가 및 지방자치단체는 지역보건의료 업무의 효율적 추진을 위하여 기술적 · 재정적 지원을 하여야 함
③ 국가 및 지방자치단체는 지역주민의 건강 상태에 격차가 발생하지 아니하도록 필요한 방안을 마련하여야 함

● **법 제4조(지역사회 건강실태조사)** ① 질병관리청장과 특별자치시장 · 특별자치도지사 · 시장 · 군수 · 구청장(구청장은 자치구의 구청장을 말하며, 이하 "시장 · 군수 · 구청장"이라 한다)은 지역주민의 건강 상태 및 건강 문제의 원인 등을 파악하기 위하여 매년 지역사회 건강실태조사를 실시하여야 함
② 질병관리청장은 제1항에 따라 지역사회 건강실태조사를 실시할 때에는 미리 보건복지부장관과 협의하여야 함
③ 제1항에 따른 지역사회 건강실태조사의 방법, 내용 등에 필요한 사항은 대통령령으로 정함

영 제2조(지역사회 건강실태조사의 방법 및 내용) ① 질병관리청장은 보건복지부장관과 협의하여 「지역보건법」(이하 "법"이라 함) 제4조제1항에 따른 지역사회 건강실태조사(이하 "지역사회 건강실태조사"라 함)를 매년 지방자치단체의 장에게 협조를 요청하여 실시함
② 제1항에 따라 협조 요청을 받은 지방자치단체의 장은 매년 보건소(보건의료원을 포함함. 이하 같다)를 통하여 지역주민을 대상으로 지역사회 건강실태조사를 실시하여야 함. 이 경우 지방자치단체의 장은 지역사회 건강실태조사의 결과를 질병관리청장에게 통보하여야 함
③ 지역사회 건강실태조사는 표본조사를 원칙으로 하되, 필요한 경우에는 전수조사를 할 수 있음
④ 지역사회 건강실태조사의 내용에는 다음 각 호의 사항이 포함되어야 함
1. 흡연, 음주 등 건강 관련 생활습관에 관한 사항
2. 건강검진 및 예방접종 등 질병 예방에 관한 사항
3. 질병 및 보건의료서비스 이용 실태에 관한 사항
4. 사고 및 중독에 관한 사항
5. 활동의 제한 및 삶의 질에 관한 사항
6. 그 밖에 지역사회 건강실태조사에 포함되어야 한다고 질병관리청장이 정하는 사항

● **법 제6조(지역보건의료심의위원회)** ① 지역보건의료에 관한 다음 각 호의 사항을 심의하기 위하여 특별시 · 광역시 · 도(이하 "시 · 도"라 한다) 및 특별자치시 · 특별자치도 · 시 · 군 · 구(구는 자치구를 말하며, 이하 "시 · 군 · 구"라 한다)에 지역보건의료심의위원회(이하 "위원회"라 한다)를 둠
1. 지역사회 건강실태조사 등 지역보건의료의 실태조사에 관한 사항
2. 지역보건의료계획 및 연차별 시행계획의 수립 · 시행 및 평가에 관한 사항
3. 지역보건의료계획의 효율적 시행을 위하여 보건의료 관련기관 · 단체, 학교, 직장 등과의 협력이 필요한 사항
4. 그 밖에 지역보건의료시책의 추진을 위하여 필요한 사항
② 위원회는 위원장 1명을 포함한 20명 이내의 위원으로 구성하며, 위원장은 해당 지방자치단체의 부단체장(부단체장이 2명 이상인 지방자치단체에서는 대통령령으로 정하는 부단체장을 말한다)이 됨. 다만, 제4항에 따라 다른 위원회가 위원회의 기능을 대신하는 경우 위원장은 조례로 정함
③ 위원회의 위원은 지역주민 대표, 학교보건 관계자, 산업안전 · 보건 관계자, 보건의료 관련기관 · 단체의 임직원 및 관계 공무원 중에서 해당 위원회가 속하는 지방자치단체의 장이 임명하거나 위촉함

④ 위원회는 그 기능을 담당하기에 적합한 다른 위원회가 있고 그 위원회의 위원이 제3항에 따른 자격을 갖춘 경우에는 시 · 도 또는 시 · 군 · 구의 조례에 따라 위원회의 기능을 통합하여 운영할 수 있음
⑤ 제1항부터 제4항까지에서 규정한 사항 외에 위원회의 구성과 운영 등에 필요한 사항은 대통령령으로 정한함

제2장 지역보건의료계획의 수립 · 시행

- **법 제7조(지역보건의료계획의 수립 등)** ① 시 · 도지사 또는 시장 · 군수 · 구청장은 지역주민의 건강 증진을 위하여 다음 각 호의 사항이 포함된 지역보건의료계획을 4년마다 제3항 및 제4항에 따라 수립하여야 함
  1. 보건의료 수요의 측정
  2. 지역보건의료서비스에 관한 장기 · 단기 공급대책
  3. 인력 · 조직 · 재정 등 보건의료자원의 조달 및 관리
  4. 지역보건의료서비스의 제공을 위한 전달체계 구성 방안
  5. 지역보건의료에 관련된 통계의 수집 및 정리

② 시 · 도지사 또는 시장 · 군수 · 구청장은 매년 제1항에 따른 지역보건의료계획에 따라 연차별 시행계획을 수립하여야 함
③ 시장 · 군수 · 구청장(특별자치시장 · 특별자치도지사는 제외. 이하 이 조에서 같음)은 해당 시 · 군 · 구(특별자치시 · 특별자치도는 제외. 이하 이 조에서 같음) 위원회의 심의를 거쳐 지역보건의료계획(연차별 시행계획을 포함. 이하 이 조에서 같음)을 수립한 후 해당 시 · 군 · 구의회에 보고하고 시 · 도지사에게 제출하여야 함
④ 특별자치시장 · 특별자치도지사 및 제3항에 따라 관할 시 · 군 · 구의 지역보건의료계획을 받은 시 · 도지사는 해당 위원회의 심의를 거쳐 시 · 도(특별자치시 · 특별자치도를 포함. 이하 이 조에서 같음)의 지역보건의료계획을 수립한 후 해당 시 · 도의회에 보고하고 보건복지부장관에게 제출하여야 함
⑤ 제3항 및 제4항에 따른 지역보건의료계획은 「사회보장기본법」 제16조에 따른 사회보장 기본계획, 「사회보장급여의 이용 · 제공 및 수급권자 발굴에 관한 법률」에 따른 지역사회보장계획 및 「국민건강증진법」 제4조에 따른 국민건강증진종합계획과 연계되도록 하여야 함
⑥ 특별자치시장 · 특별자치도지사, 시 · 도지사 또는 시장 · 군수 · 구청장은 제3항 또는 제4항에 따라 지역보건의료계획을 수립하는 데에 필요하다고 인정하는 경우에는 보건의료 관련기관 · 단체, 학교, 직장 등에 중복 · 유사 사업의 조정 등에 관한 의견을 듣거나 자료의 제공 및 협력을 요청할 수 있음. 이 경우 요청을 받은 해당 기관은 정당한 사유가 없으면 그 요청에 협조하여야 함
⑦ 지역보건의료계획의 내용에 관하여 필요하다고 인정하는 경우 보건복지부장관은 특별자치시장 · 특별자치도지사 또는 시 · 도지사에게, 시 · 도지사는 시장 · 군수 · 구청장에게 각각 보건복지부령으로 정하는 바에 따라 그 조정을 권고할 수 있음
⑧ 제1항부터 제7항까지에서 규정한 사항 외에 지역보건의료계획의 세부 내용, 수립 방법 · 시기 등에 관하여 필요한 사항은 대통령령으로 정함

영 제4조(지역보건의료계획의 세부 내용) ① 시 · 도지사 및 특별자치시장 · 특별자치도지사는 법 제7조제1항에 따라 수립하는 지역보건의료계획(이하 "지역보건의료계획")에 다음 각 호의 내용을 포함시켜야 함

1. 지역보건의료계획의 달성 목표
2. 지역현황과 전망
3. 지역보건의료기관과 보건의료 관련기관 · 단체 간의 기능 분담 및 발전 방향
4. 법 제11조에 따른 보건소의 기능 및 업무의 추진계획과 추진현황
5. 지역보건의료기관의 인력 · 시설 등 자원 확충 및 정비 계획
6. 취약계층의 건강관리 및 지역주민의 건강 상태 격차 해소를 위한 추진계획
7. 지역보건의료와 사회복지사업 사이의 연계성 확보 계획
8. 의료기관의 병상(病床)의 수요 · 공급
9. 정신질환 등의 치료를 위한 전문치료시설의 수요 · 공급
10. 특별자치시 · 특별자치도 · 시 · 군 · 구(구는 자치구를 말하며, 이하 '시 · 군 · 구'라 함) 지역보건의료기관의 설치 · 운영 지원
11. 시 · 군 · 구 지역보건의료기관 인력의 교육훈련
12. 지역보건의료기관과 보건의료 관련기관 · 단체 간의 협력 · 연계
13. 그 밖에 시 · 도지사 및 특별자치시장 · 특별자치도지사가 지역보건의료계획을 수립함에 있어서 필요하다고 인정하는 사항

② 시장 · 군수 · 구청장은 지역보건의료계획에 다음 각 호의 내용을 포함시켜야 함

1. 제1항제1호부터 제7호까지의 내용
2. 그 밖에 시장 · 군수 · 구청장이 지역보건의료계획을 수립함에 있어서 필요하다고 인정하는 사항

영 제5조(지역보건의료계획의 수립 방법 등) ① 시 · 도지사 또는 시장 · 군수 · 구청장은 지역보건의료계획을 수립하기 전에 지역 내 보건의료실태와 지역주민의 보건의료의식 · 행동양상 등에 대하여 조사하고 자료를 수집해야 함

② 시 · 도지사 또는 시장 · 군수 · 구청장은 제1항에 따른 지역 내 보건의료실태 조사 결과에 따라 해당 지역에 필요한 사업 계획을 포함하여 지역보건의료계획을 수립하되 국가 또는 특별시 · 광역시 · 도(이하 '시 · 도'라 함)의 보건의료시책에 맞춰 수립하여야 함

③ 시 · 도지사 또는 시장 · 군수 · 구청장은 지역보건의료계획을 수립하는 경우에 그 주요 내용을 시 · 도 또는 시 · 군 · 구의 홈페이지 등에 2주 이상 공고하여 지역주민의 의견을 수렴하여야 함

영 제6조(지역보건의료계획의 제출 시기 등) ① 시장 · 군수 · 구청장(특별자치시장 · 특별자치도지사는 제외. 이하 이 조 및 제7조에서 같음)은 법 제7조제3항에 따라 지역보건의료계획(연차별 시행계획을 포함. 이하 이 조에서 같음)을 계획 시행연도 1월 31일까지 시 · 도지사에게 제출하여야 함

② 시 · 도지사(특별자치시장 · 특별자치도지사를 포함)는 법 제7조제4항에 따라 지역보건의료계획을 계획 시행연도 2월 말일까지 보건복지부장관에게 제출하여야 함

③ 시장 · 군수 · 구청장은 지역 내 인구의 급격한 변화 등 예측하지 못한 보건의료환경 변화에 따라 지역보건의료계획을 변경할 필요가 있는 경우에는 시 · 군 · 구(특별자치시 · 특별자치도는 제외. 이하 이 조 및 제7조에서 같음) 위원회의 심의를 거쳐 변경한 후 시 · 군 · 구 의회에 변경 사실 및 변경 내용을 보고하고, 시 · 도지사에게 지체 없이 변경 사실 및 변경 내용을 제출하여야 함

④ 시 · 도지사(특별자치시장 · 특별자치도지사를 포함)는 지역 내 인구의 급격한 변화 등 예측하지 못한 보건의료환경 변화에 따라 지역보건의료계획을 변경할 필요가 있는 경우에는 시 · 도(특별자치시 · 특별자치도를 포함. 이하 이 조 및 제7조에서 같음) 위원회의 심의를 거쳐 변경한 후 시 · 도 의회에 변경 사실 및 변경 내용을 보고하고, 보건복지부장관에게 지체 없이 변경 사실 및 변경 내용을 제출하여야 함

☞ 수립 후 절차 : 시도지사 → 시도의회 보고 → 보건복지부장관 제출

규칙 제2조(지역보건의료계획의 조정 권고) ① 「지역보건법」 제7조제7항에 따라 같은 조 제1항에 따른 지역보건의료계획(같은 조 제2항에 따른 연차별 시행계획 포함. 이하 이 조에서 같음)의 내용에 대한 조정 권고가 필요한 경우는 다음 각 호의 어느 하나에 해당하는 경우로 함

1. 지역보건의료계획의 내용이 관계 법령을 위반한 경우
2. 지역보건의료계획의 내용이 국가 또는 특별시 · 광역시 · 특별자치시 · 특별자치도 · 도의 보건의료정책에 부합하지 아니하는 경우
3. 지방자치단체의 생활권역과 행정구역이 서로 다름에도 불구하고 해당 지방자치단체에서 그 사실을 고려하지 아니한 경우
4. 2개 이상의 지방자치단체에 걸친 광역보건의료행정에 대하여 해당 지방자치단체에서 그 사정을 고려하지 아니한 경우
5. 지방자치단체 간 지역보건의료계획의 내용에 현저한 불균형이 있는 경우

② 보건복지부장관 또는 특별시장 · 광역시장 · 도지사(이하 '시 · 도지사'라 함)는 법 제7조제7항에 따라 지역보건의료계획의 조정 권고를 하는 경우에는 해당 지방자치단체의 장에게 관련 자료의 제출을 요구할 수 있음

확인문제

「지역보건법」상 지역보건의료계획은 몇 년마다 수립되는가?

① 1년 ② 2년 ③ 3년 ④ 4년 ⑤ 5년

정답 : ④

「지역보건법」상 지역보건의료계획에 포함되는 것은?

① 보건의료 수요의 측정
② 보건의료자원의 조달 및 관리 방안
③ 지역별 병상 총량의 관리에 관한 시책
④ 주요 보건의료사업계획 및 그 추진 방법
⑤ 보건의료 발전의 기본 목표 및 그 추진 방향

해설: 정답 외 선택지는 모두 「보건의료기본법」상 보건의료발전계획 포함 사항이다. 정답: ①

지역주민의 건강증진을 위해 지역보건의료계획을 수립하고자 한다. 「지역보건법」에 의해 지역보건의료계획을 수립하기 전에 먼저 조사할 내용은? (2025년 기출)

① 해외 보건의료동향
② 국가의 보건의료실태
③ 지역보건의 방향과 정책 방안
④ 지역주민의 보건의료의식과 행동양상
⑤ 지방자치단체장의 보건의료 관련 선거 공약

정답: ④

「지역보건법」상 지역보건의료계획의 내용이 관계 법령을 위반한 경우 시 · 도지사에게 조정을 권고할 수 있는 자는?

① 대통령 ② 질병관리청장 ③ 보건복지부장관
④ 행정안전부장관 ⑤ 시장 · 군수 · 구청장

해설: 보건복지부장관은 특별자치시장 · 특별자치도지사 또는 시 · 도지사에게, 시 · 도지사는 시장 · 군수 · 구청장에게 각각 보건복지부령으로 정하는 바에 따라 그 조정을 권고할 수 있다. 정답: ③

- **법 제8조(지역보건의료계획의 시행)** ① 시 · 도지사 또는 시장 · 군수 · 구청장은 지역보건의료계획을 시행할 때에는 제7조제2항에 따라 수립된 연차별 시행계획에 따라 시행하여야 함
  ② 시 · 도지사 또는 시장 · 군수 · 구청장은 지역보건의료계획을 시행하는 데에 필요하다고 인정하는 경우에는 보건의료 관련기관 · 단체 등에 인력 · 기술 및 재정 지원을 할 수 있음

확인문제

「지역보건법」상 지역보건의료계획의 시행권자는?

① 시 · 도지사 ② 질병관리청장 ③ 보건복지부장관
④ 국립보건연구원장 ⑤ 국민건강보험공단 이사장

정답 : ①

- **법 제9조(지역보건의료계획 시행 결과의 평가)** ① 제8조제1항에 따라 지역보건의료계획을 시행한 때에는 보건복지부장관은 특별자치시 · 특별자치도 또는 시 · 도의 지역보건의료계획의 시행결과를, 시 · 도지사는 시 · 군 · 구(특별자치시 · 특별자치도는 제외)의 지역보건의료계획의 시행 결과를 대통령령으로 정하는 바에 따라 각각 평가할 수 있음
  ② 보건복지부장관 또는 시 · 도지사는 필요한 경우 제1항에 따른 평가 결과를 제24조에 따른 비용의 보조에 반영할 수 있음

영 제7조(지역보건의료계획 시행 결과의 평가) ① 시장 · 군수 · 구청장은 법 제9조제1항에 따른 지역보건의료계획 시행 결과의 평가를 위하여 해당 시 · 군 · 구 지역보건의료계획의 연차별 시행계획에 따른 시행 결과를 매 시행연도 다음 해 1월 31일까지 시 · 도지사에게 제출하여야 함
② 시 · 도지사(특별자치시장 · 특별자치도지사 포함)는 법 제9조제1항에 따른 지역보건의료계획 시행 결과의 평가를 위하여 해당 시 · 도 지역보건의료계획의 연차별 시행계획에 따른 시행 결과를 매 시행연도 다음 해 2월 말일까지 보건복지부장관에게 제출하여야 함
③ 보건복지부장관 또는 시 · 도지사는 제1항 또는 제2항에 따라 제출받은 지역보건의료계획의 연차별 시행계획에 따른 시행 결과를 평가하려는 경우에는 다음 각 호의 기준에 따라 평가하여야 함
1. 지역보건의료계획 내용의 충실성
2. 지역보건의료계획 시행 결과의 목표달성도
3. 보건의료자원의 협력 정도
4. 지역주민의 참여도와 만족도
5. 그 밖에 지역보건의료계획의 연차별 시행계획에 따른 시행 결과를 평가하기 위하여 보건복지부장관이 필요하다고 정하는 기준

④ 보건복지부장관 또는 시 · 도지사는 제3항에 따라 지역보건의료계획의 연차별 시행계획에 따른 시행 결과를 평가한 경우에는 그 평가 결과를 공표할 수 있음

확인문제

「지역보건법」상 지역보건의료계획의 연차별 시행계획에 따른 시행 결과의 평가 기준으로 올바르게 짝지어진 것은?

① 지역보건의료계획 내용의 충실성, 보건소의 참여도
② 지역보건의료계획 내용의 충실성, 보건의료인의 만족도
③ 지역보건의료계획 시행 결과의 목표달성도, 보건소의 만족도
④ 지역보건의료계획 시행 결과의 목표달성도, 보건의료인의 참여도
⑤ 지역보건의료계획 시행 결과의 목표달성도, 보건의료자원의 협력 정도

정답: ⑤

제3장 지역보건의료기관의 설치 · 운영

● **법 제10조(보건소의 설치)** ① 지역주민의 건강을 증진하고 질병을 예방 · 관리하기 위하여 시 · 군 · 구에 1개소의 보건소(보건의료원 포함. 이하 같음)를 설치함. 다만, 시 · 군 · 구의 인구가 30만 명을 초과하는 등 지역주민의 보건의료를 위하여 특별히 필요하다고 인정되는 경우에는 대통령령으로 정하는 기준에 따라 해당 지방자치단체의 조례[1]로 보건소를 추가로 설치할 수 있음

② 동일한 시 · 군 · 구에 2개 이상의 보건소가 설치되어 있는 경우 해당 지방자치단체의 조례로 정하는 바에 따라 업무를 총괄하는 보건소를 지정하여 운영할 수 있음

☞ – 원칙 : 보건소는 시 · 군 · 구에 1개소 설치
– 예외 : 조례에 따라 추가로 설치 가능

영 **제8조(보건소의 추가 설치)** ① 법 제10조제1항 단서에 따라 보건소를 추가로 설치할 수 있는 경우는 다음 각 호의 어느 하나에 해당하는 경우로 함

1. 해당 시 · 군 · 구의 인구가 30만명을 초과하는 경우
2. 해당 시 · 군 · 구의 「보건의료기본법」에 따른 보건의료기관 현황 등 보건의료 여건과 아동 · 여성 · 노인 · 장애인 등 보건의료 취약계층의 보건의료 수요 등을 고려하여 보건소를 추가로 설치할 필요가 있다고 인정되는 경우

② 법 제10조제1항 단서 및 이 조 제1항에 따라 보건소를 추가로 설치하려는 경우에는 「지방자치법 시행령」 제73조에 따름. 이 경우 해당 지방자치단체의 장은 보건복지부장관과 미리 협의해야 함

확인문제

「지역보건법」상 시 · 군 · 구의 인구가 몇 만 명을 초과하면 보건소를 추가로 설치할 수 있는가? (2023년 기출)

① 10만 명 ② 20만 명 ③ 30만 명
④ 40만 명 ⑤ 50만 명

정답 : ③

「지역보건법」상 보건소의 설치에 관한 설명으로 옳은 것은?

① 보건소는 시 · 군 · 구에 2개소씩 설치한다.
② 보건소장은 필요한 지역에 보건소를 추가로 설치할 수 있다.
③ 보건소 추가 설치는 법정 기준에 따라 해당 지방자치단체의 조례로 정한다.
④ 해당 시 · 군 · 구의 인구가 20만명을 초과하는 경우 보건소를 추가로 설치할 수 있다.
⑤ 동일한 시 · 군 · 구에 3개 이상의 보건소가 설치되어 있는 경우 업무를 총괄하는 보건소를 지정하여 운영할 수 있다.

정답: ③

1) 조례 : 지방자치단체의 의회에서 제정하는 자치법규

확인문제

최근 보건소 한 곳을 추가로 설치한 A 시에서는 두 개의 보건소 중, 어느 보건소가 업무를 총괄할 것인지에 대해 갈등하고 있다. 「지역보건법」상 A 시의 업무 총괄 보건소는 어떻게 정할 수 있는가?

① 국무총리가 지정한다.
② A 시 시장이 결정한다.
③ A 시의 조례로 지정한다.
④ A 시의 보건소장들끼리 협의하여 결정한다.
⑤ 행정안전부장관과 보건복지부장관이 협의하여 지정한다.

정답: ③

● **법 제11조(보건소의 기능 및 업무)** ① 해당 지방자치단체 보건소의 기능 및 업무

1. 건강 친화적인 지역사회 여건의 조성
2. 지역보건의료정책의 기획, 조사 · 연구 및 평가
3. 보건의료인 및 「보건의료기본법」 제3조제4호에 따른 보건의료기관 등에 대한 지도 · 관리 · 육성과 국민보건 향상을 위한 지도 · 관리
4. 보건의료 관련기관 · 단체, 학교, 직장 등과의 협력체계 구축
5. 지역주민의 건강증진 및 질병예방 · 관리를 위한 다음 각 목의 지역보건의료서비스의 제공
   가. 국민건강증진 · 구강건강 · 영양관리사업 및 보건교육
   나. 감염병의 예방 및 관리
   다. 모성과 영유아의 건강유지 · 증진
   라. 여성 · 노인 · 장애인 등 보건의료 취약계층의 건강유지 · 증진
   마. 정신건강증진 및 생명존중에 관한 사항
   바. 지역주민에 대한 진료, 건강검진 및 만성질환 등의 질병관리에 관한 사항
   사. 가정 및 사회복지시설 등을 방문하여 행하는 보건의료 및 건강관리사업
   아. 난임의 예방 및 관리

② 보건복지부장관이 지정하여 고시하는 의료취약지의 보건소는 제1항제5호아목 중 대통령령으로 정하는 업무를 수행할 수 있음

③ 제1항 및 제2항에 따른 보건소 기능 및 업무 등에 관하여 필요한 세부 사항은 대통령령으로 정함

영 제9조(보건소의 기능 및 업무의 세부 사항) ① 법 제11조제1항제2호에 따른 지역보건의료정책의 기획, 조사 · 연구 및 평가의 세부 사항은 다음 각 호와 같음

1. 지역보건의료계획 등 보건의료 및 건강증진에 관한 중장기 계획 및 실행계획의 수립 · 시행 및 평가에 관한 사항
2. 지역사회 건강실태조사 등 보건의료 및 건강증진에 관한 조사 · 연구에 관한 사항
3. 보건에 관한 실험 또는 검사에 관한 사항

② 법 제11조제1항제3호에 따른 보건의료인 및 「보건의료기본법」 제3조제4호에 따른 보건의료기관 등에 대한 지도 · 관리 · 육성과 국민보건 향상을 위한 지도 · 관리의 세부 사항은 다음 각 호와 같음

1. 의료인 및 의료기관에 대한 지도 등에 관한 사항
2. 의료기사 · 보건의료정보관리사 및 안경사에 대한 지도 등에 관한 사항

3. 응급의료에 관한 사항
4. 「농어촌 등 보건의료를 위한 특별조치법」에 따른 공중보건의사, 보건진료 전담공무원 및 보건진료소에 대한 지도 등에 관한 사항
5. 약사에 관한 사항과 마약 · 향정신성의약품의 관리에 관한 사항
6. 공중위생 및 식품위생에 관한 사항

③ 법 제11조제2항에서 '대통령령으로 정하는 업무' : 난임 시술 주사제 투약에 관한 지원 및 정보 제공을 말함

규칙 **제3조(보건소에서 수행할 수 있는 기능 및 업무의 예시)** 법 제11조제1항 및 「지역보건법 시행령」(이하 '영') 제9조에 따라 보건소(보건의료원 포함. 이하 같음)에서 수행할 수 있는 기능 및 업무의 예시는 별표 1과 같음

확인문제

「지역보건법」상 보건소가 수행하는 기능과 업무로 올바른 것은?

① 의료시설의 운영 ② 요양급여비용의 심사 ③ 보험급여 비용의 지급
④ 감염병의 예방 및 관리 ⑤ 요양급여의 적정성 평가

해설: ① 의료기관 개설자, 국민건강보험공단 등의 업무이다. ②⑤ 건강보험심사평가원의 업무이다. ③ 국민건강보험공단의 업무이다.

정답: ④

● **법 제12조(보건의료원)** 보건소 중 「의료법」 제3조제2항제3호가목에 따른 병원의 요건을 갖춘 보건소는 보건의료원이라는 명칭을 사용할 수 있음

확인문제

「지역보건법」상 보건소 중 병원 기능을 하는 곳은?

① 보건의원 ② 보건지소 ③ 보건병원
④ 보건의료원 ⑤ 보건진료소

정답: ④

「지역보건법」상 보건소 중 「의료법」에 따른 병원의 요건을 갖추었을 때 사용할 수 있는 명칭은?

① 보건지소 ② 보건진료소 ③ 보건의료원
④ 통합보건지소 ⑤ 건강생활지원센터

정답: ③

● **법 제13조(보건지소의 설치)** 지방자치단체는 보건소의 업무수행을 위하여 필요하다고 인정하는 경우에는 대통령령으로 정하는 기준에 따라 해당 지방자치단체의 조례로 보건소의 지소(이하 '보건지소')를 설치할 수 있음

영 **제10조(보건지소의 설치)** 법 제13조에 따른 보건지소는 읍 · 면(보건소가 설치된 읍 · 면 제외)마다 1개씩 설치할 수 있음. 다만, 지역주민의 보건의료를 위하여 특별히 필요하다고 인정되는 경우에는 필요한 지역에 보건지소를 설치 · 운영하거나 여러 개의 보건지소를 통합하여 설치 · 운영할 수 있음

확인문제

「지역보건법」상 보건지소를 설치할 수 있는 곳은?

① 시 · 도　　② 시 · 군 · 구　　③ 특별자치시
④ 보건소가 설치되지 않은 동　　⑤ 보건소가 설치되지 않은 읍 · 면

정답 : ⑤

보건소가 설치된 읍 · 면에 보건지소를 추가 설치하는 것과 관련된 내용이다. 「지역보건법」상 옳은 것은?

(2024년 기출)

① 보건소가 있으므로 보건지소는 설치하지 않는다.
② 지방자치단체의 조례에 따라 1개의 보건지소를 설치한다.
③ 대통령령이 정하는 기준에 따라 1개의 보건지소를 설치한다.
④ 보건소장의 판단에 따라 보건소와 보건지소를 통합 · 설치한다.
⑤ 해당 지방자치단체의 장이 미리 보건복지부장관과 협의하여 설치한다.

정답: ①

「지역보건법」상 보건지소의 설치와 관련이 없는 사항은? **(2025년 기출)**

① 보건소가 설치된 읍 · 면은 제외한다.
② 보건의료원이라는 명칭을 사용할 수 있다.
③ 여러 개의 보건지소를 통합하여 설치할 수 있다.
④ 보건소의 업무수행을 위해 필요하면 설치할 수 있다.
⑤ 지역주민의 보건의료를 위해 필요한 지역에 설치할 수 있다.

정답: ②

- **법 제14조(건강생활지원센터의 설치)** 지방자치단체는 보건소의 업무 중에서 특별히 지역주민의 만성질환 예방 및 건강한 생활습관 형성을 지원하는 건강생활지원센터를 대통령령으로 정하는 기준에 따라 해당 지방자치단체의 조례로 설치할 수 있음

영 **제11조(건강생활지원센터의 설치)** 법 제14조에 따른 건강생활지원센터는 읍 · 면 · 동(보건소가 설치된 읍 · 면 · 동 제외)마다 1개씩 설치할 수 있음

영 **제15조(건강생활지원센터장)** ① 건강생활지원센터에 건강생활지원센터장 1명을 두되, 보건등 직렬의 공무원 또는 「보건의료기본법」 제3조제3호에 따른 보건의료인을 건강생활지원센터장으로 임용함
② 건강생활지원센터장은 보건소장의 지휘 · 감독을 받아 건강생활지원센터의 업무를 관장하고 소속 직원을 지휘 · 감독함

확인문제

「지역보건법」상 보건소가 설치되지 않은 읍 · 면 · 동에 다음과 같이 설치하고자 하는 기관의 명칭은?

> 청주시는 조례로, 보건소 업무 중 특별히 지역주민의 만성질환 예방 및 건강한 생활습관 형성 지원하는 기관을 설치하기로 하였다.

① 보건지소 ② 보건진료소 ③ 보건의료원
④ 건강생활지원센터 ⑤ 정신건강복지센터

정답 : ④

「지역보건법」상 건강생활지원센터를 설치할 수 있는 곳은?

① 리 ② 시 · 도 ③ 시 · 군 · 구
④ 특별자치도 ⑤ 보건소가 설치되지 않은 읍 · 면 · 동

정답 : ⑤

● **법 제15조(지역보건의료기관의 조직)** ① 지역보건의료기관의 조직은 대통령령으로 정하는 사항 외에는 「지방자치법」 제125조에 따름〈개정 2024.12〉
② 보건소에 보건소장(보건의료원의 경우에는 원장을 말함) 1명을 두되, 의사 면허가 있는 사람 중에서 보건소장을 임용. 다만, 의사 면허가 있는 사람 중에서 임용하기 어려운 경우에는 「의료법」 제2조제2항에 따른 치과의사 · 한의사 · 조산사, 「간호법」 제12조에 따른 간호사, 「약사법」 제2조제2호에 따른 약사 또는 보건소에서 실제로 보건 등과 관련된 업무를 하는 공무원으로서 대통령령으로 정하는 자격을 갖춘 사람을 보건소장으로 임용할 수 있음〈신설 2024.12〉

영 **제12조(지역보건의료기관의 조직 기준)** ① 행정안전부장관은 법 제15조제1항에 따라 지역보건의료기관의 조직 기준을 정하는 경우에 미리 보건복지부장관과 협의하여야 함
② 행정안전부장관은 제1항에 따른 지역보건의료기관의 조직 기준을 정하는 경우에 해당 시 · 군 · 구의 인구 규모, 지역 특성, 보건의료 수요 등을 고려하여야 하고, 다른 지방자치단체와의 균형을 유지하도록 합리적으로 정하여야 함
③ 지역보건의료기관의 기능과 업무량이 변경될 경우에는 그에 따라 지역보건의료기관의 조직과 정원도 조정하여야 함

영 **제13조(보건소장)** ① 법 제15조제2항 단서에서 "대통령령으로 정하는 자격을 갖춘 사람"이란 다음 각 호의 구분에 따른 자격을 갖춘 사람을 말함
1. 4급 공무원으로 임용하는 경우: 다음 각 목의 구분에 따른 요건을 갖출 것
가. 치과의사 · 한의사 · 간호사 · 조산사 · 약사 면허 소지자
1) 보건 · 식품위생 · 의료기술 · 의무 · 약무 · 간호 · 보건진료(이하 "보건등") 분야에서의 근무 · 연구 경력이 4년 이상이면서 치과의사 · 한의사 · 간호사 · 조산사 · 약사 면허를 취득한 이후의 근무 · 연구 경력이 2년 이상인 사람
2) 보건등 분야에서의 근무 · 연구 경력이 2년 이상이면서 법인 또는 「비영리민간단체 지원법」 제4조에 따라 등록된 비영리민간단체에서 보건소장 직위에 상응하는 직위의 근무 경력이 있는 사람
나. 보건소에서 실제로 보건 등과 관련된 업무를 하는 공무원
1) 보건등 분야에서의 근무 경력이 1년 이상이면서 4급 또는 이에 상응하는 공무원(「지방공무원 임용령」 별표 1에 따른 보건등 직렬의 공무원으로 한정)으로 근무한 경력이 있는 사람

2) 보건등 분야에서의 근무 경력이 3년 이상이면서 5급 또는 이에 상응하는 공무원(「지방공무원 임용령」 별표 1에 따른 보건등 직렬의 공무원으로 한정)으로 근무한 경력이 있는 사람

3) 보건등 분야에서의 근무 · 연구 경력이 2년 이상이면서 법인 또는 「비영리민간단체 지원법」 제4조에 따라 등록된 비영리민간단체에서 보건소장 직위에 상응하는 직위의 근무 경력이 있는 사람

2. 5급 공무원으로 임용하는 경우: 다음 각 목의 구분에 따른 요건을 갖출 것

가. 치과의사 · 한의사 · 간호사 · 조산사 · 약사 면허 소지자

1) 보건등 분야에서의 근무 · 연구 경력이 2년 이상이면서 치과의사 · 한의사 · 간호사 · 조산사 · 약사 면허를 취득한 이후의 근무 · 연구 경력이 1년 이상인 사람

2) 보건등 분야에서의 근무 · 연구 경력이 1년 이상이면서 법인 또는 「비영리민간단체 지원법」 제4조에 따라 등록된 비영리민간단체에서 보건소장 직위에 상응하는 직위의 근무 경력이 있는 사람

나. 보건소에서 실제로 보건 등과 관련된 업무를 하는 공무원

1) 보건등 분야에서의 근무 경력이 1년 이상이면서 5급 또는 이에 상응하는 공무원(「지방공무원 임용령」 별표 1에 따른 보건등 직렬의 공무원으로 한정)으로 근무한 경력이 있는 사람

2) 보건등 분야에서의 근무 경력이 3년 이상이면서 6급 또는 이에 상응하는 공무원(「지방공무원 임용령」 별표 1에 따른 보건등 직렬의 공무원으로 한정한다)으로 근무한 경력이 있는 사람

3) 보건등 분야에서의 근무 · 연구 경력이 1년 이상이면서 법인 또는 「비영리민간단체 지원법」 제4조에 따라 등록된 비영리민간단체에서 보건소장 직위에 상응하는 직위의 근무 경력이 있는 사람

③ 보건소장은 시장 · 군수 · 구청장의 지휘 · 감독을 받아 보건소의 업무를 관장하고 소속 공무원을 지휘 · 감독하며, 관할 보건지소, 건강생활지원센터 및 「농어촌 등 보건의료를 위한 특별조치법」 제2조제4호에 따른 보건진료소(이하 "보건진료소")의 직원 및 업무에 대하여 지도 · 감독

영 **제14조(보건지소장)** ① 보건지소에 보건지소장 1명을 두되, 지방의무직공무원 또는 임기제공무원을 보건지소장으로 임용함

② 보건지소장은 보건소장의 지휘 · 감독을 받아 보건지소의 업무를 관장하고 소속 직원을 지휘 · 감독하며, 보건진료소의 직원 및 업무에 대하여 지도 · 감독함

영 **제15조(건강생활지원센터장)** ① 건강생활지원센터에 건강생활지원센터장 1명을 두되, 보건등 직렬의 공무원 또는 「보건의료기본법」 제3조제3호에 따른 보건의료인을 건강생활지원센터장으로 임용한다.

② 건강생활지원센터장은 보건소장의 지휘 · 감독을 받아 건강생활지원센터의 업무를 관장하고 소속 직원을 지휘 · 감독한다.

확인문제

「지역보건법」상 보건소장으로 임용될 수 있는 자는?

① 간호사 면허 소지자
② 응급구조사 면허 소지자
③ 지방의회가 추천하는 자
④ 비영리민간단체가 추천하는 자
⑤ 시장 · 군수 · 구청장이 추천하는 자

정답 : ①

- **법 제16조(전문인력의 적정 배치 등)** ① 지역보건의료기관에는 기관의 장과 해당 기관의 기능을 수행하는 데 필요한 면허 · 자격 또는 전문지식을 가진 인력(이하 '전문인력')을 두어야 함

  ② 시 · 도지사(특별자치시장 · 특별자치도지사 포함)는 지역보건의료기관의 전문인력을 적정하게 배치하기 위하여 필요한 경우 「지방공무원법」 제30조의2제2항에 따라 지역보건의료기관 간에 전문인력의 교류를 할 수 있음

③ 보건복지부장관과 시 · 도지사(특별자치시장 · 특별자치도지사 포함)는 지역보건의료기관의 전문인력의 자질 향상을 위하여 필요한 교육훈련을 시행하여야 함

④ 보건복지부장관은 지역보건의료기관의 전문인력의 배치 및 운영 실태를 조사할 수 있으며, 그 배치 및 운영이 부적절하다고 판단될 때에는 그 시정을 위하여 시 · 도지사 또는 시장 · 군수 · 구청장에게 권고할 수 있음

⑤ 제1항에 따른 전문인력의 배치 및 임용자격 기준과 제3항에 따른 교육훈련의 대상 · 기간 · 평가 및 그 결과 처리 등에 필요한 사항은 대통령령으로 정함

영 **제16조(전문인력의 배치 기준)** 법 제16조제1항에 따라 지역보건의료기관에 두어야 하는 전문인력(이하 '전문인력')의 면허* 또는 자격의 종류에 따른 최소 배치 기준은 보건복지부령으로 정함

* 의무, 치무, 약무, 보건, 간호, 의료기술, 식품위생, 영양, 보건통계, 전산 등

규칙 **제4조(전문인력의 배치)** ① 영 제16조에 따른 전문인력의 면허 또는 자격의 종류에 따른 최소 배치 기준은 별표 2와 같음

② 특별자치시장 · 특별자치도지사 · 시장 · 군수 · 구청장(구청장은 자치구의 구청장을 말함)은 제1항의 전문인력 최소 배치 기준에 따른 전문인력의 정원을 확보하기 위하여 해당 특별자치시 · 특별자치도 · 시 · 군 · 구(구는 자치구를 말함)의 직제 및 정원에 관한 규칙에 반영하여야 함

③ 시장 · 군수 · 구청장은 특별한 사유가 없으면 지역보건의료기관의 전문인력을 보유 면허 또는 자격과 관련되는 직위에 보직하여야 함

영 **제17조(전문인력의 임용 자격 기준)** 전문인력의 임용 자격 기준은 지역보건의료기관의 기능을 수행하는 데 필요한 면허 · 자격 또는 전문지식이 있는 사람으로 하되, 해당 분야의 업무에서 2년 이상 종사한 사람을 우선적으로 임용하여야 함

영 **제18조(전문인력에 대한 교육훈련)** ① 보건복지부장관 또는 시 · 도지사(특별자치시장 · 특별자치도지사 포함. 이하 이 조에서 같음)는 법 제16조제3항에 따라 전문인력에 대하여 기본교육훈련과 직무분야별 전문교육훈련을 실시하여야 함

② 보건복지부장관 또는 시 · 도지사는 제1항에 따른 교육훈련을 소속 교육훈련기관에서 받게 하거나 다음 각 호의 어느 하나에 해당하는 기관에 위탁하여 받게 할 수 있음

1. 질병관리청장
2. 다른 행정기관 소속의 교육훈련기관
3. 민간교육기관

규칙 **제5조(전문인력에 대한 교육훈련)** ① 시장 · 군수 · 구청장은 신규로 임용되거나 5급 이상 공무원으로 승진 임용된 전문인력에 대해서는 특별한 사유가 없으면 그 직급과 직무분야에 맞는 영 제18조제1항 및 제19조제1호에 따른 기본교육훈련을 받게 한 후에 보직하여야 함. 다만, 보건복지부장관이 인정하는 교육훈련기관에서 정해진 과정을 마친 사람은 보직 후에 기본교육훈련을 받게 할 수 있음② 시 · 도지사(특별자치시장 · 특별자치도지사 포함)는 영 제18조제2항에 따라 전문인력에 대한 교육훈련을 다른 행정기관 소속의 교육훈련기관 또는 민간교육훈련기관에 위탁하여 받게 한 경우에는 교육훈련비용의 전부 또는 일부를 해당 교육훈련기관에 보조할 수 있음

③ 전문인력에 대한 교육훈련 과정, 교육훈련 내용, 교육훈련기관의 선정 등에 필요한 사항은 보건복지부장관이 정함

영 **제19조(교육훈련의 대상 및 기간)** 법 제16조제3항에 따른 교육훈련 과정별 교육훈련의 대상 및 기간

- 기본교육훈련 : 해당 직급의 공무원으로서 필요한 능력과 자질을 배양할 수 있도록 신규로 임용되는 전문인력을 대상으로 하는 3주 이상의 교육훈련
- 직무 분야별 전문교육훈련 : 보건소에서 현재 담당하고 있거나 담당할 직무 분야에 필요한 전문적인 지식과 기술을 습득할 수 있도록 재직 중인 전문인력을 대상으로 하는 1주 이상의 교육훈련

영 **제20조(전문인력 배치 및 운영 실태 조사)** ① 보건복지부장관은 법 제16조제4항에 따라 지역보건의료기관의 전문인력 배치 및 운영 실태를 2년마다 조사하여야 하며, 필요한 경우에는 시 · 도 또는 시 · 군 · 구에 대하여 수시로 조사할 수 있음

② 보건복지부장관은 제1항에 따른 실태 조사 결과 전문인력의 적절한 배치 및 운영에 필요하다고 판단하는 경우에는 시 · 도지사(특별자치시장 · 특별자치도지사 포함)에게 전문인력의 교류를 권고할 수 있음

규칙 **제6조(전문인력의 교류 권고)** 영 제20조제2항에 따라 보건복지부장관이 시 · 도지사(특별자치시장 · 특별자치도지사 포함)에게 전문인력의 적절한 배치 및 운영을 위한 전문인력의 교류를 권고할 수 있는 경우는 다음 각 호의 어느 하나에 해당하는 경우로 함

1. 전문인력의 균형 있는 배치를 위하여 교류하는 경우

2. 보건소 간의 협조를 위하여 인접 보건소 간에 교류하는 경우
3. 전문인력의 연고지 배치를 위하여 필요한 경우

영 **제21조(전문인력의 결원 보충)** 시·도지사(특별자치시장·특별자치도지사 포함) 또는 시장·군수·구청장(특별자치시장·특별자치도지사 제외)은 지역보건의료기관에 전문인력의 결원이 생겼을 때에는 지체 없이 결원 보충에 필요한 조치를 하여야 함

■ 지역보건법 시행규칙 [별표 2]

전문인력의 면허 또는 자격의 종류에 따른 최소 배치 기준(제4조제1항 관련)

1. 보건소 (단위: 명)

직종별 \ 구분	특별시의 구	광역시의 구, 인구 50만명 이상인 시의 구 및 인구 30만명 이상인 시	인구 30만명 미만인 시	도농복합형태의 시	군	보건의료원이 설치된 군
의사	3	3	2	2	1	6
치과의사	1	1	1	1	1	1
한의사	1	1	1	1	1	1
조산사	(1)	(1)	(1)	(1)	(1)	(1)
간호사	18	14	10	14	10	23
약사	3	2	1	1	1	2
임상병리사	4	4	3	4	2	4
방사선사	2	2	2	2	2	3
물리치료사	1	1	1	1	1	2
작업치료사	1	1	1	1	1	2
치과위생사	1	1	1	1	1	1
영양사	1	1	1	1	1	2
간호조무사	(2)	(2)	(2)	(2)	(2)	(6)
보건의료정보관리사	–	–	–	–	–	1
위생사	(3)	(3)	(2)	(2)	(2)	(2)
보건교육사	1	1	1	1	1	1
정신건강전문요원	1	1	1	1	1	1
정보처리기사 및 정보처리기능사	(1)	(1)	(1)	(1)	(1)	(1)
응급구조사	–	–	–	–	(1)	1

※비고
1. 이 기준은 보건소장을 제외한 기준이며, 해당 지방자치단체의 실정에 따라 이 기준을 초과하여 필요한 전문인력을 배치할 수 있다.
2. 의사, 치과의사, 한의사는 공중보건의사를 포함한다.
3. 조산사 및 간호조무사는 간호사 전체 인력의 범위에서 간호사에 갈음하여 배치할 수 있다.
4. 위생사의 기준은 보건소에서 위생 업무를 관장하는 경우에 한정하여 적용한다.
5. 정보처리기사·정보처리기능사 및 응급구조사의 기준 중 ( )로 표시된 기준은 해당 시·군·구의 여건에 따라 조정할 수 있다.
6. 영양사는 인구 5만명 미만의 군(보건의료원이 설치된 군은 제외한다)의 경우에는 해당 군의 여건에 따라 이 기준을 조정하여 배치할 수 있다.

2. 보건지소 (단위: 명)

구분	의사	치과의사	한의사	간호사 또는 간호조무사	치과위생사
보건지소	1	1	1	3	1
통합 보건지소	1 × 관할 읍 · 면수	1 × 관할 읍 · 면수	1 × 관할 읍 · 면수	3 × 관할 읍 · 면수	1 × 관할 읍 · 면수

※비고
1. 치과의사 및 한의사는 공중보건의사로서의 치과의사 및 한의사의 인력 사정에 따라 이 기준을 조정하여 배치할 수 있다.
2. 치과위생사는 치과의사의 배치를 고려하여 이 기준을 조정하여 배치할 수 있다.

3. 건강생활지원센터 (단위: 명)

구분	의사 또는 한의사	간호사 또는 간호조무사	물리치료사 또는 체육지도자	영양사
건강생활지원센터	1	3	1	1

※비고
1. 의사 또는 한의사는 촉탁 등 비상근으로 배치할 수 있다.
2. 건강생활지원센터 사업 규모, 사업 내용 등에 따라 지방자치단체 여건에 맞게 기준을 조정하여 배치할 수 있다.

확인문제

「지역보건법」상 보건교육사를 배치하여야 하는 지역보건의료기관은?

① 보건지소 ② 보건진료소 ③ 통합보건지소
④ 건강생활지원센터 ⑤ 광역시의 구에 설치된 보건소

해설: 규 [별표 2]

정답: ⑤

「지역보건법」상 보건소에 두어야 하는 최소 배치 기준에 포함된 전문인력은?

① 간호사 ② 안경사 ③ 한약사
④ 치과기공사 ⑤ 정보보안기사

정답: ①

● **법 제16조의2(방문건강관리 전담공무원)** ① 제11조제1항제5호사목의 방문건강관리사업을 담당하게 하기 위하여 지역보건의료기관에 보건복지부령으로 정하는 전문인력을 방문건강관리 전담공무원으로 둘 수 있음 ② 국가는 제1항에 따른 방문건강관리 전담공무원의 배치에 필요한 비용의 전부 또는 일부를 보조할 수 있음

규칙 **제4조의2(방문건강관리 전담공무원)** ① 법 제16조의2에 따른 방문건강관리 전담공무원

1. 「의료법」 제2조제1항에 따른 의사, 치과의사, 한의사 및 간호사
2. 「의료기사 등에 관한 법률」 제2조제2항제3호, 제4호 및 제6호에 따른 물리치료사, 작업치료사 및 치과위생사
3. 「국민영양관리법」 제15조에 따른 영양사
4. 「약사법」 제2조제2호에 따른 약사 및 한약사
5. 「국민체육진흥법」 제2조제6호에 따른 체육지도자
6. 그 밖에 법 제11조제1항제5호사목에 따른 방문건강관리사업에 관한 전문지식과 경험이 있다고 보건복지부장관이 인정하여 고시하는 사람

② 방문건강관리 전담공무원의 임용 등에 관하여는 「지방공무원 임용령」에서 정하는 바에 따름

③ 제1항 및 제2항에서 규정한 사항 외에 방문건강관리 전담공무원 제도 운영에 관하여 필요한 사항은 보건복지부장관이 정함

확인문제

「지역보건법」상 방문건강관리 전담공무원이 될 수 있는 자는?

① 간호사 ② 응급구조사 ③ 간호조무사
④ 보건교육사 ⑤ 보건의료정보관리사

정답: ①

- **법 제17조(지역보건의료기관의 시설 · 장비 등)** ① 지역보건의료기관은 보건복지부령으로 정하는 기준에 적합한 시설 · 장비 등을 갖추어야 함
  ② 지역보건의료기관의 장은 지역주민이 지역보건의료기관을 쉽게 알아볼 수 있고 이용하기에 편리하도록 보건복지부령으로 정하는 표시를 하여야 함

규칙 **제7조(지역보건의료기관의 시설 · 장비 및 표시)** 법 제17조에 따른 지역보건의료기관의 시설 · 장비 및 표시의 기준은 별표 3과 같음

- **법 제18조(시설의 이용)** 지역보건의료기관은 보건의료에 관한 실험 또는 검사를 위하여 의사 · 치과의사 · 한의사 · 약사 등에게 그 시설을 이용하게 하거나, 타인의 의뢰를 받아 실험 또는 검사를 할 수 있음

영 **제22조(시설이용의 편의제공 등)** ① 지역보건의료기관의 장은 법 제18조에 따른 지역보건의료기관의 시설 이용, 타인이 의뢰한 실험 또는 검사를 정당한 사유 없이 거부할 수 없으며 편의를 제공하여야 함

② 지역보건의료기관의 장은 제1항에 따라 타인의 의뢰를 받아 실험 또는 검사를 하였을 때에는 그 결과를 지체 없이 의뢰인에게 통지하여야 함

확인문제

「지역보건법」상 보건의료에 관한 실험 또는 검사를 위하여 지역보건의료기관의 시설을 이용하게 할 수 있는 자로 예시된 것은?

① 약사 ② 간호사 ③ 영양사
④ 치위생사 ⑤ 물리치료사

정답: ①

● **법 제18조의2(지역보건의료기관 협의회)** ① 지역보건의료기관은 2개 이상의 지방자치단체에 관련된 보건의료사업과 감염병 업무에 공동으로 대응하고, 관계 중앙행정기관 및 지역보건의료기관 상호 간에 소통과 업무의 효율성을 증진하기 위하여 지역보건의료기관 협의회를 구성할 수 있음

② 지역보건의료기관의 장은 제1항에 따른 협의회를 구성하려면 관계 지역보건의료기관 간의 협의에 따라 규약을 정하여 전국 단위 협의회인 경우에는 보건복지부장관에게, 시 · 도(특별자치시 · 특별자치도를 포함) 단위 협의회인 경우에는 특별자치시장 · 특별자치도지사 또는 시 · 도지사에게 이를 보고하여야 함

③ 제1항 및 제2항에 따른 협의회의 구성과 운영 등에 필요한 사항은 보건복지부령으로 정함

규칙 **제7조의2(지역보건의료기관 협의회의 구성 · 운영)** ① 법 제18조의2제1항에 따른 지역보건의료기관 협의회(이하 "협의회")는 회장과 위원으로 구성

② 협의회의 회장과 위원은 규약으로 정하는 바에 따라 관계 지역보건의료기관의 장 중에서 선임.

③ 회장은 협의회를 대표하며 회의를 소집하고 협의회의 사무를 총괄

④ 〈 협의회의 규약 포함 사항 〉

1. 협의회의 명칭 및 구성목적
2. 협의회를 구성하는 지역보건의료기관
3. 협의회의 조직과 회장 및 위원의 선임방법
4. 협의회의 운영과 사무처리에 필요한 경비의 부담이나 지출방법
5. 그 밖에 협의회의 구성과 운영에 필요한 사항

⑤ 지역보건의료기관의 장은 다음 각 호의 경우 전국 단위 협의회인 경우에는 보건복지부장관에게, 특별시 · 광역시 · 특별자치시 · 도 · 특별자치도 단위 협의회인 경우에는 시 · 도지사(특별자치시장 · 특별자치도지사를 포함)에게 보고해야 함

1. 협의회의 규약을 변경하려는 경우
2. 협의회를 없애려는 경우

확인문제

「지역보건법」상 지역보건의료기관 협의회의 구성과 운영에 관한 내용으로 옳은 것은?

① 협의회는 회장, 부회장, 위원으로 구성한다.

② 협의회의 회장은 지역보건의료심의위원 중에서 선임한다.

③ 협의회의 규약에는 협의회의 자원 확충에 대한 사항이 포함된다.

④ 회장은 협의회를 대표하며 회의를 소집하고 협의회의 사무를 총괄한다.

⑤ 전국 단위 협의회의 규약을 변경하려는 경우 지역보건의료기관의 장은 시 · 도지사와 협의하여야 한다.

해설: ① 회장과 위원으로 구성한다.

② 지역보건의료기관의 장 중에서 선임한다.

③ 협의회의 명칭 및 구성목적, 협의회를 구성하는 지역보건의료기관, 협의회의 조직과 회장 및 위원의 선임방법, 협의회의 운영과 사무처리에 필요한 경비의 부담이나 지출방법, 그 밖에 협의회의 구성과 운영에 필요한 사항이 협의회 규약 포함 사항이다.

⑤ 전국 단위 협의회인 경우에는 보건복지부장관에게 보고해야 한다.

정답: ④

제4장 지역보건의료서비스의 실시

- **법 제19조(지역보건의료서비스의 신청)** ① 지역보건의료서비스 중 보건복지부령으로 정하는 서비스를 필요로 하는 사람(이하 '서비스대상자')과 그 친족, 그 밖의 관계인은 관할 시장 · 군수 · 구청장에게 지역보건의료서비스의 제공(이하 '서비스 제공')을 신청할 수 있음
  ② 시장 · 군수 · 구청장이 제1항에 따른 서비스 제공 신청을 받는 경우 제20조에 따라 조사하려 하거나 제출받으려는 자료 또는 정보에 관하여 서비스대상자와 그 서비스대상자의 1촌 직계혈족 및 그 배우자(이하 '부양의무자')에게 다음 각 호의 사항을 알리고, 해당 자료 또는 정보의 수집에 관한 동의를 받아야 함
    1. 법적 근거, 이용 목적 및 범위
    2. 이용 방법
    3. 보유기간 및 파기방법
  ③ 서비스 제공의 신청인은 서비스 제공 신청을 철회하는 경우 시장 · 군수 · 구청장에게 조사하거나 제출한 자료 또는 정보의 반환 또는 삭제를 요청할 수 있음. 이 경우 요청을 받은 시장 · 군수 · 구청장은 특별한 사유가 없으면 그 요청에 따라야 함
  ④ 제1항부터 제3항까지의 규정에 따른 서비스 제공의 신청 · 철회 및 고지 · 동의 방법 등에 관하여 필요한 사항은 보건복지부령으로 정함

규칙 **제8조(지역보건의료서비스 제공의 신청 · 철회 및 고지 · 동의)**
① 법 제19조제1항에서 '지역보건의료서비스 중 보건복지부령으로 정하는 서비스' : 소득, 재산, 건강상태 등에 따라 선별하여 제공하는 서비스
② 법 제19조제1항 및 제3항에 따라 지역보건의료서비스의 제공(이하 '서비스 제공')을 신청하거나 철회하려는 자는 지역보건의료서비스 신청서나 철회서(전자문서 포함)에 관련 서류(전자문서 포함)를 첨부하여 시장 · 군수 · 구청장에게 신청하거나 철회하여야 함. 다만, 첨부하여야 하는 관련 서류 중 「전자정부법」 제36조제1항에 따른 행정정보의 공동이용을 통하여 관련 서류를 확인할 수 있는 경우에는 그 확인으로 첨부서류를 갈음하되, 신청인이 확인에 동의하지 아니하는 경우에는 그 서류를 첨부하여야 함
③ 시장 · 군수 · 구청장은 법 제19조제2항에 따라 알리거나 자료 또는 정보의 수집에 관한 동의를 받아야 하는 경우에는 서면 또는 전자적인 방법으로 하여야 함. 다만, 서면 또는 전자적인 방법으로 알리기 곤란한 경우에는 전화, 담당 공무원의 안내 등의 방법으로 알릴 수 있음

- **법 제20조(신청에 따른 조사)** ① 시장 · 군수 · 구청장은 제19조제1항에 따라 서비스 제공 신청을 받으면 서비스대상자와 부양의무자의 인적사항 · 가족관계 · 소득 · 재산 · 사회보장급여 수급이력 · 건강상태 등에 관한 자료 및 정보에 대하여 조사하고 처리할 수 있음. 다만, 서비스대상자와 부양의무자에 대한 조사가 필요하지 아니하거나 그 밖에 대통령령으로 정하는 사유에 해당하는 경우는 제외
  ② 시장 · 군수 · 구청장은 제1항에 따른 조사에 필요한 자료를 확보하기 위하여 서비스대상자 또는 그 부양의무자에게 필요한 자료 또는 정보의 제출을 요구할 수 있음
  ③ 시장 · 군수 · 구청장은 제1항에 따른 조사를 위하여 주민등록전산정보 · 가족관계등록전산정보 · 금융 · 국세 · 지방세, 토지 · 건물 · 건강보험 · 국민연금 · 고용보험 · 산업재해보상보험 · 보훈급여 등 대통령령으

로 정하는 관련 전산망 또는 자료를 이용하고자 하는 경우에는 관계 중앙행정기관, 지방자치단체, 관련 기관 · 단체 · 법인 · 시설 등에 협조를 요청할 수 있음. 이 경우 자료의 제출을 요청받은 중앙행정기관, 지방자치단체, 관련 기관 · 단체 · 법인 · 시설 등은 정당한 사유가 없으면 이에 따라야 함

④ 시장 · 군수 · 구청장은 제1항의 사항을 확인하기 위하여 필요한 경우 그 권한을 표시하는 증표 및 조사기간, 조사범위, 조사담당자, 관계 법령 등이 기재된 서류를 제시하고 거주지 및 사실 확인에 필요한 관련 장소를 방문할 수 있음

영 **제22조의2(신청에 따른 조사)** ① 〈 법 제20조제1항 단서에서의 "대통령령으로 정하는 사유" 〉

1. 다른 법령에 따라 법 제19조제1항에 따른 서비스대상자(이하 "서비스대상자")가 사회보장급여를 받고 있는 경우로서 수급자격의 증명만으로 지역보건의료서비스 제공의 실시 여부를 결정할 수 있는 경우
2. 「의료법」 제17조에 따른 진단서 등에 의한 서비스대상자의 건강상태 확인만으로 지역보건의료서비스 제공의 실시 여부를 결정할 수 있는 경우
3. 그 밖에 시장 · 군수 · 구청장이 소득 · 재산 · 건강상태에 관한 조사가 필요하지 않다고 인정하는 경우

② 법 제20조제3항 전단에서 "주민등록전산정보 · 가족관계등록전산정보 · 금융 · 국세 · 지방세, 토지 · 건물 · 건강보험 · 국민연금 · 고용보험 · 산업재해보상보험 · 보훈급여 등 대통령령으로 정하는 관련 전산망 또는 자료"란 별표에 따른 전산망 또는 자료를 말함

● **법 제21조(서비스 제공의 결정 및 실시)** ① 시장 · 군수 · 구청장은 제20조에 따른 조사를 하였을 때에는 예산 상황 등을 고려하여 서비스 제공의 실시 여부를 결정한 후 이를 서면이나 전자문서로 신청인에게 통보하여야 함

② 시장 · 군수 · 구청장은 제1항에 따른 서비스 제공의 실시 여부를 결정할 때 제20조제2항부터 제4항까지에 따라 조사한 자료 · 정보의 전부 또는 일부를 통하여 평가한 서비스대상자와 그 부양의무자의 소득 · 재산 수준 및 건강상태가 보건복지부장관이 정하는 기준 이하인 경우에는 관련 조사의 일부를 생략하고 서비스 제공의 실시를 결정할 수 있음

③ 시장 · 군수 · 구청장은 서비스대상자에게 서비스 제공을 하기로 결정하였을 때에는 서비스 제공기간 등을 계획하여 그 계획에 따라 지역보건의료서비스를 제공하여야 함

● **법 제22조(정보의 파기)** ① 시장 · 군수 · 구청장은 제20조에 따라 조사하거나 제출받은 정보 중 서비스대상자가 아닌 사람의 정보는 5년을 초과하여 보유할 수 없음. 이 경우 시장 · 군수 · 구청장은 정보의 보유기한이 지나면 지체 없이 이를 파기하여야 함

② 시장 · 군수 · 구청장은 제1항에 따른 정보가 지역보건의료정보시스템 또는 「사회보장기본법」 제37조제2항에 따른 사회보장정보시스템에 수집되어 있는 경우 보건복지부장관에게 해당 정보의 파기를 요청할 수 있다. 이 경우 보건복지부장관은 지체 없이 이를 파기하여야 함

③ 시 · 도지사, 시장 · 군수 · 구청장, 보건의료 관련 기관 · 단체 또는 의료인은 제5조제5항 및 제6항에 따라 제공받은 자료 또는 정보를 5년이 지나면 파기하여야 함

● **법 제23조(건강검진 등의 신고)** ①「의료법」 제27조제1항 각 호의 어느 하나에 해당하는 사람이 지역주민 다수를 대상으로 건강검진 또는 순회 진료 등 주민의 건강에 영향을 미치는 행위(이하 '건강검진등')를 하려는 경우에는 보건복지부령으로 정하는 바에 따라 건강검진등을 하려는 지역을 관할하는 보건소장에게 신고하여야 함

② 의료기관이「의료법」 제33조제1항 각 호의 어느 하나에 해당하는 사유로 의료기관 외의 장소에서 지역주민 다수를 대상으로 건강검진 등을 하려는 경우에도 제1항에 따른 신고를 하여야 함

③ 보건소장은 제1항 및 제2항에 따른 신고를 받은 경우에는 그 내용을 검토하여 이 법에 적합하면 신고를 수리하여야 함

규칙 **제9조(건강검진 등의 신고)** ① 법 제23조에 따른 신고는 건강검진 등을 실시하기 10일 전까지 별지 제1호서식의 건강검진등 신고서를 관할 보건소장(보건의료원장 포함. 이하 같음)에게 제출하는 방법으로 해야 함. 이 경우 관할 보건소장은 「전자정부법」 제36조제1항에 따른 행정정보의 공동이용을 통하여 의료기관 개설허가증 또는 의료기관 개설신고증명서(의료기관만 해당)와 의사·치과의사 또는 한의사 면허증을 확인할 수 있는 경우에는 그 확인으로 첨부자료의 제공을 갈음할 수 있고, 신고인이 자료확인에 동의하지 않는 경우에는 해당 자료를 첨부하도록 해야 함

② 보건소장은 제1항에 따른 건강검진등 신고서를 제출받은 날부터 7일 이내에 신고의 수리 여부를 신고인에게 통지해야 함. 이 경우 신고를 수리하는 때에는 별지 제1호의2서식의 건강검진등 신고확인서를 발급해야 함

확인문제

「지역보건법」상 간호학을 전공하는 학교의 학생이 지역주민 다수를 대상으로 건강검진을 하려는 경우 누구에게 신고를 하여야 하는가? **(2023년, 2024년 기출)**

① 시·도지사 ② 관할 보건소장 ③ 관할 경찰서장
④ 보건복지부장관 ⑤ 시장·군수·구청장

정답: ②

제5장 보칙

● **법 제24조(비용의 보조)** ① 국가와 시·도는 지역보건의료기관의 설치와 운영에 필요한 비용 및 지역보건의료계획의 시행에 필요한 비용의 일부를 보조할 수 있음

② 제1항에 따라 보조금을 지급하는 경우 설치비와 부대비에 있어서는 그 3분의 2 이내로 하고, 운영비 및 지역보건의료계획의 시행에 필요한 비용에 있어서는 그 2분의 1 이내로 함

● **법 제25조(수수료 등)** ① 지역보건의료기관은 그 시설을 이용한 자, 실험 또는 검사를 의뢰한 자 또는 진료를 받은 자로부터 수수료 또는 진료비를 징수할 수 있음

② 제1항에 따른 수수료와 진료비는 보건복지부령으로 정하는 기준에 따라 해당 지방자치단체의 조례로 정함

규칙 **제10조(수수료 등)** 법 제25조제2항에 따라 지역보건의료기관에서 징수하는 수수료와 진료비는 「국민건강보험법」 제45조제4항에 따라 보건복지부장관이 고시하는 요양급여비용 명세의 기준에 따라 지방자치단체의 조례로 정함. 다만, 「전자정부법」 제9조제2항 및 제3항에 따른 전자민원창구를 통하여 증명서를 발급받는 경우에는 수수료를 면제함

● **법 제26조(지역보건의료기관의 회계)** 지역보건의료기관의 수수료 및 진료비의 수입은 「지방회계법」 제26조에 따른 수입 대체 경비로 직접 지출할 수 있으며, 회계 사무는 해당 지방자치단체의 규칙으로 정하는 바에 따라 간소화할 수 있음

● **법 제27조(자료 제출 등)** 보건복지부장관은 지방자치단체에 대하여 보건복지부령으로 정하는 바에 따라 지역보건의료기관의 설치 · 운영에 관한 자료의 제출을 요구하거나 소속 공무원으로 하여금 지역보건의료기관에 대하여 실태조사 등 지도 · 감독을 할 수 있음

규칙 **제11조(자료 제출 등)** ① 법 제27조에 따라 지역보건의료기관의 설치 · 운영에 관한 자료의 제출을 요구받은 시장 · 군수 · 구청장(특별자치시장 · 특별자치도지사는 제외)은 매년 12월 31일 기준으로 별지 제2호서식의 지역보건의료기관 설치 · 운영 현황을 작성하여 다음해 3월 31일까지 시 · 도지사를 거쳐 보건복지부장관에게 제출해야 함

② 법 제27조에 따라 지역보건의료기관의 설치 · 운영에 관한 자료의 제출을 요구받은 특별자치시장 · 특별자치도지사는 매년 12월 31일 기준으로 별지 제2호서식의 지역보건의료기관 설치 · 운영 현황을 작성하여 다음해 3월 31일까지 보건복지부장관에게 제출해야 함

④ 제1항 및 제2항에 따른 제출은 법 제5조에 따른 지역보건의료정보시스템에 입력하는 방법으로 할 수 있음

● **법 제28조(개인정보의 누설금지)** 지역보건의료기관(「농어촌 등 보건의료를 위한 특별조치법」 제2조제4호에 따른 보건진료소 포함)의 기능 수행과 관련한 업무에 종사하였거나 종사하고 있는 사람 또는 지역보건의료정보시스템을 구축 · 운영하였거나 구축 · 운영하고 있는 자(제30조제3항 및 제5항에 따라 위탁받거나 대행하는 업무에 종사하거나 종사하였던 자 포함)는 업무상 알게 된 다음 각 호의 정보를 업무 외의 목적으로 사용하거나 다른 사람에게 제공 또는 누설하여서는 아니 됨

1. 보건의료인이 진료과정(건강검진 포함)에서 알게 된 개인 및 가족의 진료 정보
2. 제5조에 따라 수집 · 관리 · 보유하거나 제공받은 자료 또는 정보
3. 제20조에 따라 조사하거나 제출받은 다음 각 호의 정보
   가. 금융정보(「국민기초생활 보장법」 제21조제3항제1호의 금융정보를 말함. 이하 같음)
   나. 신용정보 또는 보험정보(「국민기초생활 보장법」 제21조제3항제2호 · 제3호의 신용정보 및 보험정보를 말함. 이하 같음)
4. 제1호부터 제3호까지에 따른 자료 또는 정보를 제외한 개인정보(「개인정보 보호법」 제2조제1호의 개인정보를 말함. 이하 같음)

- **법 제29조(동일 명칭 사용금지)** 이 법에 따른 보건소, 보건의료원, 보건지소 또는 건강생활지원센터가 아닌 자는 각각 보건소, 보건의료원, 보건지소 또는 건강생활지원센터라는 명칭을 사용하지 못함

- **법 제30조(권한의 위임 등)** ① 이 법에 따른 보건복지부장관의 권한은 대통령령으로 정하는 바에 따라 그 일부를 시 · 도지사 또는 시장 · 군수 · 구청장에게 위임할 수 있음
  ② 이 법에 따른 질병관리청장의 권한은 대통령령으로 정하는 바에 따라 그 일부를 소속 기관의 장에게 위임할 수 있음
  ③ 시 · 도지사 또는 시장 · 군수 · 구청장은 이 법에 따른 지역보건의료기관의 기능 수행에 필요한 업무의 일부를 대통령령으로 정하는 바에 따라 보건의료 관련기관 · 단체에 위탁하거나, 「의료법」 제2조에 따른 의료인에게 대행하게 할 수 있음
  ④ 시 · 도지사 또는 시장 · 군수 · 구청장은 제3항에 따라 업무를 위탁한 경우에는 그 비용의 전부 또는 일부를 보조할 수 있고, 의료인에게 그 업무의 일부를 대행하게 한 경우에는 그 업무수행에 드는 실비(實費)를 보조할 수 있음
  ⑤ 보건복지부장관은 지역보건의료정보시스템의 구축 · 운영 등에 관한 업무를 대통령령으로 정하는 바에 따라 「공공기관의 운영에 관한 법률」 제4조에 따른 공공기관에 대행하게 할 수 있음
  ⑥ 보건복지부장관은 제4항에 따라 업무를 대행하게 한 경우에는 예산의 범위에서 그에 필요한 비용을 보조할 수 있음

영 제23조(업무의 위탁 및 대행) ① 법 제30조제3항에 따라 시 · 도지사 또는 시장 · 군수 · 구청장은 다음 각 호의 업무를 보건의료 관련 기관 · 단체에 위탁할 수 있음

1. 법 제4조에 따른 지역사회 건강실태조사에 관한 업무
2. 법 제8조에 따른 지역보건의료계획의 시행에 관한 업무
3. 법 제11조제1항제5호나목에 따른 감염병의 예방 및 관리에 관한 업무
4. 법 제11조제1항제5호바목에 따른 지역주민에 대한 진료, 건강검진 및 만성질환 등 질병관리에 관한 사항 중 전문지식 및 기술이 필요한 진료, 실험 또는 검사 업무
5. 법 제11조제1항제5호사목에 따른 가정 및 사회복지시설 등을 방문하여 행하는 보건의료사업에 관한 업무

② 법 제30조제3항에 따라 시 · 도지사 또는 시장 · 군수 · 구청장은 「의료법」 제2조에 따른 의료인에게 법 제11조제1항제5호바목에 따른 지역주민에 대한 진료, 건강검진 및 만성질환 등 질병관리에 관한 사항 중 전문지식 및 기술이 필요한 진료에 관한 업무를 대행하게 할 수 있음

③ 시 · 도지사 또는 시장 · 군수 · 구청장은 법 제30조제3항에 따라 제1항 각 호에 따른 업무를 위탁하는 경우 그 수탁자 및 위탁업무 등을 고시해야 함

④ 법 제30조제3항에 따른 비용보조, 실비보조, 그 밖의 업무의 위탁 또는 대행에 필요한 사항은 해당 지방자치단체의 조례로 정함

⑤ 보건복지부장관은 법 제30조제5항에 따라 지역보건의료정보시스템의 구축 · 운영 등에 관한 업무를 「사회보장급여의 이용 · 제공 및 수급권자 발굴에 관한 법률」 제29조에 따른 한국사회보장정보원이 대행하게 함

영 제24조(민감정보 및 고유식별정보의 처리) ① 보건복지부장관(법 제30조제5항에 따라 보건복지부장관의 업무를 대행하는 자 포함)은 다음 각 호의 사무를 수행하기 위하여 불가피한 경우 「개인정보 보호법 시행령」 제19조제1호, 제2호 또는 제4호에 따른 주민등록번호, 여권번호 또는 외국인등록번호가 포함된 자료를 처리할 수 있음

1. 법 제5조에 따른 자료 또는 정보의 처리 및 이용 등에 관한 사무
2. 법 제27조에 따른 보고 및 지도 · 감독에 관한 사무

② 지역보건의료기관의 장(법 제30조제3항에 따라 지역보건의료기관의 업무를 위탁받거나 대행하는 자 포함)은 법 제11조에 따른 보건소의 업무에 관한 사무를 수행하기 위하여 불가피한 경우 「개인정보 보호법」 제23조에 따른 건강에 관한 정보, 같은 법 시행령 제19조제1호, 제2호 또는 제4호에 따른 주민등록번호, 여권번호 또는 외국인등록번호가 포함된 자료를 처리할 수 있음

③ 보건소장은 법 제23조에 따른 건강검진등의 신고에 관한 사무를 수행하기 위하여 불가피한 경우 「개인정보 보호법 시행령」 제19조제1호, 제2호 또는 제4호에 따른 주민등록번호, 여권번호 또는 외국인등록번호가 포함된 자료를 처리할 수 있음

- **법 제31조(「의료법」에 대한 특례)** 제12조에 따른 보건의료원은 「의료법」 제3조제2항제3호가목에 따른 병원 또는 같은 항 제1호나목 · 다목에 따른 치과의원 또는 한의원으로 보고, 보건소 · 보건지소 및 건강생활지원센터는 같은 호에 따른 의원 · 치과의원 또는 한의원으로 봄

4 국민건강증진법

[시행 2026. 3. 19.] [법률 제20813호, 2025. 3. 18., 일부개정]
[시행 2024. 11. 26.] [대통령령 제35019호, 2024. 11. 26., 타법개정]
[시행 2024. 7. 10.] [보건복지부령 제1027호, 2024. 7. 10., 일부개정]

보건복지부(건강증진과-금연), 044-202-2822
보건복지부(재정운용담당관-담배부담금), 044-202-2329
보건복지부(건강정책과-그 외 사항), 044-202-2802
보건복지부(건강증진과-절주), 044-202-2828
질병관리청(건강영양조사분석과-국민건강영양조사), 043-719-7462

「국민건강증진법」의 주요 출제범위는 제2장 국민건강의 관리 등이다. 효과적인 수험 대비를 위해 되도록 출제 범위에 해당하는 부분을 중심으로 수록하였다. 좀 더 세부적인 자료는 법제처 국가법령정보센터(http://www.law.go.kr/)를 참조하길 바란다.

간호사 국가시험은 기출유형이 반복출제하는 경향이 있으므로 수험생들은 확인문제와 기출유형모의고사를 비중있게 학습하여야 할 것이다.

제1장 총칙

- **법 제1조(목적)** 이 법은 국민에게 건강에 대한 가치와 책임의식을 함양하도록 건강에 관한 바른 지식을 보급하고 스스로 건강생활을 실천할 수 있는 여건을 조성함으로써 국민의 건강을 증진함을 목적으로 함

- **법 제2조(정의)** 이 법에서 사용하는 용어의 정의는 다음과 같음
  1. "국민건강증진사업"이라 함은 보건교육, 질병예방, 영양개선, 신체활동장려, 건강관리 및 건강생활의 실천등을 통하여 국민의 건강을 증진시키는 사업을 말함
  2. "보건교육"이라 함은 개인 또는 집단으로 하여금 건강에 유익한 행위를 자발적으로 수행하도록 하는 교육을 말함
  3. "영양개선"이라 함은 개인 또는 집단이 균형된 식생활을 통하여 건강을 개선시키는 것을 말함
  4. "신체활동장려"란 개인 또는 집단이 일상생활 중 신체의 근육을 활용하여 에너지를 소비하는 모든 활동을 자발적으로 적극 수행하도록 장려하는 것을 말함

5. "건강관리"란 개인 또는 집단이 건강에 유익한 행위를 지속적으로 수행함으로써 건강한 상태를 유지하는 것을 말함
6. "건강친화제도"란 근로자의 건강증진을 위하여 직장 내 문화 및 환경을 건강친화적으로 조성하고, 근로자가 자신의 건강관리를 적극적으로 수행할 수 있도록 교육, 상담 프로그램 등을 지원하는 것을 말함

● **법 제3조(책임)** ① 국가 및 지방자치단체는 건강에 관한 국민의 관심을 높이고 국민건강을 증진할 책임을 짐
② 모든 국민은 자신 및 가족의 건강을 증진하도록 노력하여야 하며, 타인의 건강에 해를 끼치는 행위를 하여서는 아니됨

● **법 제3조의2(보건의 날)** ① 보건에 대한 국민의 이해와 관심을 높이기 위하여 매년 4월 7일을 보건의 날로 정하며, 보건의 날부터 1주간을 건강주간으로 함
② 국가와 지방자치단체는 보건의 날의 취지에 맞는 행사 등 사업을 시행하도록 노력하여야 함

● **법 제4조(국민건강증진종합계획의 수립)** ① 보건복지부장관은 제5조의 규정에 따른 국민건강증진정책심의위원회의 심의를 거쳐 국민건강증진종합계획(이하 "종합계획"이라 한다)을 5년마다 수립하여야 함. 이 경우 미리 관계중앙행정기관의 장과 협의를 거쳐야 함
② 종합계획에 포함되어야 할 사항
1. 국민건강증진의 기본목표 및 추진방향
2. 국민건강증진을 위한 주요 추진과제 및 추진방법
3. 국민건강증진에 관한 인력의 관리 및 소요재원의 조달방안
4. 제22조의 규정에 따른 국민건강증진기금의 운용방안
4의2. 아동 · 여성 · 노인 · 장애인 등 건강취약 집단이나 계층에 대한 건강증진 지원방안
5. 국민건강증진 관련 통계 및 정보의 관리 방안
6. 그 밖에 국민건강증진을 위하여 필요한 사항

영 **제2조(국민건강증진종합계획의 수립 등)** ① 보건복지부장관은 「국민건강증진법」(이하 "법"이라 한다) 제4조에 따른 국민건강증진종합계획(이하 "종합계획"이라 한다)의 효율적인 수립을 위하여 미리 종합계획안 작성지침을 작성하여 종합계획이 시행되는 해의 전전년도 12월말까지 관계 중앙행정기관의 장에게 통보하여야 함
② 관계 중앙행정기관의 장은 제1항에 따른 종합계획안 작성지침에 따라 소관별 계획안을 작성하여 종합계획이 시행되는 해의 전년도 3월말까지 보건복지부장관에게 제출하고, 보건복지부장관은 이를 종합한 종합계획안을 작성하여 법 제5조에 따른 국민건강증진정책심의위원회의 심의를 거쳐 확정함
③ 보건복지부장관은 확정된 종합계획을 관계 중앙행정기관의 장과 특별시장 · 광역시장 · 특별자치시장 · 도지사 · 특별자치도지사(이하 "시 · 도지사"라 한다)에게 통보해야 함

● **법 제4조의2(실행계획의 수립 등)** ① 보건복지부장관, 관계중앙행정기관의 장, 특별시장 · 광역시장 · 특별자치시장 · 도지사 · 특별자치도지사(이하 "시 · 도지사"라 한다) 및 시장 · 군수 · 구청장(자치구의 구청장에 한한다. 이하 같다)은 종합계획을 기초로 하여 소관 주요시책의 실행계획(이하 "실행계획"이라 한다)을 매년 수립 · 시행하여야 함

② 국가는 실행계획의 시행에 필요한 비용의 전부 또는 일부를 지방자치단체에 보조할 수 있음

영 **제3조(실행계획의 수립)** ① 특별시장 · 광역시장 · 도지사 · 특별자치도지사(관할 구역 안에 지방자치단체인 시 · 군이 있는 특별자치도의 도지사를 말한다)는 통보된 종합계획에 따라 특별시 · 광역시 · 도 · 특별자치도(관할 구역 안에 지방자치단체인 시 · 군이 있는 특별자치를 말한다)의 매년도 실행계획을 수립하여 이를 시장 · 군수 · 구청장(자치구의 구청장을 말한다. 이하 같다)에게 통보하고, 시장 · 군수 · 구청장은 통보된 실행계획에 따라 시 · 군 · 구(자치구를 말한다)의 실행계획을 수립 · 시행해야 함

② 특별자치시장 · 특별자치도지사(관할 구역 안에 지방자치단체인 시 · 군이 있는 특별자치도의 도지사는 제외함. 이하 제22조 및 제33조에서 같다)는 통보된 종합계획에 따라 특별자치시 · 특별자치도(관할 구역 안에 지방자치단체인 시 · 군이 있는 특별자치도는 제외한다)의 매년도 실행계획을 수립 · 시행해야 함

규칙 **제2조(실행계획의 통보)** ① 시장 · 군수 · 구청장(자치구의 구청장에 한한다. 이하 같다)은 「국민건강증진법 시행령」(이하 "영"이라 한다) 제3조에 따라 수립한 당해 시 · 군 · 구(자치구에 한한다. 이하 같다)의 실행계획을 매년 1월 31일까지 특별시장 · 광역시장 · 특별자치시장 · 도지사 또는 특별자치도지사(이하 "시 · 도지사"라 한다)에게 통보해야 하며, 이를 통보받은 시 · 도지사는 영 제3조에 따라 수립한 당해 특별시 · 광역시 · 특별자치시 · 도 또는 특별자치도(이하 "시 · 도"라 한다)의 실행계획과 관할시 · 군 · 구의 실행계획을 종합하여 매년 2월 10일까지 보건복지부장관에게 통보해야 함

② 시장 · 군수 · 구청장은 해당 연도의 실행계획추진실적을 다음해 1월 31일까지 시 · 도지사에게 통보해야 하며, 이를 통보받은 시 · 도지사는 해당 시 · 도의 실행계획추진실적과 관할시 · 군 · 구의 실행계획추진실적을 종합하여 다음해 2월 10일까지 보건복지부장관에게 통보해야 함

● **법 제4조의3(계획수립의 협조)** ① 보건복지부장관, 관계중앙행정기관의 장, 시 · 도지사 및 시장 · 군수 · 구청장은 종합계획과 실행계획의 수립 · 시행을 위하여 필요한 때에는 관계 기관 · 단체 등에 대하여 자료 제공 등의 협조를 요청할 수 있음

② 제1항의 규정에 따른 협조요청을 받은 관계 기관 · 단체 등은 특별한 사유가 없는 한 이에 응하여야 함

● **법 제5조(국민건강증진정책심의위원회)** ① 국민건강증진에 관한 주요사항을 심의하기 위하여 보건복지부에 국민건강증진정책심의위원회(이하 "위원회"라 한다)를 둠

② 위원회는 다음 각 호의 사항을 심의함

1. 종합계획
2. 제22조의 규정에 따른 국민건강증진기금의 연도별 운용계획안 · 결산 및 평가
3. 2 이상의 중앙행정기관이 관련되는 주요 국민건강증진시책에 관한 사항으로서 관계중앙행정기관의 장이 심의를 요청하는 사항
4. 「국민영양관리법」 제9조에 따른 심의사항
5. 다른 법령에서 위원회의 심의를 받도록 한 사항
6. 그 밖에 위원장이 심의에 부치는 사항

- **법 제5조의2(위원회의 구성과 운영)** ① 위원회는 위원장 1인 및 부위원장 1인을 포함한 15인 이내의 위원으로 구성함
  ② 위원장은 보건복지부차관이 되고, 부위원장은 위원장이 공무원이 아닌 위원 중에서 지명한 자가 됨
  ③ 위원은 국민건강증진 · 질병관리에 관한 학식과 경험이 풍부한 자, 「소비자기본법」에 따른 소비자단체 및 「비영리민간단체 지원법」에 따른 비영리민간단체가 추천하는 자, 관계공무원 중에서 보건복지부장관이 위촉 또는 지명함
  ④ 그 밖에 위원회의 구성 · 운영 등에 관하여 필요한 사항은 대통령령으로 정함

- **법 제5조의3(한국건강증진개발원의 설립 및 운영)** ①보건복지부장관은 제22조에 따른 국민건강증진기금의 효율적인 운영과 국민건강증진사업의 원활한 추진을 위하여 필요한 정책 수립의 지원과 사업평가 등의 업무를 수행할 수 있도록 한국건강증진개발원(이하 이 조에서 "개발원"이라 한다)을 설립함
  ② 개발원은 다음 각 호의 업무를 수행함
  1. 국민건강증진 정책수립을 위한 자료개발 및 정책분석
  2. 종합계획 수립의 지원
  3. 위원회의 운영지원
  4. 제24조에 따른 기금의 관리 · 운용의 지원 업무
  5. 제25조제1항제1호부터 제10호까지의 사업에 관한 업무
  6. 국민건강증진사업의 관리, 기술 지원 및 평가
  7. 「지역보건법」 제7조부터 제9조까지에 따른 지역보건의료계획에 대한 기술 지원
  8. 「지역보건법」 제24조에 따른 보건소의 설치와 운영에 필요한 비용의 보조
  9. 국민건강증진과 관련된 연구과제의 기획 및 평가
  10. 「농어촌 등 보건의료를 위한 특별조치법」 제2조의 공중보건의사의 효율적 활용을 위한 지원
  11. 지역보건사업의 원활한 추진을 위한 지원
  12. 그 밖에 국민건강증진과 관련하여 보건복지부장관이 필요하다고 인정한 업무

  ③ 개발원은 법인으로 하고, 주된 사무소의 소재지에 설립등기를 함으로써 성립함
  ④ 개발원은 다음 각 호를 재원으로 함
  1. 제22조에 따른 기금
  2. 정부출연금
  3. 기부금
  4. 그 밖의 수입금

  ⑤ 정부는 개발원의 운영에 필요한 예산을 지급할 수 있음
  ⑥ 개발원에 관하여 이 법과 「공공기관의 운영에 관한 법률」에서 정한 사항 외에는 「민법」 중 재단법인에 관한 규정을 준용함

제2장 국민건강의 관리

● **법 제6조(건강친화 환경 조성 및 건강생활의 지원 등)** ① 국가 및 지방자치단체는 건강친화 환경을 조성하고, 국민이 건강생활을 실천할 수 있도록 지원하여야 함

② 국가는 혼인과 가정생활을 보호하기 위하여 혼인 전에 혼인 당사자의 건강을 확인하도록 권장하여야 함

③ 제2항의 규정에 의한 건강확인의 내용 및 절차에 관하여 필요한 사항은 보건복지부령으로 정함

규칙 **제3조(건강확인의 내용 및 절차)** ① 「국민건강증진법」(이하 '법') 제6조제3항의 규정에 의한 건강확인의 내용은 다음 각호의 질환으로서 보건복지부장관이 정하는 질환으로 함

1. 자녀에게 건강상 현저한 장애를 줄 수 있는 유전성질환
2. 혼인당사자 또는 그 가족에게 건강상 현저한 장애를 줄 수 있는 전염성질환

② 특별자치시장 · 특별자치도지사 · 시장 · 군수 · 구청장은 혼인하고자 하는 자가 제1항의 규정에 의한 내용을 확인하고자 할 때에는 보건소 또는 특별자치시장 · 특별자치도지사 · 시장 · 군수 · 구청장이 지정한 의료기관에서 그 내용을 확인받을 수 있도록 하여야 함

③ 제2항의 규정에 의하여 보건소장 또는 의료기관의 장이 혼인하고자 하는 자의 건강을 확인한 경우에는 「의료법」에 의한 진단서에 그 확인내용을 기재하여 교부하여야 함

확인문제

「국민건강증진법」상 건강친화 환경 조성 및 건강생활의 지원 등에 대한 내용으로 옳은 것은?

① 건강내용 확인은 보건소에서만 확인할 수 있다.
② 자녀에게 건강상 현저한 장애를 줄 수 있는 유전성질환은 건강확인 내용에 포함된다.
③ 혼인당사자 또는 그 가족에게 건강상 현저한 장애를 줄 수 있는 전염성질환은 건강확인 내용에 포함되지 않는다.
④ 국가는 혼인과 가정생활을 보호하기 위하여 혼인 전에 혼인 당사자의 건강을 의무적으로 확인하도록 하여야 한다.
⑤ 보건소장은 혼인하고자 하는 자의 건강을 확인한 경우 「의료법」에 의한 진단서가 아닌 별도의 양식으로 그 확인 내용을 기재하여 교부할 수 있다.

해설: ① 특별자치시장 · 특별자치도지사 · 시장 · 군수 · 구청장이 지정한 의료기관에서도 확인이 가능하다. ④ 건강내용 확인은 권장사항이다. ⑤ 「의료법」에 따른 진단서에 그 확인내용을 기재하여 교부하여야 한다. 정답: ②

● **법 제6조의2(건강친화기업 인증)** ① 보건복지부장관은 건강친화 환경의 조성을 촉진하기 위하여 건강친화 제도를 모범적으로 운영하고 있는 기업에 대하여 건강친화인증(이하 '인증')을 할 수 있음

② 인증을 받고자 하는 자는 대통령령으로 정하는 바에 따라 보건복지부장관에게 신청하여야 함

③ 인증을 받은 기업은 보건복지부령으로 정하는 바에 따라 인증의 표시를 할 수 있음

④ 인증을 받지 아니한 기업은 인증표시 또는 이와 유사한 표시를 하여서는 아니 됨

⑤ 국가 및 지방자치단체는 인증을 받은 기업에 대하여 대통령령으로 정하는 바에 따라 행정적 · 재정적 지원을 할 수 있음

⑥ 인증의 기준 및 절차는 대통령령으로 정함

영 제7조(건강친화기업 인증의 기준) ① 보건복지부장관은 법 제6조의2제1항에 따라 건강친화인증(이하 '건강친화인증')을 하려는 경우 다음 각 호의 사항을 심사·평가해야 함

1. 건강친화 환경 조성을 위한 경영의 적극성
2. 직원의 건강증진을 위한 근로 환경 조성
3. 건강친화 프로그램의 수립 및 실시
4. 그 밖에 보건복지부장관이 건강친화 환경의 조성을 촉진하는 데 필요하다고 인정하여 고시하는 사항

② 건강친화인증의 기준 등에 관하여 필요한 세부사항은 보건복지부장관이 정하여 고시

영 제8조(건강친화인증의 절차) ① 법 제6조의2제2항에 따라 건강친화인증을 신청하려는 자는 보건복지부령으로 정하는 건강친화인증 신청서에 다음 각 호의 서류를 첨부하여 보건복지부장관에게 제출해야 함

1. 건강친화 환경 조성을 위한 경영계획 및 실적
2. 직원의 건강증진을 위한 근로 환경 조성 실적
3. 건강친화 프로그램의 수립 및 실시 결과
4. 그 밖에 건강친화 환경 조성에 관한 자료

② 보건복지부장관은 제1항에 따른 신청이 제7조에 따른 건강친화인증의 기준에 적합한 경우 신청자에게 보건복지부령으로 정하는 건강친화기업 인증서를 발급해야 함

③ 제1항 및 제2항에서 규정한 사항 외에 건강친화인증 절차에 관하여 필요한 세부사항은 보건복지부령으로 정함

영 제9조(건강친화인증 기업에 대한 지원) 보건복지부장관과 지방자치단체의 장은 건강친화인증을 받은 기업에 법 제6조의2제5항에 따라 다음 각 호의 사항을 지원할 수 있음

1. 건강친화기업 홍보
2. 건강친화 관련 시설개선 지원
3. 건강친화 프로그램의 개발 및 보급 지원
4. 건강친화 우수기업 선정 및 포상
5. 그 밖에 보건복지부장관이 건강친화 환경의 조성을 촉진하는 데 필요하다고 인정하는 지원

규칙 제3조의2(건강친화기업 인증) ① 영 제8조제1항에 따른 건강친화인증 신청서는 별지 제1호서식에 따름

② 영 제8조제2항에 따른 건강친화기업 인증서(이하 '건강친화기업인증서')는 별지 제1호의2서식에 따름

③ 건강친화기업인증서를 발급받은 자가 다음 각 호에 해당하는 경우에는 별지 제1호의3서식의 건강친화기업인증서 재발급 신청서에 다음 각 호의 구분에 따른 서류를 첨부하여 건강친화기업인증서의 재발급을 신청할 수 있음

1. 건강친화기업인증서를 잃어버린 경우 : 사유서
2. 건강친화기업인증서가 헐어 못쓰게 된 경우 : 그 인증서
3. 건강친화기업인증서의 기재사항이 변경된 경우 : 변경 사항을 증명하는 서류

④ 법 제6조의2제3항에 따른 건강친화기업 인증(이하 '인증')의 표시는 별표 1과 같음

확인문제

「국민건강증진법」상 건강친화기업 인증을 받고자 하는 자는 누구에게 신청을 하여야 하는가?

① 보건복지부장관　② 질병관리청장　③ 시·도지사
④ 시장·군수·구청장　⑤ 국민건강보험공단 이사장

정답 : ①

● **법 제6조의3(인증의 유효기간)** ① 인증의 유효기간은 인증을 받은 날부터 3년으로 하되, 대통령령으로 정하는 바에 따라 그 기간을 연장할 수 있음

② 제1항에 따른 인증의 연장신청에 필요한 사항은 보건복지부령으로 정함

영 제9조의2(건강친화인증의 유효기간 연장) 보건복지부장관은 법 제6조의3제1항에 따라 건강친화인증의 유효기간을 연장하려는 경우 제7조에 따른 건강친화인증의 기준에 따라 재심사하여 3년의 범위에서 연장할 수 있음

규칙 제3조의3(인증의 유효기간 연장 신청) ① 보건복지부장관은 인증의 유효기간이 끝나기 8개월 전까지 인증을 받은 자에게 연장의 절차에 관한 사항을 알려야 함

② 법 제6조의3제1항 및 영 제9조의2에 따라 인증의 유효기간을 연장하려는 자는 인증의 유효기간이 끝나기 6개월 전까지 별지 제1호서식의 인증 연장 신청서에 영 제8조제1항 각 호의 서류 및 건강친화기업인증서를 첨부하여 보건복지부장관에게 제출해야 함

확인문제

「국민건강증진법」상 건강친화인증의 유효기간은 몇 년인가?

① 1년 ② 2년 ③ 3년
④ 4년 ⑤ 5년

정답 : ③

- **법 제6조의4(인증의 취소)** ① 보건복지부장관은 인증을 받은 기업이 다음 각 호의 어느 하나에 해당하면 보건복지부령으로 정하는 바에 따라 그 인증을 취소할 수 있음. 다만, 제1호에 해당하는 경우에는 인증을 취소하여야 함
  1. 거짓이나 그 밖의 부정한 방법으로 인증을 받은 경우
  2. 제6조의2제6항에 따른 인증기준에 적합하지 아니하게 된 경우

  ② 보건복지부장관은 제1항제1호에 따라 인증이 취소된 기업에 대해서는 그 취소된 날부터 3년이 지나지 아니한 경우에는 인증을 하여서는 아니 됨

  ③ 보건복지부장관은 제1항에 따라 인증을 취소하고자 하는 경우에는 청문을 실시하여야 함

규칙 **제3조의4(인증의 취소)** ① 보건복지부장관은 법 제6조의4제1항에 따라 인증을 취소하려는 경우에는 미리 인증을 받은 자에게 취소 사유와 소명자료의 제출기간을 구체적으로 밝혀 취소의 예고통보를 해야 함
② 보건복지부장관은 제1항에 따라 취소의 예고통보를 받은 자가 제출기간 내에 소명자료를 제출하지 않은 경우에는 2차로 취소의 예고통보를 해야 함
③ 보건복지부장관은 인증을 받은 자가 2차로 예고통보한 소명자료의 제출기간 내에 소명자료를 제출하지 않거나 제출된 소명자료가 이유 없다고 인정되면 인증을 취소함
④ 보건복지부장관은 인증을 취소한 때에는 그 사실을 지체 없이 인증을 취소받는 자에게 통보해야 함

확인문제

「국민건강증진법」상 거짓이나 그 밖의 부정한 방법으로 건강친화인증을 받은 것을 이유로 인증이 취소된 기업은 몇 년이 지나야 인증이 가능한가?

① 1년 ② 2년 ③ 3년
④ 4년 ⑤ 5년

정답 : ③

- **법 제6조의5(건강도시의 조성 등)** ① 국가와 지방자치단체는 지역사회 구성원들의 건강을 실현하도록 시민의 건강을 증진하고 도시의 물리적 · 사회적 환경을 지속적으로 조성 · 개선하는 도시(이하 '건강도시')를 이루도록 노력하여야 함

  ② 보건복지부장관은 지방자치단체가 건강도시를 구현할 수 있도록 건강도시지표를 작성하여 보급하여야 함

  ③ 보건복지부장관은 건강도시 조성 활성화를 위하여 지방자치단체에 행정적 · 재정적 지원을 할 수 있음

  ④ 그 밖에 건강도시지표의 작성 및 보급 등에 관하여 필요한 사항은 보건복지부령으로 정함

규칙 **제3조의5(건강도시지표의 작성 및 보급 등)** ① 〈 법 제6조의5제2항에 따른 건강도시지표 포함 사항 〉

1. 법 제6조의5제1항에 따른 건강도시(이하 이 조에서 "건강도시")를 이루기 위해 필요한 정책 기반 조성 현황
2. 건강도시를 구현하기 위한 관계 지방자치단체, 공공기관(「공공기관의 운영에 관한 법률」 제4조에 따른 공공기관을 말함), 교육기관 및 연구단체 등과의 협력 정도
3. 건강도시 조성 활성화를 위한 지역 주민의 참여 수준
4. 그 밖에 건강도시를 구현하기 위하여 보건복지부장관이 필요하다고 인정하는 사항

② 보건복지부장관은 건강도시지표를 간행물 발간 또는 인터넷 홈페이지 게시 등을 통하여 지방자치단체 및 주민에게 널리 보급해야 함

확인문제

「국민건강증진법」상 지역사회 구성원들의 건강을 실현하도록 시민의 건강을 증진하고 도시의 물리적 · 사회적 환경을 지속적으로 조성 · 개선하는 도시를 무엇이라고 하는가?

① 환경도시 ② 재생도시 ③ 건강도시
④ 생태도시 ⑤ 계획도시

정답 : ③

● **법 제7조(광고의 금지 등)** ① 보건복지부장관 또는 시 · 도지사는 국민건강의식을 잘못 이끄는 광고를 한 자에 대하여 그 내용의 변경 등 시정을 요구하거나 금지를 명할 수 있음

② 〈 금지를 명할 수 있는 광고 〉

2. 의학 또는 과학적으로 검증되지 아니한 건강비법 또는 심령술의 광고
3. 그 밖에 건강에 관한 잘못된 정보를 전하는 광고로서 대통령령이 정하는 광고

④ 제1항의 규정에 의한 광고내용의 기준, 변경 또는 금지절차 기타 필요한 사항은 대통령령으로 정함

확인문제

「국민건강증진법」상 국민건강의식을 잘못 이끄는 광고를 한 자에 대하여 그 내용의 시정을 요구하거나 금지를 명할 수 있는 자는?

① 대통령 ② 시 · 도지사 ③ 질병관리청장
④ 한국건강관리협회장 ⑤ 국민건강보험공단 이사장

정답 : ②

● **법 제8조(금연 및 절주운동 등)** ① 국가 및 지방자치단체는 국민에게 담배의 직접흡연 또는 간접흡연과 과다한 음주가 국민건강에 해롭다는 것을 교육 · 홍보하여야 함

② 국가 및 지방자치단체는 금연 및 절주에 관한 조사 · 연구를 하는 법인 또는 단체를 지원할 수 있음

④「주류 면허 등에 관한 법률」에 의하여 주류제조의 면허를 받은 자 또는 주류를 수입하여 판매하는 자는 대통령령이 정하는 주류의 판매용 용기에 과다한 음주는 건강에 해롭다는 내용, 음주운전은 자신과 다른 사람의 생명을 위태롭게 할 수 있다는 내용과 임신 중 음주는 태아의 건강을 해칠 수 있다는 내용의 경고문구 또는 경고그림을 표기하여야 함

⑥ 제4항에 따른 경고문구 또는 경고그림의 표시내용, 방법 등에 관하여 필요한 사항은 보건복지부령으로 정함

영 **제13조(경고문구의 표기대상 주류)** 법 제8조제4항에 따라 그 판매용 용기에 과다한 음주는 건강에 해롭다는 내용의 경고문구를 표기해야 하는 주류는 국내에 판매되는 「주세법」에 따른 주류 중 알코올분 1도이상의 음료를 말함

규칙 **제4조(과음에 관한 경고문구의 표시내용 등)** ① 법 제8조제4항에 따른 경고문구 표기는 과다한 음주가 건강에 해롭다는 사실을 명확하게 알릴 수 있도록 하되, 그 구체적인 표시내용은 보건복지부장관이 정하여 고시

② 제1항에 따른 과음에 대한 경고문구의 표시방법은 별표 1의2와 같음

③ 보건복지부장관은 제1항에 따른 경고문구와 제2항에 따른 경고문구의 표시방법을 정하거나 이를 변경하려면 6개월 전에 그 내용을 일간지에 공고하거나 관보에 고시하여야 함

④ 다음 각 호의 어느 하나에 해당하는 주류는 제3항에 따른 공고 또는 고시를 한 날부터 1년까지는 종전의 경고문구를 표기하여 판매할 수 있음

1. 공고 또는 고시 이전에 발주 · 제조 또는 수입된 주류
2. 공고 또는 고시 이후 6월 이내에 제조되거나 수입된 주류

확인문제

「국민건강증진법」상 판매용 용기에 과다한 음주는 건강에 해롭다는 내용의 경고문구를 표기해야 하는 주류는 알코올분 몇 도 이상의 음료를 말하는가?

① 1도 ② 2도 ③ 3도 ④ 4도 ⑤ 16.9도

정답 : ①

- **법 제8조의2(주류광고의 제한 · 금지 특례)** ①「주류 면허 등에 관한 법률」에 따라 주류 제조면허나 주류 판매업면허를 받은 자 및 주류를 수입하는 자를 제외하고는 주류에 관한 광고를 하여서는 아니 됨

② 〈 주류광고 및 광고물 준수사항 〉

1. 음주자에게 주류의 품명 · 종류 및 특징을 알리는 것 외에 주류의 판매촉진을 위하여 경품 및 금품을 제공한다는 내용을 표시하지 아니할 것
2. 직접적 또는 간접적으로 음주를 권장 또는 유도하거나 임산부 또는 미성년자의 인물, 목소리 혹은 음주하는 행위를 묘사하지 아니할 것
3. 운전이나 작업 중에 음주하는 행위를 묘사하지 아니할 것
4. 제8조제4항에 따른 경고문구 또는 경고그림을 광고와 주류의 용기에 표기하여 광고할 것. 다만, 경고문구 또는 경고그림이 표기되어 있지 아니한 부분을 이용하여 광고를 하고자 할 때에는 경고문구 또는 경고그림을 주류의 용기하단에 별도로 표기하여야 함

5. 음주가 체력 또는 운동 능력을 향상시킨다거나 질병의 치료 또는 정신건강에 도움이 된다는 표현 등 국민의 건강과 관련하여 검증되지 아니한 내용을 주류광고에 표시하지 아니할 것
6. 그 밖에 대통령령으로 정하는 광고의 기준에 관한 사항

③ 보건복지부장관은 「주세법」에 따른 주류의 광고가 제2항 각 호의 기준을 위반한 경우 그 내용의 변경 등 시정을 요구하거나 금지를 명할 수 있음

영 **제10조(주류광고의 기준)** 법 제8조의2제2항제6호에서 '대통령령으로 정하는 광고의 기준'이란 별표 1에 따른 기준을 말함

■ 국민건강증진법 시행령 [별표 1]

주류광고의 기준(제10조 관련)

1. 음주행위를 지나치게 미화하는 표현을 하지 않을 것
2. 알코올분 17도 이상의 주류를 방송광고하지 않을 것
3. 주류의 판매촉진을 위해 광고노래를 사용하지 않을 것
4. 다음 각 목의 어느 하나에 해당하는 방송광고를 하지 않을 것
   가. 「방송법」에 따른 텔레비전방송, 데이터방송, 이동멀티미디어방송 및 「인터넷 멀티미디어 방송사업법」에 따른 인터넷 멀티미디어 방송을 통한 7시부터 22시까지의 방송광고
   나. 「방송법」에 따른 라디오방송을 통한 17시부터 다음 날 8시까지의 방송광고 및 8시부터 17시까지 미성년자를 대상으로 하는 프로그램 전후의 방송광고
5. 「영화 및 비디오물의 진흥에 관한 법률」에 따른 영화상영관에서 같은 법 제29조제2항제1호부터 제3호까지의 규정에 따른 상영등급으로 분류된 영화의 상영 전후에 광고를 상영하지 않을 것
6. 다음 각 목의 시설, 장소나 행사에서 광고를 하지 않을 것
   가. 「대중교통의 육성 및 이용촉진에 관한 법률」 제2조제2호에 따른 대중교통수단 또는 같은 조 제3호에 따른 대중교통시설
   나. 「택시운송사업의 발전에 관한 법률」 제2조제1호에 따른 택시운송사업에 사용되는 자동차 또는 해당 자동차에 승객을 승차 · 하차시키거나 승객을 태우기 위해 대기하는 장소 또는 구역
   다. 「청소년 보호법」 제2조제1호에 따른 청소년을 대상으로 개최하는 행사
7. 「옥외광고물 등의 관리와 옥외광고산업 진흥에 관한 법률 시행령」 제3조제1호에 따른 벽면 이용 간판 또는 같은 조 제5호에 따른 옥상간판을 이용하여 7시부터 22시까지 동영상 광고를 하지 않을 것. 다만, 「주류 면허 등에 관한 법률」 제3조에 따라 주류 제조면허를 받은 자가 주류 제조장 시설의 간판을 이용하여 자사(自社)의 주류를 광고하는 경우는 제외한다.

확인문제

「국민건강증진법」상 주류광고의 제한 · 금지 특례에 관한 내용으로 옳은 것은?

① 알코올분 15도 이상의 주류는 방송광고가 허용되지 않는다.
② 음주자에게 주류의 품명 · 종류 및 특징을 알리면 아니 된다.
③ 주류의 판매촉진을 위하여 경품 및 금품을 제공한다는 내용을 표시할 수 없다.
④ 주류 판매업면허를 받은 자를 제외하고는 주류에 관한 광고를 하여서는 아니 된다.
⑤ 운전 중 음주하는 행위를 묘사하는 것은 금지되나, 작업 중 음주행위 묘사는 허용된다.

해설: ① 15도 → 17도, ② 품명 · 종류 및 특징을 알리는 것은 허용된다, ④ 주류 제조면허나 주류 판매업면허를 받은 자 및 주류를 수입하는 자는 주류광고가 허용된다, ⑤ 작업 중 음주행위 묘사는 금지된다. 정답: ③

- **법 제8조의3(절주문화 조성 및 알코올 남용 · 의존 관리)** ① 국가 및 지방자치단체는 절주문화 조성, 음주폐해 예방 및 알코올 남용 · 의존의 예방 및 치료를 위하여 노력하여야 하며, 이를 위한 조사 · 연구 또는 사업을 추진할 수 있음
  ③ 보건복지부장관은 5년마다 「정신건강증진 및 정신질환자 복지서비스 지원에 관한 법률」 제10조에 따른 실태조사와 연계하여 알코올 남용 · 의존 실태조사를 실시하여야 함.

확인문제

「국민건강증진법」상 보건복지부장관은 알코올 남용 · 의존 실태조사를 몇 년마다 실시하여야 하는가?

① 1년 ② 2년 ③ 3년 ④ 4년 ⑤ 5년

정답 : ⑤

- **법 제8조의4(금주구역 지정)** ① 지방자치단체는 음주폐해 예방과 주민의 건강증진을 위하여 필요하다고 인정하는 경우 조례로 다수인이 모이거나 오고가는 관할구역 안의 일정한 장소를 금주구역으로 지정할 수 있음
  ② 제1항에 따라 지정된 금주구역에서는 음주를 하여서는 아니 됨
  ③ 특별자치시장 · 특별자치도지사 · 시장 · 군수 · 구청장은 제1항에 따라 지정된 금주구역을 알리는 안내표지를 설치하여야 함. 이 경우 금주구역 안내표지의 설치 방법 등에 필요한 사항은 보건복지부령으로 정함

규칙 **제5조(금주구역 안내표지의 설치 방법)** 법 제8조의4제3항 전단에 따른 금주구역을 알리는 안내표지를 설치하는 방법은 별표 1의3과 같음

확인문제

「국민건강증진법」상 지정된 금주구역을 알리는 안내표지를 설치하여야 하는 자는?

① 시장 ② 대통령 ③ 질병관리청장
④ 보건복지부장관 ⑤ 국민건강보험공단 이사장

정답 : ①

- **법 제9조(금연을 위한 조치)** ② 담배사업법에 의한 지정소매인 기타 담배를 판매하는 자는 대통령령이 정하는 장소 외에서 담배자동판매기를 설치하여 담배를 판매하여서는 아니 됨

③ 제2항의 규정에 따라 대통령령이 정하는 장소에 담배자동판매기를 설치하여 담배를 판매하는 자는 보건복지부령이 정하는 바에 따라 성인인증장치를 부착하여야 함

④ 다음 각 호의 공중이 이용하는 시설의 소유자 · 점유자 또는 관리자는 해당 시설의 전체를 금연구역으로 지정하고 금연구역을 알리는 표지를 설치하여야 함. 이 경우 흡연자를 위한 흡연실을 설치할 수 있으며, 금연구역을 알리는 표지와 흡연실을 설치하는 기준 · 방법 등은 보건복지부령으로 정함

1. 국회의 청사
2. 정부 및 지방자치단체의 청사
3. 「법원조직법」에 따른 법원과 그 소속 기관의 청사
4. 「공공기관의 운영에 관한 법률」에 따른 공공기관의 청사
5. 「지방공기업법」에 따른 지방공기업의 청사
6. 「유아교육법」 · 「초 · 중등교육법」에 따른 학교[교사(校舍)와 운동장 등 모든 구역 포함]

6의2. 「대안교육기관에 관한 법률」에 따른 대안교육기관(교사와 운동장 등 모든 구역을 포함)

7. 「고등교육법」에 따른 학교의 교사
8. 「의료법」에 따른 의료기관, 「지역보건법」에 따른 보건소 · 보건의료원 · 보건지소
9. 「영유아보육법」에 따른 어린이집
10. 「청소년활동 진흥법」에 따른 청소년수련관, 청소년수련원, 청소년문화의집, 청소년특화시설, 청소년야영장, 유스호스텔, 청소년이용시설 등 청소년활동시설
11. 「도서관법」에 따른 도서관
12. 「어린이놀이시설 안전관리법」에 따른 어린이놀이시설
13. 「학원의 설립 · 운영 및 과외교습에 관한 법률」에 따른 학원 중 학교교과교습학원과 연면적 1천제곱미터 이상의 학원
14. 공항 · 여객부두 · 철도역 · 여객자동차터미널 등 교통 관련 시설의 대기실 · 승강장, 지하보도 및 16인승 이상의 교통수단으로서 여객 또는 화물을 유상으로 운송하는 것
15. 「자동차관리법」에 따른 어린이운송용 승합자동차
16. 연면적 1천제곱미터 이상의 사무용건축물, 공장 및 복합용도의 건축물
17. 「공연법」에 따른 공연장으로서 객석 수 300석 이상의 공연장

18. 「유통산업발전법」에 따라 개설등록된 대규모점포와 같은 법에 따른 상점가 중 지하도에 있는 상점가
19. 「관광진흥법」에 따른 관광숙박업소
20. 「체육시설의 설치 · 이용에 관한 법률」에 따른 체육시설로서 1천명 이상의 관객을 수용할 수 있는 체육시설과 같은 법 제10조에 따른 체육시설업에 해당하는 체육시설로서 실내에 설치된 체육시설
21. 「사회복지사업법」에 따른 사회복지시설
22. 「공중위생관리법」에 따른 목욕장
23. 「게임산업진흥에 관한 법률」에 따른 청소년게임제공업소, 일반게임제공업소, 인터넷컴퓨터게임시설제공업소 및 복합유통게임제공업소
24. 「식품위생법」에 따른 식품접객업 중 영업장의 넓이가 보건복지부령으로 정하는 넓이 이상인 휴게음식점영업소, 일반음식점영업소 및 제과점영업소와 같은 법에 따른 식품소분 · 판매업 중 보건복지부령으로 정하는 넓이 이상인 실내 휴게공간을 마련하여 운영하는 식품자동판매기 영업소
25. 「청소년보호법」에 따른 만화대여업소
26. 그 밖에 보건복지부령으로 정하는 시설 또는 기관

⑤ 특별자치시장 · 특별자치도지사 · 시장 · 군수 · 구청장은 「주택법」 제2조제3호에 따른 공동주택의 거주 세대 중 2분의 1 이상이 그 공동주택의 복도, 계단, 엘리베이터 및 지하주차장의 전부 또는 일부를 금연구역으로 지정하여 줄 것을 신청하면 그 구역을 금연구역으로 지정하고, 금연구역임을 알리는 안내표지를 설치하여야 함. 이 경우 금연구역 지정 절차 및 금연구역 안내표지 설치 방법 등은 보건복지부령으로 정함

⑥ 특별자치시장 · 특별자치도지사 · 시장 · 군수 · 구청장은 흡연으로 인한 피해 방지와 주민의 건강 증진을 위하여 다음 각 호에 해당하는 장소를 금연구역으로 지정하고, 금연구역임을 알리는 안내표지를 설치하여야 함. 이 경우 금연구역 안내표지 설치 방법 등에 필요한 사항은 보건복지부령으로 정함

1. 「유아교육법」에 따른 유치원 시설의 경계선으로부터 30미터 이내의 구역(일반 공중의 통행 · 이용 등에 제공된 구역을 말함)
2. 「영유아보육법」에 따른 어린이집 시설의 경계선으로부터 30미터 이내의 구역(일반 공중의 통행 · 이용 등에 제공된 구역을 말함)
3. 「초 · 중등교육법」에 따른 학교 시설의 경계선으로부터 30미터 이내의 구역(일반 공중의 통행 · 이용 등에 제공된 구역을 말함)

⑦ 지방자치단체는 흡연으로 인한 피해 방지와 주민의 건강 증진을 위하여 필요하다고 인정하는 경우 조례로 다수인이 모이거나 오고가는 관할 구역 안의 일정한 장소를 금연구역으로 지정할 수 있음

⑧ 누구든지 제4항부터 제7항까지의 규정에 따라 지정된 금연구역에서 흡연하여서는 아니 됨

⑨ 특별자치시장 · 특별자치도지사 · 시장 · 군수 · 구청장은 제4항 각 호에 따른 시설의 소유자 · 점유자 또는 관리자가 다음 각 호의 어느 하나에 해당하면 일정한 기간을 정하여 그 시정을 명할 수 있음

1. 제4항 전단을 위반하여 금연구역을 지정하지 아니하거나 금연구역을 알리는 표지를 설치하지 아니한 경우
2. 제4항 후단에 따른 금연구역을 알리는 표지 또는 흡연실의 설치 기준 · 방법 등을 위반한 경우

영 **제15조(담배자동판매기의 설치장소)** ① 〈 법 제9조제2항에 따라 담배자동판매기의 설치가 허용되는 장소 〉

1. 미성년자등을 보호하는 법령에서 19세 미만의 자의 출입이 금지되어 있는 장소
2. 지정소매인 기타 담배를 판매하는 자가 운영하는 점포 및 영업장의 내부
3. 법 제9조제4항 각 호 외의 부분 후단에 따라 공중이 이용하는 시설 중 흡연자를 위해 설치한 흡연실. 다만, 담배자동판매기를 설치하는 자가 19세 미만의 자에게 담배자동판매기를 이용하지 못하게 할 수 있는 흡연실로 한정

② 제1항의 규정에 불구하고 미성년자등을 보호하는 법령에서 담배자동판매기의 설치를 금지하고 있는 장소에 대하여는 담배자동판매기의 설치를 허용하지 아니함

규칙 **제5조의2(성인인증장치)** 〈 법 제9조제3항의 규정에 따라 담배자동판매기에 부착하여야 하는 성인인증장치 〉

1. 담배자동판매기 이용자의 신분증(주민등록증 또는 운전면허증에 한한다)을 인식하는 방법에 의하여 이용자가 성인임을 인증할 수 있는 장치
2. 담배자동판매기 이용자의 신용카드 · 직불카드 등 금융신용거래를 위한 장치를 이용하여 이용자가 성인임을 인증할 수 있는 장치
3. 그 밖에 이용자가 성인임을 인증할 수 있는 장치로서 보건복지부장관이 정하여 고시하는 장치

규칙 **제6조(금연구역 등)** ① 법 제9조제4항제24호에 따라 해당 시설의 전체를 금연구역으로 지정하여야 하는 휴게음식점영업소, 일반음식점영업소 및 제과점영업소는 다음 각 호의 구분에 따른 영업소로 함

1. 2013년 12월 31일까지 : 150제곱미터 이상인 영업소
2. 2014년 1월 1일부터 2014년 12월 31일까지 : 100제곱미터 이상인 영업소
3. 2015년 1월 1일부터 : 모든 영업소

② 법 제9조제4항제24호에 따라 해당 시설의 전체를 금연구역으로 지정하여야 하는 식품자동판매기 영업소는 다음 각 호의 구분에 따른 영업소로 함

1. 2018년 12월 31일까지 : 실내 휴게공간의 넓이가 75제곱미터 이상인 영업소
2. 2019년 1월 1일부터 : 실내 휴게공간이 있는 모든 영업소

③ 법 제9조제4항제26호에서 '보건복지부령으로 정하는 시설 또는 기관'이란 「도로법」 제2조제2호가목에 따른 휴게시설 중 고속국도에 설치한 휴게시설(주유소, 충전소 및 교통 · 관광안내소 포함) 및 그 부속시설(지붕이 없는 건물 복도나 통로, 계단 포함)을 말함

④ 법 제9조제4항 후단 및 제6항 후단에 따른 금연구역을 알리는 표지와 흡연실을 설치하는 기준 · 방법은 별표 2와 같음

규칙 **제6조의2(공동주택 금연구역의 지정)** ① 법 제9조제5항 전단에 따라 「주택법」 제2조제3호에 따른 공동주택(이하 '공동주택')의 복도 등에 대하여 금연구역의 지정을 받으려는 경우에는 별지 제1호의4서식의 공동주택 금연구역 지정 신청서(전자문서로 된 신청서 포함)에 다음 각 호의 서류(전자문서 포함)를 첨부하여 특별자치시장 · 특별자치도지사 · 시장 · 군수 · 구청장에게 제출하여야 함. 이 경우 제2호에 따른 서류는 금연구역의 지정 신청일 전 3개월 이내에 동의한 것만 해당

1. 해당 공동주택의 세대주 명부에 관한 서류
2. 별지 제1호의5서식의 금연구역 지정 동의서 또는 공동주택 세대주 2분의 1 이상이 금연구역 지정에 동의함을 입증하는 서류(공동주택의 복도 · 계단 · 엘리베이터 또는 지하주차장의 구분에 따라 동의한 서류를 말함)
3. 해당 공동주택의 도면에 관한 서류
4. 해당 공동주택의 복도 · 계단 · 엘리베이터 또는 지하주차장의 내역에 관한 서류
5. 그 밖에 보건복지부장관이 공동주택 금연구역 지정을 위하여 필요하다고 인정하여 고시하는 서류

② 특별자치시장 · 특별자치도지사 · 시장 · 군수 · 구청장은 제1항에 따른 금역구역의 지정 신청을 받은 경우에는 세대주 동의에 대한 진위 여부를 확인하여야 함

③ 특별자치시장 · 특별자치도지사 · 시장 · 군수 · 구청장은 제1항에 따른 금연구역의 지정 검토를 위하여 필요한 경우에는 그 신청인에 대하여 제출 서류의 보완 또는 추가 서류의 제출 등을 명할 수 있음

④ 특별자치시장 · 특별자치도지사 · 시장 · 군수 · 구청장은 법 제9조제5항 전단에 따라 금연구역을 지정한 경우에는 특별자치시 · 특별자치도 · 시 · 군 · 구의 인터넷 홈페이지와 해당 공동주택의 인터넷 홈페이지(인터넷 홈페이지가 있는 경우만 해당) 및 게시판에 다음 각 호의 사항을 공고하여야 함

1. 해당 공동주택의 명칭 및 소재지
2. 금연구역 지정 번호
3. 금연구역 지정 범위
4. 금연구역 지정 시행일

⑤ 제1항부터 제4항까지의 규정에 따른 금연구역 지정 신청, 지정 검토 또는 지정 공고 등에 필요한 세부사항은 보건복지부장관이 정하여 고시

⑥ 공동주택의 금연구역 지정 해제에 관하여는 제1항부터 제4항까지의 규정을 준용

규칙 **제6조의3(공동주택 금연구역 안내표지)** ① 특별자치시장 · 특별자치도지사 · 시장 · 군수 · 구청장은 법 제9조제5항 전단에 따라 금연구역을 지정한 경우에는 해당 공동주택의 출입구 및 금연구역 지정 시설의 출입구 등 보건복지부장관이 정하여 고시하는 장소에 금연구역 안내표지를 설치하여야 함

② 제1항에 따른 금연구역 안내표지에는 다음 각 호의 사항이 포함되어야 함

1. 금연을 상징하는 그림 또는 문자
2. 금연구역에서 흡연한 경우 법 제34조제3항에 따라 과태료 부과대상이 된다는 사실
3. 위반사항에 대한 신고전화번호
4. 그 밖에 금연구역의 안내를 위하여 보건복지부장관이 필요하다고 인정하는 사항

③ 제1항 및 제2항에 따른 금연구역 안내표지의 설치장소 및 안내내용에 필요한 세부사항은 보건복지부장관이 정하여 고시

확인문제

「국민건강증진법」상 해당 시설의 전체를 금연구역으로 지정하여야 하는 곳은?

① 공동주택　② 단독주택단지　③ 휴게음식점영업소
④ 객석 수 100석의 공연장　⑤ 연면적 5백제곱미터의 학원

해설: 법 제9조, 규 제6조
① 공동주택의 거주 세대 중 2분의 1 이상이 그 공동주택의 복도, 계단, 엘리베이터 및 지하주차장의 전부 또는 일부를 금연구역으로 지정하여 줄 것을 신청하면 그 구역을 금연구역으로 지정한다.
④⑤ 1천제곱미터 이상의 학원, 객석 수 300석 이상의 공연장은 시설 전체를 금연구역으로 지정하여야 한다.　정답: ③

「국민건강증진법」상 공중이 이용하는 시설의 소유자 · 점유자 또는 관리자가 금연구역을 알리는 표지를 설치하지 않아도 되는 곳은?

① 「공중위생관리법」에 따른 목욕장
② 「관광진흥법」에 따른 관광숙박업소
③ 「유통산업발전법」에 따른 상점가 중 지상에 있는 상점가
④ 「공공기관의 운영에 관한 법률」에 따른 공공기관의 청사
⑤ 연면적 1천제곱미터 이상의 사무용건축물, 공장 및 복합용도의 건축물

해설: 지상에 있는 「유통산업발전법」에 따른 상점가는 금연구역을 지정하지 않아도 되고, 금역구역을 알리는 표지를 설치하지 않아도 된다. 다만, 지상에 있는 상점가라고 하더라도 법 제9조 제7항에 따라 조례로 금연구역으로 지정될 수는 있다.
정답: ③

- **법 제9조의2(담배에 관한 경고문구 등 표시)** ① 「담배사업법」에 따른 담배의 제조자 또는 수입판매업자(이하 '제조자등')는 담배갑포장지 앞면 · 뒷면 · 옆면 및 대통령령으로 정하는 광고(판매촉진 활동 포함. 이하 같음)에 다음 각 호의 내용을 인쇄하여 표기하여야 함. 다만, 제1호의 표기는 담배갑포장지에 한정하되 앞면과 뒷면에 하여야 함

1. 흡연의 폐해를 나타내는 내용의 경고그림(사진 포함. 이하 같음)
2. 흡연이 폐암 등 질병의 원인이 될 수 있다는 내용 및 다른 사람의 건강을 위협할 수 있다는 내용의 경고문구
3. 타르 흡입량은 흡연자의 흡연습관에 따라 다르다는 내용의 경고문구
4. 담배에 포함된 다음 각 목의 발암성물질
   가. 나프틸아민
   나. 니켈
   다. 벤젠
   라. 비닐 크롤라이드
   마. 비소
   바. 카드뮴
5. 보건복지부령으로 정하는 금연상담전화의 전화번호

② 제1항에 따른 경고그림과 경고문구는 담배갑포장지의 경우 그 넓이의 100분의 50 이상에 해당하는 크기로 표기하여야 함. 이 경우 경고그림은 담배갑포장지 앞면, 뒷면 각각의 넓이의 100분의 30 이상에 해당하는 크기로 하여야 함

③ 제1항 및 제2항에서 정한 사항 외의 경고그림 및 경고문구 등의 내용과 표기 방법 · 형태 등의 구체적인 사항은 대통령령으로 정함. 다만, 경고그림은 사실적 근거를 바탕으로 하고, 지나치게 혐오감을 주지 아니하여야 함

④ 제1항부터 제3항까지의 규정에도 불구하고 전자담배 등 대통령령으로 정하는 담배에 제조자등이 표기하여야 할 경고그림 및 경고문구 등의 내용과 그 표기 방법 · 형태 등은 대통령령으로 따로 정함

영 **제16조(담배갑포장지에 대한 경고그림등의 표기내용 및 표기방법)** ① 법 제9조의2제1항 및 제3항에 따라 다음 각 호의 담배의 담배갑포장지에 표기하는 경고그림 및 경고문구의 표기내용은 법 제9조의2제1항제1호부터 제3호까지의 내용을 명확하게 알릴 수 있어야 함

1. 제27조의2제1호의 궐련
2. 제27조의2제3호의 파이프담배
3. 제27조의2제4호의 엽궐련
4. 제27조의2제5호의 각련
5. 제27조의2제7호의 냄새 맡는 담배

② 제1항에 따른 경고그림 및 경고문구의 구체적 표기내용은 보건복지부장관이 정하여 고시. 이 경우 보건복지부장관은 그 표기내용의 사용기준 및 사용방법 등 그 사용에 필요한 세부사항을 함께 고시할 수 있음

③ 보건복지부장관은 제2항에 따라 경고그림 및 경고문구의 구체적 표기내용을 고시하는 경우에는 다음 각 호의 구분에 따름. 이 경우 해당 고시의 시행에 6개월 이상의 유예기간을 두어야 함

1. 정기 고시 : 10개 이하의 경고그림 및 경고문구를 24개월 마다 고시
2. 수시 고시 : 경고그림 및 경고문구의 표기내용을 새로 정하거나 변경하는 경우에는 수시로 고시

④ 법 제9조의2제1항 및 제3항에 따라 이 조 제1항 각 호의 담배의 담배갑포장지에 표기하는 경고그림 · 경고문구 · 발암성물질 및 금연상담전화의 전화번호(이하 '경고그림등')의 표기방법은 별표 1의2와 같음

⑤ 제4항에 따른 경고그림등의 표기방법을 변경하는 경우에는 그 시행에 6개월 이상의 유예기간을 두어야 함

⑥ 「담배사업법」에 따른 담배(제1항 각 호의 담배를 말함)의 제조자 또는 수입판매업자(이하 '제조자등')는 다음 각 호의 어느 하나에 해당하는 담배에 대해서는 제3항에 따른 고시 또는 제5항에 따른 변경이 있는 날부터 1년까지는 종전의 내용과 방법에 따른 경고그림등을 표기하여 판매할 수 있음

1. 고시 또는 변경 이전에 발주 · 제조 또는 수입된 담배
2. 고시 또는 변경 이후 6개월 이내에 제조되거나 수입된 담배

⑦ 제1항부터 제6항까지에서 규정한 사항 외에 경고그림등의 표기내용 및 표기방법 등에 필요한 세부사항은 보건복지부령으로 정함

영 **제16조의2(전자담배 등에 대한 경고그림 등의 표기내용 및 표기방법)** ① 〈 법 제9조의2제4항에서 '전자담배 등 대통령령으로 정하는 담배' 〉

1. 제27조의2제2호의 전자담배
2. 제27조의2제6호의 씹는 담배
3. 제27조의2제8호의 물담배
4. 제27조의2제9호의 머금는 담배

② 법 제9조의2제4항에 따라 이 조 제1항 각 호에 해당하는 담배의 담배갑포장지에 표기하는 경고그림 및 경고문구의 표기내용은 흡연의 폐해, 흡연이 니코틴 의존 및 중독을 유발시킬 수 있다는 사실과 담배 특성에 따른 다음 각 호의 구분에 따른 사실 등을 명확하게 알릴 수 있어야 함

1. 제27조의2제2호의 전자담배 : 담배 특이 니트로사민(tobacco specific nitrosamines), 포름알데히드(formaldehyde) 등이 포함되어 있다는 내용
2. 제27조의2제6호의 씹는 담배 및 제27조의2제9호의 머금는 담배 : 구강암 등 질병의 원인이 될 수 있다는 내용
3. 제27조의2제8호의 물담배 : 타르 검출 등 궐련과 동일한 위험성이 있다는 내용과 사용 방법에 따라 결핵 등 호흡기 질환에 감염될 위험성이 있다는 내용

③ 법 제9조의2제4항에 따라 이 조 제1항 각 호에 해당하는 담배의 담배갑포장지에 표기하는 경고그림등(발암성물질 제외. 이하 이 조에서 같음)의 표기방법은 별표 1의2와 같음

④ 제1항 각 호에 해당하는 담배의 담배갑포장지에 표기하는 경고그림등의 표기내용, 표기방법 및 시행유예 등에 관하여는 제16조제2항, 제3항 및 제5항부터 제7항까지의 규정을 준용

영 **제16조의3(담배광고에 대한 경고문구 등의 표기내용 및 표기방법)** ① 법 제9조의2제1항 각 호 외의 부분 본문에서 '대통령령으로 정하는 광고'란 다음 각 호의 광고(판매촉진 활동 포함. 이하 같음)를 말함

1. 법 제9조의4제1항제1호에 따라 지정소매인의 영업소 내부에 전시(展示) 또는 부착하는 표시판, 포스터, 스티커(붙임딱지) 및 보건복지부령으로 정하는 광고물에 의한 광고
2. 법 제9조의4제1항제2호에 따라 잡지에 게재하는 광고

② 법 제9조의2제1항 각 호 외의 부분 본문 및 같은 조 제3항에 따라 담배광고에 표기하는 경고문구의 표기내용은 다음 각 호의 구분에 따름. 이 경우 경고문구의 구체적 표기내용은 보건복지부장관이 정하여 고시

1. 담배(제16조의2제1항 각 호에 해당하는 담배 제외)의 경우 : 흡연이 건강에 해롭다는 사실, 흡연이 다른 사람의 건강을 위협할 수 있다는 사실 및 타르 흡입량은 흡연자의 흡연습관에 따라 다르다는 사실 등을 명확하게 알릴 수 있을 것
2. 제16조의2제1항 각 호에 해당하는 담배의 경우 : 흡연이 니코틴 의존 및 중독을 유발시킬 수 있다는 사실 등을 명확하게 알릴 수 있을 것

③ 보건복지부장관은 제2항 각 호 외의 부분 후단에 따라 경고문구의 구체적 표기내용을 고시하는 경우에는 그 시행에 6개월 이상의 유예기간을 두어야 함

④ 법 제9조의2제1항 각 호 외의 부분 본문 및 같은 조 제3항에 따라 담배광고에 표기하는 경고문구 · 발암성물질 및 금연상담전화의 전화번호(이하 '경고문구등')의 표기방법은 별표 1의3과 같음

⑤ 제4항에 따른 경고문구등의 표기방법을 변경하는 경우에는 그 시행에 6개월 이상의 유예기간을 두어야 함

규칙 **제6조의4(금연상담전화 전화번호)** 법 제9조의2제1항 제5호에서 '보건복지부령으로 정하는 금연상담전화의 전화번호' : 1544 – 9030

규칙 **제6조의6(광고내용의 사실 여부에 대한 검증 신청)** 영 제16조의3제2항에 따라 담배 광고내용의 사실 여부에 대한 검증을 신청하려는 자는 별지 제1호의6서식의 담배광고 검증 신청서에 담배광고안과 광고내용을 증명할 수 있는 자료를 첨부하여 보건복지부장관에게 제출해야 함

확인문제

「국민건강증진법」상 담배갑포장지에 한정하되, 앞면과 뒷면에 표기하여야 하는 것은? **(2024년 기출)**

① 금연상담전화의 전화번호
② 흡연의 폐해를 나타내는 내용의 경고그림
③ 담배에 포함된 나프틸아민, 니켈 등 발암성물질
④ 타르 흡입량은 흡연자의 흡연습관에 따라 다르다는 내용의 경고문구
⑤ 흡연이 폐암 등 질병의 원인이 될 수 있다는 내용 및 다른 사람의 건강을 위협할 수 있다는 내용의 경고문구

정답 : ②

확인문제

「국민건강증진법」상 담배갑포장지에 반드시 표기하지 아니하여도 되는 것은?

① 금연상담전화의 전화번호
② 담배에 포함된 6종의 발암성물질
③ 흡연의 폐해를 나타내는 내용의 경고그림과 사진
④ 다른 사람의 건강을 위협할 수 있다는 내용의 경고문구
⑤ 니코틴 흡입량은 흡연자의 흡연습관에 따라 다르다는 내용의 경고문구

해설: 니코틴이 아니라 타르이다. 정답: ⑤

「국민건강증진법」상 다음의 담배에 관한 경고문구 등 표시내용을 담배갑포장지에 달리 표기하는 담배의 종류는?

가. 타르 흡입량은 흡연자의 흡연습관에 따라 다르다는 내용의 경고문구
나. 담배에 포함된 나프틸아민, 니켈, 벤젠, 비닐 크롤라이드, 비소, 카드뮴
다. 흡연이 폐암 등 질병의 원인이 될 수 있다는 내용 및 다른 사람의 건강을 위협할 수 있다는 내용의 경고문구

① 각련 ② 궐련 ③ 전자담배
④ 파이프담배 ⑤ 냄새 맡는 담배

해설: 법 제9조의2 제4항, 영 제16조의2 정답: ③

■ 국민건강증진법 시행령 [별표 1의2]

담배갑포장지에 대한 경고그림 등의 표기방법

(제16조제4항 및 제16조의2제3항 관련)

1. 위치
   가. 담배갑포장지의 앞면 · 뒷면에 경고그림등을 표기하되, 상단에 표기한다.
   나. 담배갑포장지의 옆면에 경고문구를 표기하되, 옆면 넓이의 100분의 30 이상의 크기로 표기한다.
2. 형태
   경고그림 등은 사각형의 테두리 안에 표기한다. 다만, 담배 제품의 모양이 원통형으로 되어있는 등 불가피한 사유가 있는 경우에는 적절한 형태의 테두리 안에 표기한다.
3. 글자체
   경고그림 등에 사용되는 글자는 고딕체로 표기한다.

4. 색상

경고그림 등에 사용되는 색상은 그 포장지와 보색 대비로 선명하게 표기한다. 다만, 경고그림의 색상은 보건복지부장관이 정하여 고시하는 경고그림의 색상을 그대로 표기한다.

비고

1. 위 표의 제2호에 따른 사각형의 테두리는 두께 2 밀리미터의 검정색 선으로 만들어야 한다.
2. 위 표의 제2호에 따른 사각형의 테두리 안에는 경고그림등 외의 다른 그림, 문구 등을 표기해서는 안 된다.

● **법 제9조의3(가향물질 함유 표시 제한)** 제조자등은 담배에 연초 외의 식품이나 향기가 나는 물질(이하 '가향물질')을 포함하는 경우 이를 표시하는 문구나 그림 · 사진을 제품의 포장이나 광고에 사용하여서는 아니 됨

● **법 제9조의4(담배에 관한 광고의 금지 또는 제한)** ① 담배에 관한 광고는 다음 각 호의 방법에 한하여 할 수 있음

1. 지정소매인의 영업소 내부에서 보건복지부령으로 정하는 광고물을 전시(展示) 또는 부착하는 행위. 다만, 영업소 외부에 그 광고내용이 보이게 전시 또는 부착하는 경우에는 그러하지 아니함
2. 품종군별로 연간 10회 이내(1회당 2쪽 이내)에서 잡지[「잡지 등 정기간행물의 진흥에 관한 법률」에 따라 등록 또는 신고되어 주 1회 이하 정기적으로 발행되는 제책(製冊)된 정기간행물 및 「신문 등의 진흥에 관한 법률」에 따라 등록된 주 1회 이하 정기적으로 발행되는 신문과 「출판문화산업 진흥법」에 따른 외국간행물로서 동일한 제호로 연 1회 이상 정기적으로 발행되는 것(이하 '외국정기간행물')을 말하며, 여성 또는 청소년을 대상으로 하는 것 제외]에 광고를 게재하는 행위. 다만, 보건복지부령으로 정하는 판매부수 이하로 국내에서 판매되는 외국정기간행물로서 외국문자로만 쓰여져 있는 잡지인 경우에는 광고게재의 제한을 받지 아니함
3. 사회 · 문화 · 음악 · 체육 등의 행사(여성 또는 청소년을 대상으로 하는 행사 제외)를 후원하는 행위. 이 경우 후원하는 자의 명칭을 사용하는 외에 제품광고를 하여서는 아니 됨
4. 국제선의 항공기 및 여객선, 그 밖에 보건복지부령으로 정하는 장소 안에서 하는 광고

② 제조자등은 제1항에 따른 광고를 「담배사업법」에 따른 도매업자 또는 지정소매인으로 하여금 하게 할 수 있음. 이 경우 도매업자 또는 지정소매인이 한 광고는 제조자등이 한 광고로 봄

③ 〈 담배 광고 또는 그에 사용되는 광고물 준수사항 〉

1. 흡연자에게 담배의 품명 · 종류 및 특징을 알리는 정도를 넘지 아니할 것
2. 비흡연자에게 직접적 또는 간접적으로 흡연을 권장 또는 유도하거나 여성 또는 청소년의 인물을 묘사하지 아니할 것
3. 제9조의2에 따라 표기하는 흡연 경고문구의 내용 및 취지에 반하는 내용 또는 형태가 아닐 것
4. 국민의 건강과 관련하여 검증되지 아니한 내용을 표시하지 아니할 것. 이 경우 광고내용의 사실 여부에 대한 검증 방법 · 절차 등 필요한 사항은 대통령령으로 정함

④ 제조자등은 담배에 관한 광고가 제1항 및 제3항에 위배되지 아니하도록 자율적으로 규제하여야 함

⑤ 보건복지부장관은 문화체육관광부장관에게 제1항 또는 제3항을 위반한 광고가 게재된 외국정기간행물의 수입업자에 대하여 시정조치 등을 할 것을 요청할 수 있음

영 **제16조의4(광고내용의 검증 방법 및 절차 등)** ① 보건복지부장관은 담배 광고에 국민의 건강과 관련하여 검증되지 아니한 내용이 포함되어 있다고 인정되면 해당 광고내용의 사실 여부에 대한 검증을 실시할 수 있음

② 제조자등은 담배 광고를 실시하기 전에 보건복지부령으로 정하는 바에 따라 보건복지부장관에게 해당 광고내용의 사실 여부에 대한 검증을 신청할 수 있음

③ 보건복지부장관은 제1항 또는 제2항에 따라 광고내용의 사실 여부에 대한 검증을 실시하기 위하여 필요한 경우에는 제조자등에게 관련 자료의 제출을 요청할 수 있고, 제출된 자료에 대하여 조사 · 확인을 할 수 있음

④ 보건복지부장관은 제1항 또는 제2항에 따라 광고내용의 사실 여부에 대한 검증을 실시한 경우에는 그 결과를 제조자등에게 서면으로 통보하여야 함

규칙 **제7조(담배에 관한 광고)** ① 법 제9조의4제1항제1호 본문 및 영 제16조제1호에서 '보건복지부령으로 정하는 광고물' : 표시판, 스티커 및 포스터를 말함

② 법 제9조의4제1항제2호 본문에서 '여성 또는 청소년을 대상으로 하는 것' : 잡지의 명칭, 내용, 독자, 그 밖의 그 성격을 고려할 때 여성 또는 청소년이 주로 구독하는 것을 말함

③ 법 제9조의4제1항제2호 단서에서 '보건복지부령으로 정하는 판매부수' : 판매부수 1만부를 말함

④ 법 제9조의4제1항제3호에서 '여성 또는 청소년을 대상으로 하는 행사' : 행사의 목적, 내용, 참가자, 관람자, 청중, 그 밖의 그 성격을 고려할 때 주로 여성 또는 청소년을 대상으로 하는 행사를 말함

확인문제

「국민건강증진법」상 담배에 관한 광고가 가능한 경우는?

① 국내선의 항공기 안에 스티커 부착

② 지정소매인의 영업소 외부에 포스터 부착

③ 여성을 대상으로 하는 잡지에 제품광고 게재

④ 청소년을 대상으로 하는 음악행사에 후원

⑤ 성인남성을 대상으로 하는 체육행사에 후원자로 명칭 사용

정답: ⑤

● **법 제9조의5(금연지도원)** ① 시 · 도지사 또는 시장 · 군수 · 구청장은 금연을 위한 조치를 위하여 대통령령으로 정하는 자격이 있는 사람 중에서 금연지도원을 위촉할 수 있음

② 〈 금연지도원의 직무 〉

1. 금연구역의 시설기준 이행 상태 점검
2. 금연구역에서의 흡연행위 감시 및 계도
3. 금연을 위한 조치를 위반한 경우 관할 행정관청에 신고하거나 그에 관한 자료 제공
4. 그 밖에 금연 환경 조성에 관한 사항으로서 대통령령으로 정하는 사항

③ 금연지도원은 제2항의 직무를 단독으로 수행하려면 미리 시 · 도지사 또는 시장 · 군수 · 구청장의 승인을 받아야 하며, 시 · 도지사 또는 시장 · 군수 · 구청장은 승인서를 교부하여야 함

④ 금연지도원이 제2항에 따른 직무를 단독으로 수행하는 때에는 승인서와 신분을 표시하는 증표를 지니고 이를 관계인에게 내보여야 함

⑤ 제1항에 따라 금연지도원을 위촉한 시 · 도지사 또는 시장 · 군수 · 구청장은 금연지도원이 그 직무를 수행하기 전에 직무 수행에 필요한 교육을 실시하여야 함

⑥ 금연지도원은 제2항에 따른 직무를 수행하는 경우 그 권한을 남용하여서는 아니 됨

⑦ 〈 금연지도원의 해촉사유 〉

– 규정의 성격 : 강행규정

– 해촉권자 : 시 · 도지사 또는 시장 · 군수 · 구청장

1. 제1항에 따라 대통령령으로 정한 자격을 상실한 경우
2. 제2항에 따른 직무와 관련하여 부정한 행위를 하거나 그 권한을 남용한 경우
3. 그 밖에 개인사정, 질병이나 부상 등의 사유로 직무 수행이 어렵게 된 경우

⑧ 금연지도원의 직무범위 및 교육, 그 밖에 필요한 사항은 대통령령으로 정함

영 제16조의5(금연지도원의 자격 등) ① 〈 법 제9조의5제1항에서 '대통령령으로 정하는 자격이 있는 사람' 〉

1. 「민법」 제32조에 따른 비영리법인 또는 「비영리민간단체 지원법」 제4조에 따라 등록된 비영리민간단체에 소속된 사람으로서 해당 법인 또는 단체의 장이 추천하는 사람
2. 시 · 도지사 또는 시장 · 군수 · 구청장이 정하는 건강 · 금연 등 보건정책 관련 교육과정을 4시간 이상 이수한 사람

② 〈 법 제9조의5제2항제4호에서 '대통령령으로 정하는 사항' 〉

1. 지역사회 금연홍보 및 금연교육 지원 업무
2. 지역사회 금연 환경 조성을 위한 지도 업무

③ 법 제9조의5제2항에 따른 금연지도원의 직무범위는 별표 1의4와 같음

④ 시 · 도지사 또는 시장 · 군수 · 구청장은 법 제9조의5제5항에 따라 금연지도원에 대하여 금연 관련 법령, 금연의 필요성, 금연지도원의 자세 등에 대한 교육을 실시하여야 함. 이 경우 시 · 도지사 또는 시장 · 군수 · 구청장은 효율적인 교육을 위하여 금연지도원에 대한 합동교육을 실시할 수 있음

⑤ 시 · 도지사 또는 시장 · 군수 · 구청장은 금연지도원의 활동을 지원하기 위하여 예산의 범위에서 수당을 지급할 수 있음

⑥ 제1항부터 제5항까지에서 규정한 사항 외에 금연지도원 제도 운영에 필요한 사항은 해당 지방자치단체의 조례로 정함

확인문제

「국민건강증진법」상 금연지도원의 직무로 옳은 것은?

① 금연기금의 운용 방안 점검
② 금연 추진과제 및 추진방법 수립
③ 금연 소요 재원의 조달 방안 점검
④ 금연 통계 및 정보 관리 방안 점검
⑤ 금연구역의 시설기준 이행 상태 점검

정답: ⑤

- **법 제10조(건강생활실천협의회)** ① 시 · 도지사 및 시장 · 군수 · 구청장은 건강생활의 실천운동을 추진하기 위하여 지역사회의 주민 · 단체 또는 공공기관이 참여하는 건강생활실천협의회를 구성하여야 함

  ② 제1항의 규정에 의한 건강생활실천협의회의 조직 및 운영에 관하여 필요한 사항은 지방자치단체의 조례로 정함

확인문제

「국민건강증진법」상 건강생활실천협의회를 구성하여야 하는 자는?

① 시 · 도지사 ② 질병관리청장 ③ 보건복지부장관
④ 식품의약품안전처장 ⑤ 국민건강증진정책심의위원회

정답: ①

- **법 제11조(보건교육의 관장)** 보건복지부장관은 국민의 보건교육에 관하여 관계중앙행정기관의 장과 협의하여 이를 총괄

- **법 제12조(보건교육의 실시 등)** ① 국가 및 지방자치단체는 모든 국민이 올바른 보건의료의 이용과 건강한 생활습관을 실천할 수 있도록 그 대상이 되는 개인 또는 집단의 특성 · 건강상태 · 건강의식 수준등에 따라 적절한 보건교육을 실시

  ② 국가 또는 지방자치단체는 국민건강증진사업관련 법인 또는 단체등이 보건교육을 실시할 경우 이에 필요한 지원을 할 수 있음

  ③ 보건복지부장관, 시 · 도지사 및 시장 · 군수 · 구청장은 제2항의 규정에 의하여 보건교육을 실시하는 국민건강증진사업관련 법인 또는 단체 등에 대하여 보건교육의 계획 및 그 결과에 관한 자료를 요청할 수 있음

  ④ 제1항의 규정에 의한 보건교육의 내용은 대통령령으로 정함

영 제17조(보건교육의 내용)

〈 법 제12조에 따른 보건교육 포함 사항 〉

1. 금연 · 절주 등 건강생활의 실천에 관한 사항
2. 만성퇴행성질환등 질병의 예방에 관한 사항
3. 영양 및 식생활에 관한 사항
4. 구강건강에 관한 사항
5. 공중위생에 관한 사항
6. 건강증진을 위한 체육활동에 관한 사항
7. 그 밖에 건강증진사업에 관한 사항

- **법 제12조의2(보건교육사자격증의 교부 등)** ① 보건복지부장관은 국민건강증진 및 보건교육에 관한 전문지식을 가진 자에게 보건교육사의 자격증을 교부할 수 있음

  ② 〈 보건교육사 결격사유 〉

  1. 피성년후견인
  3. 금고 이상의 실형의 선고를 받고 그 집행이 종료되지 아니하거나 그 집행을 받지 아니하기로 확정되지 아니한 자
  4. 법률 또는 법원의 판결에 의하여 자격이 상실 또는 정지된 자

  ③ 제1항의 규정에 의한 보건교육사의 등급은 1급 내지 3급으로 하고, 등급별 자격기준 및 자격증의 교부절차 등에 관하여 필요한 사항은 대통령령으로 정함

  ④ 보건교육사 1급의 자격증을 교부받고자 하는 자는 국가시험에 합격하여야 함

⑤ 보건복지부장관은 제1항의 규정에 의하여 보건교육사의 자격증을 교부하는 때에는 보건복지부령이 정하는 바에 의하여 수수료를 징수할 수 있음

⑥ 제1항에 따라 자격증을 교부받은 사람은 다른 사람에게 그 자격증을 빌려주어서는 아니 되고, 누구든지 그 자격증을 빌려서는 아니 됨

⑦ 누구든지 제6항에 따라 금지된 행위를 알선하여서는 아니 됨

영 **제18조(보건교육사 등급별 자격기준 등)** ① 법 제12조의2 제3항에 따른 보건교육사의 등급별 자격기준은 별표 2와 같음

② 보건교육사 자격증을 발급받으려는 자는 보건복지부령으로 정하는 바에 따라 보건교육사 자격증 발급신청서에 그 자격을 증명하는 서류를 첨부하여 보건복지부장관에게 제출하여야 함

규칙 **제7조의3(보건교육사 자격증 발급절차)** ① 영 제18조에 따라 보건교육사의 자격증(이하 '자격증')을 발급받으려는 자는 별지 제1호의7서식의 보건교육사 자격증 발급신청서(전자문서로 된 신청서 포함)에 다음 각 호의 서류(전자문서 포함)를 첨부하여 보건복지부장관(영 제32조에 따라 업무를 위탁한 경우에는 위탁받은 보건교육 관련 법인 또는 단체의 장을 말함. 이하 이 조에서 같음)에게 제출해야 함

1. 6개월 이내에 촬영한 탈모 정면 상반신 반명함판(3 × 4센티미터) 사진 2매
2. 보건복지부장관이 정하여 고시하는 보건교육 업무 경력을 증명하는 서류(보건교육사 1급 자격증 발급을 신청하는 자 및 보건교육사 3급 자격을 취득한 자로서 보건교육 업무에 3년 이상 종사하고 보건교육사 2급 자격증 발급을 신청하는 자만 제출)
3. 졸업증명서 및 별표 4의 보건교육 관련 교과목 이수를 증명하는 서류

② 제1항에 따라 자격증을 발급받은 자가 그 자격증을 잃어버리거나 헐어서 못쓰게 되어 재발급 받으려는 때에는 별지 제2호서식의 보건교육사 자격증 재발급 신청서(전자문서로 된 신청서 포함)에 다음 각 호의 서류(전자문서 포함)를 첨부하여 보건복지부장관에게 제출하여야 함

1. 보건교육사 자격증(헐어서 못쓰게 된 경우에만 제출)
2. 6개월 이내에 촬영한 탈모 정면 상반신 반명함판(3 × 4센티미터) 사진 1매

③ 보건복지부장관은 제1항 및 제2항에 따라 자격증의 발급 또는 재발급신청을 받은 때에는 별지 제3호서식의 보건교육사 자격증 발급대장에 이를 기재한 후 별지 제4호서식의 보건교육사 자격증을 발급하여야 함

④ 보건교육사 3급 자격을 취득하고 보건교육 업무에 3년 이상 종사하여 보건교육사 2급 자격증 발급을 신청하는 자 또는 자격증을 재발급 받으려는 자는 법 제12조의2제5항에 따라 수수료로 1만원을 납부하여야 함

확인문제

「국민건강증진법」상 보건교육사에 관한 내용으로 옳은 것은?

① 보건교육사의 등급은 1급 내지 3급으로 한다.
② 파산선고를 받은 자로서 복권되지 아니한 자는 보건교육사가 될 수 없다.
③ 보건교육사 국가시험의 시험방법은 필기시험과 실기시험을 병행하여 실시한다.
④ 금고 이상의 실형을 선고받고 그 집행이 종료되지 아니하더라도 보건교육사가 될 수 있다.
⑤ 질병관리청장은 국민건강증진 및 보건교육에 관한 전문지식을 가진 자에게 보건교육사의 자격증을 교부할 수 있다.

해설: ② 구법의 내용이다. ③ 실기시험은 실시하지 않는다. ④ 집행이 종료되거나 그 집행을 받지 아니하기로 확정되어야 한다. ⑤ 질병관리청장 → 보건복지부장관

정답: ①

- **법 제12조의3(국가시험)** ① 제12조의2제4항의 규정에 의한 국가시험은 보건복지부장관이 시행. 다만, 보건복지부장관은 국가시험의 관리를 대통령령이 정하는 바에 의하여 「한국보건의료인국가시험원법」에 따른 한국보건의료인국가시험원에 위탁할 수 있음
② 보건복지부장관은 제1항 단서의 규정에 의하여 국가시험의 관리를 위탁한 때에는 그에 소요되는 비용을 예산의 범위안에서 보조할 수 있음
③ 보건복지부장관(제1항 단서의 규정에 의하여 국가시험의 관리를 위탁받은 기관 포함)은 보건복지부령이 정하는 금액을 응시수수료로 징수할 수 있음
④ 시험과목 · 응시자격 등 자격시험의 실시에 관하여 필요한 사항은 대통령령으로 정함

영 **제18조의2(국가시험의 시행 등)** ① 보건복지부장관은 법 제12조의3에 따른 보건교육사 국가시험(이하 '시험')을 매년 1회 이상 실시
② 보건복지부장관은 법 제12조의3제1항 단서에 따라 시험의 관리를 「한국보건의료인국가시험원법」에 따른 한국보건의료인국가시험원에 위탁
③ 제2항에 따라 시험의 관리를 위탁받은 기관(이하 '시험관리기관')의 장은 시험을 실시하려면 미리 보건복지부장관의 승인을 받아 시험일시 · 시험장소 및 응시원서의 제출기간, 합격자 발표의 예정일 및 방법, 그 밖에 시험에 필요한 사항을 시험 90일 전까지 공고하여야 함. 다만, 시험장소는 지역별 응시인원이 확정된 후 시험 30일 전까지 공고할 수 있음
④ 법 제12조의3제4항에 따른 시험과목은 별표 3과 같음
⑤ 시험방법은 필기시험으로 하며, 시험의 합격자는 각 과목 4할 이상, 전과목 총점의 6할 이상을 득점한 자로 함

영 **제18조의3(시험의 응시자격 및 시험관리)** ① 법 제12조의3제4항에 따른 시험의 응시자격은 별표 4와 같음
② 시험에 응시하려는 자는 시험관리기관의 장이 정하는 응시원서를 시험관리기관의 장에게 제출(전자문서에 따른 제출 포함)하여야 함
③ 시험관리기관의 장은 시험을 실시한 경우 합격자를 결정 · 발표하고, 그 합격자에 대한 다음 각 호의 사항을 보건복지부장관에게 통보하여야 함
 1. 성명 및 주소
 2. 시험 합격번호 및 합격연월일

영 **제18조의4(시험위원)** ① 시험관리기관의 장은 시험을 실시하려는 경우 시험과목별로 전문지식을 갖춘 자 중에서 시험위원을 위촉
② 제1항에 따른 시험위원에게는 예산의 범위에서 수당과 여비를 지급할 수 있음

영 **제18조의5(관계 기관 등에의 협조요청)** 시험관리기관의 장은 시험 관리업무를 원활하게 수행하기 위하여 필요하면 국가 · 지방자치단체 또는 관계 기관 · 단체에 대하여 시험장소 제공 및 시험감독 지원 등 협조를 요청할 수 있음

규칙 **제7조의2(보건교육사 관련 교과목)** 영 별표 4에서 '보건복지부령으로 정하는 보건교육 관련 교과목'이란 별표 4의 교과목을 말함

규칙 **제7조의4(응시수수료)** ① 법 제12조의3제3항에 따른 보건교육사 국가시험의 응시수수료는 7만8천원으로 함
② 보건교육사 국가시험에 응시하려는 사람은 제1항에 따른 응시수수료를 수입인지로 내야 함. 다만, 시험 시행기관의 장은 이를 현금으로 납부하게 하거나 정보통신망을 이용하여 전자화폐 · 전자결제 등의 방법으로 납부하게 할 수 있음
③ 제1항에 따른 응시수수료는 다음 각 호의 구분에 따라 반환
 1. 응시수수료를 과오납한 경우 : 그 과오납한 금액의 전부
 2. 시험 시행기관의 귀책사유로 시험에 응시하지 못한 경우 : 납입한 응시수수료의 전부
 3. 응시원서 접수기간 내에 접수를 취소하는 경우 : 납입한 응시수수료의 전부
 4. 시험 시행일 전까지 응시자격심사 과정에서 응시자격 결격사유로 접수가 취소된 경우 : 납입한 응시수수료의 전부
 5. 응시원서 접수 마감일의 다음 날부터 시험 시행 20일 전까지 접수를 취소하는 경우 : 납입한 응시수수료의 100분의 60
 6. 시험 시행 19일 전부터 시험 시행 10일 전까지 접수를 취소하는 경우 : 납입한 응시수수료의 100분의 50

- **법 제12조의4(보건교육사의 채용)** 국가 및 지방자치단체는 대통령령이 정하는 국민건강증진사업관련 법인 또는 단체 등에 대하여 보건교육사를 그 종사자로 채용하도록 권장하여야 함

● **법 제12조의5(보건교육사의 자격취소)** 보건복지부장관은 보건교육사가 제12조의2제6항을 위반하여 다른 사람에게 자격증을 빌려준 경우에는 그 자격을 취소하여야 함

● **법 제12조의6(청문)** 보건복지부장관은 제12조의5에 따라 자격을 취소하려는 경우에는 청문을 하여야 함

● **법 제13조(보건교육의 평가)** ① 보건복지부장관은 정기적으로 국민의 보건교육의 성과에 관하여 평가를 하여야 함

② 제1항의 규정에 의한 평가의 방법 및 내용은 보건복지부령으로 정함

규칙 **제8조(보건교육의 평가방법 및 내용)** ① 보건복지부장관이 법 제13조의 규정에 의하여 국민의 보건교육의 성과에 관한 평가를 할 때에는 세부계획 및 그 추진실적에 기초하여 평가하여야 함

② 보건복지부장관은 필요하다고 인정하는 경우에는 제1항의 규정에 의한 평가외에 다음 각호의 사항을 조사하여 평가할 수 있음

1. 건강에 관한 지식 · 태도 및 실천
2. 주민의 질병 · 부상 유무 등 건강상태

③ 영 제17조제7호에서 '기타 건강증진사업에 관한 사항' : 「산업안전보건법」에 의한 산업보건에 관한 사항 기타 국민의 건강을 증진시키는 사업에 관한 사항을 말함

● **법 제14조(보건교육의 개발등)** 보건복지부장관은 정부출연연구기관등의설립 · 운영및육성에관한법률에 의한 한국보건사회연구원으로 하여금 보건교육에 관한 정보 · 자료의 수집 · 개발 및 조사, 그 교육의 평가 기타 필요한 업무를 행하게 할 수 있음

확인문제

「국민건강증진법」상 보건복지부장관이 보건교육에 관한 정보 · 자료의 수집 · 개발 및 조사, 그 교육의 평가 기타 필요한 업무를 행하게 할 수 있는 기관은?

① 국민건강보험공단　② 한국보건사회연구원　③ 한국보건산업진흥원
④ 한국건강증진개발원　⑤ 건강보험심사평가원

정답: ②

● **법 제15조(영양개선)** ① 국가 및 지방자치단체는 국민의 영양상태를 조사하여 국민의 영양개선방안을 강구하고 영양에 관한 지도를 실시하여야 함

② 〈 국가 및 지방자치단체의 영양개선사업 〉

1. 영양교육사업
2. 영양개선에 관한 조사 · 연구사업
3. 기타 영양개선에 관하여 보건복지부령이 정하는 사업

규칙 **제9조(영양개선사업)**

〈 법 제15조제2항제3호에서 '보건복지부령이 정하는 사업' 〉

1. 국민의 영양상태에 관한 평가사업
2. 지역사회의 영양개선사업

확인문제

「국민건강증진법」상 영양개선사업으로 옳은 것은?

① 영양교육사업
② 보건교육 및 건강상담
③ 신체활동장려
④ 질병의 조기발견을 위한 검진 및 처방
⑤ 지역사회의 보건문제에 관한 조사 · 연구

해설: 정답 외 나머지 선택지는 모두 건강증진사업 중 하나이다.

정답 : ①

- **법 제16조(국민영양조사 등)** ① 질병관리청장은 보건복지부장관과 협의하여 국민의 건강상태 · 식품섭취 · 식생활조사등 국민의 건강과 영양에 관한 조사(이하 '국민건강영양조사')를 정기적으로 실시
  ② 특별시 · 광역시 및 도에는 국민건강영양조사와 영양에 관한 지도업무를 행하게 하기 위한 공무원을 두어야 함
  ③ 국민건강영양조사를 행하는 공무원은 그 권한을 나타내는 증표를 관계인에게 내보여야 함
  ④ 국민건강영양조사의 내용 및 방법, 그 밖에 국민건강영양조사와 영양에 관한 지도에 관하여 필요한 사항은 대통령령으로 정함

영 **제19조(국민건강영양조사의 주기)** 법 제16조제1항에 따른 국민건강영양조사(이하 "국민건강영양조사")는 매년 실시

영 **제20조(조사대상)** ① 질병관리청장은 보건복지부장관과 협의하여 매년 구역과 기준을 정하여 선정한 가구 및 그 가구원에 대하여 국민건강영양조사를 실시

② 질병관리청장은 보건복지부장관과 협의하여 노인 · 임산부등 특히 건강 및 영양 개선이 필요하다고 판단되는 사람에 대해서는 따로 조사기간을 정하여 국민건강영양조사를 실시할 수 있음

③ 질병관리청장 또는 질병관리청장의 요청을 받은 시 · 도지사는 제1항에 따라 조사대상으로 선정된 가구와 제2항에 따라 조사대상이 된 사람에게 이를 통지해야 함

영 **제21조(조사항목)** ① 국민건강영양조사는 건강조사와 영양조사로 구분하여 실시

② 건강조사는 국민의 건강 수준을 파악하기 위하여 다음 각 호의 사항에 대하여 실시

1. 가구에 관한 사항
2. 건강상태에 관한 사항
3. 건강행태에 관한 사항

③ 영양조사는 국민의 영양 수준을 파악하기 위하여 다음 각 호의 사항에 대하여 실시

1. 식품섭취에 관한 사항
2. 식생활에 관한 사항

④ 제2항 및 제3항에 따른 조사사항의 세부내용은 보건복지부령으로 정함

영 **제22조(국민건강영양조사원 및 영양지도원)** ① 질병관리청장은 국민건강영양조사를 담당하는 사람(이하 "국민건강영양조사원")으로 건강조사원 및 영양조사원을 두어야 함. 이 경우 건강조사원 및 영양조사원은 다음 각 호의 구분에 따른 요건을 충족해야 함

1. 건강조사원: 다음 각 목의 어느 하나에 해당할 것
   가. 「의료법」 제2조제1항에 따른 의료인
   나. 「약사법」 제2조제2호에 따른 약사 또는 한약사
   다. 「의료기사 등에 관한 법률」 제2조제1항에 따른 의료기사
   라. 「고등교육법」 제2조에 따른 학교에서 보건의료 관련 학과 또는 학부를 졸업한 사람(졸업 예정인 사람을 포함) 또는 이와 같은 수준 이상의 학력이 있다고 인정되는 사람
2. 영양조사원: 다음 각 목의 어느 하나에 해당할 것
   가. 「국민영양관리법」 제15조에 따른 영양사(이하 "영양사")
   나. 「고등교육법」 제2조에 따른 학교에서 식품영양 관련 학과 또는 학부를 졸업한 사람(졸업 예정인 사람을 포함) 또는 이와 같은 수준 이상의 학력이 있다고 인정되는 사람

② 특별자치시장 · 특별자치도지사 · 시장 · 군수 · 구청장은 법 제15조 및 법 제16조의 영양개선사업을 수행하기 위한 국민영양지도를 담당하는 사람(이하 "영양지도원")을 두어야 하며 그 영양지도원은 영양사의 자격을 가진 사람으로 임명. 다만, 영양사의 자격을 가진 사람이 없는 경우에는 「의료법」 제2조제1항에 따른 의사 또는 간호사의 자격을 가진 사람 중에서 임명할 수 있음

③ 국민건강영양조사원 및 영양지도원의 직무에 관하여 필요한 사항은 보건복지부령으로 정함

④ 질병관리청장 또는 특별자치시장 · 특별자치도지사 · 시장 · 군수 · 구청장은 국민건강영양조사원 또는 영양지도원의 원활한 업무 수행을 위하여 필요하다고 인정하는 경우에는 그 업무 지원을 위한 구체적 조치를 마련 · 시행할 수 있음

규칙 **제11조(조사대상가구의 재선정 등)** ① 질병관리청장 또는 질병관리청장의 요청을 받은 시 · 도지사는 영 제20조제1항에 따라 법 제16조제1항에 따른 국민건강영양조사(이하 "국민건강영양조사")를 실시할 조사대상 가구가 선정된 때에는 영 제20조제3항에 따라 별지 제5호서식의 국민건강영양조사 가구 선정통지서를 해당 가구주에게 송부해야 함

② 영 제20조에 따라 선정된 조사가구중 전출 · 전입등의 사유로 선정된 조사가구에 변동이 있는 경우에는 같은 구역안에서 조사가구를 다시 선정하여 조사할 수 있음

③ 질병관리청장은 보건복지부장관과 협의하여 조사지역의 특성이 변경된 때에는 조사지역을 달리하여 조사할 수 있음

규칙 **제12조(조사내용)** ① 〈 영 제21조제2항에 따른 건강조사의 세부내용 〉

1. 가구에 관한 사항: 가구유형, 주거형태, 소득수준, 경제활동상태 등
2. 건강상태에 관한 사항: 신체계측, 질환별 유병(有病) 및 치료 여부, 의료 이용 정도 등
3. 건강행태에 관한 사항: 흡연 · 음주 행태, 신체활동 정도, 안전의식 수준 등
4. 그 밖에 건강상태 및 건강행태에 관하여 질병관리청장이 정하는 사항

② 〈 영 제21조제3항에 따른 영양조사의 세부 내용 〉

1. 식품섭취에 관한 사항: 섭취 식품의 종류 및 섭취량 등
2. 식생활에 관한 사항: 식사 횟수 및 외식 빈도 등
3. 그 밖에 식품섭취 및 식생활에 관하여 질병관리청장이 정하는 사항

규칙 **제13조(국민건강영양조사원)**

〈 영 제22조제1항에 따른 건강조사원 및 영양조사원의 직무 〉

1. 건강조사원: 제12조제1항에 따른 건강조사의 세부내용에 대한 조사 · 기록
2. 영양조사원: 제12조제2항에 따른 영양조사의 세부내용에 대한 조사 · 기록

규칙 **제14조(조사원증)** 법 제16조제3항의 규정에 의한 조사원증은 별지 제9호서식에 의함

규칙 **제15조(조사표 작성 등)** 질병관리청장은 국민건강영양조사가 끝난 때에는 조사표를 작성하여 분류 · 집계 등 통계처리를 하고 이를 매년 공표해야 함

규칙 **제16조(조사자료의 분석과 이용)** 보건복지부장관 및 질병관리청장은 국민건강영양조사의 시기 · 대상 · 세부내용 · 결과 등을 분석하여 이를 국민건강영양개선을 위한 자료로 활용해야 함

규칙 **제17조(영양지도원)**

〈 영 제22조제2항에 따른 영양지도원의 업무 〉

1. 영양지도의 기획 · 분석 및 평가
2. 지역주민에 대한 영양상담 · 영양교육 및 영양평가
3. 지역주민의 건강상태 및 식생활 개선을 위한 세부 방안 마련
4. 집단급식시설에 대한 현황 파악 및 급식업무 지도
5. 영양교육자료의 개발 · 보급 및 홍보
6. 그 밖에 제1호부터 제5호까지의 규정에 준하는 업무로서 지역주민의 영양관리 및 영양개선을 위하여 특히 필요한 업무

확인문제

「국민건강증진법」상 국민의 건강상태 · 식생활조사 등 국민의 건강과 영양에 관한 조사를 정기적으로 실시하는 자는? **(2025년 기출)**

① 보건소장 ② 시 · 도지사 ③ 질병관리청장
④ 시장 · 군수 · 구청장 ⑤ 식품의약품안전처장

정답: ③

확인문제

「국민건강증진법」상 국민건강영양조사 중 영양조사에 해당하는 것은?

① 가구에 관한 사항 ② 식생활에 관한 사항 ③ 건강상태에 관한 사항
④ 건강행태에 관한 사항 ⑤ 구강건강에 관한 사항

정답: ②

「국민건강증진법」상 국민건강영양조사원 중 건강조사원으로 임명될 수 있는 자는?

① 위생사 ② 영양사 ③ 간호사
④ 나무의사 ⑤ 사회복지사

정답: ③

- **법 제16조의2(신체활동장려사업의 계획 수립 · 시행)** 국가 및 지방자치단체는 신체활동장려에 관한 사업 계획을 수립 · 시행하여야 함

- **법 제16조의3(신체활동장려사업)** ① 〈 국가 및 지방자치단체의 신체활동장려사업 〉
  1. 신체활동장려에 관한 교육사업
  2. 신체활동장려에 관한 조사 · 연구사업
  3. 그 밖에 신체활동장려를 위하여 대통령령으로 정하는 사업

  ② 제1항 각 호의 사업 내용 · 기준 및 방법은 보건복지부령으로 정함

영 제22조의2(신체활동장려사업)
〈 법 제16조의3제1항제3호에서 '대통령령으로 정하는 사업' 〉
1. 신체활동증진 프로그램의 개발 및 운영 사업
2. 체육시설이나 공원시설 등 신체활동장려를 위한 기반 시설 마련 사업
3. 신체활동장려에 관한 홍보사업
4. 그 밖에 보건복지부장관이 신체활동장려를 위해 필요하다고 인정하는 사업

규칙 제17조의2(신체활동장려사업) ① 법 제16조의3제1항 제1호에 따른 신체활동장려에 관한 교육사업은 영 · 유아, 아동, 청소년, 중 · 장년, 노인 등 생애주기별 특성에 맞는 신체활동이 이루어질 수 있는 내용으로 구성
② 법 제16조의3제1항제2호에 따른 신체활동장려에 관한 조사 · 연구사업은 국민건강영양조사와 함께 실시할 수 있음.
③ 영 제22조의2제1호에 따른 신체활동증진 프로그램의 개발 및 운영 사업은 직장, 학교 등 생활 환경을 고려하여 수립
④ 제1항부터 제3항까지에서 규정한 사항 외에 신체활동장려사업의 구체적 내용 · 기준 및 방법은 보건복지부장관이 정할 수 있음

- **법 제17조(구강건강사업의 계획수립 · 시행)** 국가 및 지방자치단체는 구강건강에 관한 사업의 계획을 수립 · 시행하여야 함

● **법 제18조(구강건강사업)** ① 〈 국가 및 지방자치단체의 구강질환예방 및 구강건강증진사업 〉
1. 구강건강에 관한 교육사업
2. 수돗물불소농도조정사업
3. 구강건강에 관한 조사 · 연구사업
4. 아동 · 노인 · 장애인 · 임산부 등 건강취약계층을 위한 구강건강증진사업
5. 기타 구강건강의 증진을 위하여 대통령령이 정하는 사업

② 제1항 각호의 사업내용 · 기준 및 방법은 보건복지부령으로 정함

영 제23조(구강건강사업)
〈 법 제18조제1항제4호에서 '대통령령이 정하는 사업' 〉
1. 충치예방을 위한 치아홈메우기사업
2. 불소용액양치사업
3. 구강건강의 증진을 위하여 보건복지부령이 정하는 사업

규칙 제18조(구강건강사업의 내용 등) ① 시 · 도지사 또는 시장 · 군수 · 구청장은 법 제18조의 규정에 의하여 구강건강실태를 조사하여 지역주민의 구강건강증진을 위한 사업을 시행하여야 함
② 시 · 도지사 또는 시장 · 군수 · 구청장이 수돗물에 대한 불소농도조정사업을 시행하고자 할 때에는 미리 보건복지부장관과 협의하여야 함
③ 수돗물에 대한 불소농도조정사업 · 불소용액양치사업등 구강건강사업의 관리기준 및 운영방법은 보건복지부장관이 정함

확인문제

「국민건강증진법」상 구강건강사업 중 시 · 도지사 또는 시장 · 군수 · 구청장이 시행하고자 할 때 미리 보건복지부장관과 협의를 하여야 하는 사업은?

① 구강건강에 관한 교육사업
② 수돗물불소농도조정사업
③ 구강건강에 관한 조사 · 연구사업
④ 충치예방을 위한 치아홈메우기사업
⑤ 불소용액양치사업

정답 : ②

「국민건강증진법」상 국가 및 지방자치단체가 국민의 구강 질환을 예방하고 구강건강을 증진하기 위하여 실시하는 사업은? **(2023년 기출)**

① 충치치료사업
② 치아교정사업
③ 치주염치료사업
④ 불소용액양치사업
⑤ 노인임플란트사업

정답: ④

● **법 제19조(건강증진사업 등)** ① 국가 및 지방자치단체는 국민건강증진사업에 필요한 요원 및 시설을 확보하고, 그 시설의 이용에 필요한 시책을 강구하여야 함
② 특별자치시장 · 특별자치도지사 · 시장 · 군수 · 구청장은 지역주민의 건강증진을 위하여 보건복지부령이 정하는 바에 의하여 보건소장으로 하여금 다음 각호의 사업을 하게 할 수 있음

〈 보건소장의 건강증진사업 〉

1. 보건교육 및 건강상담
2. 영양관리
3. 신체활동장려
4. 구강건강의 관리
5. 질병의 조기발견을 위한 검진 및 처방
6. 지역사회의 보건문제에 관한 조사 · 연구
7. 기타 건강교실의 운영등 건강증진사업에 관한 사항

③ 보건소장이 제2항의 규정에 의하여 제2항제1호 내지 제5호의 업무를 행한 때에는 이용자의 개인별 건강상태를 기록하여 유지 · 관리하여야 함

④ 건강증진사업에 필요한 시설 · 운영에 관하여는 보건복지부령으로 정함

규칙 **제19조(건강증진사업의 실시 등)** ① 법 제19조에 따라 건강증진사업을 행하는 특별자치시장 · 특별자치도지사 · 시장 · 군수 · 구청장은 보건교육 · 영양관리 · 신체활동장려 · 구강건강관리 · 건강검진 등에 필요한 인력을 확보해야 함

② 보건복지부장관은 법 제4조에 따른 기본시책과 건강증진사업 실시지역의 생활여건 등을 고려하여 법 제19조제2항에 따라 보건소장이 행하는 건강증진사업을 단계적으로 실시하게 할 수 있음

③ 법 제19조제2항에 따라 건강증진사업을 행하는 보건소장은 다음 각 호의 시설 및 장비를 확보하여 지역주민에 대한 건강증진사업을 수행해야 함

1. 시청각교육실 및 시청각교육장비
2. 건강검진실 및 건강검진에 필요한 장비
3. 신체활동지도실 및 신체활동지도에 필요한 장비
4. 영양관리 · 구강건강사업등 건강증진사업에 필요한 시설 및 장비

④ 법 제19조제3항에 따라 보건소장이 개인별 건강상태를 기록한 때에는 보건복지부장관이 정하는 바에 따라 이를 유지 · 관리해야 함

확인문제

「국민건강증진법」상 지방자치단체의 장은 건강증진사업을 누가 하게 할 수 있는가?

① 보건소장 ② 금연지도원 ③ 건강생활실천협의회
④ 한국건강증진개발원 ⑤ 한국보건의료인국가시험원

정답: ①

● **법 제19조의2(시 · 도건강증진사업지원단 설치 및 운영 등)** ① 시 · 도지사는 실행계획의 수립 및 제19조에 따른 건강증진사업의 효율적인 업무 수행을 지원하기 위하여 시 · 도건강증진사업지원단(이하 '지원단')을 설치 · 운영할 수 있음

② 시 · 도지사는 제1항에 따른 지원단 운영을 건강증진사업에 관한 전문성이 있다고 인정하는 법인 또는 단체에 위탁할 수 있음. 이 경우 시 · 도지사는 그 운영에 필요한 경비의 전부 또는 일부를 지원할 수 있음

③ 제1항 및 제2항에서 규정한 사항 외에 지원단의 설치 · 운영 및 위탁 등에 관하여 필요한 사항은 보건복지부령으로 정함

규칙 **제19조의2(시 · 도건강증진사업지원단의 운영 등)** ① 〈 법 제19조의2제1항에 따른 시 · 도건강증진사업지원단(이하 이 조에서 '지원단')의 업무 〉

1. 영 제3조에 따른 시 · 도 및 시 · 군 · 구 실행계획의 수립 · 시행 지원
2. 관할 지역 내 건강증진사업 수행에 대한 기술 지원
3. 관할 지역 내 민 · 관 건강증진 협력 사업 수행
4. 관할 지역 내 건강증진사업에 대한 성과 관리 지원
5. 그 밖에 관할 지역주민의 건강증진을 위하여 필요한 사항

② 시 · 도지사는 법 제19조의2제2항에 따라 지원단의 운영을 다음 각 호의 어느 하나에 해당하는 법인 또는 단체에 위탁할 수 있음

1. 「공공기관의 운영에 관한 법률」 제4조제1항에 따른 공공기관
2. 「비영리민간단체 지원법」 제4조에 따라 등록된 비영리민간단체
3. 「고등교육법」제2조에 따른 학교
4. 「의료법」 제3조제2항제3호에 따른 병원급 의료기관
5. 「민법」 제32조에 따라 설립된 비영리법인
6. 그 밖에 보건복지부장관이 건강증진사업에 관한 전문성이 있다고 인정하는 법인 또는 단체

③ 시 · 도지사는 지원단의 운영을 위탁하려면 미리 위탁의 절차 및 방법 등을 7일 이상 공고해야 함

④ 지원단의 운영을 위탁받으려는 자는 다음 각 호의 서류(전자문서 포함)를 시 · 도지사에게 제출해야 함

1. 사업계획서 및 예산서
2. 건강증진 업무 수행 실적에 관한 자료
3. 고유번호증 사본(사업자등록증이 없는 경우에 한정)

⑤ 제4항에 따른 신청을 받은 시 · 도지사는 「전자정부법」 제36조제1항에 따른 행정정보의 공동이용을 통하여 다음 각 호의 서류를 확인해야 함. 다만, 제2호의 경우 위탁을 받으려는 자가 그 확인에 동의하지 않는 경우에는 해당 서류의 사본을 첨부하도록 해야 함

1. 법인 등기사항증명서(법인인 경우만 해당)
2. 사업자등록증

⑥ 제1항부터 제5항까지에서 규정한 사항 외에 지원단의 운영 및 운영의 위탁 등에 필요한 사항은 지방자치단체의 조례로 정함

● **법 제20조(검진)** 국가는 건강증진을 위하여 필요한 경우에 보건복지부령이 정하는 바에 의하여 국민에 대하여 건강검진을 실시할 수 있음

규칙 **제20조(건강검진)** ① 법 제20조의 규정에 의하여 국가가 건강검진을 실시하는 경우에는 특별자치시장 · 특별자치도지사 · 시장 · 군수 · 구청장으로 하여금 보건소장이 이를 실시하도록 하여야 함. 다만, 필요한 경우에는 영 제32조제2항제2호 또는 제3호의 기관에 위탁하여 실시하게 할 수 있음

② 제1항의 규정에 의한 건강검진은 연령별 · 대상별로 검진항목을 성하여 실시하여야 함

확인문제

「국민건강증진법」상 국가가 건강검진을 실시하는 경우에는 특별자치시장 · 특별자치도지사 · 시장 · 군수 · 구청장으로 하여금 누구에게 실시하도록 하여야 하는가?

① 질병관리청장　② 지방식품의약품안전청장　③ 검역소장
④ 보건소장　⑤ 한국건강관리협회장

정답 : ④

● **법 제21조(검진결과의 공개금지)** 제20조의 규정에 의하여 건강검진을 한 자 또는 검진기관에 근무하는 자는 국민의 건강증진사업의 수행을 위하여 불가피한 경우를 제외하고는 정당한 사유없이 검진결과를 공개하여서는 아니 됨

5 검역법

[시행 2024. 5. 21.] [법률 제20323호, 2024. 2. 20., 일부개정]

[시행 2024. 5. 21.] [대통령령 제34516호, 2024. 5. 20., 일부개정]

[시행 2024. 7. 25.] [보건복지부령 제1037호, 2024. 7. 25., 일부개정]

질병관리청(검역정책과), 043-719-9218

「검역법」의 주요 출제범위는 제1장 총칙과 제2장 검역조사 등이다. 효과적인 수험 대비를 위해 되도록 출제범위에 해당하는 부분을 중심으로 수록하였다. 좀 더 세부적인 자료는 법제처 국가법령정보센터(http://www.law.go.kr/)를 참조하길 바란다.

간호사 국가시험은 기출유형이 반복출제하는 경향이 있으므로 수험생들은 확인문제와 기출유형모의고사를 비중있게 학습하여야 할 것이다.

제1장 총칙

- **법 제1조(목적)** 검역법은 우리나라로 들어오거나 외국으로 나가는 사람, 운송수단 및 화물을 검역(檢疫)[1]하는 절차와 감염병을 예방하기 위한 조치에 관한 사항을 규정하여 국내외로 감염병이 번지는 것을 방지함으로써 국민의 건강을 유지 · 보호하는 것을 목적으로 함

1) 검역 : 해외에서 전염병이나 해충이 들어오고 나가는 것을 막기 위하여 공항과 항구에서 하는 일들을 통틀어 이르는 말. 자동차 · 배 · 비행기 · 화물 등을 검사하고 소독하고, 승객들에게 예방접종을 하거나 병이 있거나 병이 있는 것으로 의심되는 사람을 격리하며, 동물이나 식물을 분리하여 병의 유무를 확인한 뒤 폐기하거나 통과시키는 일

확인문제

「검역법」의 목적으로 올바른 것은?

① 국민 건강에 위해(危害)가 되는 감염병의 발생과 유행을 방지하고, 그 예방 및 관리를 위하여 필요한 사항을 규정함으로써 국민 건강의 증진 및 유지에 이바지한다.

② 보건의료에 관한 국민의 권리 · 의무와 국가 및 지방자치단체의 책임을 정하고 보건의료의 수요와 공급에 관한 기본적인 사항을 규정함으로써 보건의료의 발전과 국민의 보건 및 복지의 증진에 이바지하는 것이다.

③ 모든 국민이 수준 높은 의료 혜택을 받을 수 있도록 국민의료에 필요한 사항을 규정함으로써 국민의 건강을 보호하고 증진한다.

④ 국민에게 건강에 대한 가치와 책임의식을 함양하도록 건강에 관한 바른 지식을 보급하고 스스로 건강생활을 실천할 수 있는 여건을 조성함으로써 국민의 건강을 증진한다.

⑤ 우리나라로 들어오거나 외국으로 나가는 사람, 운송수단 및 화물을 검역(檢疫)하는 절차와 감염병을 예방하기 위한 조치에 관한 사항을 규정하여 국내외로 감염병이 번지는 것을 방지함으로써 국민의 건강을 유지 · 보호하는 것이다.

해설: ① 「감염병예방법」의 목적, ② 「보건의료기본법」의 목적, ③ 「의료법」의 목적, ④ 「국민건강증진법」의 목적 정답 : ⑤

● **법 제2조(정의)** 〈 용어의 뜻 〉

1. 검역감염병 : 다음 각 목의 어느 하나에 해당하는 것
   가. 콜레라
   나. 페스트
   다. 황열
   라. 중증 급성호흡기 증후군(SARS)
   마. 동물인플루엔자 인체감염증
   바. 신종인플루엔자
   사. 중동 호흡기 증후군(MERS)
   아. 에볼라바이러스병
   자. 가목에서 아목까지의 것 외의 감염병으로서 외국에서 발생하여 국내로 들어올 우려가 있거나 우리나라에서 발생하여 외국으로 번질 우려가 있어 질병관리청장이 긴급 검역조치가 필요하다고 인정하여 고시하는 감염병
2. 운송수단 : 선박, 항공기, 열차 또는 자동차를 말함

   2의2. 운송수단의 장 : 운송수단을 운행 · 조종하는 사람이나 운행 · 조종의 책임자 또는 운송수단의 소유자를 말함
3. 검역감염병 환자 : 검역감염병 병원체가 인체에 침입하여 증상을 나타내는 사람으로서 의사, 치과의사 또는 한의사의 진단 및 검사를 통하여 확인된 사람

4. 검역감염병 의사환자 : 검역감염병 병원체가 인체에 침입한 것으로 의심되나 검역감염병 환자로 확인되기 전 단계에 있는 사람
5. 검역감염병 접촉자 : 검역감염병 환자, 검역감염병 의사환자 및 병원체 보유자(이하 '검역감염병 환자 등')와 접촉하거나 접촉이 의심되는 사람
6. 감염병 매개체 : 공중보건에 위해한 감염성 병원체를 전파할 수 있는 설치류나 해충으로서 보건복지부령으로 정하는 것
7. 검역관리지역 : 검역감염병이 유행하거나 유행할 우려가 있어 국내로 유입될 가능성이 있는 지역으로서 제5조에 따라 지정된 지역
8. 중점검역관리지역 : 검역관리지역 중 유행하거나 유행할 우려가 있는 검역감염병이 치명적이고 감염력이 높아 집중적인 검역이 필요한 지역으로서 제5조에 따라 지정된 지역

규칙 **제1조의2(감염병 매개체의 범위)** 「검역법」(이하 '법') 제2조제6호에서 보건복지부령으로 정하는 것 : 쥐, 모기, 그 밖에 공중보건에 위해한 감염성 병원체를 전파할 수 있는 설치류나 해충으로서 질병관리청장이 정하여 고시하는 것

확인문제

「검역법」상 검역감염병에 해당하는 것은?

① 회충증 ② 리마증후군 ③ 스톡홀름증후군
④ 신종인플루엔자 ⑤ 만성 폐쇄성 호흡기질환

정답: ④

- **법 제3조(국가의 책무)** ① 국가는 검역 업무를 수행할 때에 검역 대상자의 인권을 보호하여야 함
  ② 국가는 검역감염병이 국내외로 번지는 것에 신속하게 대처하기 위한 대응 방안을 수립하여야 함

- **법 제3조의2(국민의 권리와 의무)** ① 국민은 검역감염병 발생상황, 예방 및 관리 등에 대한 정보와 대응 방법을 알 권리가 있음
  ② 국민은 검역감염병으로 격리 등을 받은 경우 이로 인한 피해를 보상받을 수 있음
  ③ 국민은 검역감염병이 국내외로 번지는 것을 막기 위한 국가와 지방자치단체의 시책에 적극 협력하여야 함

- **법 제4조(다른 법률과의 관계)** 검역 관련 업무에 관하여는 다른 법률에 특별한 규정이 있는 경우 외에는 이 법에 따름

● **법 제4조의2(검역관리 기본계획의 수립 · 시행 등)** ① 질병관리청장은 검역전문위원회(「감염병예방법」 제9조 및 제10조제3항에 따라 감염병관리위원회에 설치한 검역 분야 전문위원회를 말함)의 심의를 거쳐 검역관리기본계획(이하 '기본계획')을 5년마다 수립 · 시행하여야 함

② 〈 기본계획 포함 사항 〉

1. 검역 기본목표와 추진방향
2. 검역 사업계획과 추진방법
3. 검역 통계 및 정보의 관리 방안
4. 제30조에 따른 검역공무원의 교육과 역량강화 방안
5. 그 밖에 검역관리에 필요한 사항

③ 검역소장은 제1항의 기본계획에 따라 소관별로 연도별 시행계획을 수립 · 시행하여야 함

④ 질병관리청장과 검역소장은 기본계획이나 시행계획의 수립 · 시행에 필요한 자료의 제공을 관계 행정기관 또는 단체에 요청할 수 있음

⑤ 제4항에 따라 요청받은 관계 행정기관 또는 단체는 특별한 사유가 없으면 따라야 함

확인문제

「검역법」상 검역관리기본계획은 몇 년마다 수립 · 시행하여야 하는가?

① 2년 ② 3년 ③ 5년
④ 10년 ⑤ 매년

정답: ③

● **법 제5조(검역관리지역등의 지정 및 해제)** ① 질병관리청장은 검역전문위원회의 심의를 거쳐 검역관리지역 및 중점검역관리지역(이하 '검역관리지역등')을 지정 또는 해제할 수 있음

② 제1항에 따른 검역관리지역등의 지정 · 해제 기준 및 절차 등에 관하여 필요한 사항은 보건복지부령으로 정함

규칙 **제2조(검역관리지역등의 지정 절차 등)** ① 질병관리청장은 법 제5조에 따라 다음 각 호의 어느 하나에 해당하는 지역을 검역관리지역 및 중점검역관리지역(이하 '검역관리지역등')으로 지정할 수 있음

1. 세계보건기구(WHO)가 「국제보건규칙(IHR)」에 따라 검역감염병 발생 정보를 제공한 국가 또는 지역
2. 검역감염병이 유행하거나 유행할 우려가 있어 국내로 검역감염병을 유입 · 확산시킬 가능성이 있는 국가 또는 지역
3. 치명적이고 감염력이 높은 검역감염병이 발생하거나 발생할 우려가 있어 집중적인 검역이 필요한 국가 또는 지역

② 질병관리청장은 제1항에 따라 지정한 검역관리지역등의 지정 사유가 소멸되었을 때에는 그 지정을 해제해야 함

③ 질병관리청장은 제1항 또는 제2항에 따라 검역관리지역등을 지정하거나 지정 해제한 경우에는 질병관리청 인터넷 홈페이지에 그 사실을 게시해야 함

제2장 검역조사

● **법 제6조(검역조사의 대상 등)** ① 다음 각 호의 어느 하나에 해당하는 사람과 운송수단 및 화물(운송수단 내의 컨테이너, 운송수단 내 비치용품, 소모용품 및 개인 소지 물품을 포함)은 제12조에 따른 검역조사를 받아야 함

1. 우리나라로 들어오거나 외국으로 나가는 승객, 승무원 등 모든 사람(이하 '출입국자'), 운송수단 및 보건복지부령으로 정하는 화물
2. 범죄의 예방, 수사 업무나 피의자 체포 업무 수행 등 대통령령으로 정하는 사유로 제1호에 해당하는 운송수단과 접촉한 사람과 운송수단 및 화물

② 제1항에 따른 검역조사를 받지 아니한 운송수단과 사람 및 화물은 검역 절차가 끝나기 전에는 우리나라로 들어오거나 외국으로 나갈 수 없음

③ 제1항과 제2항에도 불구하고 검역감염병 환자등과 사망자가 없는 운송수단으로서 다음 각 호의 어느 하나에 해당하는 운송수단은 대통령령으로 정하는 바에 따라 검역조사의 전부 또는 일부를 생략할 수 있음

1. 외국으로 나가는 운송수단으로서 질병관리청장이 우리나라에서 검역감염병이 발생하여 국외로 번질 우려가 없다고 인정하는 운송수단(출입국자 및 화물을 포함)
2. 연료나 자재 및 생활필수품 등을 공급받을 목적으로 우리나라에 일시 머무르는 운송수단 중 보건복지부령으로 정하는 운송수단
3. 군용(軍用) 운송수단으로서 해당 운송수단의 장이 운송수단 안에 검역감염병 환자등과 감염병 매개체가 없다는 사실을 통보한 군용 운송수단
4. 「남북교류협력에 관한 법률」 제23조제2항에 따른 통일부장관이 요청하는 운송수단(이 경우 검역조사 또는 그 절차의 일부를 생략할 수 있음)
5. 관계 중앙행정기관의 장이 검역조사의 생략을 요청하는 운송수단으로서 질병관리청장이 인정하는 운송수단

영 **제2조(검역조사의 대상)** 「검역법」(이하 '법') 제6조제1항제2호에서 '범죄의 예방, 수사 업무나 피의자 체포 업무 수행 등 대통령령으로 정하는 사유'란 다음 각 호의 경우를 말함

1. 범죄의 예방, 수사 업무나 피의자 체포 업무 수행을 위한 경우
2. 긴급 위난(危難) 시의 구조를 위한 경우

영 **제3조(검역조사의 생략)** ① 법 제6조제3항에 따라 검역감염병 환자, 검역감염병 의사환자 및 병원체 보유자(이하 '검역감염병 환자등')와 사망자가 없는 운송수단으로서 다음 각 호의 운송수단에 대해서는 법 제12조제1항에 따른 검역조사를 전부 생략할 수 있음

1. 법 제6조제3항제1호, 제3호 및 제5호의 운송수단
2. 법 제6조제3항제2호의 운송수단 중 화물과 사람을 내리지 않는 운송수단

② 법 제6조제3항에 따라 검역감염병 환자등과 사망자가 없는 운송수단으로서 다음 각 호의 운송수단에 대해서는 법 제12조제1항제1호, 제3호 및 제4호의 사항에 대한 검역조사를 생략할 수 있음

1. 법 제6조제3항제2호의 운송수단 중 화물은 내리지 않으나 사람을 내리는 운송수단
2. 법 제6조제3항제4호의 운송수단

③ 법 제6조제3항에 따라 검역조사의 전부 또는 일부를 생략받으려는 운송수단의 장은 같은 항 제1호에 해당하는 경우를 제외하고는 보건복지부령으로 정하는 검역조사 생략 신청서를 국립검역소장(이하 '검역소장')에게 제출해야 함

규칙 **제2조의2(검역조사 대상 화물의 범위)** 법 제6조제1항 제1호의 '보건복지부령으로 정하는 화물'(운송수단의 탱크에 실린 기체류 및 액체류 화물은 제외)

1. 감염병 매개체의 서식이 확인되거나 의심되는 운송수단 내 화물
2. 검역감염병 환자, 검역감염병 의사환자 및 병원체 보유자(이하 '검역감염병 환자등')로 확인되거나 의심되는 사람이 소지한 물품
3. 그 밖에 검역소장이 검역조사를 할 필요가 있다고 인정하는 화물

규칙 **제3조(검역조사의 생략 등)** ① 법 제6조제3항제2호에서 '보건복지부령으로 정하는 운송수단'이란 다음 각 호의 어느 하나의 사유로 우리나라에 일시 머무르는 운송수단을 말함

1. 급유 또는 급수를 위한 경우
2. 운행에 필요한 물품을 공급받기 위한 경우
3. 도착 또는 출발 증명서를 받기 위한 경우
4. 운송수단을 수리하기 위한 경우
5. 태풍 등 기상악화의 경우

② 「검역법 시행령」 제3조제3항에 따른 검역조사 생략 신청서는 별지 제1호서식과 같음 다만, 선박의 경우에는 별지 제2호서식의 외항선 입항 · 출항 통보서로 갈음할 수 있음

확인문제

「검역법」상 검역조사의 대상 등에 관한 내용 중 옳은 것은?

① 검역조사의 대상으로 화물 중 소모용품 및 개인 소지 물품은 포함되지 않는다.

② 수사 업무나 피의자 체포 업무 수행의 사유로 출입국자와 접촉한 사람은 검역조사를 생략할 수 있다.

③ 검역조사를 받지 아니한 운송수단과 사람 및 화물은 검역 절차가 끝나기 전이라도 우리나라로 들어오거나 외국으로 나갈 수 있다.

④ 검역감염병 환자등과 사망자가 없는 운송수단으로서 통일부장관이 요청하는 운송수단은 검역조사 또는 그 절차의 일부를 생략할 수 있다.

⑤ 관계 중앙행정기관의 장이 검역조사의 생략을 요청하는 운송수단으로서 보건복지부장관이 인정하는 운송수단은 검역조사를 생략할 수 있다.

정답: ④

- **법 제9조(검역 통보)** ① 제6조에 따른 검역조사의 대상이 되는 운송수단의 장은 해당 운송수단이 검역 장소에 접근하였을 때에는 해당 검역 장소를 관할하는 검역소장에게 검역감염병 환자등의 유무와 위생 상태 등 보건복지부령으로 정하는 사항을 보건복지부령으로 정하는 바에 따라 통보하여야 함. 다만, 운송수단이 긴급한 위난을 피하기 위하여 부득이하게 검역 장소가 아닌 곳에 도착한 경우에는 그 도착장소와 가장 가까운 검역구역을 관할하는 검역소장에게 통보하여야 함

  ② 제1항 단서에 따른 통보를 받은 검역소장은 운송수단의 장에게 검역감염병 환자등에 대한 조치 등 필요한 조치를 하도록 지시할 수 있으며, 지시를 받은 운송수단의 장은 그 지시에 따라야 함

  ③ 제1항에도 불구하고 나포(拿捕), 귀순 및 조난 등으로 들어오는 경우에는 조사 관련 기관의 장이 통보할 수 있음

  ④ 운송수단의 장 또는 조사 관련 기관의 장은 제1항 및 제3항에 따른 통보 이후 변경사항이 발생하면 즉시 그 내용을 검역소장에게 알려야 함

  ⑤ 제1항부터 제4항까지의 통보 방법 및 절차 등에 관하여 필요한 사항은 보건복지부령으로 정함

규칙 **제4조(검역 통보)** 운송수단의 장은 법 제9조제1항에 따라 검역소장에게 검역 통보를 할 때에는 다음 각 호의 구분에 따른 서류를 제출해야 함

1. 선박 : 별지 제2호서식의 외항선 입항 · 출항 통보서
2. 항공기 : 별지 제3호서식의 항공기 도착(출발) 통보서
3. 열차 · 자동차 : 별지 제4호서식의 열차 · 자동차 도착(출발) 통보서

● **법 제10조(검역 장소)** ① 질병관리청장은 관계 중앙행정기관의 장과 협의하여 검역 장소를 정함

② 검역을 받으려는 출입국자 및 운송수단은 검역 장소에 도착하여 검역조사를 받아야 함. 다만, 검역 장소에서 검역조사를 받기 어렵거나 검역조사가 완료되기 어려운 경우 보건복지부령으로 정하는 검역구역에서 검역조사를 받을 수 있음

③ 제2항에도 불구하고 다음 각 호의 어느 하나에 해당하는 경우는 검역소장이 정하는 장소에서 검역조사를 받을 수 있음

1. 나포, 귀순, 조난 및 응급환자 발생 등 부득이한 경우
2. 날씨나 그 밖의 부득이한 사유로 보건복지부령으로 정하는 경우

규칙 **제5조(검역 장소 등)** ① 법 제10조제1항에 따른 검역 장소는 별표 1과 같음

② 법 제10조제2항 단서의'보건복지부령으로 정하는 검역구역' : 「질병관리청과 그 소속기관 직제 시행규칙」 제23조 제5항에 따른 검역구역을 말함

③ 법 제10조제3항제2호에서 '보건복지부령으로 정하는 경우'란 다음 각 호의 경우를 말함

1. 날씨가 나빠 검역 장소에서 검역을 하기 어려운 경우
2. 조수(潮水) 간만(干滿)의 차 또는 파고(波高)로 검역 장소에서 검역을 하기 어려운 경우
3. 운송수단이 고장 등으로 검역 장소에 정박 · 착륙 또는 도착할 수 없는 경우
4. 검역관이 검역 장소로 이동할 수단이 없어 검역 장소에서 검역을 하기 어려운 경우
7. 화물의 긴급 하역(荷役) 등 선박이 도착하는 즉시 신속한 검역이 필요한 경우
8. 그 밖에 제1호부터 제7호까지의 경우에 준하는 부득이한 사유가 있다고 검역소장이 인정하는 경우

④ 법 제12조제2항에 따라 검역조사를 받아야 하는 장소는 「남북교류협력에 관한 법률」 제2조제1호에 따른 출입장소로 함

■ 검역법 시행규칙 [별표 1]

검역 장소(제5조제1항 관련)

구분	검 역 장 소
부산항	1. 삭제 〈2022. 6. 15.〉 2. 북위 35도02분47.5초, 동경 129도03분30초의 지점을 중심으로 한 반지름 1천852미터 원호 안의 해수면 3. 다음의 각 지점을 차례대로 연결한 선 안의 해수면(총톤수 3천톤 미만인 선박의 검역만 해당한다) 가. 북위 35도04분24초, 동경 129도01분37초 나. 북위 35도04분24초, 동경 129도02분00초 다. 북위 35도03분43초, 동경 129도01분23초 라. 북위 35도03분43초, 동경 129도02분00초 4. 다음의 각 지점을 차례대로 연결한 선 안의 해수면 가. 북위 35도01분13.1초, 동경 128도54분21.8초 나. 북위 35도00분38.0초, 동경 128도55분07.0초 다. 북위 35도00분19.1초, 동경 128도55분12.1초 라. 북위 34도59분38.2초, 동경 128도51분27.6초 마. 북위 35도00분10.4초, 동경 128도51분18.9초 바. 북위 35도00분22.1초, 동경 128도52분28.5초 사. 북위 35도00분52.6초, 동경 128도52분20.9초

구분	검 역 장 소
인천항	다음 각 목에 해당하는 지점을 차례대로 연결한 선 안의 해수면 가. 북위 37도20분19.75초, 동경 126도33분47.91초 나. 북위 37도22분2.58초, 동경 126도27분53.76초 다. 북위 37도31분46.72초, 동경 126도34분39.65초 라. 북위 37도31분48.74초, 동경 126도36분4.05초
평택 · 당진항	다음의 각 지점을 차례대로 연결한 선 안의 해수면 가. 북위 37도09분42초, 동경 126도27분42초 나. 북위 37도09분42초, 동경 126도30분54초 다. 북위 37도08분42초, 동경 126도30분54초 라. 북위 37도08분42초, 동경 126도27분42초
군산항	다음의 각 지점을 차례대로 연결한 선 안의 해수면 가. 북위 35도57분40초, 동경 126도27분52초 나. 북위 35도57분40초, 동경 126도25분52초 다. 북위 35도56분10초, 동경 126도25분52초 라. 북위 35도56분10초, 동경 126도27분52초
장항항	군산항 검역 장소와 같음
보령항	북위 36도11분3초, 동경 126도18분4초의 지점을 중심으로 한 반지름 800미터 원 안의 해수면
대산항	다음 각 지점을 차례대로 연결한 선 안의 해수면 가. 북위 37도 03분 59초, 동경 126도 24분 48초 나. 북위 36도 59분 59초, 동경 126도 26분 18초 다. 북위 36도 59분 00초, 동경 126도 20분 00초 라. 북위 36도 59분 55.2초, 동경 126도 16분 48.4초 마. 북위 37도 00분 24.2초, 동경 126도 16분 12.7초 바. 북위 37도 00분 58.3초, 동경 126도 16분 41.0초 사. 북위 37도 01분 52.3초, 동경 126도 18분 34.7초
태안항	북위 36도55분58.3초, 동경 126도13분40.7초의 지점을 중심으로 한 반지름 500미터 원 안의 해수면
목포항	북위 34도44분29초, 동경 126도20분20초의 지점을 중심으로 한 반지름 300미터 원호 안의 해수면
완도항	북위 34도17분23초, 동경 126도49분08초의 지점을 중심으로 한 반지름 500미터 원호 안의 해수면
여수항	1. 북위 34도39분11초, 동경 127도57분52초의 지점을 중심으로 한 반지름 1천미터 원호 안의 해수면 2. 다음의 각 지점을 차례대로 연결한 선 안의 해수면 가. 북위 34도44분36초, 동경 127도46분57초 나. 북위 34도44분36초, 동경 127도48분27초 다. 북위 34도42분41초, 동경 127도49분16초 라. 북위 34도42분41초, 동경 127도48분04초
광양항	여수항 검역 장소와 같음
마산항	북위 35도09분30초, 동경 128도36분09초의 지점을 중심으로 한 반지름 300미터 원호 안의 해수면
진해항	북위 35도04분00초, 동경 128도42분15초의 지점을 중심으로 한 반지름 500미터 원호 안의 해수면
통영항	북위 34도48분49초, 동경 128도26분53초의 지점을 중심으로 한 반지름 300미터 원호 안의 해수면
삼천포항	북위 34도51분56초, 동경 128도05분23초의 지점을 중심으로 한 반지름 600미터 원호 안의 해수면
옥포항	북위 34도54분02초, 동경 128도43분28초의 지점을 중심으로 한 반지름 500미터 원호 안의 해수면
장승포항	북위 34도51분00초, 동경 128도45분00초의 지점을 중심으로 한 반지름 500미터 원호 안의 해수면
고현항	북위 34도55분15초, 동경 128도34분00초의 지점을 중심으로 한 반지름 500미터 원호 안의 해수면

구분	검 역 장 소
울산항	다음의 각 지점을 차례대로 연결한 선 안의 해수면 가. 북위 35도27분48초, 동경 129도25분43초 나. 북위 35도27분48초, 동경 129도24분07초 다. 북위 35도25분33초, 동경 129도28분00초 라. 북위 35도24분00초, 동경 129도28분00초 마. 북위 35도24분00초, 동경 129도25분12초
포항항	1. 북위 36도07분15.8초, 동경 129도30분21.4초의 지점을 중심으로 한 반지름 800미터 원호 안의 해수면 2. 북위 36도05분37.3초, 동경 129도28분42.0초의 지점을 중심으로 한 반지름 500미터 원호 안의 해수면. 다만, 도선대상선박으로써 총톤수 5천톤 미만의 선박에 한한다. 3. 북위 36도03분18초, 동경 129도24분35.7초의 지점을 중심으로 하여 400미터의 반경을 가진 원호 안의 해수면. 다만, 도선면제선박으로써 총톤수 3천톤 미만의 선박에 한한다.
동해 · 묵호항	1. 북위 37도30분10초, 동경 129도09분51초의 지점을 중심으로 하여 500미터의 반지름을 가진 원호 안의 해수면 2. 북위 37도32분15초, 동경 129도07분55초의 지점을 중심으로 하여 500미터의 반지름을 가진 원호 안의 해수면 3. 북위 37도45분21.17초, 동경 129도00분45.79초의 지점을 중심으로 하여 650미터의 반지름을 가진 원호 안의 해수면
호산항	1. 북위 37도09분34초, 동경 129도22분59초의 지점을 중심으로 하여 반지름 600미터 원호 안의 해수면 2. 북위 37도12분12초, 동경 129도22분06초의 지점을 중심으로 하여 반지름 650미터 원호 안의 해수면
삼척항	북위 37도25분55초, 동경 129도12분01초의 지점을 중심으로 하여 250미터의 반지름을 가진 원호 안의 해수면
옥계항	북위 37도37분24초, 동경 129도05분21초의 지점을 중심으로 하여 500미터의 반지름을 가진 원호 안의 해수면
속초항	북위 38도11분36초, 동경 128도37분50초의 지점을 중심으로 하여 300미터의 반지름을 가진 원호 안의 해수면
제주항	1. 북위 33도32분25초, 동경 126도31분09초의 지점을 중심으로 하여 500미터의 반지름을 가진 원호 안의 해수면 2. 북위 33도32분00초, 동경 126도31분00초의 지점을 중심으로 하여 300미터의 반지름을 가진 원호 안의 해수면
서귀포항	북위 33도14분00초, 동경 126도34분45초의 지점을 중심으로 하여 200미터의 반지름을 가진 원호 안의 해수면
인천국제공항	북위 37도27분, 동경 126도26분의 지점(공항표준점)으로부터 인천국제공항을 형성하는 구역
청주국제공항	북위 36도43분, 동경 127도30분에 위치한 청주국제공항을 형성하는 구역
김포국제공항	북위 37도33분, 동경 126도48분의 지점(관제탑)으로부터 190도 진북방향 402미터지점에 위치한 김포국제공항을 형성하는 구역
무안국제공항	북위 34도59분, 동경 126도22분에 위치한 무안국제공항을 형성하는 구역
김해국제공항	북위 35도11분, 동경 128도56분에 위치한 김해국제공항을 형성하는 구역
대구국제공항	북위 35도54분, 동경 128도39분에 위치한 대구국제공항을 형성하는 구역
양양국제공항	북위 38도03분, 동경 128도40분에 위치한 양양국제공항을 형성하는 구역
제주국제공항	북위 33도30분, 동경 126도29분에 위치한 제주국제공항을 형성하는 구역

● **법 제11조(검역 시각)** ② 검역소장은 제6조에 따른 검역조사의 대상이 검역 장소에 도착하는 즉시 검역조사를 하여야 함. 다만, 즉시 검역조사를 하지 못하는 보건복지부령으로 정하는 부득이한 사유가 있는 경우에는 검역 장소에 대기하거나 격리할 것을 조건으로 승객, 승무원 및 화물을 내리게 할 수 있음
③ 외국으로 나가는 운송수단의 장은 검역소장에게 출발 예정 시각을 통보하여야 함
④ 검역소장은 제3항에 따라 통보받은 출발 예정 시각 전에 검역조사를 마쳐야 함

규칙 **제5조의2(즉시 검역조사의 예외)** 〈 법 제11조제2항 단서의 '보건복지부령으로 정하는 부득이한 사유 〉
1. 기상악화, 천재지변 등으로 정상적인 검역조사의 수행이 불가능한 경우
2. 운송수단의 장이 운송수단 및 승객의 안전상 이유 등으로 검역조사의 연기를 요청한 경우
3. 그 밖에 검역소장이 검역공무원의 안전상 이유 등으로 즉시 검역조사를 하기 어렵다고 인정하는 경우

● **법 제12조(검역조사)** ① 검역소장의 검역조사 사항(자동차의 경우 제2호 외의 사항 생략할 수 있음)
1. 운송수단 및 화물의 보건 · 위생 상태에 대한 경과(經過)와 현황
2. 출입국자의 검역감염병 감염 · 위험요인 여부 및 예방관리에 관한 사항
3. 운송수단의 식품 보관 상태
4. 감염병 매개체의 서식 유무와 번식 상태

② 육로를 통하여 들어오는 출입국자는 출입하기 전에 검역구역이나 보건복지부령으로 정하는 장소에서 검역조사를 받아야 함
③ 검역소장은 제1항에 따른 검역조사를 하기 위하여 출입국자와 운송수단의 장에게 필요한 서류를 제출(제29조의2에 따른 검역정보시스템을 통한 서류 제출을 포함)하거나 제시하도록 요구할 수 있으며, 필요한 사항을 질문하거나 검사 · 조사할 수 있음.
④ 검역소장은 검역업무를 신속하고 정확하게 수행하기 위하여 정보화기기, 영상정보처리기기, 전자감지기 등 장비를 활용할 수 있음
⑤ 제1항부터 제4항까지의 규정에 따른 검역조사의 방법과 절차 등에 관하여 필요한 사항은 보건복지부령으로 정함

규칙 **제6조(검역조사 등)** ① 검역소장은 법 제12조제3항에 따라 검역조사를 하기 위해 출입국자에게 정보통신기기를 활용하여 필요한 서류를 제출하도록 할 수 있음
② 검역소장은 법 제12조제3항에 따라 검역조사를 하기 위해 출입국자와 운송수단의 장에게 다음 각 호의 서류를 제시하도록 요구할 수 있음
1. 항해일지 · 항공일지 또는 운행일지
2. 「국제보건규칙」에 따라 작성된 선박위생관리 증명서 또는 선박위생관리 면제증명서
3. 그 밖에 여권 등 검역소장이 검역조사를 하기 위해 제시하도록 요구하는 서류

③ 검역소장은 운송수단에 탑승하여 법 제12조제1항에 따른 검역조사를 완료한 경우에는 질병관리청장이 정하는 바에 따라 검역조사서를 작성 · 보관해야 함

확인문제

「검역법」상 검역조사에 관한 내용 중 옳은 것은?

① 운송수단의 노후화 정도 및 안전검사 유무는 검역조사사항이다.
② 보건복지부장관은 질병관리청장과 협의하여 검역 장소를 정한다.
③ 검역업무의 정확성을 위하여 육안으로 직접 확인하여야 하고, 영상정보처리기기, 전자감지기 등의 장비를 활용할 수 없다.
④ 자동차의 경우 출입국자의 검역감염병 감염 · 위험요인 여부 및 예방관리에 관한 사항 외의 사항은 검역조사를 생략할 수 있다.
⑤ 검역조사의 대상이 되는 운송수단의 장은 검역 장소에 접근하였을 때 보건복지부장관에게 검역감염병 환자등의 유무와 위생 상태 등을 통보하여야 한다.

해설: 법 제9조, 법 제10조, 법 제12조
② 질병관리청장은 관계 중앙행정기관의 장과 협의하여 검역 장소를 정한다.
③ 검역소장은 검역업무를 신속하고 정확하게 수행하기 위하여 정보화기기, 영상정보처리기기, 전자감지기 등 장비를 활용할 수 있다.
⑤ 보건복지부장관 → 해당 검역 장소를 관할하는 검역소장

정답: ④

● **법 제12조의2(신고의무 및 조치 등)** ① 다음 각 호의 어느 하나에 해당하는 사람은 해당 검역관리지역 또는 중점검역관리지역을 출발한 후 제17조제3항에 따른 검역감염병의 최대 잠복기간이 경과하지 아니한 경우 그 사실을 보건복지부령으로 정하는 바에 따라 검역소장에게 건강 상태 등을 신고하여야 함

1. 검역관리지역에 체류하거나 그 지역을 경유하여 국내에 입국하는 사람 중 검역감염병을 의심할 수 있는 증상이 있는 사람
2. 중점검역관리지역에 체류하거나 그 지역을 경유하여 국내에 입국하는 사람

② 질병관리청장은 제1항 각 호의 어느 하나에 해당하는 사람이 건강 상태 등을 신고할 수 있도록 공항, 항만 및 육로의 입국장 등 보건복지부령으로 정하는 장소에 해외감염병신고센터를 설치하여야 함

③ 검역소장은 검역감염병의 전파가 우려될 경우에는 제1항에 따라 신고하는 사람에게 다음 각 호의 조치를 할 수 있음

1. 여행지역과 시기에 관한 정보의 요구
2. 검역감염병 관련 건강 상태에 관한 정보의 요구
3. 예방접종을 증명할 수 있는 서류의 요구
4. 검역감염병의 감염 여부를 파악하기 위한 검사 또는 검진
5. 그 밖에 검역감염병의 전파를 방지하기 위하여 필요한 조치로서 보건복지부령으로 정하는 조치

④ 검역감염병이 국내에서 발생하여 외국으로 전파될 위험이 있는 경우, 외국으로 나가는 사람 중 검역감염병을 의심할 수 있는 증상이 있는 사람은 제2항에 따른 해외감염병신고센터에 건강 상태 등을 신고하여야 함. 이 경우, 검역소장은 건강 상태 등을 신고한 자에 대하여 제3항 각 호의 조치를 실시할 수 있음

⑤ 제1항 및 제4항에 따른 신고 절차 · 방법 및 제2항에 따른 해외감염병신고센터 설치 · 운영 등에 필요한 사항은 보건복지부령으로 정함

규칙 **제6조의2(신고의무 및 조치 등)** ① 법 제12조의2제1항에 따라 검역관리지역등에 체류하거나 그 지역을 경유한 사실 및 건강 상태 등을 신고하려는 사람은 별지 제4호의2서식의 검역관리지역등 체류 · 경유 신고서를 검역소장에게 제출해야 함

② 제1항에도 불구하고 다음 각 호의 어느 하나에 해당하는 경우에는 제1항에 따른 신고서를 제출한 것으로 봄

1. 제6조의4제1항제3호, 제6조의5제1항제2호에 따라 별지 제7호서식의 건강상태 질문서를 검역소장에게 제출한 경우
2. 선박에 의사를 승무시킨 경우로서 선장이 제6조의5제1항제1호에 따라 별지 제6호서식의 승무원 및 승객 명부를 검역소장에게 제출한 경우

규칙 **제6조의3(해외감염병신고센터의 설치 · 운영 등)** ① 검역소장은 법 제12조의2제2항에 따라 해당 검역소의 규모, 검역 장소, 검역 대상 등을 고려하여 다음 각 호의 어느 하나에 해당하는 장소에 해외감염병신고센터를 설치해야 함

1. 공항, 항만 및 육로의 입국장 또는 출국장
2. 그 밖에 관할 검역구역의 특성 및 출입국자의 접근성 등을 고려하여 검역소장이 적절하다고 인정하는 장소

② 법 제12조의2제2항에 따른 해외감염병신고센터는 해외감염병 발생정보 및 감염병 예방정보 제공 등의 업무를 수행할 수 있음

③ 제1항 및 제2항에서 규정한 사항 외에 법 제12조의2제2항에 따른 해외감염병신고센터의 설치 및 운영에 필요한 사항은 질병관리청장이 정함

④ 법 제12조의2제3항제5호에서 '보건복지부령으로 정하는 조치'란 검역관리지역등에서 접촉한 사람 및 동물 · 식물에 대한 정보의 요구를 말함

● **법 제12조의3(항공기 검역조사)** ① 항공기 검역조사를 받으려는 운송수단의 장은 보건복지부령으로 정하는 바에 따라 검역조사에 필요한 서류를 검역소장에게 제출하여야 함

② 검역소장은 제1항에 따라 제출한 서류를 심사하여 검역감염병이 국내에 전파될 우려가 없다고 판단한 경우에는 서류 심사로 검역조사를 할 수 있음. 다만, 검역감염병의 전파 위험이 큰 경우 등 보건복지부령으로 정하는 경우에는 탑승하여 검역조사를 하여야 함

③ 제1항에 따른 서류 제출 및 제2항 본문에 따른 서류 심사에 의한 검역조사는 전산시스템을 이용하여 처리할 수 있음

④ 제1항에 따라 제출한 서류 정보가 사실과 다른 것으로 확인된 경우에는 보건복지부령으로 정하는 바에 따라 재검역 등 필요한 조치를 하여야 함

규칙 **제6조의4(항공기 검역조사)** ① 법 제12조의3제1항에 따라 항공기 검역조사를 받으려는 운송수단의 장은 다음 각 호의 서류를 검역소장에게 제출해야 함

1. 별지 제5호서식의 항공기 보건상태 신고서
2. 별지 제6호서식의 승무원 및 승객 명부
3. 별지 제7호서식 또는 별지 제7호의2서식의 건강상태 질문서(출입국자가 직접 작성하여 제출하되, 직접 작성할 수 없는 부득이한 사유가 있는 경우에는 해당 출입국자의 법정대리인 또는 운송수단의 장이 대신 작성하여 제출할 수 있음)
4. 그 밖에 검역소장이 검역조사를 하기 위해 요구하는 서류

② 〈 법 제12조의3제2항 단서에서 '검역감염병의 전파 위험이 큰 경우 등 보건복지부령으로 정하는 경우 〉

1. 다음 각 목의 내용으로 제4조제2호 또는 이 조 제1항에 따라 검역소장에게 통보하거나 서류를 제출한 경우
   가. 항공기 내 검역감염병 환자등이 발생했거나 발생이 의심되는 경우
   나. 항공기 내 사망자가 발생한 경우
   다. 항공기 내 감염병 매개체가 서식하거나 서식한 흔적을 발견한 경우
2. 그 밖에 검역감염병의 전파 위험이 큰 경우로서 탑승하여 검역조사를 할 필요가 있다고 검역소장이 인정하는 경우

③ 법 제12조의3제4항에 따른 재검역은 법 제12조제1항 각 호의 사항에 대하여 실시함

- **법 제12조의4(선박 검역조사)** ① 선박 검역조사를 받으려는 운송수단의 장은 보건복지부령으로 정하는 바에 따라 검역조사에 필요한 서류를 검역소장에게 제출하여야 함. 이 경우 운송수단의 장은 검역 장소에 도착하여 선박에 노란색 기(旗)를 달거나 노란색 전조등을 켜는 등 검역 표시를 하여야 함
② 검역소장은 제12조제3항에 따라 운송수단의 장에게 서류의 제출을 요구할 때에는 「해운법」 제33조에 따라 등록한 해운대리점의 대표자로 하여금 운송수단이 도착하기 전까지 관련 서류를 제출하거나 제시하도록 요구할 수 있음
③ 검역소장은 제1항에 따라 제출한 서류를 심사하여 검역감염병이 국내에 전파될 우려가 없다고 판단한 경우에는 서류 심사로 검역조사를 할 수 있음. 다만, 검역감염병의 전파 위험이 큰 경우 등 보건복지부령으로 정하는 경우에는 승선하여 검역조사를 하여야 함
④ 제1항에 따른 서류 제출 및 제3항 본문에 따른 서류 심사에 의한 검역조사는 전산시스템을 이용하여 처리할 수 있음
⑤ 검역소장은 제1항에 따라 제출한 서류의 사실 확인 및 보건위생관리를 위하여 보건복지부령으로 정하는 바에 따라 대상 선박을 선정하여 검역조사 이후에 보건위생조사를 실시할 수 있음
⑥ 제1항에 따라 제출한 서류정보가 사실과 다른 것으로 확인된 경우에는 보건복지부령으로 정하는 바에 따라 재검역 등 필요한 조치를 하여야 함

규칙 **제6조의5(선박 검역조사)** ① 법 제12조의4제1항에 따라 선박 검역조사를 받으려는 운송수단의 장은 다음 각 호의 서류를 검역소장에게 제출해야 함

1. 별지 제6호서식의 승무원 및 승객 명부
2. 별지 제7호서식의 건강상태 질문서(출입국자가 직접 작성하여 제출하되, 직접 작성할 수 없는 부득이한 사유가 있는 경우에는 해당 출입국자의 법정대리인 또는 운송수단의 장이 대신 작성하여 제출할 수 있음)
3. 별지 제8호서식의 선박 보건상태 신고서
4. 그 밖에 검역소장이 검역조사를 하기 위해 요구하는 서류

② 법 제12조의4제3항 단서에서 '검역감염병의 전파 위험이 큰 경우 등 보건복지부령으로 정하는 경우'

1. 다음 각 목의 내용으로 제4조제1호 또는 이 조 제1항에 따라 검역소장에게 통보하거나 서류를 제출한 경우
   가. 선박 내 검역감염병 환자등이 발생했거나 발생이 의심되는 경우
   나. 선박 내 사망자가 발생한 경우
   다. 선박 내 감염병 매개체가 서식하거나 서식한 흔적을 발견한 경우
2. 중점검역관리지역에서 출항한 후 제14조의3에 따른 검역감염병의 최대 잠복기간이 경과하지 않은 경우
3. 입항 전 검역관리지역에서 검역감염병의 최대 잠복기간 이내에 선원 교대가 있었던 경우
4. 「국제보건규칙」에 따라 작성된 선박위생관리 증명서나 선박위생관리 면제증명서를 소지하지 않거나 그 유효기간이 지난 후 입항한 경우 또는 이전 출항지의 검역소장의 조치사항을 이행하지 않은 경우
5. 그 밖에 검역감염병의 전파 위험이 큰 경우로서 승선하여 검역조사를 할 필요가 있다고 검역소장이 인정하는 경우

③ 검역소장은 검역 조사를 완료한 선박 중 검역관리지역등의 경유 여부 등 질병관리청장이 정하는 기준에 해당하는 선박에 대해 법 제12조의4제5항에 따라 보건위생조사를 실시할 수 있음
④ 법 제12조의4제6항에 따른 재검역은 법 제12조제1항 각 호의 사항에 대하여 실시

확인문제

「검역법」상 선박검역조사를 받으려는 운송수단의 장이 검역 장소에 도착하였을 때 기(旗) 또는 전조등에 사용하여야 하는 색상은?

① 노란색 ② 초록색 ③ 파란색 ④ 보라색 ⑤ 흰색

정답 : ①

- **법 제12조의5(육로 검역조사)** ① 육로를 통하여 들어오는 출입국자 및 운송수단은 보건복지부령으로 정하는 바에 따라 검역조사를 받아야 함

  ② 질병관리청장은 육로를 통하여 들어오는 출입국자 및 운송수단에 대하여 통일부장관이 「남북교류협력에 관한 법률」 제23조제2항 단서에 따른 협의를 요청할 때에는 보건복지부령으로 정하는 바에 따라 제9조제1항에 따른 검역통보 절차의 일부를 생략할 수 있음

규칙 **제6조의6(육로 검역조사)** ① 육로를 통해 들어오는 출입국자 또는 운송수단의 장은 법 제12조의5제1항에 따라 다음 각 호에 따른 서류를 제출해야 함

1. 별지 제6호서식의 승무원 및 승객 명부
2. 별지 제9호서식의 열차 · 자동차 보건상태 신고서
3. 별지 제10호서식의 개인검역신고서
4. 그 밖에 검역소장이 검역조사를 하기 위해 요구하는 서류

② 질병관리청장은 법 제12조의5제2항에 따른 검역통보 절차의 일부 생략 대상에 대하여 제4조제3호에 따른 열차 · 자동차 도착(출발) 통보서의 제출을 생략하도록 할 수 있음

- **법 제13조(검역 전의 승선 · 탑승)** ① 검역조사를 받아야 할 운송수단에 검역조사가 완료되어 검역증이 발급되기 전에는 제30조에 따른 검역공무원이 아닌 사람은 승선하거나 탑승할 수 없음. 다만, 미리 보건복지부령으로 정하는 바에 따라 검역소장의 허가를 받은 경우에는 그러하지 아니 함

  ② 검역소장의 허가를 받지 아니하고 승선하거나 탑승한 사람은 검역조사를 받아야 하며, 제1항 단서에 따라 검역소장의 허가를 받아 승선하거나 탑승한 사람이 검역감염병 증상이 있거나 검역감염병 환자등과 접촉한 경우 즉시 검역소장에게 신고를 하여야 함

  ③ 검역소장은 제2항에 따른 신고를 받은 경우 신고한 자에 대해 즉시 검역조사를 실시하여야 함

  ④ 제3항에 따른 검역조사의 방법은 보건복지부령으로 정함

규칙 **제7조(검역 전 승선 · 탑승의 허가 등)** ① 법 제13조제1항 단서에 따라 검역증이 발급되기 전에 도선(導船)[2] 등 부득이한 사유로 승선 · 탑승하기 위하여 검역소장의 허가를 받으려는 사람은 별지 제11호서식에 따른 검역 전 승선 · 탑승 허가 신청서를 검역소장에게 제출하여야 함

② 제1항에도 불구하고 다음 각 호의 경우에는 검역소장의 허가를 받은 것으로 봄

1. 긴급한 위기 · 위난으로부터 구조하기 위한 경우
2. 범죄의 예방 · 수사 또는 피의자의 체포에 관한 업무를 수행하는 경우

③ 검역소장은 법 제13조제3항에 따라 같은 조 제2항에 따른 신고를 받은 경우 신고한 자에 대해 즉시 법 제12조제1항제2호의 사항에 대한 검역조사를 실시해야 함

2) 도선 : 해협이나 항만을 출입 · 통과하는 배에 탑승하여 그 배를 안전한 수로로 안내하는 일

● **법 제15조(검역조치)** ① 질병관리청장은 검역감염병 유입과 전파를 차단하기 위하여 검역감염병에 감염되었거나 감염된 것으로 의심되는 사람, 검역감염병 병원체에 오염되었거나 오염된 것으로 의심되거나 감염병 매개체가 서식하는 것으로 의심되는 운송수단이나 화물에 대하여 다음 각 호의 전부 또는 일부의 조치를 할 수 있음

1. 검역감염병 환자등을 감시하거나 격리시키는 것
2. 검역감염병 접촉자 또는 보건복지부령으로 정하는 검역감염병 위험요인에 노출된 사람(이하 '검역감염병 위험요인에 노출된 사람')을 감시하거나 격리시키는 것
3. 검역감염병 병원체에 오염되었거나 오염된 것으로 의심되는 화물을 소독 또는 폐기하거나 옮기지 못하게 하는 것
4. 검역감염병 병원체에 오염되었거나 오염된 것으로 의심되는 곳을 소독하거나 사용을 금지 또는 제한하는 것

4의2. 검역감염병 병원체 오염 여부를 확인할 필요가 있다고 인정되는 운송수단 및 화물을 검사하는 것

6. 감염병 매개체가 서식하거나 서식하는 것으로 의심되는 운송수단과 화물을 소독하고 감염병 매개체를 없애도록 운송수단의 장이나 화물의 소유자 또는 관리자에게 명하는 것
7. 검역감염병의 감염 여부를 확인할 필요가 있다고 인정되는 사람을 진찰하거나 검사하는 것
8. 검역감염병의 예방이 필요한 사람에게 예방접종을 하는 것

③ 제1항제6호에 따른 명령을 받은 운송수단의 장이나 화물의 소유자 또는 관리자는 보건복지부령으로 정하는 자격이 있는 자에게 소독 등의 업무를 대신하게 하고 그 결과를 검역소장에게 제출하여 검역소장의 확인을 받아야 함

④ 질병관리청장이 제1항에 따른 적절한 조치를 시행할 수 없는 경우에는 운송수단의 장에게 그 이유를 알리고 회항 또는 지정하는 장소로 이동할 것을 지시할 수 있음. 이 경우 해당 운송수단의 장은 그 지시에 따라야 함

⑤ 질병관리청장은 제1항에 따른 검역조치를 할 때에 필요한 경우 대통령령으로 정하는 바에 따라 관계 기관에 협조를 요청할 수 있으며, 그 요청을 받은 관계 기관의 장은 부득이한 사유가 없으면 협조하여야 함. 이 경우 질병관리청장은 제29조의2에 따른 검역정보시스템을 통하여 관계 기관에 협조를 요청할 수 있음

영 **제4조(검역조치 시 협조의 요청)** 질병관리청장은 법 제15조제5항에 따라 관계 기관에 다음 각 호의 사항에 대한 협조를 요청할 수 있음

1. 법 제15조제1항에 따른 검역조치 시 선박에 승선하기 위한 감시정(監視艇)의 사용
2. 법 제15조제1항제1호 및 제2호에 따른 감시 또는 격리 대상자를 이송하기 위한 구급차 등 이송수단의 사용
3. 법 제16조제2항에 따른 임시 격리시설을 설치하기 위한 장소의 확보
4. 「의료법」 제2조에 따른 의료인 및 그 밖에 검역조치를 위해 필요한 인력의 지원
5. 그 밖에 질병관리청장이 법 제15조제1항에 따른 검역조치를 위해 관계 기관의 협조가 필요하다고 인정하는 사항

규칙 **제10조(검역감염병 위험요인에 노출된 사람의 범위)**
〈 법 제15조제1항제2호에서의 '보건복지부령으로 정하는 검역감염병 위험요인에 노출된 사람' 〉

1. 검역감염병 환자등과 같은 운송수단에 탑승한 사람
2. 검역감염병 환자등과 같은 공간에 감염우려가 있는 시간에 있었던 사람

규칙 **제11조(소독 명령)** ① 검역소장은 법 제15조제1항제3호, 제4호 및 제6호에 따라 운송수단의 장이나 화물의 소유자 또는 관리자에게 운송수단 및 화물을 소독하고 감염병 매개체를 없애도록 명령할 때에는 별지 제13호서식에 따른 소독시행명령서를 발급해야 함

② 제1항에 따라 운송수단의 장이나 화물의 소유자 또는 관리자가 소독 등의 조치를 할 때에는 별표 2의 소독기준에 따라야 함

규칙 **제11조의2(예방접종)** ① 검역소장은 법 제15조제1항제8호에 따라 검역감염병의 예방이 필요한 사람에게 예방접종을 할 때에는 다음 각 호의 사항을 준수해야 함

1. 예방접종에 필요한 의약품을 안전하게 보관할 수 있는 장비로서 질병관리청장이 정하는 장비를 갖출 것
2. 예방접종 이상반응에 대비하기 위한 의약품 및 장비로서 질병관리청장이 정하는 의약품 및 장비를 갖출 것

규칙 **제12조(소독업무대행자의 자격 등)** ① 법 제15조제3항, 제27조제2항 또는 제28조제5항에 따라 소독 등의 업무를 할 수 있는 자(이하 '소독업무대행자')는 「감염병의 예방 및 관리에 관한 법률」 제52조에 따라 소독업의 신고를 한 자로서 다음 각 호의 인력과 장비를 모두 갖추어야 함

1. 「화학물질관리법」 제32조, 같은 법 시행령 제12조 및 같은 법 시행규칙 제34조에 따른 유해화학물질관리자의 자격이 있는 사람 1명
2. 가스측정기 및 가스방독면 등 가스소독에 필요한 장비

② 소독업무대행자는 소독을 하기 전에 별지 제14호서식에 따른 소독 실시 계획서를 검역소장에게 제출하여야 함. 다만, 항공기 및 열차 · 자동차의 경우에는 검역소장의 판단에 따라 그 계획서의 제출을 생략할 수 있음

③ 검역소장은 소독업무대행자의 자격기준 유지 및 소독 등의 업무 수행에 관하여 지도 · 감독을 하여야 함

④ 소독업무대행자는 소독을 완료하면 별지 제15호서식에 따른 소독결과 보고서를 검역소장에게 제출하여야 함

확인문제

「검역법」상 검역조치에 관한 내용 중 옳은 것은?

① 검역조치권자는 보건복지부장관이다.
② 검역감염병의 예방이 필요한 사람이라도 대상자의 기본권 보호를 위하여 예방접종을 검역조치로 명할 수 없다.
③ 감염병 매개체가 서식하거나 서식하는 것으로 의심되는 운송수단의 장은 자신이 스스로 소독 등의 업무를 실시할 수 있다.
④ 검역감염병 병원체에 오염되었거나 오염된 것으로 의심되는 화물을 소독하는 검역조치는 가능하나, 사유물이므로 폐기하지는 못한다.
⑤ 감염병 매개체가 서식하거나 서식하는 것으로 의심되는 운송수단의 장은 소독 등의 업무의 결과를 검역소장에게 제출하여 확인을 받아야 한다.

정답: ⑤

「검역법」상 검역감염병의 유입과 전파를 차단하기 위한 검역조치로 옳은 것은? **(2025년 기출)**

① 검역감염병 환자의 치료
② 검역감염병 병원체에 오염된 곳의 사용 제한
③ 운송수단의 장이 운송수단과 화물 소독 후 그 결과를 질병관리청장에게 제출
④ 감염병 매개체 서식이 의심되는 운송수단과 화물을 운송수단의 장이나 화물의 소유자가 직접 소독
⑤ 검역소장은 적절한 조치를 시행할 수 없는 경우에 운송수단의 장에게 그 이유을 알리고 지정하는 장소로 이동 지시

정답: ②

- **법 제16조(검역감염병 환자 등의 격리)** ① 질병관리청장은 제15조제1항제1호에 따라 검역감염병 환자 등을 다음 각 호의 어느 하나에 해당하는 시설에 격리함. 다만, 사람 간 전파가능성이 낮은 경우 등 질병관리청장이 정하는 경우는 격리 대상에서 제외할 수 있음
  1. 검역소에서 관리하는 격리시설로서 질병관리청장이 지정한 시설
  2. 「감염병의 예방 및 관리에 관한 법률」 제36조 또는 제37조에 따른 감염병관리기관, 격리소 · 요양소 또는 진료소
  3. 자가(自家)
  4. 「감염병의 예방 및 관리에 관한 법률」 제8조의2에 따른 감염병전문병원
  5. 국내에 거주지가 없는 경우 질병관리청장이 지정하는 시설 또는 장소

  ② 질병관리청장은 검역감염병 환자 등이 많이 발생하여 제1항에 따른 격리시설이나 감염병관리기관 등이 부족한 경우에는 보건복지부령으로 정하는 바에 따라 임시 격리시설을 설치 · 운영할 수 있음

  ③ 질병관리청장은 제1항에 따른 격리조치(이송 포함)를 할 때에 필요하면 특별시장 · 광역시장 · 특별자치시장 · 도지사 · 특별자치도지사(이하 '시 · 도지사') 또는 시장 · 군수 · 구청장(자치구의 구청장을 말함)에게 협조를 요청할 수 있음. 이 경우 시 · 도지사 또는 시장 · 군수 · 구청장은 특별한 사유가 없으면 협조하여야 함

  ④ 검역감염병 환자등의 격리 기간은 검역감염병 환자등의 감염력이 없어질 때까지로 하고, 격리기간이 지나면 즉시 해제하여야 함

  ⑤ 제4항에 따른 격리 기간 동안 격리된 사람은 검역소장의 허가를 받지 아니하고는 다른 사람과 접촉할 수 없음

  ⑥ 검역소장은 검역감염병 환자 등을 격리하였을 때에는 보건복지부령으로 정하는 바에 따라 격리 사실을 격리 대상자 및 격리 대상자의 가족, 보호자 또는 격리 대상자가 지정한 사람에게 알려야 함

규칙 **제13조(검역감염병 환자 등의 격리 통지)** 검역소장은 법 제16조제1항에 따라 검역감염병 환자 등을 격리했을 때에는 같은 조 제6항에 따라 격리 대상자 및 격리 대상자의 가족, 보호자 또는 격리 대상자가 지정한 사람에게 별지 제16호서식의 격리통지서를 보내야 함. 이 경우 격리통지서는 정보통신기기를 활용하여 보낼 수 있음

규칙 **제14조(임시 격리시설의 설치 · 운영)** 법 제16조제2항에 따라 질병대응센터장은 다음 각 호의 시설에 임시 격리시설을 설치 · 운영할 수 있음

1. 검역소 내의 별도로 구획된 시설
2. 검역감염병 환자등이 발생한 운송수단
3. 국제공항 및 국제여객터미널 등 검역구역 내에 관계 행정기관의 장과 협의하여 지정하는 시설
4. 간이 진료시설 설치와 격리가 가능한 숙박시설로서 관계 행정기관의 장 및 특별시장 · 광역시장 · 특별자치시장 · 도지사 · 특별자치도지사 또는 시장 · 군수 · 구청장(자치구의 구청장을 말함) 등과 협의하여 지정하는 시설

규칙 **제14조의2(격리 기간 동안 다른 사람과의 접촉)** ① 법 제16조제5항에 따라 격리된 사람이 다른 사람을 접촉하려는 경우나 다른 사람이 격리된 사람을 접촉하려는 경우에는 별지 제16호의2서식에 따른 접촉 허가 신청서를 검역소장에게 제출하여야 함

② 제1항에 따른 허가 신청을 받은 검역소장은 해당 검역감염병의 특성과 허가 신청인의 상태 등을 고려하여 지체 없이 허가 여부를 결정하고 이를 허가 신청인에게 통지하여야 함

확인문제

「검역법」상 검역감염병 환자 등의 격리에 관한 내용 중 옳은 것은?

① 자가(自家)는 격리장소가 될 수 없다.
② 검역감염병 환자 등의 격리 기간은 검역감염병 환자등이 완치될 때까지이다.
③ 격리시설이나 감염병관리기관 등이 부족한 경우에는 임시 격리시설을 설치 · 운영할 수 있다.
④ 격리명령권자는 보건복지부장관이며, 격리조치에 있어서 행정안전부장관과 협의를 하여야 한다.
⑤ 격리 기간 동안 격리된 사람은 검역소장에게 신고하지 아니하고는 다른 사람과 접촉할 수 없다.

정답: ③

- **법 제17조(검역감염병 접촉자에 대한 감시 등)** ① 질병관리청장은 제15조제1항제2호에 따라 검역감염병 접촉자 또는 검역감염병 위험요인에 노출된 사람이 입국 후 거주하거나 체류하는 지역의 특별자치도지사 · 시장 · 군수 · 구청장에게 건강 상태를 감시하거나 「감염병의 예방 및 관리에 관한 법률」 제49조제1항에 따라 격리시킬 것을 요청할 수 있음
  ② 특별자치도지사 · 시장 · 군수 · 구청장은 제1항에 따라 감시하는 동안 검역감염병 접촉자 또는 검역감염병 위험요인에 노출된 사람이 검역감염병 환자등으로 확인된 경우에는 지체 없이 격리 등 필요한 조치를 하고 즉시 그 사실을 질병관리청장에게 보고하여야 함
  ③ 제1항에 따른 감시 또는 격리 기간은 보건복지부령으로 정하는 해당 검역감염병의 최대 잠복기간을 초과할 수 없음

규칙 **제14조의3(검역감염병의 최대 잠복기간)**
〈 법 제17조제3항에 따른 검역감염병의 최대 잠복기간 〉
1. 콜레라 : 5일
2. 페스트 : 6일
3. 황열 : 6일
4. 중증 급성호흡기 증후군(SARS) : 10일
5. 동물인플루엔자 인체감염증 : 10일
6. 중동 호흡기 증후군(MERS) : 14일
7. 에볼라바이러스병 : 21일
8. 법 제2조제1호바목 및 자목에 해당하는 검역감염병 : 법 제4조의2제1항에 따른 검역전문위원회에서 정하는 최대 잠복기간

확인문제

「검역법」상 검역감염병의 최대 잠복기간으로 올바른 것은? **(2023년 기출)**

① 황열: 6일 ② 페스트: 5일 ③ 콜레라: 4일
④ 동물인플루엔자 인체감염증: 7일 ⑤ 중증 급성호흡기 증후군(SARS): 5일

정답: ①

확인문제

중증급성호흡기증후군(SARS) 환자와 접촉한 자가 입국하여 체류 지역의 시장이 그의 건강상태를 감시하고자 한다. 「검역법」상 체류 지역의 시장이 그를 감시할 수 있는 최대 기간은? (2024년 기출)

① 1일 ② 3일 ③ 5일
④ 7일 ⑤ 10일

정답: ⑤

● **법 제18조(격리시설 등에서 물품 반출의 금지)** 제16조에 따른 격리시설과 임시 격리시설에서 사용하거나 보관 중인 물품은 검역소장의 허락을 받지 아니하고 반출하여서는 아니 됨

● **법 제19조(오염운송수단 등의 이동금지 등의 조치)** ① 질병관리청장은 검역감염병에 감염되었거나 감염이 의심되는 승객, 승무원 및 도보출입자, 검역감염병 병원체에 오염되었거나 오염이 의심되는 운송수단 및 화물(이하 이 조에서 '오염운송수단등')에 대하여는 검역소장이 지정하는 장소에서 검역감염병 유무에 관한 검사, 소독 및 물건의 폐기 등의 조치가 끝날 때까지 보건복지부령으로 정하는 바에 따라 이동금지 등의 조치를 할 수 있음. 이 경우 검역소장의 허가를 받지 아니하고는 오염운송수단등에 접촉하거나 탑승할 수 없음
② 검역소장은 오염운송수단등에 대한 조치를 하여 검역감염병이 국내로 번질 우려가 없다고 인정되면 그 이동금지 등의 조치를 해제하여야 함. 이 경우 이동금지 등의 조치를 해제하기 위한 인정 기준은 보건복지부령으로 정함

규칙 **제15조(오염운송수단 등의 이동금지 등의 조치)** ① 법 제19조제1항에 따라 검역소장이 이동금지 등의 조치를 할 때에는 운송수단의 장 또는 그 소유자에게 별지 제17호서식에 따른 오염운송수단 등의 이동금지 등의 통보서로 알려야 함
② 검역소장은 검역감염병이 국내로 번질 우려가 없다고 인정되는 다음 각 호의 경우에는 제1항에 따른 조치를 지체 없이 해제하고 이를 운송수단의 장 또는 그 소유자에게 알려야 함
1. 검역감염병 검사 결과 이상이 없다고 판명된 경우
2. 제12조제4항에 따라 소독 결과 보고서를 제출한 경우
3. 「폐기물관리법」 제13조에 따라 물건의 폐기를 완료한 경우
4. 그 밖에 법 제19조제1항의 조치사항을 이행하였다고 검역소장이 인정한 경우

● **법 제20조(검역감염병 외의 감염병에 대한 예방조치)** 검역소장은 검역조사에서 다음 각 호를 발견한 경우에는 보건복지부령으로 정하는 바에 따라 진찰, 검사, 소독 및 그 밖에 필요한 예방조치를 할 수 있음
1. 검역감염병 외의 감염병 환자
2. 검역감염병 외의 감염병 의사환자
3. 검역감염병 외의 감염병으로 죽은 사람의 시체
4. 검역감염병 외의 감염병 병원체에 오염되었거나 오염되었을 가능성이 있는 운송수단

규칙 **제16조(검역감염병 외의 감염병에 대한 예방조치)** 법 제20조에 따라 검역소장은 해당 검역감염병 외의 감염병 환자 및 감염병 의사환자의 거주지 관할 특별시 · 광역시 · 특별자치시 · 도 · 특별자치도에 통보하여 진찰, 검사, 소독 및 그 밖에 필요한 예방조치를 하도록 하고, 해당 운송수단의 장에게는 감염 방지 방법 등을 지도할 수 있음

- **법 제21조(소독이 필요한 화물의 보관)** 검역소장은 운송수단의 화물선적 목록에 적힌 화물 중 소독할 필요가 있다고 인정되는 화물은 다른 화물과 접촉되지 아니하게 따로 보관할 것을 해당 세관장에게 요구할 수 있음

- **법 제22조(검역증)** 검역소장은 검역조사 결과 출입국자, 운송수단 또는 화물에 의하여 검역감염병이 국내외로 번질 우려가 없는 등 이상이 없는 것으로 인정되면 출입국자 또는 운송수단의 장이 요구하는 경우 보건복지부령으로 정하는 바에 따라 검역증을 내주어야 함

규칙 **제17조(검역증 등)** ① 법 제22조에 따른 검역증은 별지 제18호서식에 따름

② 법 제23조제1항에 따른 조건부 검역증은 별지 제19호서식에 따름

- **법 제23조(조건부 검역증)** ① 검역소장은 검역조사 결과 검역소독 등을 실시할 것을 조건으로 운송수단의 장에게 조건부 검역증을 내줄 수 있음
  ② 검역소장은 조건부 검역증을 받은 운송수단의 장이 해당 조건을 이행하였을 때에는 그 운송수단의 장에게 검역증을 내주어야 함. 이 경우 운송수단의 장은 종전에 발급받은 조건부 검역증을 폐기하여야 함
  ③ 검역소장은 운송수단의 장이 제1항에 따른 조건부 검역증에 제시된 조건을 이행하지 아니하면 이동금지 등의 조치를 할 수 있음
  ④ 검역소장은 제1항에 따른 조건부 검역증을 받은 운송수단의 장이 운송수단에 대한 조건을 이행하는 것이 곤란하다고 판단될 경우에는 운송수단의 장에게 그 이유를 밝히고 보건복지부령으로 정하는 바에 따라 검역소장이 지정하는 장소로 이동할 것을 지시할 수 있음. 이 경우 해당 운송수단의 장은 그 지시에 따라야 함

규칙 **제18조(이동의 지시)** 법 제23조제4항에 따라 검역소장이 운송수단의 장에게 이동하도록 지시하는 경우에는 별지 제20호서식에 따른 이동 지시서로 함

- **법 제24조(출입국의 금지 또는 정지 요청)** 질병관리청장은 공중보건상 큰 위해를 끼칠 염려가 있다고 인정되는 다음 각 호에 해당하는 사람에 대하여는 법무부장관에게 출국 또는 입국의 금지 또는 정지를 요청할 수 있음. 다만, 입국의 금지 또는 정지의 요청은 외국인의 경우에만 해당
  1. 검역감염병 환자 등
  2. 검역감염병 접촉자
  3. 검역감염병 위험요인에 노출된 사람
  4. 검역관리지역등에서 입국하거나 이 지역을 경유하여 입국하는 사람

확인문제

「검역법」상 검역관리지역 등에서 입국하려는 외국인에 대하여 질병관리청장은 누구에게 그 입국의 금지 또는 정지를 요청할 수 있는가?

① 관세청장 ② 법무부장관 ③ 해양경찰청장
④ 국가정보원장 ⑤ 행정안전부장관

정답: ②

● **법 제25조(시체 등의 반입 및 조사)** ① 국내로 시체를 반입하려는 자는 검역감염병으로 인한 사망 여부를 확인하기 위하여 보건복지부령으로 정하는 바에 따라 필요한 서류를 제출하거나 제시하여야 함

② 검역소장은 검역감염병으로 죽은 사람의 시체, 유골 및 유물로서, 방부처리(防腐處理) 후 불침투성(不浸透性) 관(棺)에 밀봉되어 있지 아니하거나 화장조치(火葬措置)가 되어 있지 아니한 것에 대하여는 국내 반입을 허용하지 아니함

③ 운송수단의 운행 중 발생한 시체는 보건복지부령으로 정하는 바에 따라 검역조사를 받아야 함

④ 검역소장은 제1항 또는 제3항에 따른 조사 결과 해당 시체의 사인을 확인할 수 없거나 검역감염병에 감염된 것으로 의심되는 시체의 경우에는 검사를 위해 해부를 명할 수 있으며, 필요한 경우 관계기관에 협조를 요청할 수 있음. 이 경우 해부의 방법 및 절차 등에 관하여는 「감염병의 예방 및 관리에 관한 법률」 제20조를 준용하며, '질병관리청장'은 '검역소장'으로 봄

⑤ 검역소장은 검역감염병 환자등이 사망한 경우나 사망 후 사망한 사람이 검역감염병병원체를 보유하였던 것으로 확인된 경우 검역감염병의 차단과 확산 방지 등을 위하여 필요한 범위에서 그 시신의 장사방법 등을 제한할 수 있음. 이 경우 그 방법 및 절차 등에 관하여는 「감염병의 예방 및 관리에 관한 법률」 제20조의2를 준용하며, '질병관리청장'은 '검역소장'으로 봄

규칙 **제19조(시체 반입에 필요한 서류)** 법 제25조제1항에 따라 시체를 반입하려는 자는 다음 각 호의 서류를 검역소장에게 제출하여야 함

1. 사망진단서 또는 시체검안서
2. 방부처리 증명서류(검역감염병으로 사망한 경우만 해당)
3. 항공화물운송장 사본 또는 선하증권(船荷證券)[3] 사본
4. 그 밖에 검역소장이 검역감염병으로 인한 사망 여부를 확인하기 위하여 제출을 요구하는 서류

규칙 **제20조(운행 중 발생한 시체에 대한 검역조사)** ① 법 제25조제3항에 따라 운송수단의 장은 운행 중 발생한 시체에 대하여 별지 제21호서식에 따른 사망경위서를 검역소장에게 제출해야 함

② 검역소장은 운송수단의 운행 중 발생한 시체가 검역감염병에 감염된 것으로 의심되는 경우에는 법 제15조에 따른 검역조치를 할 수 있음

3) 선하증권 : 해상운송계약에 따른 운송화물의 수령 또는 선적을 인증하고, 그 물품의 인도청구권을 문서화한 증권

● **법 제27조(선박위생 증명서의 발급 등)** ① 검역소장은 선장 또는 선박의 소유자가 선박위생 증명서 발급을 신청하면 그 선박에 대하여 검역감염병 병원체의 오염 여부와 감염병 매개체 유무 등에 관한 조사를 하고, 그 결과 해당 선박에 검역감염병 병원체의 오염 의심이 없고 감염병 매개체가 서식하지 아니한 경우에는 6개월간 유효한 선박위생관리 면제증명서를 내줌

② 검역소장은 제1항에 따른 조사 결과 해당 선박에 검역감염병 병원체의 오염이 의심되거나 감염병 매개체의 서식이 의심되면 보건복지부령으로 정하는 자격이 있는 자에게 소독을 하게 하거나 감염병 매개체를 없애도록 한 후 6개월간 유효한 선박위생관리 증명서를 내줌

③ 검역소장은 제15조제1항제6호에 따른 조치명령을 받아 같은 조 제3항에 따라 소독하거나 감염병 매개체를 없앤 선장 또는 선박의 소유자가 명령 이행에 대한 증명서 발급을 신청하면 6개월간 유효한 선박위생관리 증명서를 내줌

④ 검역소장은 선박이 선적지(船籍地)로 돌아가거나 제12조와 제15조에 따른 검역조사 및 검역조치를 이행할 수 없는 특별한 사유가 있는 경우에는 제1항에 따른 선박위생관리 면제증명서 및 제2항 · 제3항에 따른 선박위생관리 증명서의 유효기간을 1개월의 범위에서 연장할 수 있음

⑤ 검역소장은 제1항부터 제3항까지의 규정에 따라 발급된 증명서의 유효기간이 지난 선박이나 그 증명서를 지니지 아니하고 도착한 선박 또는 그 증명서에 재검사가 필요한 것으로 기재되어 있는 선박에 대하여는 제12조에 따른 검역조사를 하여야 함

⑥ 제1항에 따른 조사의 내용 및 선박위생관리 증명서와 선박위생관리 면제증명서의 신청 절차와 발급 방법 등에 관하여 필요한 사항은 보건복지부령으로 정함

규칙 **제21조(선박위생 증명서의 발급)** ① 법 제27조제1항에 따라 선장 또는 선박의 소유자가 선박위생 증명서 발급을 신청할 때에는 검역소장에게 별지 제22호서식에 따른 신청서와 별지 제23호서식에 따른 신청서 부표를 제출해야 함

② 검역소장은 제1항에 따른 증명서 발급 신청 선박에 대하여 검역감염병 병원체의 오염 여부와 감염병 매개체 유무 등에 관한 검사를 별지 제24호서식에 따른 선박위생관리 점검표에 따라 실시하고, 그 결과에 따라 별지 제25호서식에 따른 선박위생관리 면제증명서 또는 선박위생관리 증명서를 발급함

● **법 제28조(그 밖의 증명서 발급)** ① 검역소장은 운송수단의 장이 감염병 매개체 구제증명서(驅除證明書) 발급을 신청하면 해당 운송수단에 대하여 보건복지부령으로 정하는 바에 따라 해당 운송수단의 감염병 매개체 구제 여부를 확인하고 그 증명서를 내주어야 함

② 검역소장은 물품을 수출하려는 사람이 다음 각 호에 해당하는 증명서의 발급을 신청하면 그에 해당하는 검역감염병에 대한 예방조치를 하거나 하였는지 확인하고 보건복지부령으로 정하는 바에 따라 해당 증명서를 내주어야 함

1. 물품에 대한 소독증명확인서 : 검역감염병의 유무에 관한 검사, 소독 및 감염병 매개체를 없애는 일
2. 물품에 대한 병원체 검사증명서 : 검역감염병 병원체의 유무에 관한 세균 · 바이러스 검사 실시

③ 검역소장은 승객 및 승무원 등 외국으로 나가는 사람이 병원체 검사증명서의 발급을 신청하면 검역감염병 감염 여부와 검역감염병 병원체의 유무에 관한 검사를 실시하고 보건복지부령으로 정하는 바에 따라 해당 증명서를 내주어야 함
④ 제1항부터 제3항까지의 규정에 따른 증명서 외의 증명서의 발급 신청 및 그에 따른 예방조치 내용과 증명서 발급 절차에 관하여 필요한 사항은 보건복지부령으로 정함
⑤ 제1항과 제2항에 따른 소독 및 감염병 매개체를 없애는 일은 보건복지부령으로 정하는 자격이 있는 자가 하여야 함

규칙 **제22조(그 밖의 증명서 발급)** ① 법 제28조에 따른 증명서의 발급을 신청하려는 자는 별지 제22호서식에 따른 신청서를 검역소장에게 제출해야 함. 다만, 선박의 경우에는 별지 제23호서식에 따른 신청서 부표도 함께 제출해야 함
② 제1항에 따른 증명서는 다음 각 호의 서식을 따름
1. 법 제28조제1항에 따른 감염병 매개체 구제증명서 : 별지 제26호서식
2. 법 제28조제2항제1호에 따른 물품에 대한 소독증명 확인서 : 별지 제27호서식
3. 법 제28조제2항제2호에 따른 물품에 대한 병원체 검사증명서 : 별지 제28호서식
4. 법 제28조제3항에 따른 병원체 검사증명서 : 별지 제29호서식
5. 법 제28조제4항에 따른 운송수단별 소독증명서 : 별지 제30호서식

● **법 제28조의2(국제공인예방접종)** ① 질병관리청장은 외국으로 나가는 사람의 요청이 있을 경우에는 검역감염병의 예방접종을 실시하고 국제공인예방접종증명서를 내주어야 함
② 질병관리청장은 검역감염병의 예방접종 후 이상반응에 대비하여 관련 응급처치 비상품을 구비하여야 함
③ 제28조의3의 국제공인예방접종기관의 장은 검역감염병의 예방접종을 수행한 경우 예방접종증명서를 발급하여야 하며, 검역소장은 예방접종증명서의 사실을 확인한 후 국제공인예방접종증명서를 발급함
④ 제1항 및 제3항에 따른 국제공인예방접종증명서의 발급 절차와 제2항에 따른 이상반응 관리 등에 필요한 사항은 보건복지부령으로 정함

규칙 **제23조(국제공인예방접종증명서의 발급 등)** ① 법 제28조의2제1항에 따라 국제공인예방접종증명서의 발급을 요청하려는 사람은 별지 제31호서식에 따른 국제공인예방접종증명서 발급신청서를 검역소장에게 제출해야 함
② 제1항에 따라 발급 요청을 받은 검역소장은 예방접종을 한 후 별지 제32호서식에 따른 국제공인예방접종증명서를 발급함. 다만, 요청인이 「감염병의 예방 및 관리에 관한 법률」에 따른 예방접종을 받았거나 제24조제1항에 따른 국제공인예방접종지정기관에서 예방접종을 받고 「감염병의 예방 및 관리에 관한 법률 시행규칙」 제22조에 따른 예방접종증명서나 국제공인 예방접종지정기관의 장으로부터 발급받은 별지 제33호서식에 따른 예방접종증명서를 제출한 경우에는 그 사실을 확인한 후 증명서를 발급함
③ 제2항에 따라 국제공인예방접종증명서를 발급한 검역소장은 별지 제34호서식에 따른 국제공인예방접종증명서 발급 처리부에 접종 상황을 기록하고 준영구로 보관해야 함
④ 제1항부터 제3항까지에서 규정한 사항 외에 법 제28조의2제1항 및 제3항에 따른 국제공인예방접종증명서의 발급에 필요한 사항은 질병관리청장이 정함
⑤ 검역소장은 법 제28조의2제2항에 따른 응급처치 비상품의 유효기간 및 작동 여부를 정기적으로 점검해야 함
⑥ 제5항에서 규정한 사항 외에 응급처치 비상품의 종류, 응급처치의 방법 등 검역감염병의 예방접종 후 이상반응의 관리에 필요한 사항은 질병관리청장이 정함

규칙 **제25조(증인 날인)** ① 검역소장은 이 규칙에 따라 발급하는 증명서(국제공인 예방접종증명서 제외)에는 별지 제36호서식에 따른 증인(證印)을 찍어야 함
② 검역소장은 제23조제2항에 따라 발급하는 국제공인 예방접종증명서에는 별지 제37호서식에 따른 국제공인 예방접종확인 증인을 찍어야 함

- **법 제28조의3(국제공인예방접종지정기관의 지정 등)** ① 질병관리청장은 다음 각 호의 어느 하나에 해당하는 기관 중에서 국제공인예방접종을 실시할 수 있는 기관(이하 '국제공인예방접종지정기관')을 지정할 수 있음. 이 경우 질병관리청장은 이를 공고하여야 함
  1. 「의료법」 제3조에 따른 의료기관
  2. 의무실이 설치되어 있고 의사가 항상 근무하는 국가 및 지방자치단체의 기관, 「공공기관의 운영에 관한 법률」에 따른 공공기관

  ② 질병관리청장은 국제공인예방접종지정기관이 다음 각 호의 어느 하나에 해당하는 경우에는 그 지정을 취소할 수 있음
  1. 최근 3년간 검역감염병에 대한 예방접종 실적이 없는 경우
  2. 검역감염병 예방접종과 관련하여 이 법이나 의료 관계 법령을 위반한 경우

  ③ 제1항 및 제2항에서 규정한 사항 외에 국제공인예방접종지정기관의 지정 및 지정취소의 기준 · 절차 등에 필요한 사항은 보건복지부령으로 정함

규칙 제24조(국제공인예방접종지정기관의 지정 및 지정취소)
① 법 제28조의3제1항에 따라 국제공인예방접종을 실시할 수 있는 기관(이하 '국제공인예방접종지정기관')으로 지정받으려는 자(이하 이 조에서 '신청인')는 별지 제35호서식의 국제공인예방접종지정기관 지정신청서에 예방접종을 담당할 의사의 이력서를 첨부하여 질병관리청장에게 제출해야 함
② 〈 법 제28조의3제3항에 따른 국제공인예방접종지정기관의 지정기준 〉
1. 예방접종에 필요한 의약품을 안전하게 보관할 수 있는 장비로서 질병관리청장이 정하는 장비를 갖출 것
2. 예방접종 이상반응에 대비하기 위한 의약품 및 장비로서 질병관리청장이 정하는 의약품 및 장비를 갖출 것
3. 국제공인예방접종지정기관의 지정이 취소된 기관의 경우에는 그 지정이 취소된 날부터 1년이 경과될 것

③ 질병관리청장은 신청인이 제2항에 따른 지정기준에 맞는지를 검토한 후 지정 여부를 신청인에게 문서로 통지하여야 함
④ 질병관리청장이 법 제34조의2에 따른 청문 절차를 거쳐 국제공인예방접종지정기관의 지정을 취소하는 경우에는 그 사유를 명시하여 해당 국제공인예방접종지정기관에 문서로 통지하여야 함
⑤ 제1항부터 제4항까지에서 규정한 사항 외에 국제공인예방접종지정기관의 지정에 필요한 세부적인 사항은 질병관리청장이 정함

확인문제

「검역법」상 국제공인예방접종지정기관의 지정 등에 관한 내용으로 옳은 것은?

① 의원급 의료기관은 지정대상이 아니다.
② 국제공인예방접종지정기관의 지정권자는 보건복지부장관이다.
③ 국제공인예방접종지정기관을 지정하였을 경우, 이를 고시하여야 한다.
④ 의사가 항상 근무하지 않는 국가 및 지방자치단체의 기관이라도 지정받을 수 있다.
⑤ 최근 3년간 검역감염병에 대한 예방접종 실적이 없는 경우, 그 지정을 취소할 수 있다.

정답: ⑤

● **법 제29조(검역구역의 보건위생관리)** ① 질병관리청장은 검역감염병이나 검역감염병 외의 감염병이 유행하거나 유행할 우려가 있다고 인정하면 보건복지부령으로 정하는 바에 따라 검역구역 내 운송수단, 시설, 건물, 물품 및 그 밖의 장소와 그 관계인에 대하여 보건위생관리에 필요한 다음 각 호의 조치를 하거나 필요한 지시를 할 수 있음

1. 검역감염병 및 검역감염병 외의 감염병에 관한 역학조사(疫學調査)
2. 살충 · 살균을 위한 소독과 감염병 매개체를 없애는 일
3. 검역감염병 보균자 및 검역감염병 외의 감염병 보균자 색출 검사와 예방접종
4. 운송수단에 실리는 식재료, 식품 및 식수검사
5. 어패류와 식품을 다루는 사람에 대한 위생지도와 교육 · 홍보
6. 검역구역 안의 감염병 매개체의 서식 분포 등에 대한 조사
7. 선박의 균형을 유지하기 위하여 선박에 실은 물에 대한 조사[4)]
8. 그 밖에 질병관리청장이 검역감염병 및 검역감염병 외의 감염병을 예방하기 위하여 필요하다고 인정하는 사항

② 질병관리청장은 제1항에 따른 조치와 지시를 할 때에 필요하면 관계 기관이나 관계인에게 협조를 요청할 수 있으며, 그 요청을 받은 관계 기관의 장이나 관계인은 부득이한 사유가 없으면 협조하여야 함

규칙 **제25조의2(검역구역의 보건위생관리)** ① 검역소장은 법 제29조제1항제4호, 제5호 및 제7호의 조치를 하려는 경우에는 조치 대상자에게 미리 그 조치의 내용 및 일시를 알려야 함
② 제1항에서 정한 사항 외에 법 제29조제1항 각 호의 조치의 방법 및 절차에 관한 사항은 질병관리청장이 정함

확인문제

「검역법」상 검역구역의 보건위생관리에 관한 내용 중 옳은 것은?

① 감염병 보균자 색출 검사는 검역감염병 보균자에 한하여 가능하다.
② 검역구역의 보건위생관리에 필요한 조치권자는 보건복지부장관이다.
③ 선박의 평형수는 검역감염병과 무관하므로 이에 대한 조사는 지시할 수 없다.
④ 검역구역의 보건위생관리에 필요한 조치를 할 경우, 법무부장관과 협의하여야 한다.
⑤ 운송수단에 실리는 식재료, 식품 및 식수검사를 하기 위해서는 검역소장은 조치 대상자에게 미리 그 조치의 내용 및 일시를 알려야 한다.

정답: ⑤

4) 선박의 균형을 유지하기 위하여 선박에 실은 물을 선박평형수라 한다. 해당 조문의 취지는 평형수에 유입된 감염병의 전파를 방지하고자 함에 있다. 한편, 해당 평형수에는 유해수중생물이 유입되어 있을 수 있어 별도의 처리 없이 무분별하게 평형수를 배출할 경우, 해양생태계에 매우 큰 악영향을 끼칠 우려가 있다. 이를 규율하기 위해 마련된 법률은 「선박평형수관리법」이다.

● **법 제29조의2(검역정보시스템의 구축 · 운영)** ① 질병관리청장은 검역감염병에 감염되었거나 감염되었을 것으로 우려되는 사람과 오염 우려가 있는 운송수단을 신속히 확인하는 등 효율적 검역업무의 수행을 위하여 검역대상자 등의 정보를 전자적으로 처리할 수 있는 검역정보시스템을 구축 · 운영할 수 있음

② 질병관리청장은 검역 업무를 위하여 다음 각 호의 정보시스템을 통하여 검역과 관련된 정보를 관계 기관의 장에게 요청할 수 있 이 경우 관계 기관의 장은 정당한 사유가 없으면 이에 따라야 함

1. 「약사법」 제23조의3제1항에 따른 의약품안전사용정보시스템
2. 「여권법」 제8조제2항에 따른 여권정보통합관리시스템
3. 「출입국관리법」에 따른 출입국관리정보를 처리하는 정보시스템
4. 「관세법」 제327조에 따른 국가관세종합정보망
5. 그 밖에 보건복지부령으로 정하는 정보시스템

③ 질병관리청장은 검역감염병 전파 방지 등 검역업무를 위하여 제1항에 따른 시스템을 다음 각 호의 정보시스템과 전자적으로 연계하여 활용할 수 있음. 이 경우 연계를 통하여 수집 · 제공할 수 있는 정보는 입국정보, 건강상태 등 대통령령으로 정함.

1. 「감염병의 예방 및 관리에 관한 법률」 제33조의4에 따른 예방접종통합관리시스템
2. 「감염병의 예방 및 관리에 관한 법률」 제40조의5에 따른 감염병관리통합정보시스템
3. 그 밖에 보건복지부령으로 정하는 정보시스템

④ 질병관리청장은 제1항에 따른 시스템을 통하여 운영하는 정보를 효율적인 검역 업무의 수행 이외의 목적에는 활용할 수 없으며, 사생활의 비밀을 침해하지 아니하도록 관리하여야 함.

⑤ 제1항부터 제3항까지의 정보의 보호 및 관리에 관한 사항은 이 법에서 규정된 것을 제외하고는 「개인정보 보호법」의 규정을 따름.

⑥ 제1항부터 제3항까지에 따른 시스템의 구축 · 운영 등에 필요한 사항은 보건복지부령으로 정함.

영 **제4조의2(정보시스템 간 연계를 통하여 수집 · 제공할 수 있는 정보의 범위)** 〈 법 제29조의2제3항 후단에 따라 수집 · 제공할 수 있는 정보의 범위 〉

1. 검역대상자의 입국정보에 관한 사항
2. 검역대상자의 건강상태에 관한 사항
3. 검역대상자의 예방접종 실시 내역에 관한 사항
4. 검역대상자에 대한 역학조사 결과에 관한 사항
5. 그 밖에 검역감염병의 예방 및 관리 등을 위하여 질병관리청장이 필요하다고 인정하는 사항

규칙 **제25조의3(검역정보시스템의 구축 · 운영)** ① 질병관리청장은 법 제29조의2에 따른 검역정보시스템(이하 '검역정보시스템')을 운영하기 위하여 필요한 경우에는 표준화된 서식과 표준전자문서를 개발하여야 함. 이 경우 표준화된 서식과 표준전자문서는 그 규격을 기존 종이문서의 서식과 달리하거나 서명 및 기명날인을 생략할 수 있음

② 질병관리청장은 다음 각 호의 업무에 대해서는 검역정보시스템을 통하여 처리할 수 있도록 필요한 조치를 할 수 있음

1. 제3조에 따른 검역조사 생략 신청 및 심사 결과 통보
2. 제4조에 따른 검역 통보
3. 제6조의4제1항제1호 · 제2호, 제6조의5제1항제1호 · 제3호 및 제6조의6제1항제1호 · 제2호에 따른 승무원 및 승객 명부와 보건상태 신고서 제출
4. 제17조에 따른 검역증 발급
5. 제21조제1항에 따른 신청서 및 신청서 부표 제출
6. 제22조제1항에 따른 신청서 및 신청서 부표 제출
7. 제23조제3항에 따른 국제공인 예방접종증명서의 발급 기록 보관 및 열람
8. 법 제12조의4제3항에 따른 서류 심사 및 그 결과의 통보
9. 법 제29조의4제1항에 따른 승객예약자료의 열람 및 제출
10. 법 제29조의5에 따른 자료 · 정보의 제출

③ 검역소장은 운송수단의 소유회사 또는 「해운법」 제33조에 따라 등록한 해운대리점으로 하여금 제2항 각 호(제7호 및 제10호 제외)의 사항에 관하여 운송수단의 장을 대행하게 할 수 있음. 이 경우 검역소장은 대행한 자를 거쳐 결과를 통보할 수 있음

④ 〈 법 제29조의2제2항제5호의 '보건복지부령으로 정하는 정보시스템' 〉

1. 「선박의 입항 및 출항 등에 관한 법률」 제50조제1항에 따른 항만운영정보시스템
2. 「전기통신사업법」 제2조제8호에 따른 전기통신사업자가 전기통신역무를 제공하기 위해 사용하는 시스템
3. 그 밖에 질병관리청장이 검역 업무의 효율적 운영을 위해 필요하다고 인정하는 정보시스템

6 후천성면역결핍증 예방법(약칭 : 에이즈예방법)

[시행 2020. 9. 12.] [법률 제17472호, 2020. 8. 11., 타법개정]

[시행 2020. 9. 12.] [대통령령 제31013호, 2020. 9. 11., 타법개정]

[시행 2025. 4. 1.] [보건복지부령 제1106호, 2025. 4. 1., 일부개정]

질병관리청(에이즈관리과), 043-719-7331

「에이즈예방법」의 주요 출제범위는 제2장 보고 및 신고 중 신고, 제3장 검진, 제4장 감염인의 보호·지원 중 감염인의 보호 등이다. 효과적인 수험 대비를 위해 되도록 출제범위에 해당하는 부분을 중심으로 수록하였다. 좀 더 세부적인 자료는 법제처 국가법령정보센터(http://www.law.go.kr/)를 참조하길 바란다.

간호사 국가시험은 기출유형이 반복출제하는 경향이 있으므로 수험생들은 확인문제와 기출유형모의고사를 비중있게 학습하여야 할 것이다.

제1장 총칙

- **법 제1조(목적)** 이 법은 후천성면역결핍증의 예방·관리와 그 감염인의 보호·지원에 필요한 사항을 정함으로써 국민건강의 보호에 이바지함을 목적으로 함

- **법 제2조(정의)** 이 법에서 사용하는 용어의 뜻
  1. "감염인"이란 인체면역결핍바이러스에 감염된 사람을 말함
  2. "후천성면역결핍증환자"란 감염인 중 대통령령으로 정하는 후천성면역결핍증 특유의 임상증상이 나타난 사람을 말함

영 **제2조(임상증상)** 「후천성면역결핍증 예방법」(이하 "법"이라 한다) 제2조제2호에서 "대통령령으로 정하는 후천성면역결핍증 특유의 임상증상"이란 세포면역기능에 결함이 있고, 주폐포자충폐렴, 결핵 등의 기회감염 또는 기회질환이 있는 경우를 말함

- **법 제3조(국가·지방자치단체 및 국민의 의무)** ① 국가와 지방자치단체는 후천성면역결핍증의 예방·관리와 감염인의 보호·지원을 위한 대책을 수립·시행하고 감염인에 대한 차별 및 편견의 방지와 후천성면역결핍증의 예방을 위한 교육과 홍보를 하여야 함

② 국가와 지방자치단체는 국제사회와 협력하여 후천성면역결핍증의 예방과 치료를 위한 활동에 이바지하여야 함
③ 국민은 후천성면역결핍증에 관한 올바른 지식을 가지고 예방을 위한 주의를 하여야 하며, 국가나 지방자치단체가 이 법에 따라 하는 조치에 적극 협력하여야 함
④ 제1항부터 제3항까지의 경우에 국가 · 지방자치단체 및 국민은 감염인의 인간으로서의 존엄과 가치를 존중하고 그 기본적 권리를 보호하며, 이 법에서 정한 사항 외의 불이익을 주거나 차별대우를 하여서는 아니 됨
⑤ 사용자는 근로자가 감염인이라는 이유로 근로관계에 있어서 법률에서 정한 사항 외의 불이익을 주거나 차별대우를 하여서는 아니 됨

제2장 신고 및 보고

- **법 제5조(의사 또는 의료기관 등의 신고)** ① 감염인을 진단하거나 감염인의 사체를 검안한 의사 또는 의료기관은 보건복지부령으로 정하는 바에 따라 24시간 이내에 진단 · 검안 사실을 관할 보건소장에게 신고하고, 감염인과 그 배우자(사실혼 포함. 이하 같음) 및 성 접촉자에게 후천성면역결핍증의 전파 방지에 필요한 사항을 알리고 이를 준수하도록 지도하여야 함. 이 경우 가능하면 감염인의 의사(意思)를 참고하여야 함
② 학술연구 또는 제9조에 따른 혈액 및 혈액제제(血液製劑)에 대한 검사에 의하여 감염인을 발견한 사람이나 해당 연구 또는 검사를 한 기관의 장은 보건복지부령으로 정하는 바에 따라 24시간 이내에 질병관리청장에게 신고하여야 함
③ 감염인이 사망한 경우 이를 처리한 의사 또는 의료기관은 보건복지부령으로 정하는 바에 따라 24시간 이내에 관할 보건소장에게 신고하여야 함
④ 제1항 및 제3항에 따라 신고를 받은 보건소장은 특별자치시장 · 특별자치도지사 · 시장 · 군수 또는 구청장(자치구의 구청장을 말함. 이하 같음)에게 이를 보고하여야 하고, 보고를 받은 특별자치시장 · 특별자치도지사는 질병관리청장에게, 시장 · 군수 · 구청장은 특별시장 · 광역시장 또는 도지사를 거쳐 질병관리청장에게 이를 보고하여야 함

규칙 **제2조(의사 또는 의료기관 등의 신고)** ① 「후천성면역결핍증 예방법」(이하 '법') 제5조제1항에 따라 감염인을 진단하거나 감염인의 사체를 검안한 의사 또는 의료기관은 진단 또는 검안한 때부터 24시간 이내에 다음 각 호의 사항을 별지 제1호서식(전자문서 포함)에 따라 보건소장에게 신고해야 함
1. 감염인에 대한 진단방법, 주요 증상 및 주요 감염경로
2. 감염인에 대한 진단 및 초진연월일
3. 검사물번호
4. 감염인의 사망 및 검안연월일과 검안 내용(사체를 검안한 경우로 한정)
5. 진단한 의사의 성명과 그가 종사하는 의료기관의 주소 및 명칭

② 법 제5조제2항에 따라 학술연구 또는 혈액 및 혈액제제에 대한 검사에 의하여 감염인을 발견한 자나 해당 연구 또는 검사를 실시한 기관의 장은 발견한 때부터 24시간 이내에 다음 각 호의 사항을 별지 제1호의2서식(전자문서 포함)에 따라 질병관리청장에게 신고해야 함

1. 연구 또는 검사의 방법 및 연구 또는 검사연월일
2. 연구 또는 검사자의 성명과 그가 종사하는 기관의 주소 및 명칭
3. 감염인에 관한 사항

③ 법 제5조제3항에 따라 감염인이 사망한 경우 이를 처리한 의사 또는 의료기관은 처리한 때부터 24시간 이내에 다음 각 호의 사항을 별지 제1호서식(전자문서 포함)에 따라 관할 보건소장에게 신고해야 함

1. 사망자의 성명 · 주민등록번호 및 주소
2. 사망연월일 및 사망 전의 주요증상
3. 사망 전 감염인을 진단한 의료기관의 명칭 및 소재지와 진단한 의사의 성명

규칙 **제4조(보건소장 등의 보고)** 법 제5조제4항에 따른 보고는 별지 제1호서식에 따름

확인문제

「에이즈예방법」상 감염인을 진단하거나 감염인의 사체를 검안한 의사 또는 의료기관은 몇 시간 이내에 누구에게 신고하여야 하는가?

① 즉시, 보건복지부장관
② 12시간, 보건복지부장관
③ 12시간, 질병관리청장
④ 12시간, 관할 보건소장
⑤ 24시간, 관할 보건소장

정답 : ⑤

- **법 제7조(비밀 누설 금지)** 다음 각 호의 어느 하나에 해당하는 사람은 이 법 또는 이 법에 따른 명령이나 다른 법령에서 정하고 있는 경우 또는 본인의 동의가 있는 경우를 제외하고는 재직 중에는 물론 퇴직 후에도 감염인에 대하여 업무상 알게 된 비밀을 누설하여서는 아니 됨
  1. 국가 또는 지방자치단체에서 후천성면역결핍증의 예방 · 관리와 감염인의 보호 · 지원에 관한 사무에 종사하는 사람
  2. 감염인의 진단 · 검안 · 진료 및 간호에 참여한 사람
  3. 감염인에 관한 기록을 유지 · 관리하는 사람

확인문제

「후천성면역결핍증 예방법」상 감염인에 대한 비밀 누설 금지 대상이 아닌 자는? (2025년 기출)

① 감염인을 간호한 퇴직 간호사
② 후천성면역결핍증 검진 결과 통보 담당자
③ 감염인이 치료받은 병원의 의무기록실 관리자
④ 감염인이 입원했던 병동에서 감염인의 간호에 참여한 간호조무사
⑤ 역학조사를 위해 질병관리청장으로부터 감염인의 진료기록 제출을 요청 받은 의료기관의 장

정답: ⑤

제3장 검진

● **법 제8조(검진)** ① 질병관리청장, 특별시장 · 광역시장 · 특별자치시장 · 도지사 또는 특별자치도지사(이하 '시 · 도지사'), 시장 · 군수 · 구청장은 공중(公衆)과 접촉이 많은 업소에 종사하는 사람으로서 제2항에 따른 검진 대상이 되는 사람에 대하여 후천성면역결핍증에 관한 정기검진 또는 수시검진을 하여야 함

② 질병관리청장, 시 · 도지사, 시장 · 군수 · 구청장은 후천성면역결핍증에 감염되었다고 판단되는 충분한 사유가 있는 사람 또는 후천성면역결핍증에 감염되기 쉬운 환경에 있는 사람으로서 다음 각 호의 어느 하나에 해당하는 사람에 대하여 후천성면역결핍증에 관한 검진을 할 수 있음

1. 감염인의 배우자 및 성 접촉자
2. 그 밖에 후천성면역결핍증의 예방을 위하여 검진이 필요하다고 질병관리청장이 인정하는 사람

③ 해외에서 입국하는 외국인 중 대통령령으로 정하는 장기체류자는 입국 전 1개월 이내에 발급받은 후천성면역결핍증 음성확인서를 질병관리청장에게 보여주어야 함. 이를 보여주지 못하는 경우에는 입국 후 72시간 이내에 검진을 받아야 함

④ 후천성면역결핍증에 관한 검진을 하는 자는 검진 전에 검진 대상자에게 이름 · 주민등록번호 · 주소 등을 밝히지 아니하거나 가명을 사용하여 검진(이하 '익명검진')할 수 있다는 사실을 알려 주어야 하고, 익명검진을 신청하는 경우에도 검진을 하여야 함

⑤ 제4항에 따른 검진을 하는 자는 검진 결과 감염인으로 밝혀진 사람이 있는 경우에는 보건복지부령으로 정하는 바에 따라 관할 보건소장에게 신고하여야 함. 이 경우 감염인의 정보는 익명으로 관리하여야 함

영 **제10조(검진대상자)** ② 법 제8조제3항 전단에서 '대통령령으로 정하는 장기체류자'란 「출입국관리법」 제16조에 따른 재난상륙허가의 대상자로서 질병관리청장이 후천성면역결핍증의 예방을 위하여 필요하다고 인정하는 사람을 말함. 다만, 배우자를 동반하는 사람은 제외

③ 법 제8조제3항에 따른 후천성면역결핍증 음성확인서(이하 '검사음성확인서')는 각국의 공공검사기관이나 의료기관에서 영문으로 발급한 것이어야 함

영 **제11조(정기검진)** 법 제8조제1항에 따른 정기검진은 6개월 간격으로 1년에 2회 실시

영 **제12조(검진통지)** ① 질병관리청장이나 특별시장 · 광역시장 · 특별자치시장 · 도지사 또는 특별자치도지사(이하 '시 · 도지사') 또는 시장 · 군수 · 구청장(자치구의 구청장을 말함. 이하 같음)이 법 제8조제1항에 따라 수시검진을 실시할 때와 법 제8조제2항에 따라 검진을 실시할 때에는 검진대상자에게 검진받을 것을 검진기일 5일전까지 통지하여야 함

② 제1항의 규정에 의하여 검진통지를 받은 검진대상자는 부득이한 사유로 인하여 검진을 받을 수 없는 경우에는 그 사유를 명시하여 검진통지를 한 행정기관의 장에게 검진기일의 연기를 신청할 수 있음

③ 제2항의 규정에 의하여 검진기일의 연기신청을 받은 행정기관의 장은 이를 심사한 후 정당한 사유가 있다고 인정될 경우에는 다시 검진기일을 정하여 검진을 받을 것을 통지하여야 함

④ 검진통지등 검진에 관하여 필요한 사항은 보건복지부령으로 정함

규칙 **제6조(검진통지)** ① 「후천성면역결핍증 예방법 시행령」(이하 '영') 제12조제1항에 따른 수시검진대상자에의 검진통지는 별지 제2호서식에 의함

② 제1항의 규정에 의하여 지정된 검진일시에 검진을 받지 아니한 자에 대한 검진 독촉통지는 별지 제3호서식에 의함

③ 수시검진대상자로서 귀국하는 자에 대하여는 제1항의 규정에 불구하고 입국시 구두 또는 인쇄물등의 방법으로 검진통지에 갈음할 수 있음

규칙 **제7조(검진절차 및 신고 등)** ① 법 제8조에 따른 검진을 목적으로 혈액검사를 실시하는 기관(이하 '검사기관')은 별지 제4호서식의 후천성면역결핍증 검사대장 또는 별지 제5호서식의 후천성면역결핍증 익명검사대장 및 검사결과(전자문서 포함)를 작성 · 보관하여야 함

② 검사기관은 검사 결과 감염이 의심되는 검사물을 발견한 때에는 다음 각 호의 어느 하나에 해당하는 자(이하 '확인검사기관의 장')에게 검사를 의뢰하여 확인검사를 받아야 함

1. 질병관리청장
2. 「보건환경연구원법」 제2조에 따른 보건환경연구원의 장
3. 「의료법」 제3조에 따른 의료기관 중 진단검사의학과 전문의가 상근(常勤)하는 의료기관의 장
4. 「고등교육법」 제4조에 따라 설립된 의과대학 중 진단검사의학과가 개설된 의과대학의 장
5. 질병관리청장이 지정·고시하는 확인검사기관의 장

③ 법 제8조제4항에 따라 익명검진을 실시한 자는 검진결과 감염인으로 밝혀진 자가 있는 경우 밝혀진 때부터 24시간 이내에 다음 각 호의 사항을 별지 제5호의2서식(전자문서 포함)에 따라 보건소장에게 신고해야 함. 이 경우 감염인의 정보는 익명으로 관리해야 함

1. 감염인의 성별
2. 확인진단일
3. 검사물번호
4. 검진의사의 성명과 검진기관의 주소 및 명칭

④ 제3항에 따라 신고를 받은 보건소장은 별지 제5호의2서식에 따라 특별자치도지사·시장·군수 또는 구청장에게 이를 보고하여야 하고, 보고를 받은 특별자치도지사는 질병관리청장에게, 시장·군수·구청장은 특별시장·광역시장 또는 도지사를 경유하여 질병관리청장에게 이를 보고하여야 함

규칙 **제11조(증명서 발급)** ① 법 제8조에 따라 검진대상자가 검진을 받을 경우, 검진을 실시한 검사기관의 장은 본인의 요구가 있을 경우 별지 제7호서식의 후천성면역결핍증 검사확인서를 발급하여야 함

② 외국에 여행하고자 하는 자가 국제간에 검진 사실의 확인을 받고자 하는 경우에는 검진을 실시한 검사기관의 장은 별지 제7호서식의 후천성면역결핍증 검사확인서를 발급

확인문제

「후천성면역결핍증 예방법」에서 괄호 안에 들어갈 숫자는? **(2023년 기출)**

> 해외에서 입국하는 외국인 중 대통령령으로 정하는 장기체류자는 입국 전 1개월 이내에 발급받은 후천성 면역결핍증 음성확인서를 질병관리청장에게 보여주어야 한다. 이를 보여주지 못하는 경우에는 입국 후(　　) 시간 이내에 검진을 받아야 한다.

① 24　② 36　③ 48　④ 60　⑤ 72

정답: ⑤

- **법 제8조의2(검진 결과의 통보)** ① 후천성면역결핍증에 관한 검진을 한 자는 검진 대상자 본인 외의 사람에게 검진 결과를 통보할 수 없음. 다만, 검진 대상자가 군(軍), 교정시설[1] 등 공동생활자인 경우에는 해당 기관의 장에게 통보하고, 미성년자, 심신미약자, 심신상실자[2]인 경우에는 그 법정대리인에게 통보

  ② 제1항에 따른 검진 결과 통보의 경우 감염인으로 판정을 받은 사람에게는 면접통보 등 검진 결과의 비밀이 유지될 수 있는 방법으로 하여야 함

  ③ 사업주는 근로자에게 후천성면역결핍증에 관한 검진결과서를 제출하도록 요구할 수 없음[3]

1) 교정시설 : 보호감호소, 교도소, 구치소, 소년원 등을 말함
2) 심신장애자 : 심신(정신)의 장애로 사물을 변별할 능력이나 의사를 결정할 능력이 없는 자, 또는 그 능력이 미약한 자. 심신장애자는 그 정도에 따라 심신상실자와 심신미약자로 나눌 수 있다.
3) 후천성면역결핍증 감염 여부는 민감한 정보이므로 개인의 기본권 보호를 위해서 검진결과서를 사업주가 요구할 수 없도록 하고 있다. 만일 사업주가 근로자의 후천성면역결핍증을 열람할 수 있다고 한다면 사업주는 감염 여부를 확인한 후 감염된 근로자에게 부당한 처우를 할 가능성이 매우 농후할 것이다.

확인문제

「에이즈예방법」상 검진 결과 통보에 관한 내용으로 옳은 것은?

① 사업주는 근로자에게 검진결과서를 제출하도록 요구할 수 있다.

② 미성년자, 심신미약자, 심신상실자인 경우에는 그 법정대리인에게 통보한다.

③ 검진 대상자가 군(軍), 교정시설 등 공동생활자인 경우에는 법정대리인에게 통보한다.

④ 검진 결과 통보할 경우, 감염 전파를 최소화하기 위하여 검진 대상자의 지인 모두에게 알려야 한다.

⑤ 후천성면역결핍증에 관한 검진을 한 자는 검진 대상자 본인 외의 사람에게 검진 결과를 통보할 수 있다.

해설: 법 제8조의2

③ 해당 기관의 장에게 통보한다.

④⑤ 원칙적으로 검진 대상자 본인 외의 사람에게 검진 결과를 통보할 수 없다.

정답: ②

- **법 제9조(혈액 · 장기 · 조직 등의 검사)** ①「혈액관리법」 제2조제3호의 혈액원(血液院)과 같은 조 제8호의 혈액제제[혈액과 혈장(血漿) 포함. 이하 같음]를 수입하는 자는 해당 혈액원에서 채혈된 혈액이나 수입 혈액제제에 대하여 보건복지부령으로 정하는 바에 따라 인체면역결핍바이러스의 감염 여부를 검사하여야 함. 다만, 인체면역결핍바이러스에 감염되어 있지 아니하다는 해당 제품 수출국가의 증명서류가 첨부되어 있는 수입 혈액제제로서 질병관리청장이 그 검사가 필요 없다고 인정하는 경우에는 그러하지 아니 함

  ② 의사 또는 의료기관은 다음 각 호의 어느 하나에 해당하는 행위를 하기 전에 보건복지부령으로 정하는 바에 따라 인체면역결핍바이러스의 감염 여부를 검사하여야 함

  1. 장기(인공장기 포함. 이하 같음) · 조직의 이식
  2. 정액의 제공
  3. 그 밖에 인체면역결핍바이러스 감염의 위험이 있는 매개체(이하 '매개체')의 사용

  ③ 제1항과 제2항에 따른 검사를 받지 아니하거나 검사를 한 결과 인체면역결핍바이러스에 감염된 것으로 나타난 혈액 · 수입 혈액제제 · 장기 · 조직 · 정액 · 매개체는 이를 유통 · 판매하거나 사용하여서는 아니 됨

규칙 **제8조(혈액 · 장기 · 조직 등의 검사)** ① 법 제9조의 규정에 의하여 혈액원은 채혈된 모든 혈액에 대하여, 의사 또는 의료기관은 장기 · 조직 및 정액 기타 매개체에 대하여 각각 후천성면역결핍증 감염여부를 검사하고 감염이 의심되는 혈액 · 장기 · 조직 · 정액 및 매개체에 대하여는 확인검사기관의 장에게 검사를 의뢰하여 확인검사를 받아야 함

② 수입혈액제제 또는 원료혈액제제를 수입하는 자가 법 제9조제1항 단서의 규정에 해당하는 서류를 첨부하지 아니하고 당해제품을 수입한 때에는 통관 이전에 식품의약품안전처장의 검사를 받아야 함

규칙 **제9조(확인검사)** 확인검사기관의 장은 제7조제2항 및 제8조제1항의 규정에 의하여 검사기관 또는 의료기관등으로부터 후천성면역결핍증 감염여부의 확인검사를 의뢰받은 때에는 지체없이 검사를 실시하고 검사결과를 의뢰기관에 통지하며, 감염 사실을 발견한 때에는 즉시 질병관리청장에게 보고하여야 함

- **법 제10조(역학조사)** 질병관리청장, 시 · 도지사, 시장 · 군수 · 구청장은 감염인 및 감염이 의심되는 충분한 사유가 있는 사람에 대하여 후천성면역결핍증에 관한 검진이나 전파 경로의 파악 등을 위한 역학조사를 할 수 있음

- **법 제11조(증표 제시)** 제8조에 따른 검진 및 제10조에 따른 역학조사를 하는 사람은 그 권한을 나타내는 증표를 지니고 이를 관계인에게 보여주어야 함

규칙 **제10조(후천성면역결핍증예방관리자증명서)** 법 제11조의 규정에 의한 증표는 별지 제6호서식에 의함

- **법 제12조(증명서 발급)** 제8조에 따른 검진 및 제10조에 따른 역학조사를 받은 사람에게는 보건복지부령으로 정하는 바에 따라 그 결과를 나타내는 증명서를 발급하여야 함

제4장 감염인의 보호 · 지원

- **법 제13조(전문진료기관 등의 설치)** ① 질병관리청장은 후천성면역결핍증의 예방 · 관리와 그 감염인의 보호 · 지원 또는 치료를 위하여 필요한 전문진료기관 또는 연구기관을 설치 · 운영할 수 있음
  ② 제1항에 따른 전문진료기관 또는 연구기관의 설치 및 운영에 필요한 사항은 대통령령으로 정함

영 **제13조(전문진료기관 등의 시설기준)** ① 법 제13조에 따른 연구기관은 후천성면역결핍증의 예방 · 관리 및 진료에 관한 연구를 수행할 수 있는 충분한 시설 · 능력을 갖추어야 함
② 법 제13조에 따른 전문진료기관의 시설은 「의료법」 제36조에 따른 병원의 시설기준에 적합한 시설을 갖추어야 함. 다만, 검진만을 하는 경우에는 그러하지 아니함

영 **제14조(후천성면역결핍증 예방 · 관리 정보시스템의 구축 · 운영)** 질병관리청장은 후천성면역결핍증의 예방 · 관리에 필요한 자료와 정보의 효율적인 처리 및 관리를 위하여 후천성면역결핍증 예방 · 관리 정보시스템을 구축 · 운영할 수 있음

확인문제

「에이즈예방법」상 후천성면역결핍증의 예방 · 관리와 그 감염인의 보호 · 지원 또는 치료를 위하여 필요한 전문진료기관 또는 연구기관을 설치 · 운영할 수 있는 기관은?

① 질병관리청장
② 「의료법」상 의료기관
③ 대한적십자사 혈액관리본부장
④ 보건복지부장관
⑤ 대통령

정답 : ①

● **법 제14조(치료 권고)** 질병관리청장, 시 · 도지사 또는 시장 · 군수 · 구청장은 인체면역결핍바이러스의 전염을 방지하기 위하여 감염인 중 다른 사람에게 감염시킬 우려가 있는 사람 등 다음 각 호로 정하는 감염인에게 제13조에 따른 전문진료기관 또는 제16조에 따른 요양시설에서 치료를 받거나 요양을 하도록 권고할 수 있음

1. 검진 결과 감염인으로 판명된 사람으로서 검진을 받아야 할 업소에 종사하거나 종사할 가능성이 높은 감염인
2. 주의 능력과 주위 환경 등으로 보아 다른 사람에게 감염시킬 우려가 있다고 인정되는 감염인
3. 생계유지 능력이 없고, 다른 사람에 의하여 부양 또는 보호를 받고 있지 아니한 감염인

확인문제

「에이즈예방법」상 치료 권고에 대한 내용으로 올바른 것은?

① 항원반응음성확인서를 미제출한 장기체류자는 치료권고대상자이다.
② 치료권고대상자에게 상급종합병원에서만 치료를 하도록 권고할 수 있다.
③ 생계유지 능력이 있고 다른 사람에 의하여 부양 또는 보호를 받고 있는 감염인이라도 치료권고대상자가 된다.
④ 검진 결과 감염인으로 판명된 사람으로서 검진을 받아야 할 업소에 종사하거나 종사할 가능성이 높은 감염인은 치료권고대상자이다.
⑤ 보건복지부장관은 인체면역결핍바이러스 전염을 방지하기 위하여 다른 사람에게 감염시킬 우려가 있는 사람 등에게 치료를 권고할 수 있다.

정답 : ④

● **법 제15조(치료 및 보호조치 등)** ① 질병관리청장, 시 · 도지사 또는 시장 · 군수 · 구청장은 제14조에 따른 치료 권고에 따르지 아니하는 감염인 중 감염인의 주의 능력과 주위 환경 등으로 보아 다른 사람에게 감염시킬 우려가 높다고 인정되는 감염인에 대하여는 치료 및 보호조치를 강제할 수 있음
② 제1항에 따라 강제할 경우 이를 집행하는 사람은 그 권한을 나타내는 증표를 지니고 이를 관계인에게 보여주어야 함

영 **제22조(감염인에 대한 보호 및 지원)** 질병관리청장 또는 시 · 도지사는 감염인의 보호 및 지원을 위하여 필요한 조치를 할 수 있음

확인문제

치료 권고를 따르지 아니하는 인체면역결핍바이러스 감염인 중 감염인의 주의 능력과 주위 환경 등을 보아 다른 사람을 감염시킬 우려가 높을 경우, 「에이즈예방법」상 취할 수 있는 조치는? (2024년 기출)

① 보호관찰 ② 격리조치 ③ 질병관리청장에게 신고
④ 일시적인 업무종사 제한 ⑤ 치료 및 보호조치의 강제

정답: ⑤

- **법 제16조(요양시설 등의 설치 · 운영)** ① 질병관리청장 또는 시 · 도지사는 감염인의 요양 및 치료 등을 위한 시설(이하 '요양시설')과 감염인에 대한 정보 제공, 상담 및 자활 등을 위한 시설(이하 '쉼터')을 설치 · 운영할 수 있음
  ② 요양시설 및 쉼터의 설치 · 운영에 필요한 사항은 보건복지부령으로 정함

규칙 **제11조의2(요양시설 등의 시설 및 인력 등의 기준)** 법 제16조제2항에 따른 감염인의 요양 및 치료 등을 위한 시설과 감염인에 대한 정보제공, 상담 및 자활을 위한 시설이 갖추어야 할 시설 및 인력 등의 기준은 별표와 같음

확인문제

「에이즈예방법」상 요양시설과 쉼터를 설치 · 운영할 수 있는 기관은?

① 보건복지부장관 ② 식품의약품안전처장 ③ 질병관리청장 또는 시 · 도지사
④ 시장 · 군수 · 구청장 ⑤ 검역소장

정답 : ③

- **법 제17조의2(예방치료기술의 확보 등)** ① 질병관리청장은 후천성면역결핍증의 예방과 치료를 위한 의약품 및 기술을 확보하기 위하여 노력하여야 함
  ② 질병관리청장은 제1항에 따른 의약품 및 기술 확보를 위한 연구 사업을 지원할 수 있음

- **법 제18조(취업의 제한)** ① 감염인은 제8조제1항에 따라 그 종사자가 정기검진을 받아야 하는 업소에 종사할 수 없음
  ② 제8조제1항에 따른 업소를 경영하는 자는 감염인 또는 검진을 받지 아니한 사람을 그 업소에 종사하게 하여서는 아니 됨

- **법 제19조(전파매개행위의 금지)** 감염인은 혈액 또는 체액을 통하여 다른 사람에게 전파매개행위를 하여서는 아니 됨

7 혈액관리법

[시행 2023. 6. 22.] [법률 제18626호, 2021. 12. 21., 일부개정]

[시행 2023. 6. 22.] [대통령령 제33454호, 2023. 5. 9., 일부개정]

[시행 2024. 10. 14] [보건복지부령 제1063호, 2024. 10. 14, 일부개정]

보건복지부(혈액장기정책과), 044-202-2633

「혈액관리법」의 주요 출제범위는 제3조 혈액매매행위 등 금지, 제7조 헌혈자 건강진단, 제8조 혈액의 안정성 확보, 제2조, 제10조 및 제10조의 2 특정수혈부작용 등이다. 효과적인 수험 대비를 위해 되도록 출제범위에 해당하는 부분을 중심으로 수록하였다. 좀 더 세부적인 자료는 법제처 국가법령정보센터(http://www.law.go.kr/)를 참조하길 바란다.

간호사 국가시험은 기출유형이 반복출제하는 경향이 있으므로 수험생들은 확인문제와 기출유형모의고사를 비중있게 학습하여야 할 것이다.

- **법 제1조(목적)** 이 법은 혈액관리업무에 관하여 필요한 사항을 규정함으로써 수혈자와 헌혈자(獻血者)를 보호하고 혈액관리를 적절하게 하여 국민보건의 향상에 이바지함을 목적으로 함

- **법 제2조(정의)** 〈 용어의 뜻 〉
  1. '혈액' : 인체에서 채혈(採血)한 혈구(血球) 및 혈장(血漿)
  2. '혈액관리업무' : 수혈(輸血)이나 혈액제제(血液製劑)의 제조에 필요한 혈액을 채혈 · 검사 · 제조 · 보존 · 공급 또는 품질관리하는 업무
  3. '혈액원' : 혈액관리업무를 수행하기 위하여 제6조제3항에 따라 허가를 받은 자
  4. '헌혈자' : 자기의 혈액을 혈액원에 무상(無償)으로 제공하는 사람
  5. '부적격혈액' : 채혈 시 또는 채혈 후에 이상이 발견된 혈액 또는 혈액제제로서 보건복지부령으로 정하는 혈액 또는 혈액제제
  6. '채혈금지대상자' : 감염병 환자, 약물복용 환자 등 건강기준에 미달하는 사람으로서 헌혈을 하기에 부적합하다고 보건복지부령으로 정하는 사람

7. '특정수혈부작용' : 수혈한 혈액제제로 인하여 발생한 부작용으로서 보건복지부령으로 정하는 것
8. '혈액제제' : 혈액을 원료로 하여 제조한 「약사법」 제2조에 따른 의약품으로서 다음 각 목의 어느 하나에 해당하는 것
   가. 전혈(全血)
   나. 농축적혈구(濃縮赤血球)
   다. 신선동결혈장(新鮮凍結血漿)
   라. 농축혈소판(濃縮血小板)
   마. 그 밖에 보건복지부령으로 정하는 혈액 관련 의약품
8의2. '원료혈장' : 혈액제제 중 혈장분획제제(혈장을 원료로 일련의 제조과정을 거쳐 얻어진 의약품)의 제조를 위하여 혈액원이 혈장분획제제 제조업자에게 공급하는 혈장
9. '헌혈환급예치금' : 제14조제5항에 따라 수혈비용을 보상하거나 헌혈사업에 사용할 목적으로 혈액원이 보건복지부장관에게 예치하는 금액
10. '채혈' : 수혈 등에 사용되는 혈액제제를 제조하기 위하여 헌혈자로부터 혈액을 채취하는 행위
11. '채혈부작용' : 채혈한 후에 헌혈자에게 나타날 수 있는 혈관미주신경반응 또는 피하출혈 등 미리 예상하지 못한 부작용

규칙 **제2조(부적격혈액 및 판정기준)** 「혈액관리법」(이하 '법') 제2조제5호에 따른 부적격혈액의 범위와 법 제8조제3항에 따른 혈액 및 혈액제제의 적격여부에 관한 판정기준은 별표 1과 같음

규칙 **제2조의2(채혈금지대상자)** 법 제2조제6호에서 '보건복지부령으로 정하는 사람'이란 별표 1의2에 해당하는 사람을 말함

규칙 **제3조(특정수혈부작용)** 법 제2조제7호에 따른 특정수혈부작용은 다음 각호의 1과 같음

1. 사망
2. 장애(「장애인복지법」 제2조의 규정에 의한 장애를 말한다)
3. 입원치료를 요하는 부작용
4. 바이러스등에 의하여 감염되는 질병
5. 의료기관의 장이 제1호 내지 제4호의 규정에 의한 부작용과 유사하다고 판단하는 부작용

규칙 **제4조(혈액 관련 의약품)** 법 제2조제8호마목에 따른 혈액 관련 의약품은 별표 2와 같음

■ 혈액관리법 시행규칙 [별표 1]

부적격혈액의 범위 및 혈액 · 혈액제제의 적격여부 판정기준(제2조 관련)

1. 채혈과정에서 응고 또는 오염된 혈액 및 혈액제제
2. 다음의 혈액선별검사에서 부적격기준에 해당되는 혈액 및 혈액제제

검사항목 및 검사방법		부적격기준
비(B)형간염검사	B형간염표면항원(HBsAg) 검사	양성
	B형간염바이러스(HBV) 핵산증폭검사	양성
시(C)형간염검사	C형간염바이러스(HCV) 항체 검사	양성
	C형간염바이러스(HCV) 핵산증폭검사	양성

검사항목 및 검사방법		부적격기준
후천성면역결핍증검사	사람면역결핍바이러스(HIV) 항체 검사	양성
	사람면역결핍바이러스(HIV) 핵산증폭검사	양성
사람T세포림프친화 바이러스(HTLV) 검사(혈장성분은 제외한다)	사람T세포림프친화바이러스(HTLV) Ⅰ형/Ⅱ형 항체 검사(혈장성분은 제외한다)	양성
매독검사		양성
간기능검사(ALT검사, 수혈용으로 사용되는 혈액만 해당한다)		101 IU/L 이상
※ B형간염표면항원(HBsAg) 검사, C형간염바이러스(HCV) 항체 검사, 사람면역결핍바이러스(HIV) 항체 검사, 사람T세포림프친화바이러스(HTLV) Ⅰ형/Ⅱ형 항체 검사의 검사방법은 효소면역측정법(EIA) 또는 이와 동등이상의 감도를 가진 시험방법에 따라야 함		

비고 : 위 검사항목 외에 국민보건을 위하여 긴급하게 필요하다고 판단되는 혈액검사의 부적격 기준은 보건복지부장관이 별도로 정한다.

3. 제7조에 따른 채혈금지대상자 기준 중 감염병 요인, 약물 요인 및 선별검사결과 부적격 요인에 해당하는 자로부터 채혈된 혈액 및 혈액제제
4. 심한 혼탁을 보이거나 변색 또는 용혈된 혈액 및 혈액제제
5. 혈액용기의 밀봉 또는 표지가 파손된 혈액 및 혈액제제
6. 제12조제2호 가목에 따른 보존기간이 경과한 혈액 및 혈액제제
7. 그 밖에 안전성 등의 이유로 부적격 요인에 해당한다고 보건복지부장관이 정하는 혈액 및 혈액제제

- **법 제3조(혈액 매매행위 등의 금지)**[1] ① 누구든지 금전, 재산상의 이익 또는 그 밖의 대가적 급부(給付)를 받거나 받기로 하고 자신의 혈액(제14조에 따른 헌혈증서 포함)을 제공하거나 제공할 것을 약속하여서는 아니 됨
  ② 누구든지 금전, 재산상의 이익 또는 그 밖의 대가적 급부를 주거나 주기로 하고 다른 사람의 혈액(제14조에 따른 헌혈증서 포함)을 제공받거나 제공받을 것을 약속하여서는 아니 됨
  ③ 누구든지 제1항 및 제2항에 위반되는 행위를 교사(敎唆)·방조 또는 알선하여서는 아니 됨
  ④ 누구든지 제1항 및 제2항에 위반되는 행위가 있음을 알았을 때에는 그 행위와 관련되는 혈액을 채혈하거나 수혈하여서는 아니 됨

1) 현재에는 매혈금지가 당연한 일이나, 1980년대 중반까지 매혈은 서민층들에게 유용한 급전 마련 수단이었기 때문에 정부에서 성급히 금지시키지 못하였다. 또한 헌혈이라는 인식이 미약했던 시절이라 매혈을 금지시켰을 경우 혈액부족사태가 발생할 것은 자명했다. 그러나 서울올림픽 이후 우리나라의 경제 성장으로 인하여 매혈의 반대 급부가 상대적으로 하락하면서 매혈의 비중은 차차 떨어지기 시작하였고, 1999년 개정 「혈액관리법」에 매혈금지조항을 도입하면서 완전한 매혈 금지가 정착되었다.
만약 오늘날 매혈을 허용할 경우, 그 윤리적 문제에 앞서 혈액공급자에 대한 대가 지불로 인하여 환자의 부담은 크게 증가하게 될 것이고, 특히 백혈병 환자처럼 지속적인 수혈이 필요한 환자의 경우 경제적인 부담으로 인하여 치료를 포기하는 일들이 빈번히 일어날 것이다. 또한 매혈로 인한 범죄행위나 사고 등도 굉장히 우려된다.

확인문제

「혈액관리법」상 혈액 매매행위로 금지해야 하는 것은? **(2025년 기출)**

① 헌혈 후 헌혈증서를 제공받는 행위
② 헌혈증서를 무상으로 양도받는 행위
③ 헌혈증서를 제출하고 수혈 받는 행위
④ 혈액 매매 사실을 알고도 혈액을 채혈하는 행위
⑤ 헌혈자가 채혈직후 필요한 음료를 제공받는 행위

정답: ④

● **법 제4조(국가와 지방자치단체의 책무)** 국가와 지방자치단체는 적극적인 헌혈기부문화를 조성하고 건강한 국민의 헌혈을 장려할 수 있도록 대국민 교육 및 홍보 등 필요한 지원책을 수립 · 시행하여야 함

● **법 제4조의2(국가헌혈추진협의회 구성 및 운영)** ① 제4조에 따른 책무를 수행하기 위하여 보건복지부장관 소속으로 국가헌혈추진협의회(이하 '국가헌혈협의회')를 둠

② 〈 국가헌혈협의회 심의사항 〉

1. 헌혈기부문화 조성과 헌혈 장려를 위한 정책 방향의 설정 및 협력 · 조정
2. 헌혈기부문화 조성과 헌혈 장려를 위한 제도 개선 및 예산 지원에 관한 사항
3. 그 밖에 헌혈기부문화 조성과 헌혈 장려를 위하여 보건복지부장관이 필요하다고 인정하는 사항

③ 국가헌혈협의회의 구성 · 운영 등에 필요한 사항은 대통령령으로 정함

영 **제2조(국가헌혈추진협의회의 구성)** ① 「혈액관리법」(이하 '법') 제4조의2제1항에 따른 국가헌혈추진협의회(이하 '국가헌혈협의회')는 위원장 1명을 포함하여 10명 이내의 위원으로 구성

② 국가헌혈협의회의 위원장은 보건복지부 제2차관으로 함

③ 국가헌혈협의회의 위원은 다음 각 호의 중앙행정기관 소속 3급 공무원, 고위공무원단에 속하는 일반직공무원 또는 이에 상당하는 공무원 중에서 소속 기관의 장이 지명하는 사람이 됨

1. 기획재정부
2. 교육부
3. 국방부
4. 행정안전부
5. 국무조정실
6. 그 밖에 보건복지부장관이 필요하다고 인정하는 중앙행정기관

영 **제2조의2(국가헌혈협의회의 운영)** ① 국가헌혈협의회의 위원장은 회의를 소집하고, 그 의장이 됨

② 국가헌혈협의회의 회의는 재적위원 과반수의 출석으로 개의하고, 출석위원 과반수의 찬성으로 의결

③ 국가헌혈협의회의 사무를 처리하기 위하여 국가헌혈협의회에 간사 1명을 두며, 간사는 보건복지부장관이 그 소속 공무원 중에서 지명

④ 제1항부터 제3항까지에서 규정된 사항 외에 국가헌혈협의회의 운영에 필요한 사항은 국가헌혈협의회의 의결을 거쳐 국가헌혈협의회의 위원장이 정함

● **법 제4조의3(헌혈 권장 등)** ① 매년 6월 14일을 헌혈자의 날로 하고, 보건복지부장관은 헌혈자의 날의 취지에 적합한 기념행사를 실시하는 등 건강한 국민에게 헌혈을 권장할 수 있음

② 보건복지부장관은 혈액원에 혈액관리업무에 필요한 경비의 전부 또는 일부를 보조할 수 있음

③ 헌혈 권장에 필요한 사항은 대통령령으로 정함

영 제2조의3(헌혈의 권장) ① 보건복지부장관은 법 제4조의3제3항에 따라 혈액의 수급조절의 적정을 기하기 위하여 매년 헌혈권장에 관한 계획을 수립 · 시행해야 함
② 국가 및 지방자치단체의 기관은 제1항에 따른 헌혈권장에 적극 협조해야 하며, 대한적십자사 회장은 혈액의 수급조절을 위하여 공공단체 · 민간단체 또는 혈액원에 대하여 헌혈권장 등 필요한 협력을 요청할 수 있음
③ 보건복지부장관은 국민의 헌혈정신을 고취하고 헌혈권장을 위하여 헌혈사상 고취기간을 설정할 수 있음

- **법 제4조의4(헌혈자 보호와 의무 등)** ① 헌혈자는 숭고한 박애정신의 실천자로서 헌혈을 하는 현장에서 존중받아야 함
② 헌혈자는 안전한 혈액의 채혈 및 공급을 위하여 신상(身上) 및 병력(病歷)에 대한 정보를 사실대로 성실하게 제공하여야 함
③ 혈액원이 헌혈자로부터 채혈할 때에는 쾌적하고 안전한 환경에서 하여야 함
④ 혈액원은 헌혈자가 자유의사로 헌혈할 수 있도록 헌혈에 관한 유의 사항을 설명하여야 하며, 헌혈자로부터 채혈에 대한 동의를 받아야 함
⑤ 헌혈 적격 여부를 판정하기 위한 문진(問診) 사항의 기록과 면담은 헌혈자의 개인비밀이 보호될 수 있는 환경에서 하여야 함
⑥ 혈액원은 채혈부작용의 발생 여부를 세심히 관찰하여야 하며, 채혈부작용을 예방하기 위하여 필요한 조치를 하여야 함
⑦ 헌혈자에게 채혈부작용이 나타나는 경우 혈액원은 지체 없이 적절한 조치를 하여야 함
⑧ 제1항부터 제7항까지에서 규정한 사항 외에 헌혈자를 보호하기 위하여 필요한 사항은 대통령령으로 정함

영 제3조(헌혈자의 보호) 혈액원은 법 제4조의4제8항에 따라 헌혈자에게 채혈직후 필요한 음료를 제공하는 등 헌혈자의 보호를 위한 조치를 해야 함[2]

- **법 제4조의5(혈액관리기본계획의 수립)** ① 보건복지부장관은 혈액의 안정적 수급 및 관리에 관한 정책을 효율적으로 추진하기 위하여 제5조에 따른 혈액관리위원회의 심의를 거쳐 혈액관리에 관한 기본계획(이하 '기본계획')을 5년마다 수립하여야 함
② 〈 기본계획 포함 사항 〉
  1. 헌혈 증진과 혈액관리의 발전 방향 및 목표
  2. 혈액관리에 관한 각 부처 및 기관 · 단체의 협조에 관한 사항
  3. 헌혈 및 수혈의 안전성 향상 방안
  4. 혈액제제의 안전성 향상, 안정적 수급 및 적정한 사용 방안
  5. 그 밖에 보건복지부장관이 혈액관리를 위하여 필요하다고 인정하는 사항

  ③ 보건복지부장관은 기본계획을 수립할 때에는 미리 관계 중앙행정기관의 장과 협의하여야 함
④ 보건복지부장관은 기본계획의 수립 · 시행을 위하여 필요한 경우에는 관계 중앙행정기관의 장, 지방자치단체의 장, 관련 기관 · 단체 등에 필요한 자료 및 정보의 제공을 요청할 수 있음. 이 경우 자료 및 정보의 제공을 요청받은 자는 정당한 사유가 없으면 요청에 따라야 함

2) 헌혈 시 빵과 음료 등을 배포해주는 행위는 헌혈자를 보호하기 위한 것이며, 매혈행위금지조항을 위반하는 것이 아닌 법적 의무사항이다.

- **법 제4조의6(헌혈추진협의회의 구성)** ① 특별시장 · 광역시장 · 특별자치시장 · 도지사 · 특별자치도지사(이하 '시 · 도지사') 또는 시장 · 군수 · 구청장은 헌혈 증진을 위한 홍보 및 적극적인 헌혈기부문화 조성을 위하여 지역사회의 주민 · 단체 또는 공공기관이 참여하는 헌혈추진협의회를 구성할 수 있음
  ② 제1항에 따른 헌혈추진협의회의 구성 및 운영 등에 필요한 사항은 해당 특별시 · 광역시 · 특별자치시 · 도 · 특별자치도 또는 시 · 군 · 구의 조례로 정함

- **법 제4조의7(원료혈장 수급 관리 등)** ① 보건복지부장관은 원료혈장의 공급 가격 관리 및 배분 등 안정적 수급을 도모하기 위하여 필요한 조치를 취할 수 있음
  ② 원료혈장의 안정적 수급을 위하여 필요한 사항은 대통령령으로 정함

영 제3조의2(원료혈장 수급계획의 수립 · 시행) ① 보건복지부장관은 법 제4조의7에 따라 원료혈장의 안정적 수급을 위하여 매년 원료혈장의 안정적 수급에 관한 계획(이하 이 조에서 '수급계획')을 수립해야 함
② 보건복지부장관은 수급계획의 수립 · 시행을 위하여 필요한 경우에는 원료혈장을 공급하는 혈액원이나 원료혈장을 공급받는 혈장분획제제 제조업자에게 관련 자료 및 정보의 제공을 요청할 수 있음
③ 제1항 및 제2항에서 규정한 사항 외에 수급계획의 수립 절차 및 보건복지부장관이 요청하는 자료 · 정보의 범위 등 수급계획의 수립 · 시행에 필요한 사항은 보건복지부장관이 정하여 고시

- **법 제4조의8(헌혈자에 대한 예우 및 지원)** ① 국가 및 지방자치단체는 헌혈기부문화 조성을 위하여 헌혈자를 위한 예우 증진 사업을 할 수 있음
  ② 보건복지부장관은 헌혈에 관하여 특히 공로가 있는 자에게 훈장 또는 포장을 추천하거나 표창을 행할 수 있음
  ③ 헌혈자 예우에 필요한 사항은 대통령령으로 정함

영 제3조의3(헌혈자를 위한 예우 증진 사업) 〈 법 제4조의8에 따라 국가가 실시하는 헌혈자를 위한 예우 증진 사업 〉
1. 헌혈에 관하여 공로가 있는 자에 대한 유공 행사
2. 헌혈 장려를 위한 헌혈 교육 및 홍보 활동 지원
3. 그 밖에 헌혈자 예우를 위하여 보건복지부장관이 정하는 사업

- **법 제5조(혈액관리위원회의 설치 및 운영)** ① 혈액관리에 관한 다음 각 호의 사항을 심의하기 위하여 보건복지부장관 소속으로 혈액관리위원회(이하 '위원회')를 둠
  1. 혈액관리제도의 개선 및 헌혈 추진 방안
  2. 제15조제2항에 따른 헌혈환급적립금의 활용 방안
  3. 혈액 수가(酬價)의 조정
  4. 혈액제제의 수급(需給) 및 안전성에 관한 사항
  5. 혈액원의 개설 및 혈액관리업무의 심사평가에 관한 사항
  6. 특정수혈부작용에 관한 사항
  7. 기본계획의 수립에 관한 사항
  8. 그 밖에 혈액관리에 관하여 보건복지부장관이 위원회의 회의에 부치는 사항

② 위원회는 위원장 1명과 부위원장 1명을 포함하여 15명 이내의 위원으로 구성하고, 그 임기는 2년으로 함. 다만, 공무원인 위원의 임기는 그 재임기간으로 함

③ 위원회의 위원장은 혈액관리에 관한 학식과 행정 경험을 두루 갖추고 생명윤리에 대한 인식이 확고한 사람 중에서 보건복지부장관이 위촉

④ 제1항부터 제3항까지에서 규정한 사항 외에 위원회의 구성 및 운영에 필요한 사항은 대통령령으로 정함

영 **제4조(혈액관리위원회의 구성)** ② 법 제5조의 규정에 의한 혈액관리위원회(이하 '위원회')의 부위원장은 보건복지부의 3급 공무원, 고위공무원단에 속하는 일반직공무원 또는 이에 상당하는 공무원중에서 보건복지부장관이 임명

③ 위원회의 위원은 다음 각호의 자 중에서 보건복지부장관이 임명 또는 위촉

1. 관계행정기관 소속 2급이나 3급 공무원 또는 이에 상당하는 공무원(고위공무원단에 속하는 공무원 포함)
2. 혈액원에 종사하는 자를 대표하는 자
3. 비영리민간단체지원법 제2조의 규정에 의한 비영리민간단체의 장의 추천을 받은 자
4. 언론계를 대표하는 자
5. 변호사의 자격을 가진 자
6. 혈액관리업무에 관한 학식과 경험이 풍부한 자

영 **제4조의2(위원회 위원의 해임 및 해촉)** 보건복지부장관은 제4조제3항 각 호에 따른 위원이 다음 각 호의 어느 하나에 해당하는 경우에는 해당 위원을 해임하거나 해촉(解囑)할 수 있음

1. 심신장애로 인하여 직무를 수행할 수 없게 된 경우
2. 직무와 관련된 비위사실이 있는 경우
3. 직무태만, 품위손상이나 그 밖의 사유로 인하여 위원으로 적합하지 아니하다고 인정되는 경우
4. 위원 스스로 직무를 수행하는 것이 곤란하다고 의사를 밝히는 경우

영 **제5조(위원회의 운영)** ① 위원회의 위원장(이하 '위원장')은 위원회를 대표하고 위원회의 업무를 총괄하며, 부위원장은 위원장을 보좌하고 위원장이 부득이한 사유로 직무를 수행할 수 없는 때에는 그 직무를 대행

② 위원장은 위원회의 회의를 소집하고, 그 의장이 됨

③ 위원회의 회의는 보건복지부장관 또는 재적위원 3분의 1 이상의 요구가 있거나 위원장이 필요하다고 인정하는 때에 위원장이 소집

④ 위원회의 회의는 재적위원 과반수의 출석으로 개의하고, 출석위원 과반수의 찬성으로 의결

⑤ 위원장은 필요하다고 인정하는 경우에 관계공무원 또는 전문가를 위원회에 출석시켜 그 의견을 들을 수 있음

⑥ 위원회의 서무를 처리하기 위하여 위원회에 간사 1인을 두되, 간사는 보건복지부장관이 그 소속공무원중에서 임명

⑦ 위원장은 위원회에서 심의한 사항을 지체없이 보건복지부장관에게 보고하여야 함

영 **제5조의2(소위원회)** ① 위원회는 심의사항을 전문적으로 검토하기 위하여 전문분야별로 소위원회를 둘 수 있음

② 소위원회는 10명 이내의 위원으로 구성하고, 소위원회의 위원장은 소위원회의 위원 중에서 호선

③ 소위원회의 위원장은 소위원회의 심의결과를 위원회에 보고하여야 하고, 소위원회의 심의를 거친 사항중 위원장이 경미하다고 인정하는 사항에 대하여는 위원회의 심의를 거친 것으로 봄

영 **제5조의3(수당 등의 지급)** 위원회 및 소위원회에 출석한 위원 · 관계전문가에 대하여는 예산의 범위안에서 수당과 여비를 지급할 수 있음. 다만, 공무원인 위원이 그 소관업무와 직접 관련하여 출석하는 경우에는 그러하지 아니함

영 **제5조의4(운영세칙)** 이 영에서 규정한 것 외에 위원회 및 소위원회의 운영에 관하여 필요한 사항은 위원회의 의결을 거쳐 위원장이 정함

● **법 제6조(혈액관리업무)** ① 혈액관리업무는 다음 각 호의 어느 하나에 해당하는 자만이 할 수 있음. 다만, 제3호에 해당하는 자는 혈액관리업무 중 채혈을 할 수 없음

1. 「의료법」에 따른 의료기관(이하 '의료기관')
2. 「대한적십자사 조직법」에 따른 대한적십자사(이하 '대한적십자사')
3. 보건복지부령으로 정하는 혈액제제 제조업자

② 제1항제1호 및 제2호에 따라 혈액관리업무를 하는 자는 보건복지부령으로 정하는 기준에 적합한 시설·장비를 갖추어야 함

③ 제1항제1호 또는 제2호에 해당하는 자로서 혈액원을 개설하려는 자는 보건복지부령으로 정하는 바에 따라 보건복지부장관의 허가를 받아야 함. 허가받은 사항 중 보건복지부령으로 정하는 중요한 사항을 변경하려는 경우에도 또한 같음

④ 혈액관리업무를 하려는 자는 「약사법」 제31조에 따라 의약품 제조업의 허가를 받아야 하며, 품목별로 품목허가를 받거나 품목신고를 하여야 함

규칙 **제5조(혈액제제제조업자)** 법 제6조제1항제3호에서 '보건복지부령이 정하는 혈액제제제조업자'라 함은 「약사법」 제31조에 따라 법 제2조제8호에 따른 혈액제제의 제조업 허가를 받은 자를 말함

규칙 **제5조의2(시설·장비 등)** 법 제6조제2항의 규정에 의하여 혈액관리업무를 행하는 자가 갖추어야 할 시설·장비 등은 별표 4와 같음

규칙 **제5조의3(혈액원의 개설허가 및 변경허가)** ① 법 제6조제3항의 규정에 의하여 혈액원의 개설허가를 받고자 하는 자는 별지 제1호서식에 의한 신청서에 다음 각호의 서류를 첨부하여 보건복지부장관에게 제출하여야 함

1. 의료기관개설신고확인증 또는 의료기관개설허가증 사본(의료기관인 경우에 한함)
2. 법 제6조의3제2항의 규정에 의한 혈액제제제조관리자(이하 '제조관리자')의 의사면허증 사본(법 제17조의3의 규정에 의하여 혈액제제를 자체에서 소비할 목적으로 공급하는 혈액원 제외)
3. 혈액원으로 사용하고자 하는 건물 부분의 평면도와 구조설명서
4. 혈액원의 시설·장비 및 인력 현황을 기재한 서류
5. 혈액사업계획서
6. 제조하고자 하는 혈액제제의 품목 현황을 기재한 서류
7. 업무지침서

② 보건복지부장관은 혈액원의 개설허가를 하는 때에는 별지 제1호의2서식에 의한 혈액원개설신청 및 허가대장에 해당사항을 기재하고, 신청인에게 별지 제1호의3서식에 의한 혈액원개설허가증을 교부하여야 함

③ 혈액원의 개설허가를 받은 자가 허가증을 분실 또는 훼손하여 재교부의 신청을 하고자 하는 때에는 별지 제1호의4서식에 의한 혈액원개설허가증 재교부신청서를 보건복지부장관에게 제출하여야 함

④ 〈법 제6조제3항에서 '보건복지부령이 정하는 중요한 사항'〉

1. 혈액원의 명칭
2. 혈액원의 소재지

2의2. 혈액원의 개설자

2의3. 혈액원의 장

3. 제조관리자
4. 혈액제제 제조품목
5. 혈액원 부속 채혈시설

⑤ 혈액원의 개설허가를 받은 자가 제4항 각호의 어느 하나에 해당하는 사항을 변경하기 위하여 변경허가를 받고자 하는 때에는 별지 제1호서식에 따른 신청서에 혈액원개설허가증과 변경내용을 증명하는 서류를 첨부하여 보건복지부장관에게 제출하여야 함. 이 경우 제4항제5호에 따른 혈액원 부속 채혈시설을 새로 설치하거나 추가할 때에는 다음 각 호에 따른 서류를 제출하여야 함

1. 혈액원 부속 채혈시설로 사용되는 건물의 평면도 및 구조설명서 각 1부
2. 혈액원 부속 채혈시설의 시설·장비 및 인력 현황을 기재한 서류 1부
3. 혈액원 부속 채혈시설 운영계획서 1부

⑥ 보건복지부장관은 변경허가를 하는 때에는 혈액원개설허가증을 재교부하여야 함

- **법 제6조의2(혈액관리업무의 금지 등)** ① 제6조제3항에 따라 보건복지부장관의 허가를 받지 아니한 자는 혈액관리업무를 하지 못함. 다만, 제6조제1항제3호에 해당하는 자는 그러하지 아니함

  ② 이 법에 따라 혈액원으로 허가받지 아니한 자는 혈액원 또는 이와 유사한 명칭을 사용하지 못함

● **법 제6조의3(혈액제제 제조관리자 등)** ① 혈액원에는 1명 이상의 의사를 두고 혈액의 검사 · 제조 · 보존 등 혈액제제 제조업무를 관리하게 하여야 함
② 제1항에 따라 혈액제제의 제조업무를 관리하는 사람(이하 '제조관리자')은 혈액제제의 제조업무에 종사하는 사람에 대한 지도 · 감독에 관한 사항과 품질관리, 제조시설의 관리 및 그 밖에 그 제조관리에 관하여 보건복지부령으로 정하는 사항을 준수하여야 함
③ 혈액원의 장 등은 제조관리자의 관리업무를 방해하여서는 아니 되며, 제조관리자가 그 의무 이행을 위하여 필요한 사항을 요청하면 정당한 사유 없이 그 요청을 거부하여서는 아니 됨

규칙 **제5조의4(제조관리자의 준수사항)** 〈 법 제6조의3제2항의 규정에 의하여 혈액원의 제조관리자가 준수하여야 하는 사항 〉
1. 보건위생상 위해가 없도록 혈액의 검사 · 혈액제제의 제조 · 보존 등 혈액제제의 제조업무에 필요한 시설 및 장비를 위생적으로 관리할 것
2. 혈액제제 제조업무에 종사하는 자에 대한 교육계획을 수립하고 연 2회 이상 교육을 실시할 것
3. 혈액제제 제조업무가 업무지침서에 맞게 수행되는지 여부를 연 1회 이상 점검하고 그 내용을 기록할 것
4. 혈액제제 제조과정에 대한 시험검사를 실시할 것

● **법 제6조의4(혈액원의 휴업 등의 신고)** ① 혈액원의 개설자가 그 업무를 휴업 · 폐업 또는 재개업하려는 경우에는 보건복지부령으로 정하는 바에 따라 보건복지부장관에게 신고하여야 함. 이 경우 보건복지부장관은 그 내용을 검토하여 이 법에 적합하면 신고를 수리하여야 함
② 혈액원의 개설자는 제1항에 따라 폐업 또는 휴업의 신고를 할 때에는 제12조 또는 제12조의2에 따라 기록 · 보존하고 있는 혈액관리업무기록 등을 대한적십자사 회장에게 이관(移管)하여야 함. 다만, 혈액원의 개설자가 보건복지부령으로 정하는 바에 따라 혈액관리업무기록 등의 보관계획서를 제출하여 보건복지부장관의 허가를 받은 경우에는 이를 직접 보관할 수 있음

규칙 **제5조의5(혈액원의 휴업 등의 신고 등)** ① 혈액원의 개설자가 법 제6조의4제1항에 따라 휴업 · 폐업 또는 재개업하고자 하는 때에는 별지 제1호의5서식에 따른 혈액원 휴 · 폐업 및 재개업신고서를 보건복지부장관에게 제출해야 한다. 이 경우 휴업 또는 폐업신고시에는 혈액원개설허가증을 첨부해야 함
② 법 제6조의4제2항 본문에 따라 혈액원을 폐업 또는 휴업하는 자가 대한적십자사 회장에게 이관해야 하는 서류는 다음 각 호와 같음
1. 제14조제1항 각 호의 서류
2. 사용하지 않은 헌혈증서
3. 헌혈환급예치금 납부 관련 서류
③ 법 제6조의4제2항 단서에 따라 혈액관리업무기록 등을 자체 보관하기 위하여 허가를 받으려는 혈액원의 개설자는 별지 제1호의6서식에 따른 혈액관리업무기록보관계획서를 보건복지부장관에게 제출해야 함

● **법 제7조(헌혈자의 신원 확인 및 건강진단 등)** ① 혈액원은 보건복지부령으로 정하는 바에 따라 채혈 전에 헌혈자에 대하여 신원 확인 및 건강진단을 하여야 함

② 혈액원은 보건복지부령으로 정하는 감염병 환자 및 건강기준에 미달하는 사람으로부터 채혈을 하여서는 아니 됨

③ 혈액원은 신원이 확실하지 아니하거나 신원 확인에 필요한 요구에 따르지 아니하는 사람으로부터 채혈을 하여서는 아니 됨

④ 보건복지부장관은 혈액제제의 안전성을 확보하기 위하여 필요하다고 인정할 때에는 관계 중앙행정기관의 장 또는 공공기관의 장으로 하여금 감염병 환자 또는 약물복용 환자 등의 관련 정보를 혈액원등에 제공하도록 요청할 수 있음. 이 경우 관계 중앙행정기관의 장 또는 공공기관의 장은 정당한 사유가 없으면 그 요청에 따라야 함

⑤ 혈액원은 보건복지부령으로 정하는 바에 따라 헌혈자로부터 채혈하기 전에 채혈금지대상 여부 및 과거 헌혈경력과 그 검사 결과를 조회하여야 함. 다만, 천재지변, 긴급 수혈 등 보건복지부령으로 정하는 경우에는 그러하지 아니함

⑥ 제4항과 제5항에 따른 정보제공의 범위 및 조회 등에 관한 구체적인 사항은 보건복지부령으로 정함

규칙 **제6조(헌혈자의 건강진단 등)** ① 법 제7조제1항에 따라 혈액원은 헌혈자로부터 채혈하기 전에 사진이 붙어 있어 본인임을 확인할 수 있는 주민등록증, 여권, 학생증, 그 밖의 신분증명서에 따라 그 신원을 확인하여야 함. 다만, 학생, 군인 등의 단체헌혈의 경우 그 관리 · 감독자의 확인으로 갈음할 수 있음

② 제1항에 따른 신원확인 후에 혈액원은 헌혈자에 대하여 채혈을 실시하기 전에 다음 각 호에 해당하는 건강진단을 실시하여야 함

1. 과거의 헌혈경력 및 혈액검사결과와 채혈금지대상자 여부의 조회
2. 문진 · 시진 및 촉진
3. 체온 및 맥박 측정
4. 체중 측정
5. 혈압 측정
6. 다음 각 목의 어느 하나에 따른 빈혈검사
   가. 황산구리법에 따른 혈액비중검사
   나. 혈색소검사
   다. 적혈구용적률검사
7. 혈소판계수검사(혈소판성분채혈의 경우에만 해당)

③ 혈액원은 제2항제1호에 따른 조회를 하려는 때에는 별지 제1호의7서식의 신청서(전자문서를 포함한다)를 대한적십자사 회장에게 제출해야 함

④ 대한적십자사 회장은 제3항에 따른 신청을 받은 때에는 제2항제1호에 따른 사항을 확인한 후 그 내용을 지체 없이 혈액원에 통지(전자문서를 포함)해야 함

⑤ 〈 법 제7조제5항 단서에 따라 제2항제1호에 따른 조회를 하지 않을 수 있는 경우 〉

1. 헌혈자 본인에게 수혈하기 위하여 채혈하는 경우
2. 천재지변, 재해, 그 밖에 이에 준하는 사유로 인하여 전산 또는 유선 등의 방법으로 정보조회가 불가능한 경우
3. 긴급하게 수혈하지 아니하면 수혈자의 생명이 위태로운 경우로서 신속한 정보조회가 불가능한 경우

⑥ 〈 법 제7조제6항에 따른 혈액원등이 제공받을 수 있는 정보의 범위 〉

1. 감염병환자 및 약물복용환자 등의 주민등록번호 등 인적 사항
2. 진단명 또는 처방약물명
3. 진단일 또는 처방일

규칙 **제7조(채혈금지대상자의 범위)** 법 제7조제2항에 따른 감염병환자 및 건강기준에 미달하는 자는 별표 1의2와 같음 다만, 헌혈자 본인에게 수혈하기 위하여 채혈을 하려는 때에는 별표 1의2에 따른 기준을 적용하지 아니함

■ 혈액관리법 시행규칙 [별표 1의2]

채혈금지대상자(제2조의2 및 제7조 관련)

I. 공통기준

1. 건강진단관련 요인
   가. 체중이 남자는 50킬로그램 미만, 여자는 45킬로그램 미만인 자
   나. 체온이 섭씨 37.5도를 초과하는 자
   다. 수축기혈압이 90밀리미터(수은주압) 미만 또는 180밀리미터(수은주압) 이상인 자
   라. 이완기혈압이 100밀리미터(수은주압) 이상인 자
   마. 맥박이 1분에 50회 미만 또는 100회를 초과하는 자
2. 질병관련 요인
   가. 감염병
      1) 만성 B형간염, C형간염, 후천성면역결핍증, 바베스열원충증, 샤가스병 또는 크로이츠펠트-야콥병 등 「감염병의 예방 및 관리에 관한 법률」 제2조에 따른 감염병 중 보건복지부장관이 지정하는 혈액 매개 감염병의 환자, 의사환자, 병원체보유자
      2) 일정기간 채혈금지 대상자
         가) 말라리아 병력자로 치료종료 후 3년이 경과하지 아니한 자
         나) 브루셀라증 병력자로 치료종료 후 2년이 경과하지 아니한 자
         다) 매독 병력자로 치료종료 후 1년이 경과하지 아니한 자
         라) 급성 B형간염 병력자로 완치 후 6개월이 경과하지 아니한 자
         마) 그 밖에 보건복지부장관이 정하는 혈액매개 감염병환자 또는 병력자
   나. 그 밖의 질병
      1) 발열, 인후통, 설사 등 급성 감염성 질환이 의심되는 증상이 없어진지 3일이 경과하지 아니한 자
      2) 암환자, 만성폐쇄성폐질환 등 호흡기질환자, 간경변 등 간질환자, 심장병환자, 당뇨병환자, 류마티즘 등 자가면역질환자, 신부전 등 신장질환자, 혈우병, 적혈구증다증 등 혈액질환자, 한센병환자, 성병환자(매독환자는 제외한다), 알콜중독자, 마약중독자 또는 경련환자. 다만, 의사가 헌혈가능하다고 판정한 경우에는 그러하지 아니하다.
3. 약물 또는 예방접종 관련 요인
   가. 약물
      1) 혈소판 기능에 영향을 주는 약물인 아스피린을 투여 받은 후 3일, 티클로피딘 등을 투여받은 후 2주가 경과하지 아니한 자(혈소판 헌혈의 경우에 한한다)
      2) 이소트레티노인, 피나스테라이드 성분의 약물을 투여 받고 4주가 경과하지 아니한 자
      3) 두타스테라이드 성분의 약물을 투여 받고 6개월이 경과하지 아니한 자
      4) B형간염 면역글로불린, 태반주사제를 투여 받고 1년이 경과하지 아니한 자
      5) 아시트레틴 성분의 약물을 투여 받고 3년이 경과하지 아니한 자
      6) 제9조제2호마목에 따라 보건복지부장관이 인정하여 고시하는 약물의 투여자로서 해당 약물의 성격, 효과 및 유해성 등을 고려하여 보건복지부장관이 정하는 기간을 경과하지 아니한 자

7) 과거에 에트레티네이트 성분의 약물을 투여 받은 적이 있는 자, 소에서 유래한 인슐린을 투여 받은 적이 있는 자, 뇌하수체 유래 성장호르몬을 투여 받은 적이 있는 자, 변종크로이츠펠트-야콥병의 위험지역에서 채혈된 혈액의 혈청으로 제조된 진단시약 등 투여자, 제9조제1호마목에 따라 보건복지부장관이 인정하여 고시하는 약물의 투여자는 영구 금지

나. 예방접종

1) 콜레라, 디프테리아, 인플루엔자, A형간염, B형간염, 주사용 장티푸스, 주사용 소아마비, 파상풍, 백일해, 일본뇌염, 신증후군출혈열(유행성출혈열), 탄저, 공수병 예방접종을 받은 후 24시간이 경과하지 않은 사람

2) 홍역, 유행성이하선염, 황열, 경구용 소아마비, 경구용 장티푸스 예방접종을 받은 날부터 2주가 경과하지 않은 사람

3) 풍진, 수두 예방접종 또는 BCG 접종을 받은 날부터 4주가 경과하지 않은 사람

4. 진료 및 처치 관련 요인

가. 임신 중인 자, 분만 또는 유산 후 6개월 이내인 자. 다만, 본인이 출산한 신생아에게 수혈하고자 하는 경우에는 그러하지 아니하다.

나. 수혈 후 1년이 경과하지 아니한 자

다. 전혈채혈일로부터 8주, 혈장성분채혈, 혈소판혈장성분채혈 및 두단위혈소판성분채혈일로부터 14일, 백혈구성분채혈 및 한단위혈소판성분채혈일로부터 72시간, 두단위적혈구성분채혈일로부터 16주가 경과하지 아니한 자

라. 과거 경막 또는 각막을 이식 받은 경험이 있는 자

5. 선별검사결과 부적격 요인

과거 헌혈검사에서 B형간염검사, C형간염검사, 후천성면역결핍증검사, 인체(T)림프영양성바이러스검사(혈장성분헌혈의 경우는 제외한다) 및 그 밖에 보건복지부장관이 별도로 정하는 혈액검사 결과 부적격 기준에 해당되는 자

6. 그 밖의 요인

가. 제6조제2항제2호의 문진 결과 헌혈불가로 판정된 자

나. 그 밖에 의사의 진단에 의하여 건강상태가 불량하거나 채혈이 부적당하다고 인정되는 자

II. 개별기준

채혈의 종류	기준
320밀리리터 전혈채혈	1. 16세 미만인 자 또는 70세 이상인 자 2. 혈액의 비중이 1.053 미만인 자, 혈액 100밀리리터당 혈색소량이 12.5그램 미만인 자 또는 적혈구용적률이 38퍼센트 미만인 자 3. 과거 1년 이내에 전혈채혈횟수가 5회 이상인 자
400밀리리터 전혈채혈	1. 17세 미만인 자 또는 70세 이상인 자 2. 체중이 50킬로그램 미만인 자 3. 혈액의 비중이 1.053 미만인 자, 혈액 100밀리리터당 혈색소량이 12.5그램 미만인 자 또는 적혈구용적률이 38퍼센트 미만인 자 4. 과거 1년 이내에 전혈채혈횟수가 5회 이상인 자
혈장 성분채혈	1. 17세 미만인 자 또는 70세 이상인 자 2. 혈액의 비중이 1.052 미만 또는 혈액 100밀리리터당 혈색소량이 12.0그램 미만인 자 3. 직전 헌혈혈액검사 결과 혈액 100밀리리터당 혈청단백량이 6.0그램 미만인 자

채혈의 종류	기준
한단위 혈소판 성분채혈	1. 17세 미만인 자 또는 60세 이상인 자 2. 혈액의 비중이 1.052 미만 또는 혈액 100밀리리터당 혈색소량이 12.0그램 미만인 자 3. 혈액 1마이크로리터당 혈소판수가 15만개 미만인 자 4. 한단위 혈소판성분채혈 72시간이 경과하지 아니한 자 5. 과거 1년 이내에 성분채혈횟수가 24회 이상인 자
두단위 혈소판 성분채혈	1. 17세 미만인 자 또는 60세 이상인 자 2. 혈액의 비중이 1.052 미만 또는 혈액 100밀리리터당 혈색소량이 12.0그램 미만인 자 3. 혈액 1마이크로리터당 혈소판수가 25만개 미만인 자 4. 과거 1년 이내에 성분채혈횟수가 24회 이상인 자
혈소판 혈장 성분채혈	1. 17세 미만인 자 또는 60세 이상인 자 2. 혈액의 비중이 1.052 미만 또는 혈액 100밀리리터당 혈색소량이 12.0그램 미만인 자 3. 직전 헌혈혈액검사 결과 혈액 100밀리리터당 혈청단백량이 6.0그램 미만인 자 4. 혈액 1마이크로리터당 혈소판수가 15만개 미만인 자 5. 과거 1년 이내에 성분채혈횟수가 24회 이상인 자
두단위 적혈구 성분채혈	1. 17세 미만인 자 또는 60세 이상인 자 2. 체중이 70킬로그램 미만인자 3. 혈액 100밀리리터당 혈색소량이 14.0그램 미만인 자 4. 과거 1년 이내에 전혈채혈횟수가 4회이상 또는 성분채혈횟수가 24회 이상 또는 두단위적혈구성분채혈횟수가 2회 이상인 자

비고 : 65세 이상인 자의 헌혈은 60세부터 64세까지 헌혈한 경험이 있는 자에만 가능함

- **법 제7조의2(채혈금지대상자의 관리)** ① 보건복지부장관은 보건복지부령으로 정하는 바에 따라 채혈금지대상자의 명부를 작성 · 관리할 수 있음

  ② 혈액원은 채혈금지대상자로부터 채혈을 하여서는 아니 됨

  ③ 제2항에도 불구하고 혈액원은 보건복지부령으로 정하는 안전성검사를 통과한 채혈금지대상자에 대하여는 채혈을 할 수 있음. 이 경우 그 결과를 보건복지부령으로 정하는 바에 따라 보건복지부장관에게 보고하여야 함

  ④ 보건복지부장관은 채혈금지대상자 명부에 있는 사람에게 명부의 기재 사항 등을 대통령령으로 정하는 바에 따라 개별적으로 알릴 수 있음

  ⑤ 제1항에 따른 채혈금지대상자의 명부를 작성 · 관리하는 업무에 종사하는 사람 또는 종사하였던 사람은 업무상 알게 된 비밀을 정당한 사유 없이 누설하여서는 아니 됨

영 **제5조의5(채혈금지대상자에 대한 통지)** ① 보건복지부장관은 법 제7조의2제4항에 따라 채혈금지대상자 명부에 기재된 자의 요청이 있는 경우 보건복지부령으로 정하는 바에 따라 채혈금지 사유 및 기간 등 관련 사항을 통지할 수 있음

② 보건복지부장관은 제1항에 따른 통지를 하는 경우 밀봉하는 등의 방법으로 채혈금지대상자 본인 외의 사람은 알 수 없도록 하여야 하며, 채혈금지기간 동안 헌혈하지 않도록 안내하여야 함

③ 제1항 및 제2항에서 규정한 사항 외에 채혈금지대상자에 대한 통지에 관하여 필요한 사항은 보건복지부령으로 정함

규칙 **제7조의2(채혈금지대상자의 관리 등)** ① 법 제7조의2제1항에 따라 대한적십자사 회장은 별표 1의2의 채혈금지대상자를 별지 제1호의8서식의 채혈금지대상자 관리대장(전자문서 포함)에 기록하고 관리해야 함
② 법 제7조의2제3항에 따라 혈액원은 별표 1의2 제5호에 따른 선별검사결과 부적격 요인에 해당하는 사람 중 같은 표 제2호가목2)에 따른 채혈금지기간이 지난 후 별표 4의2의 안전성 검사를 통과한 사람으로부터 채혈할 수 있음
③ 혈액원은 제2항에 따른 안전성 검사를 실시하는 경우 검사 대상자의 명단 및 검사결과 등을 별지 제1호의9서식(전자문서 포함)에 따라 대한적십자사 회장을 거쳐 보건복지부장관에게 보고해야 함
④ 대한적십자사 회장은 혈액원으로부터 제3항에 따른 보고를 받은 경우 채혈금지대상자 관리대장에서 안전성 검사를 통과한 사람을 제외해야 함
⑤ 「혈액관리법 시행령」(이하 '영') 제5조의5제1항에 따른 채혈금지대상자에 대한 통지는 별지 제1호의10서식에 따름

● **법 제8조(혈액 등의 안전성 확보)** ① 혈액원은 다음 각 호의 방법으로 혈액 및 혈액제제의 적격 여부를 검사하고 그 결과를 확인하여야 함

1. 헌혈자로부터 채혈
2. 보건복지부령으로 정하는 헌혈금지약물의 복용 여부 확인

② 혈액원등 혈액관리업무를 하는 자(이하 '혈액원등')는 제1항에 따른 검사 결과 부적격혈액을 발견하였을 때에는 보건복지부령으로 정하는 바에 따라 이를 폐기처분하고 그 결과를 보건복지부장관에게 보고하여야 함. 다만, 부적격혈액을 예방접종약의 원료로 사용하는 등 대통령령으로 정하는 경우에는 그러하지 아니함
③ 제1항에 따른 혈액 및 혈액제제의 적격 여부에 관한 판정기준은 보건복지부령으로 정함
④ 혈액원은 제1항제2호에 따른 확인 결과 부적격혈액을 발견하였으나 그 혈액이 이미 의료기관으로 출고된 경우에는 해당 의료기관에 부적격혈액에 대한 사항을 즉시 알리고, 부적격혈액을 폐기처분하도록 조치를 하여야 함
⑤ 혈액원은 부적격혈액의 수혈 등으로 사고가 발생할 위험이 있거나 사고가 발생하였을 때에는 이를 그 혈액을 수혈받은 사람에게 알려야 함
⑥ 혈액원은 헌혈자 및 그의 혈액검사에 관한 정보를 보건복지부령으로 정하는 바에 따라 보건복지부장관에게 보고하여야 함
⑦ 보건복지부장관은 제6항에 따라 보고받은 헌혈자 및 그의 혈액검사에 관한 정보를 적절히 유지 · 관리하여야 함
⑧ 제1항에 따른 혈액 및 혈액제제의 적격 여부 검사와 그 밖에 제4항 및 제5항의 부적격혈액 발생 시의 조치에 필요한 사항은 보건복지부령으로 정함

영 **제6조(부적격혈액 폐기처분의 예외)** 〈 법 제8조제2항 단서에 따라 부적격혈액을 폐기처분하지 아니할 수 있는 경우 〉

1. 예방접종약의 원료로 사용되는 경우
2. 의학연구 또는 의약품 · 의료기기 개발에 사용되는 경우
3. 혈액제제 등의 의약품이나 의료기기의 품질관리를 위한 시험에 사용되는 경우

규칙 **제8조(혈액의 적격여부 검사 등)** ① 혈액원은 법 제8조제1항에 따라 헌혈자로부터 혈액을 채혈한 때에는 지체 없이 그 혈액에 대한 간기능검사(ALT검사, 수혈용으로 사용되는 혈액만 해당), 비(B)형간염검사, 시(C)형간염검사, 매독검사, 후천성면역결핍증검사, 사람T세포림프친화바이러스(HTLV) 검사(혈장성분 제외), 그 밖에 보건복지부장관이 정하는 검사를 실시하고, 혈액 및 혈액제제의 적격 여부를 확인하여야 함. 다만, 다음 각 호의 어느 하나에 해당하는 경우로서 별표 1 제2호에 따른 혈액선별검사 중 B형간염바이러스(HBV) · C형간염바이러스(HCV) · 사람면역결핍바이러스(HIV) 핵산증폭검사 및 사람T세포림프친화바이러스(HTLV) 검사를 하는 경우에는 그 결과를 수혈 후에 확인할 수 있음

1. 섬 지역에서 긴급하게 수혈하지 아니하면 생명이 위태로운 상황 또는 기상악화 등으로 적격 여부가 확인된 혈액 · 혈액제제를 공급받을 수 없는 경우
2. 성분채혈백혈구 또는 성분채혈백혈구혈소판을 수혈하는 경우

② 제1항에도 불구하고 혈액원은 헌혈자 본인에게 수혈하기 위하여 헌혈자로부터 혈액을 채혈한 때에는 제1항에 따른 검사를 실시하지 아니할 수 있음

③ 제1항에 따른 검사는 의사의 지도하에 「의료기사 등에 관한 법률」 제2조에 따른 임상병리사에 의하여 실시되어야 함

④ 혈액원은 제1항에 따른 검사 결과(후천성면역결핍증 검사결과 제외)를 헌혈자에게 통보하여야 함. 다만, 헌혈자가 적격으로 판정된 검사결과의 통보를 명시적으로 거부하는 경우에는 그러하지 아니함

규칙 **제9조(헌혈금지약물의 범위)** 〈 법 제8조제1항제2호에서 '보건복지부령으로 정하는 헌혈금지약물' 〉

1. 영구적 헌혈금지약물 : 복용한 경우에는 영구적으로 헌혈이 금지되는 다음 각 목의 약물
   가. 에트레티네이트(Etretinate, 중증건선치료제) 성분의 약물
   나. 뇌하수체 유래 성장호르몬
   다. 소에서 유래한 인슐린
   라. 변종크로이츠펠트-야콥병(vCJD) 위험지역에서 채혈된 혈액의 혈청으로 제조된 진단시약
   마. 그 밖에 약물의 성분이나 특성 등을 고려하여 영구적 헌혈 제한이 필요하다고 보건복지부장관이 인정하여 고시하는 약물
2. 상대적 헌혈금지약물 : 복용한 경우에는 일정기간 동안 헌혈이 금지되는 다음 각 목의 약물
   가. 아시트레틴 성분의 약물
   나. B형간염 면역글로불린 또는 태반주사제
   다. 두타스테라이드 성분의 약물
   라. 이소트레티노인 또는 피나스테라이드 성분의 약물
   마. 그 밖에 약물의 성분이나 특성 등을 고려하여 일정기간 헌혈 제한이 필요하다고 보건복지부장관이 인정하여 고시하는 약물

규칙 **제10조(부적격혈액의 폐기처분전 처리)** ① 법 제8조제2항의 규정에 의하여 혈액원등 혈액관리업무를 하는 자(이하 '혈액원등')가 부적격혈액을 발견한 때에는 폐기처분 전까지 다음 각호의 방법에 의하여 처리하여야 함

1. 부적격혈액이 발견된 즉시 식별이 용이하도록 혈액용기의 겉면에 그 사실 및 사유를 기재할 것
2. 부적격혈액은 적격혈액과 분리하여 잠금장치가 설치된 별도의 격리공간에 보관할 것

규칙 **제11조(부적격혈액의 폐기처분등)** ① 혈액원등은 제10조제1항에 따른 부적격혈액을 「폐기물관리법 시행규칙」 제14조를 준용하여 폐기처분하여야 함

② 혈액원등은 매 연도말 기준으로 별지 제4호서식의 부적격혈액처리현황을 작성하여 다음달 10일까지 보건복지부장관에게 제출하여야 함

규칙 **제11조의2(부적격혈액의 의료기관 통보 등)** ① 법 제8조제4항에 따라 혈액원이 부적격혈액의 출고정보를 의료기관에 알리는 경우에는 다음 각 호의 사항이 포함된 별지 제4호의2서식의 부적격혈액 출고정보서(전자문서 포함)에 따름

1. 공급혈액원에 관한 사항
2. 부적격혈액 정보에 관한 사항
3. 부적격혈액의 채혈일자 및 공급일자
4. 그 밖에 부적격혈액 출고정보에 대하여 의료기관에 알려야 할 필요가 있다고 보건복지부장관이 정하는 사항

② 제1항에 따라 부적격혈액 출고정보를 통보받은 의료기관은 다음 각 호의 구분에 따라 해당 부적격혈액(사용하지 아니한 부적격혈액만 해당)을 처리하여야 함

1. 폐기처분 전 : 제10조제1항 각 호의 방법에 따라 부적격혈액을 관리할 것
2. 폐기처분 시 : 제11조제1항의 방법에 따라 부적격혈액을 폐기처분할 것

③ 제1항에 따라 부적격혈액 출고정보를 통보받은 의료기관은 해당 부적격혈액을 이미 사용하였거나 제2항에 따라 처리한 경우에는 보건복지부장관이 정하는 바에 따라 그 사용내역 또는 처리결과를 혈액원에 지체없이 알려야 함

규칙 **제11조의3(부적격혈액의 수혈자 통보 등)** ① 혈액원은 다음 각 호의 어느 하나에 해당하는 경우 법 제8조제5항에 따라 부적격혈액의 수혈정보를 수혈자에게 알려야 함

1. 제8조제1항에 따른 비(B)형간염검사 등 혈액매개감염병 관련 혈액선별검사 결과 부적격혈액으로 판정된 혈액이 출고되어 수혈된 경우
2. 혈액원의 제12조 각 호에 따른 혈액관리업무 수행 기준 위반으로 인해 부적격혈액이 출고되어 수혈된 경우
3. 그 밖에 수혈자의 생명과 안전을 확보하기 위하여 부적격혈액의 수혈정보를 통보할 필요가 있다고 보건복지부장관이 인정하는 경우

② 혈액원은 제1항에 따라 부적격혈액의 수혈정보를 수혈자에게 알리는 경우에는 다음 각 호의 사항이 포함된 별지 제4호의3서식의 부적격혈액 수혈정보서(전자문서를 포함)에 따름

1. 공급혈액원에 관한 사항
2. 수혈 의료기관에 관한 사항
3. 수혈자 정보에 관한 사항
4. 부적격혈액 정보에 관한 사항

5. 부적격혈액의 채혈일자, 공급일자 및 수혈일자
6. 그 밖에 부적격혈액 수혈정보에 대하여 수혈자에게 알려야 할 필요가 있다고 보건복지부장관이 정하는 사항

③ 혈액원은 법 제8조제5항에 따른 부적격혈액 수혈정보 통보를 위하여 필요하다고 인정하는 경우에는 관계 행정기관 또는 의료기관에 필요한 자료를 요청할 수 있음

④ 혈액원이 제2항에 따른 부적격혈액의 수혈정보를 수혈자에게 알릴 수 없는 부득이한 사유가 있는 경우에는 지체없이 그 사실을 보건복지부장관에게 알려야 함

규칙 **제11조의4(헌혈자의 혈액정보 통보)** ① 혈액원은 법 제8조제6항에 따라 헌혈자에 대한 다음 각 호의 혈액정보를 채혈일부터 3일 이내에 별지 제4호의4서식의 통보서(전자문서 포함)에 기재하여 대한적십자사 회장에게 통보해야 함

1. 헌혈자의 인적사항
2. 혈액 및 혈액제제 종류
3. 헌혈일자 및 헌혈증서번호
4. 혈액검사 결과

② 혈액원은 제1항에 따라 혈액정보를 통보한 혈액을 공급하거나 폐기한 때에는 별지 제4호의4서식의 통보서(전자문서 포함)에 다음 각 호의 어느 하나에 해당하는 사항을 기재하여 공급일 또는 폐기일부터 7일 이내에 대한적십자사 회장에게 통보해야 함

1. 혈액을 혈액제제로 제조하여 공급한 경우 : 혈액제제의 공급일자 및 공급처(자체에서 소비할 목적으로 제조하는 경우 포함)
2. 혈액이 부적격혈액으로 분류되어 폐기처분한 경우 : 혈액제제의 폐기일자 및 폐기사유

확인문제

「혈액관리법」상 혈액 등의 안전성 확보에 관한 내용 중 옳은 것은?

① 부적격혈액이 예방접종약의 원료로 사용되는 경우에는 폐기처분하지 아니할 수 있다.
② 보건복지부장관은 혈액 및 혈액제제의 적격 여부를 검사하고 그 결과를 확인하여야 한다.
③ 부적격혈액이 이미 의료기관으로 출고된 경우, 그 혈액에 대한 폐기처분조치는 보건복지부장관이 행하여야 한다.
④ 혈액원은 부적격혈액의 수혈 등으로 사고가 발생할 위험이 있거나 사고가 발생하였을 때에는 이를 헌혈자에게 알려야 한다.
⑤ 혈액원 등 혈액관리업무를 하는 자는 검사 결과 부적격혈액을 발견하였을 때에는 별도로 보관하여 보건복지부장관에게 보고하여야 한다.

해설: ② 보건복지부장관 → 혈액원, ③ 이미 의료기관으로 출고된 경우에는 해당 의료기관에 부적격혈액에 대한 사항을 즉시 알리고, 부적격혈액을 폐기처분하도록 조치를 하여야 한다, ④ 수혈받은 사람에게 알려야 한다, ⑤ 별도로 보관하는 것이 아니라 폐기처분하고 그 결과를 보건복지부장관에게 보고하여야 한다.

정답: ①

「혈액관리법」상 부적격혈액을 폐기처분하지 아니할 수 있는 경우는?

① 혈액제제로 수혈하는 경우
② 예방접종약의 원료로 사용하는 경우
③ 희귀질환자에게 응급으로 수혈하는 경우
④ 헌혈환급예치금을 조성하기 위해 활용하는 경우
⑤ 「의료급여법」에 따른 수급권자에게 무료로 수혈하는 경우

정답: ①

확인문제

「혈액관리법」상 영구적 헌혈금지약물인 것은?

① 소에서 유래한 인슐린
② 아시트레틴 성분의 약물
③ 두타스테라이드 성분의 약물
④ B형간염 면역글로불린 또는 태반주사제
⑤ 이소트레티노인 또는 피나스테라이드 성분의 약물

정답: ①

● **법 제8조의2(혈액사고 발생 시의 조치 등)** ① 보건복지부장관은 부적격혈액의 수혈 등으로 사고가 발생할 위험이 있거나 사고가 발생하였을 때에는 보건복지부령으로 정하는 바에 따라 혈액원등에 대하여 관련 혈액 및 혈액제제의 폐기 등 필요한 조치를 하거나 이를 하도록 명할 수 있음

② 보건복지부장관은 제1항에 따른 조치를 하거나 이를 하도록 명할 때 필요하다고 인정하면 식품의약품안전처장 등 유관기관에 협조를 요청할 수 있음

③ 보건복지부장관은 제1항과 제2항의 조치 및 협조에 필요한 유관기관 임무 수행지침을 제정하여 시행할 수 있으며, 해당 기관은 정당한 사유가 없으면 이를 성실히 이행하여야 함

● **법 제9조(혈액의 관리 등)** ① 혈액원등은 채혈 시의 혈액량, 혈액관리의 적정 온도 등 보건복지부령으로 정하는 기준에 따라 혈액관리업무를 하여야 함

② 혈액원은 채혈한 혈액을 안전하고 신속하게 공급하기 위하여 혈액 공급 차량을 운영할 수 있음

③ 제2항에 따른 혈액 공급 차량의 형태, 표시 및 내부 장치 등에 관한 구체적인 사항은 보건복지부령으로 정함

규칙 **제12조(혈액관리업무)** 혈액원등이 법 제9조에 따른 혈액관리업무를 수행하는 때에는 다음 각 호의 구분에 따라 행하여야 함

1. 채혈업무
   가. 의사 또는 간호사는 채혈전에 제6조에 따른 건강진단을 실시하고 보건복지부장관이 고시하는 헌혈기록카드를 작성하여야 함
   나. 채혈은 채혈에 필요한 시설을 갖춘 곳에서 의사의 지도하에 행하여야 함
   다. 1인 1회 채혈량(항응고제 및 검사용 혈액 제외)은 다음 한도의 110퍼센트를 초과하여서는 아니됨. 다만, 희귀혈액을 채혈하는 경우에는 그러하지 아니함
      (1) 전혈채혈 : 400밀리리터
      (2) 성분채혈 : 500밀리리터
      (3) 2종류 이상의 혈액성분을 동시에 채혈하는 다종성분채혈 : 600밀리리터
   라. 채혈은 항응고제가 포함된 혈액백 또는 성분채혈키트를 사용하여 무균적으로 하여야 함
   마. 혈액제제제조를 위하여 채혈된 혈액은 제조하기까지 다음의 방법에 따라 관리하여야 함
      (1) 전혈채혈 : 섭씨 1도이상 10도이하에서 관리할 것. 다만, 혈소판제조용의 경우에는 섭씨 20도이상 24도이하에서 관리할 것
      (2) 혈소판성분채혈 : 섭씨 20도이상 24도이하에서 관리할 것
      (3) 혈장성분채혈 : 섭씨 6도 이하에서 관리할 것
2. 혈액제제의 보존업무
   가. 혈액제제의 보존온도 · 보존방법 및 보존기간등은 별표 2의2의 기준에 따라야 함
   나. 보존온도를 유지하는 장치와 그 유지온도를 기록하는 장치를 갖추어야 함
   다. 혈액제제의 부적격여부를 주기적으로 점검하여야 함
   라. 이상이 없는 혈액제제를 보존중에 폐기하거나 변질시키지 말아야 함

3. 혈액제제의 공급업무
   가. 혈액제제의 운송거리 및 시간을 고려하여 제2호 가목의 규정에 의한 보존온도를 유지할 수 있는 적절한 용기에 넣어 운송 · 공급하여야 함
   나. 혈액원은 혈액제제를 공급한 때에는 별지 제7호 서식에 따른 혈액제제 운송 및 수령확인서를 2부 작성하여 1부는 3년간 보관하고 1부는 혈액제제를 수령한 자에게 내주며, 혈액제제를 수령한 자는 해당 확인서를 3년간 보관하여야 함
4. 품질관리 업무 : 혈액원등은 제1호부터 제3호까지의 혈액관리업무를 시행함에 있어 보건복지부장관이 고시하는 업무절차 및 정도관리 등에 관한 표준업무규정을 준수하여야 함

규칙 **제12조의2(혈액공급차량의 형태 등)** 법 제9조제3항의 규정에 의한 혈액공급차량의 형태 · 표시 및 내부장치 등에 관한 기준은 별표 5와 같음

● **법 제9조의2(의료기관의 준수사항)** ① 병상 수와 혈액 사용량을 고려하여 보건복지부령으로 정하는 의료기관의 장은 안전하고 적정한 혈액 사용을 위하여 수혈관리위원회와 수혈관리실을 설치 · 운영하고 혈액 관련 업무를 전담하는 인력을 두는 등 필요한 조치를 하여야 함
② 제1항에 따른 수혈관리위원회의 구성과 운영, 수혈관리실의 설치와 운영 및 혈액 관련 업무를 전담하는 인력의 자격요건, 인원 수, 업무내용 등에 관하여 필요한 사항은 보건복지부령으로 정함

규칙 **제12조의3(수혈관리위원회 및 수혈관리실의 설치 등)**
① 〈 법 제9조의2제1항에서 '보건복지부령으로 정하는 의료기관' 〉
1. 법 제9조의2제1항에 따른 수혈관리위원회(이하 '수혈관리위원회')를 설치 · 운영해야 하는 의료기관 : 다음 각 목의 구분에 따른 의료기관
   가. 2021년 6월 30일 이전 : 1천개 이상의 병상을 갖춘 의료기관으로서 전년도 혈액제제 사용량이 2만단위 이상인 의료기관
   나. 2021년 7월 1일 이후 : 100개 이상의 병상을 갖춘 의료기관으로서 전년도 혈액제제 사용량이 1천단위 이상인 의료기관
2. 법 제9조의2제1항에 따른 수혈관리실(이하 '수혈관리실')을 설치 · 운영해야 하는 의료기관 : 다음 각 목의 구분에 따른 의료기관
   가. 2021년 6월 30일 이전 : 1천개 이상의 병상을 갖춘 의료기관으로서 전년도 혈액제제 사용량이 2만단위 이상인 의료기관
   나. 2021년 7월 1일부터 2022년 6월 30일까지의 기간 : 500개 이상의 병상을 갖춘 의료기관으로서 전년도 혈액제제 사용량이 1만단위 이상인 의료기관
   다. 2022년 7월 1일 이후 : 100개 이상의 병상을 갖춘 의료기관으로서 전년도 혈액제제 사용량이 5천단위 이상인 의료기관

② 〈 수혈관리위원회 심의사항 〉
1. 수혈관리계획의 수립 및 시행
2. 안전하고 적정한 수혈관리를 위한 자체 규정
3. 수혈용 혈액의 보관량 · 사용량 · 폐기량의 적정성
4. 수혈용 혈액의 안정적인 수급 방안
5. 수혈 관련 부작용의 예방 · 대응방법
6. 수혈 관련 교육 및 홍보 방법
7. 그 밖에 안전하고 적정한 혈액 사용을 위하여 보건복지부장관이 정하는 사항

③ 〈 수혈관리실 수행 업무 〉
1. 수혈용 혈액의 보관 · 사용 · 폐기 현황의 관리
2. 수혈 관련 자료의 수집 · 분석 및 평가
3. 수혈의 적정성에 대한 평가
4. 수혈 관련 부작용의 발생 감시 및 대응
5. 수혈 관련 교육 및 홍보
6. 그 밖에 수혈관리에 필요한 업무

④ 제1항부터 제3항까지에서 규정한 사항 외에 수혈관리위원회 및 수혈관리실의 설치 등에 필요한 사항은 보건복지부장관이 정함

규칙 **제12조의4(수혈관리위원회의 구성 및 운영)** ① 수혈관리위원회는 위원장 1명과 부위원장 1명을 포함한 7명 이상 15명 이하의 위원으로 구성
② 수혈관리위원회의 위원장은 해당 의료기관의 장으로 하고, 부위원장은 위원 중에서 위원장이 지명
③ 수혈관리위원회의 위원은 다음 각 호의 사람이 됨
1. 진료부서의 장
2. 간호부서의 장
3. 수혈관리실의 장(수혈관리실을 설치한 경우만 해당)
4. 수혈관리 분야에 관한 학식과 경험이 풍부한 사람 중에서 위원장이 위촉하는 사람

④ 수혈관리위원회의 회의는 반기별로 1회 이상 개최. 다만, 재적위원 과반수가 요구하거나 위원장이 필요하다고 인정하는 경우에는 임시회의를 소집할 수 있음

⑤ 수혈관리위원회의 회의는 재적위원 과반수의 출석으로 개의(開議)하고, 출석위원 과반수의 찬성으로 의결

⑥ 제1항부터 제5항까지에서 규정한 사항 외에 수혈관리위원회의 구성 및 운영에 필요한 사항은 보건복지부장관이 정함

규칙 **제12조의5(수혈관리실의 근무인력)** ① 법 제9조의2제1항에 따라 의료기관의 장은 수혈관리실에 다음 각 호의 인력을 두어야 함. 이 경우 다음 각 호의 인력 중 1명 이상은 수혈관리실에서 전담 근무해야 함

1. 수혈관리에 관한 경험과 지식이 있는 의사 1명 이상
2. 수혈관리에 관한 경험과 지식이 있는 간호사 1명 이상
3. 수혈관리에 관한 경험과 지식이 있는 임상병리사 1명 이상 또는 의료기관의 장이 수혈관리를 위하여 필요하다고 인정하는 사람 1명 이상

② 수혈관리실에서 근무하는 사람은 별표 5의2에서 정한 교육기준에 따라 교육을 받아야 함

규칙 **제21조(규제의 재검토)** ① 보건복지부장관은 제12조의5 및 별표 5의2에 따른 수혈관리실의 근무인력 및 교육기준에 대하여 2022년 1월 1일을 기준으로 3년마다(매 3년이 되는 해의 1월 1일 전까지를 말함) 그 타당성을 검토하여 개선 등의 조치를 해야 함

② 보건복지부장관은 제12조에 따른 혈액관리업무 수행 방법에 대하여 2019년 1월 1일을 기준으로 2년마다(매 2년이 되는 해의 1월 1일 전까지를 말함) 그 타당성을 검토하여 개선 등의 조치를 해야 함

- **법 제10조(특정수혈부작용에 대한 조치)** ① 의료기관의 장은 특정수혈부작용이 발생한 경우에는 보건복지부령으로 정하는 바에 따라 그 사실을 시 · 도지사에게 신고하여야 함

  ② 시 · 도지사는 제1항에 따른 특정수혈부작용의 발생 신고를 받은 때에는 이를 보건복지부장관에게 통보하여야 함

  ③ 보건복지부장관은 제2항에 따라 특정수혈부작용의 발생 신고를 통보받으면 그 발생 원인의 파악 등을 위한 실태조사를 하여야 함. 이 경우 특정수혈부작용과 관련된 의료기관의 장과 혈액원등은 실태조사에 협조하여야 함

규칙 **제13조(특정수혈부작용의 신고 등)** ① 의료기관의 장은 법 제10조제1항에 따라 특정수혈부작용이 발생한 사실을 확인한 날부터 15일 이내에 해당 의료기관 소재지의 보건소장을 거쳐 특별시장 · 광역시장 · 특별자치시장 · 도지사 · 특별자치도지사(이하 '시 · 도지사')에게 특정수혈부작용이 발생한 사실을 별지 제8호서식에 따라 신고해야 함. 다만, 사망의 경우에는 지체 없이 신고해야 함

② 시 · 도지사는 매월 말일을 기준으로 별지 제9호서식의 특정수혈부작용 발생현황 보고서를 작성하여 다음 달 10일까지 보건복지부장관에게 제출해야 함. 다만, 사망의 경우에는 지체 없이 제출해야 함

③ 법 제10조제3항에 따른 실태조사에는 다음 각 호의 내용이 포함되어야 함

1. 수혈자의 인적사항, 수혈기록 및 의무기록 조사
2. 헌혈자의 헌혈기록 및 과거 헌혈혈액 검사결과 조회
3. 수혈자 및 헌혈자의 특정수혈부작용 관련 진료내역 및 검사결과 확인
4. 헌혈혈액 보관검체 검사결과 확인
5. 헌혈자 채혈혈액 검사결과 확인

확인문제

「혈액관리법」상 의료기관의 장은 특정수혈부작용이 발생한 경우 그 사실을 어느 기관에 신고하여야 하는가?

① 시 · 도지사 ② 질병관리청장 ③ 보건복지부장관
④ 관할 보건소장 ⑤ 혈액원장

정답 : ①

- **법 제10조의2(특정수혈부작용 및 채혈부작용의 보상)** ① 혈액원은 다음 각 호의 어느 하나에 해당하는 사람에 대하여 특정수혈부작용 및 채혈부작용에 대한 보상금(이하 '보상금')을 지급할 수 있음
  1. 헌혈이 직접적인 원인이 되어 질병이 발생하거나 사망한 채혈부작용자
  2. 혈액원이 공급한 혈액이 직접적인 원인이 되어 질병이 발생하거나 사망한 특정수혈부작용자

  ② 제1항에 따른 보상금은 위원회의 심의에 따라 결정되며, 보상금이 결정된 때에는 위원장은 그 심의 결과를 지체 없이 혈액원에 통보하여야 함

  ③ 제1항에도 불구하고 다음 각 호의 어느 하나에 해당하는 경우에는 보상금을 지급하지 아니할 수 있음
  1. 채혈부작용이 헌혈자 본인의 고의 또는 중대한 과실로 인하여 발생한 경우
  2. 채혈부작용이라고 결정된 사람 또는 그 가족이 손해배상청구소송 등을 제기한 경우 또는 소송제기 의사를 표시한 경우

  ④ 제1항에 따라 지급할 수 있는 보상금의 범위는 다음 각 호와 같음 다만, 혈액의 공급과정에서 혈액원의 과실이 없는 경우에는 제6호의 위자료만 지급할 수 있음
  1. 진료비
  2. 장애인이 된 자에 대한 일시보상금
  3. 사망한 자에 대한 일시보상금
  4. 장제비
  5. 일실(逸失)소득
  6. 위자료

  ⑤ 그 밖에 보상금의 산정 및 지급 등에 필요한 사항은 보건복지부령으로 정함

규칙 **제13조의2(보상금의 산정 및 지급)** ① 법 제5조제1항에 따른 혈액관리위원회는 법 제10조의2제1항에 따라 보상금을 산정하는 경우에는 다음 각 호의 사항을 고려하여야 함
1. 혈액원 및 헌혈자의 과실 수준
2. 채혈 또는 수혈과 사망 · 질병 등의 부작용 간 직접적 인과관계의 수준
3. 사망 · 질병 등 부작용의 유형 · 성격 및 피해정도
4. 그 밖에 보상금을 산정하는 데 특히 고려할 필요가 있다고 보건복지부장관이 정하는 사항

② 혈액원이 법 제10조의2제1항에 따른 보상금을 지급하는 경우에는 보상금을 받는 사람이 지정하는 예금계좌에 입금하여야 함. 다만, 예금계좌가 없는 경우 등 부득이한 사유가 있는 경우에는 보상금을 받는 사람과 협의하여 그 지급 방법을 별도로 정할 수 있음

③ 제1항 및 제2항에서 규정한 사항 외에 보상금의 산정 및 지급에 필요한 사항은 보건복지부장관이 정하여 고시

확인문제

「혈액관리법」상 혈액의 공급과정에서 혈액원의 과실이 없는 경우에 지급할 수 있는 것은? (2023년 기출)

① 위자료 ② 진료비 ③ 장제비
④ 일실소득 ⑤ 일시보상금

정답: ①

확인문제

채혈부작용으로 헌혈자가 사망하였다. 「혈액관리법」상에 의해 혈액원이 보상금을 지급하고자 할 경우 고려하여야 할 것은? **(2024년 기출)**

① 채혈자의 병력
② 채혈자의 근무경력
③ 채혈자와 헌혈자간 관계
④ 채혈과 사망 간의 직접적 인과관계 수준
⑤ 수혈과 사망 간의 직 · 간접적 인과관계 수준

정답: ④

● **법 제11조(혈액제제의 수가)** 혈액원이 헌혈자로부터 채혈하여 제조한 혈액제제를 의료기관에 공급하는 가격과 혈액원으로부터 혈액제제를 공급받은 의료기관이 수혈자에게 공급하는 가격은 보건복지부장관이 정하여 고시[3]

● **법 제12조(기록의 작성 등)** ① 혈액원등은 보건복지부령으로 정하는 바에 따라 혈액관리업무에 관한 기록을 작성하여 갖추어 두어야 함

② 제1항에 따른 기록(제12조의2제1항에 따른 전자혈액관리업무기록 포함)은 기록한 날부터 보건복지부령으로 정하는 기간 동안 보존하여야 함

③ 혈액관리업무에 종사하는 자는 이 법 또는 다른 법령에 특별히 규정된 경우를 제외하고는 건강진단 · 채혈 · 검사 등 업무상 알게 된 다른 사람의 비밀을 누설하거나 발표하여서는 아니 됨

규칙 **제14조(서류의 작성등)** ① 혈액원등은 법 제12조제1항에 따라 다음 각 호의 서류를 작성 · 비치하여야 함

1. 별지 제1호의7서식에 의한 헌혈경력 및 검사결과 조회서
2. 별지 제4호서식에 의한 부적격혈액처리현황

2의2. 별지 제4호의2서식의 헌혈자 혈액정보 통보기록
3. 보건복지부장관이 고시하는 헌혈기록카드
5. 별지 제8호서식에 의한 특정수혈부작용발생신고기록

② 법 제12조제2항에서 '보건복지부령이 정하는 기간'이라 함은 10년을 말함

● **법 제12조의2(전자혈액관리업무기록 등)** ① 혈액원등은 헌혈자 대장(臺帳) 등을 「전자서명법」에 따른 전자서명이 기재된 전자문서 등(이하 '전자혈액관리업무기록')으로 작성 · 보관할 수 있음

② 혈액원등은 전자혈액관리업무기록을 안전하게 관리 · 보존하는 데에 필요한 시설 및 장비 등을 갖추어야 함

③ 누구든지 정당한 사유 없이 전자혈액관리업무기록에 저장된 개인정보를 탐지(探知)하거나 누출 · 변조 또는 훼손하여서는 아니 됨

④ 제14조제3항에 따라 수혈을 요구받은 의료기관은 헌혈증의 유효성 여부를 확인하기 위하여 전자혈액관리업무기록을 조회할 수 있음

3) 고시 : 법령에서 위임하는 바에 따라 법령 내용을 보충하기 위하여 법규적 사항을 정하거나, 법령에서 정하는 바에 따라 일정한 사항을 일반에게 알리기 위한 문서를 말한다(법제처, 『2021 행정규칙입안 · 심사 기준』).

● **법 제13조(검사 등)** ① 보건복지부장관은 혈액의 품질관리를 위하여 필요하다고 인정하면 혈액원등에 대통령령으로 정하는 바에 따라 필요한 보고를 하도록 명하거나, 관계 공무원에게 혈액원등의 사무실, 사업장, 그 밖에 필요한 장소에 출입하여 장부 · 서류 또는 그 밖의 물건을 검사하게 할 수 있음

② 제1항에 따라 출입 · 검사를 하는 공무원은 그 권한을 표시하는 증표를 관계인에게 내보여야 함

③ 보건복지부장관은 혈액제제의 안전성을 보장하고 효과를 높이기 위하여 대통령령으로 정하는 바에 따라 혈액원의 혈액관리업무에 대한 심사평가를 할 수 있음

영 **제7조(기록제출)** 보건복지부장관은 법 제13조제1항의 규정에 의하여 혈액원에 대하여 법 제12조제1항의 규정에 의한 혈액관리업무에 관한 기록을 제출하게 할 수 있음

영 **제7조의2(혈액관리업무 심사평가)** ① 법 제13조제3항의 규정에 의한 심사평가는 정기평가와 수시평가로 구분하여 실시

② 정기평가는 2년마다 실시하고, 수시평가는 정기평가를 받은 혈액원이 그 평가결과에 따른 평가수준을 지속적으로 유지하고 있는지를 확인할 필요가 있는 경우에 실시

③ 〈 심사평가의 기준 〉

1. 헌혈자 보호 등 채혈과정의 적정성에 관한 사항
2. 혈액검사의 정확성에 관한 사항
3. 혈액제제의 제조 · 보존 · 공급 및 품질관리의 안전성에 관한 사항

④ 보건복지부장관은 심사평가업무의 일부를 관계전문기관 또는 단체로 하여금 수행하게 할 수 있음

⑤ 제3항의 규정에 의한 심사평가의 세부기준 그 밖에 심사평가에 관하여 필요한 사항은 보건복지부장관이 정하여 고시

● **법 제13조의2(혈액원 및 의료기관의 혈액수급정보 제출)** ① 혈액원은 혈액 공급량 · 재고량 · 폐기량 등 혈액관리에 관한 정보를 보건복지부장관에게 제출하여야 함

② 혈액원(의료기관이 개설한 혈액원 중 혈액제제를 자체에서 소비할 목적으로 공급하는 경우 제외)으로부터 혈액을 공급받은 의료기관의 장은 해당 의료기관의 혈액 사용량 · 재고량 · 폐기량 등 혈액 사용에 관한 정보를 보건복지부장관에게 제출하여야 함

③ 제1항 및 제2항에 따른 제출정보의 내용, 제출 시기 및 제출 방법은 보건복지부령으로 정함

규칙 **제14조의2(혈액원 및 의료기관의 혈액수급정보 제출 내용 등)** ① 법 제13조의2제1항에 따라 혈액원은 매일(토요일 및 공휴일 제외) 정오까지 전날의 혈액관리에 관한 다음 각 호의 정보를 보건복지부장관에게 제출해야 함

1. 혈액제제의 공급량, 공급일자 및 공급처
2. 혈액제제의 폐기량, 폐기일자 및 폐기사유
3. 혈액제제의 재고량

② 법 제13조의2제2항에 따라 혈액을 공급받은 의료기관의 장은 매일(토요일 및 공휴일 제외) 정오까지 보건복지부장관이 정하는 바에 따라 전날의 혈액 사용에 관한 다음 각 호의 정보를 보건복지부장관에게 제출해야 함. 다만, 제4호의 정보는 월별로 일괄하여 그 다음 달 1일까지 제출할 수 있음

1. 혈액을 공급받은 일시
2. 혈액제제의 명칭, 혈액번호 및 혈액형
3. 혈액제제의 사용량, 사용일시, 폐기량, 폐기일시 및 재고량
4. 수혈자의 성별, 연령, 혈액형 및 진료과목
5. 그 밖에 혈액의 사용현황을 파악하기 위하여 필요한 정보로서 보건복지부장관이 정하여 고시하는 정보

③ 보건복지부장관은 혈액부족 등으로 인해 필요한 경우 의료기관의 장에게 당일의 혈액 사용에 관한 제2항 각 호의 정보를 요청할 수 있으며, 요청을 받은 의료기관의 장은 특별한 사유가 없으면 이에 따라야 함

④ 법 제13조의2제2항에 따라 혈액을 공급받은 의료기관의 장은 병상 수, 혈액형 · 혈액제제별 전년도의 일평균 혈액 사용량 등 보건복지부장관이 정하여 고시하는 정보를 매년 1월 31일까지 보건복지부장관에게 제출해야 함

⑤ 제1항부터 제4항까지에서 규정한 사항 외에 혈액원 및 의료기관의 혈액수급정보 제출 시기 · 방법 등에 관한 사항은 보건복지부장관이 정함

● **법 제14조(헌혈증서의 발급 및 수혈비용의 보상 등)** ① 혈액원이 헌혈자로부터 헌혈을 받았을 때에는 보건복지부령으로 정하는 바에 따라 헌혈증서를 그 헌혈자에게 발급하여야 함. 이 경우 헌혈증서를 잃어버리거나 훼손되어 못쓰게 된 것이 확인된 경우에는 보건복지부령으로 정하는 바에 따라 재발급 받을 수 있음

② 제1항에 따른 헌혈증서는 휴대전화에 의한 문자메시지, 전자우편 등의 수단으로 제공할 수 있음

③ 제1항에 따른 헌혈자 또는 그 헌혈자의 헌혈증서를 양도받은 사람은 의료기관에 그 헌혈증서를 제출하면 무상으로 혈액제제를 수혈받을 수 있음. 다만, 재발급되어 유효하지 아니하게 된 헌혈증서를 사용한 경우 혈액제제의 수혈비용은 수혈자가 부담하여야 함

④ 제3항에 따라 수혈을 요구받은 의료기관은 정당한 이유 없이 그 요구를 거부하지 못함

⑤ 보건복지부장관은 의료기관이 제3항에 따라 헌혈증서 제출자에게 수혈을 하였을 때에는 보건복지부령으로 정하는 바에 따라 제15조제2항에 따른 헌혈환급적립금에서 그 비용을 해당 의료기관에 보상하여야 함

규칙 **제15조(헌혈증서의 발급)** ① 혈액원은 법 제14조제1항 전단에 따라 헌혈자로부터 헌혈을 받은 경우에는 별지 제10호서식의 헌혈증서를 지체없이 헌혈자에게 발급해야 함

② 대한적십자사 회장은 혈액원이 제1항에 따른 헌혈증서를 헌혈자에게 발급함에 지장이 없도록 그 용지를 미리 혈액원에 송부해야 함

규칙 **제15조의2(헌혈증서의 재발급)** ① 법 제14조제1항 후단에 따라 헌혈증서를 재발급 받으려는 사람은 별지 제10호의2서식의 헌혈증서 재발급 신청서(전자문서 포함)를 혈액원에 제출해야 함

② 제1항에 따른 신청서를 받은 혈액원은 신청인의 사진이 붙어 있어 본인임을 확인할 수 있는 주민등록증, 여권, 학생증, 그 밖의 신분증명서에 따라 그 신원을 확인한 후 신청인에게 헌혈증서를 재발급해야 함. 다만, 법 제14조제1항 후단에 따라 한 번 재발급되었거나 같은 조 제3항에 따라 의료기관에 그 헌혈증서를 제출하여 무상으로 혈액제제를 수혈받은 것이 확인된 경우는 제외

규칙 **제16조(헌혈증서에 의한 무상수혈)** ① 법 제14조제3항 본문에 따라 무상으로 수혈받을 수 있는 혈액제제량은 헌혈 1회당 혈액제제 1단위로 함

② 헌혈증서를 제출받은 의료기관은 전자혈액관리업무기록 등을 통해 재발급되어 유효하지 않게 된 헌혈증서인지 여부를 확인해야 함

규칙 **제17조(수혈비용의 보상)** ① 법 제14조제5항에 따른 수혈비용의 보상은 혈액원의 의료기관에 대한 혈액공급가액과 의료기관의 혈액관리료 및 수혈수수료를 합한 금액으로 함. 다만, 수혈을 받은 사람이 다른 법령의 규정에 따라 수혈비용의 일부를 지급받은 경우에는 그 금액을 제외한 금액으로 보상할 수 있음

② 의료기관은 제1항에 따른 수혈비용의 보상을 받고자 할 때에는 별지 제11호서식의 수혈비용청구서에 별지 제12호서식의 수혈자내역서를 첨부하여 대한적십자사 회장에게 청구해야 함

③ 의료기관은 수혈을 받은 사람의 진료비 중 본인이 부담해야 할 비용에서 제2항에 따라 대한적십자사 회장에게 청구하는 금액을 공제해야 함

④ 대한적십자사 회장은 제2항에 따른 수혈비용의 보상청구를 받은 때에는 그 청구를 받은 날부터 1개월 이내에 이를 보상해야 함

● **법 제15조(헌혈환급예치금 및 헌혈환급적립금)** ① 혈액원이 헌혈자로부터 헌혈을 받았을 때에는 보건복지부령으로 정하는 바에 따라 헌혈환급예치금을 보건복지부장관에게 내야 함. 다만, 헌혈 혈액이 제8조제1항에 따른 검사 결과 부적격혈액으로 판정된 경우에는 헌혈환급예치금의 전부 또는 일부를 돌려주거나 면제할 수 있음

② 보건복지부장관은 제1항에 따른 헌혈환급예치금으로 헌혈환급적립금(이하 '적립금')을 조성 · 관리

③ 적립금은 다음 각 호의 어느 하나에 해당하는 용도에만 사용하여야 함

1. 제14조제5항에 따른 수혈비용의 보상
2. 헌혈의 장려

3. 혈액관리와 관련된 연구
4. 그 밖에 대통령령으로 정하는 용도
④ 적립금의 관리 및 운영 등에 필요한 사항은 대통령령으로 정함

영 제8조(헌혈환급적립금의 용도) 〈 법 제15조제3항제4호에서 '대통령령으로 정하는 용도' 〉
1. 특정수혈부작용에 대한 실태조사 및 연구
2. 혈액원 혈액관리업무의 전산화에 대한 지원

규칙 제18조(예치금의 수납) ① 대한적십자사 회장은 법 제15조제1항에 따른 헌혈환급예치금(이하 '예치금')을 수납하고자 할 때에는 매월 해당 혈액원이 납부해야 할 예치금을 조사 · 결정하고 별지 제13호서식에 따라 이를 혈액원에 통지해야 함
② 제1항에 따라 통지를 받은 혈액원은 그 금액을 영 제9조제2항에 따른 금융기관에 납입해야 함
③ 예치금을 수납한 금융기관은 예치금의 납입자에게 영수증을 발급하고, 대한적십자사 회장에게 영수필통지서를 지체없이 송부해야 함

규칙 제19조(예치금납부의 면제) ① 혈액원이 법 제15조제1항 단서에 따라 부적격혈액(별표 1 제2호 및 제3호에 따른 부적격혈액에 한정)에 대한 예치금의 납부를 면제받고자 하는 때에는 매월말 기준으로 별지 제14호서식의 헌혈환급예치금 납부면제 신청서를 작성하여 다음달 10일까지 대한적십자사 회장에게 신청해야 함
② 대한적십자사 회장은 제1항에 따른 예치금납부의 면제신청을 받은 때에는 혈액원이 이미 납부한 예치금 중에서 환불해야 함
③ 보건복지부장관은 법 제15조제1항 단서에 따라 매년 예치금납부면제비율을 정하여 고시해야 함

- **법 제16조(군의료기관에 대한 특례)** 군의료기관(軍醫療機關)에 설치하는 혈액원의 혈액관리업무에 관하여는 제4조의3, 제6조, 제8조, 제8조의2, 제9조, 제10조, 제12조, 제12조의2 및 제13조부터 제15조까지의 규정에도 불구하고 국방부장관이 보건복지부장관과 협의한 후 국방부령으로 정함

- **법 제17조(권한의 위임 · 위탁 등)** ① 보건복지부장관은 이 법에 따른 권한의 일부를 대통령령으로 정하는 바에 따라 시 · 도지사에게 위임할 수 있음
② 보건복지부장관은 이 법에 따른 다음 각 호의 업무를 대통령령으로 정하는 바에 따라 대한적십자사 회장에게 위탁할 수 있음
1. 제7조의2제1항 및 제4항에 따른 채혈금지대상자 명부의 작성 · 관리 및 통지에 관한 업무
2. 제8조제6항 및 제7항에 따른 헌혈자의 혈액정보 관리에 관한 업무
3. 제14조제5항에 따른 보상업무
4. 제15조제1항에 따른 헌혈환급예치금의 수납업무
5. 제15조제2항에 따른 적립금의 조성 · 관리 업무
③ 보건복지부장관은 제2항에 따라 대한적십자사 회장에게 위탁한 업무 및 대한적십자사 회장이 수행하는 다음 각 호의 어느 하나에 해당하는 업무에 대하여 매년 예산의 범위에서 그 수행에 필요한 경비를 보조할 수 있음
1. 제6조의4제2항에 따라 혈액원의 개설자로부터 이관받은 혈액관리업무기록(전자혈액관리업무기록 포함)의 보존업무
2. 헌혈자의 헌혈경력 조회업무
3. 헌혈자의 혈액정보 관리에 관한 업무
4. 제14조에 따른 헌혈증서의 발급 및 수혈비용의 보상 업무

영 **제10조(업무의 위탁)** 보건복지부장관은 법 제17조제2항에 따라 다음 각 호의 업무를 대한적십자사 회장에게 위탁

1. 법 제7조의2제1항 및 제4항에 따른 채혈금지대상자 명부의 작성 · 관리 및 통지에 관한 업무
2. 법 제8조제6항 및 제7항에 따른 헌혈자 및 그의 혈액검사에 관한 정보의 보고 접수 및 유지 · 관리에 관한 업무
3. 법 제14조제4항에 따른 보상업무
4. 법 제15조제1항에 따른 헌혈환급예치금의 수납업무
5. 법 제15조제2항에 따른 적립금의 조성 · 관리업무

- **법 제17조의2(사업계획의 제출 등)** ① 제6조제3항에 따라 혈액원을 개설한 자는 혈액원의 회계를 다른 회계와 구분하여 회계처리하여야 함

  ② 혈액원의 회계연도는 정부의 회계연도에 따름

  ③ 혈액원은 매년 사업계획 및 예산안을 작성하여 해당 회계연도가 시작되기 1개월 전에 보건복지부장관에게 제출하여야 함

  ④ 혈액원은 매 회계연도 경과 후 3개월 이내에 수입 · 지출결산서에 「공인회계사법」 제7조에 따라 등록한 공인회계사 또는 같은 법 제24조에 따라 등록한 회계법인의 회계감사 보고서를 첨부하여 보건복지부장관에게 제출하여야 함

  ⑤ 대한적십자사가 「대한적십자사 조직법」 제21조제1항 및 같은 조 제3항에 따라 사업계획 · 예산안 및 결산서를 제출한 경우 이를 제3항 및 제4항에 따라 제출한 것으로 봄. 다만, 혈액원별로 혈액원의 사업계획 · 예산안 및 결산서를 제출한 경우에 한정

  ⑥ 제3항 및 제4항에 따른 사업계획, 예산안 및 수입 · 지출결산서의 세부내용 및 제출 방법은 보건복지부령으로 정함

영 **제9조(헌혈환급적립금의 관리 및 운영)** ① 제10조제5호에 따라 헌혈환급적립금(이하 '적립금')의 조성 · 관리업무를 위탁받은 대한적십자사 회장은 적립금을 대한적십자사의 다른 회계와 구분하여 독립된 계정으로 운영해야 함

② 대한적십자사 회장은 적립금의 수입과 지출을 명확히 하기 위하여 「은행법」에 따른 은행에 적립금 계좌를 설정해야 함

영 **제10조의2(민감정보 및 고유식별정보의 처리)** ① 보건복지부장관(제10조에 따라 보건복지부장관의 업무를 위탁받은 자 포함) 또는 혈액원은 다음 각 호의 사무를 수행하기 위하여 불가피한 경우 「개인정보 보호법」 제23조제1항에 따른 건강 및 성생활에 관한 정보, 같은 법 시행령 제18조제2호에 따른 범죄경력자료에 해당하는 정보, 같은 영 제19조제1호 또는 제4호에 따른 주민등록번호 또는 외국인등록번호가 포함된 자료를 처리할 수 있음

1. 법 제6조에 따른 혈액관리업무 및 혈액원 개설 등에 관한 사무
2. 법 제7조에 따른 헌혈자의 신원확인 및 건강진단 등에 관한 사무
3. 법 제7조의2에 따른 채혈금지대상자의 관리에 관한 사무
4. 법 제8조에 따른 혈액의 안전성 확보에 관한 사무
5. 법 제8조의2에 따른 혈액사고발생시 조치 등에 관한 사무
6. 법 제10조에 따른 특정수혈부작용에 대한 조치에 관한 사무
7. 법 제10조의2에 따른 특정수혈부작용 및 채혈부작용의 보상에 관한 사무
8. 법 제12조에 따른 혈액관리업무에 관한 기록의 작성 등에 관한 사무
9. 법 제12조의2에 따른 전자혈액관리업무기록의 작성 등에 관한 사무
10. 법 제13조에 따른 품질관리 검사 등에 관한 사무
11. 법 제14조에 따른 헌혈증서의 발급 및 보상 등에 관한 사무
12. 법 제17조의3에 따른 혈액원의 개설허가 취소 등에 관한 사무

② 특별시장 · 광역시장 · 특별자치시장 · 도지사 · 특별자치도지사는 법 제10조제1항 및 제2항에 따른 특정수혈부작용 발생신고의 접수 및 통보에 관한 사무를 수행하기 위하여 불가피한 경우 「개인정보 보호법」 제23조제1항에 따른 건강 및 성생활에 관한 정보, 같은 법 시행령 제18조제2호에 따른 범죄경력자료에 해당하는 정보, 같은 영 제19조제1호 또는 제4호에 따른 주민등록번호 또는 외국인등록번호가 포함된 자료를 처리할 수 있음

규칙 **제19조의2(수입 · 지출결산서의 세부내용)** 〈 혈액원이 법 제17조의2제4항에 따라 제출하는 수입 · 지출결산서 포함 내용 〉

1. 해당 회계연도의 재무상태표
2. 해당 회계연도의 사업계획과 집행실적의 대비표

● **법 제17조의3(개설허가의 취소 등)** ① 보건복지부장관은 혈액원이 다음 각 호의 어느 하나에 해당하면 혈액원의 개설허가를 취소하거나 6개월의 범위에서 업무의 정지 또는 위반 사항에 대한 시정을 명할 수 있음

1. 혈액원 개설허가를 받은 날부터 3개월이 지나도록 정당한 사유 없이 그 업무를 시작하지 아니한 경우
2. 개설허가를 받은 혈액원의 시설이 제6조제2항에 따른 시설 · 장비 기준에 적합하지 아니한 경우
3. 혈액원이 제조관리자를 두지 아니한 경우
4. 혈액원에 대한 제13조제1항에 따른 검사 또는 같은 조 제3항에 따른 심사평가 결과 혈액관리업무가 부적절하였음이 발견된 경우
5. 혈액원이 제17조의2제3항 및 제4항을 위반하여 사업계획, 예산안, 수입 · 지출결산서 또는 회계감사 보고서를 제출하지 아니한 경우
6. 그 밖에 이 법 또는 이 법에 따른 명령을 위반한 경우

② 보건복지부장관은 의료기관이 제9조의2제1항을 위반한 경우 위반 사항에 대한 시정을 명할 수 있음

③ 제1항 및 제2항에 따른 행정처분의 세부적인 기준은 보건복지부령으로 정함

규칙 **제20조(행정처분의 기준)** 법 제17조의3에 따른 행정처분의 기준은 별표 6과 같음

● **법 제17조의4(적용의 배제)** 제6조제1항제1호에 해당하는 자가 개설한 혈액원 중 혈액제제를 자체에서 소비할 목적으로 공급하는 경우에는 같은 조 제4항, 제6조의3, 제13조의2제1항 및 제17조의2를 적용하지 아니함

8 감염병의 예방 및 관리에 관한 법률(약칭 : 감염병예방법)

[시행 2025. 10. 2.] [법률 제20873호, 2025. 4. 1., 일부개정]

[시행 2024. 9. 15.] [대통령령 제34883호, 2024. 9. 10., 일부개정]

[시행 2025. 3. 20.] [보건복지부령 제1100호, 2025. 3. 20., 일부개정]

질병관리청(예방접종기획과 - 예방접종), 043-719-8373,8356

질병관리청(감염병진단관리총괄과 - 감염병 병원체 등), 043-719-7847

질병관리청(위기대응총괄과 - 감염병 위기관리대책 등), 043-719-9062

질병관리청(생물안전평가과 - 고위험병원체), 043-719-8044

질병관리청(감염병정책과 - 감염병 기본계획 등 총괄), 043-719-7130

보건복지부(질병정책과–중앙감염병전문병원, 내성균 관리대책, 수출금지, 감염취약계층의 보호조치, 손실보상), 044-202-2505

「감염병예방법」의 주요 출제범위는 제1장 총칙, 제3장 중 신고, 제4장 중 역학조사, 제6장 예방접종, 제7장 감염 전파의 차단 조치 등이다. 효과적인 수험 대비를 위해 되도록 출제범위에 해당하는 부분을 중심으로 수록하였다. 좀 더 세부적인 자료는 법제처 국가법령정보센터(http://www.law.go.kr/)를 참조하길 바란다.

간호사 국가시험은 기출유형이 반복출제하는 경향이 있으므로 수험생들은 확인문제와 기출유형모의고사를 비중있게 학습하여야 할 것이다.

제1장 총칙

● **법 제1조(목적)** 이 법은 국민 건강에 위해(危害)가 되는 감염병의 발생과 유행을 방지하고, 그 예방 및 관리를 위하여 필요한 사항을 규정함으로써 국민 건강의 증진 및 유지에 이바지함을 목적으로 함

● **법 제2조(정의)** 〈 용어의 뜻 〉

1. ‘감염병’ : 제1급감염병, 제2급감염병, 제3급감염병, 제4급감염병, 기생충감염병, 세계보건기구 감시대상 감염병, 생물테러감염병, 성매개감염병, 인수(人獸)공통감염병 및 의료관련감염병

2. '제1급감염병' : 생물테러감염병 또는 치명률이 높거나 집단 발생의 우려가 커서 발생 또는 유행 즉시 신고하여야 하고, 음압격리와 같은 높은 수준의 격리가 필요한 감염병으로서 다음 각 목의 감염병. 다만, 갑작스러운 국내 유입 또는 유행이 예견되어 긴급한 예방 · 관리가 필요하여 질병관리청장이 보건복지부장관과 협의하여 지정하는 감염병을 포함
   가. 에볼라바이러스병
   나. 마버그열
   다. 라싸열
   라. 크리미안콩고출혈열
   마. 남아메리카출혈열
   바. 리프트밸리열
   사. 두창
   아. 페스트
   자. 탄저
   차. 보툴리눔독소증
   카. 야토병
   타. 신종감염병증후군
   파. 중증급성호흡기증후군(SARS)
   하. 중동호흡기증후군(MERS)
   거. 동물인플루엔자 인체감염증
   너. 신종인플루엔자
   더. 디프테리아
3. '제2급감염병' : 전파가능성을 고려하여 발생 또는 유행 시 24시간 이내에 신고하여야 하고, 격리가 필요한 다음 각 목의 감염병. 다만, 갑작스러운 국내 유입 또는 유행이 예견되어 긴급한 예방 · 관리가 필요하여 질병관리청장이 보건복지부장관과 협의하여 지정하는 감염병을 포함
   가. 결핵(結核)
   나. 수두(水痘)
   다. 홍역(紅疫)
   라. 콜레라
   마. 장티푸스
   바. 파라티푸스
   사. 세균성이질
   아. 장출혈성대장균감염증
   자. A형간염
   차. 백일해(百日咳)
   카. 유행성이하선염(流行性耳下腺炎)

타. 풍진(風疹)
파. 폴리오
하. 수막구균 감염증
거. b형헤모필루스인플루엔자
너. 폐렴구균 감염증
더. 한센병
러. 성홍열
머. 반코마이신내성황색포도알균(VRSA) 감염증
버. 카바페넴내성장내세균목(CRE) 감염증
서. E형간염

4. '제3급감염병' : 그 발생을 계속 감시할 필요가 있어 발생 또는 유행 시 24시간 이내에 신고하여야 하는 다음 각 목의 감염병. 다만, 갑작스러운 국내 유입 또는 유행이 예견되어 긴급한 예방 · 관리가 필요하여 질병관리청장이 보건복지부장관과 협의하여 지정하는 감염병을 포함

가. 파상풍(破傷風)
나. B형간염
다. 일본뇌염
라. C형간염
마. 말라리아
바. 레지오넬라증
사. 비브리오패혈증
아. 발진티푸스
자. 발진열(發疹熱)
차. 쯔쯔가무시증
카. 렙토스피라증
타. 브루셀라증
파. 공수병(恐水病)
하. 신증후군출혈열(腎症侯群出血熱)
거. 후천성면역결핍증(AIDS)
너. 크로이츠펠트-야콥병(CJD) 및 변종크로이츠펠트-야콥병(vCJD)
더. 황열
러. 뎅기열
머. 큐열(Q熱)
버. 웨스트나일열
서. 라임병
어. 진드기매개뇌염

저. 유비저(類鼻疽)

처. 치쿤구니야열

커. 중증열성혈소판감소증후군(SFTS)

터. 지카바이러스 감염증

퍼. 매독(梅毒)

5. '제4급감염병': 제1급감염병부터 제3급감염병까지의 감염병 외에 유행 여부를 조사하기 위하여 표본감시 활동이 필요한 다음 각 목의 감염병. 다만, 질병관리청장이 지정하는 감염병을 포함

가. 인플루엔자

다. 회충증

라. 편충증

마. 요충증

바. 간흡충증

사. 폐흡충증

아. 장흡충증

자. 수족구병

차. 임질

카. 클라미디아감염증

타. 연성하감

파. 성기단순포진

하. 첨규콘딜롬

거. 반코마이신내성장알균(VRE) 감염증

너. 메티실린내성황색포도알균(MRSA) 감염증

더. 다제내성녹농균(MRPA) 감염증

러. 다제내성아시네토박터바우마니균(MRAB) 감염증

머. 장관감염증

버. 급성호흡기감염증

서. 해외유입기생충감염증

어. 엔테로바이러스감염증

저. 사람유두종바이러스 감염증

6. '기생충감염병' : 기생충에 감염되어 발생하는 감염병 중 질병관리청장이 고시하는 감염병

8. '세계보건기구 감시대상 감염병' : 세계보건기구가 국제공중보건의 비상사태에 대비하기 위하여 감시대상으로 정한 질환으로서 질병관리청장이 고시하는 감염병

9. '생물테러감염병' : 고의 또는 테러 등을 목적으로 이용된 병원체에 의하여 발생된 감염병 중 질병관리청장이 고시하는 감염병

10. '성매개감염병' : 성 접촉을 통하여 전파되는 감염병 중 질병관리청장이 고시하는 감염병
11. '인수공통감염병' : 동물과 사람 간에 서로 전파되는 병원체에 의하여 발생되는 감염병 중 질병관리청장이 고시하는 감염병
12. '의료관련감염병' : 환자나 임산부 등이 의료행위를 적용받는 과정에서 발생한 감염병으로서 감시활동이 필요하여 질병관리청장이 고시하는 감염병
13. '감염병환자' : 감염병의 병원체가 인체에 침입하여 증상을 나타내는 사람으로서 제11조제6항의 진단 기준에 따른 의사, 치과의사 또는 한의사의 진단이나 제16조의2에 따른 감염병병원체 확인기관의 실험실 검사를 통하여 확인된 사람
14. '감염병의사환자' : 감염병병원체가 인체에 침입한 것으로 의심이 되나 감염병환자로 확인되기 전 단계에 있는 사람
15. '병원체보유자'란 임상적인 증상은 없으나 감염병병원체를 보유하고 있는 사람

15의2. '감염병의심자' : 다음 각 목의 어느 하나에 해당하는 사람

가. 감염병환자, 감염병의사환자 및 병원체보유자(이하 '감염병환자등')와 접촉하거나 접촉이 의심되는 사람(이하 '접촉자')

나. 「검역법」 제2조제7호 및 제8호에 따른 검역관리지역 또는 중점검역관리지역에 체류하거나 그 지역을 경유한 사람으로서 감염이 우려되는 사람

다. 감염병병원체 등 위험요인에 노출되어 감염이 우려되는 사람

16. '감시' : 감염병 발생과 관련된 자료, 감염병병원체 · 매개체에 대한 자료를 체계적이고 지속적으로 수집, 분석 및 해석하고 그 결과를 제때에 필요한 사람에게 배포하여 감염병 예방 및 관리에 사용하도록 하는 일체의 과정

16의2. '표본감시' : 감염병 중 감염병환자의 발생빈도가 높아 전수조사가 어렵고 중증도가 비교적 낮은 감염병의 발생에 대하여 감시기관을 지정하여 정기적이고 지속적인 의과학적 감시를 실시하는 것

17. '역학조사' : 감염병환자등이 발생한 경우 감염병의 차단과 확산 방지 등을 위하여 감염병환자등의 발생 규모를 파악하고 감염원을 추적하는 등의 활동과 감염병 예방접종 후 이상반응 사례가 발생한 경우나 감염병 여부가 불분명하나 그 발병원인을 조사할 필요가 있는 사례가 발생한 경우 그 원인을 규명하기 위하여 하는 활동
18. '예방접종 후 이상반응' : 예방접종 후 그 접종으로 인하여 발생할 수 있는 모든 증상 또는 질병으로서 해당 예방접종과 시간적 관련성이 있는 것
19. '고위험병원체' : 생물테러의 목적으로 이용되거나 사고 등에 의하여 외부에 유출될 경우 국민 건강에 심각한 위험을 초래할 수 있는 감염병병원체로서 보건복지부령으로 정하는 것
20. '관리대상 해외 신종감염병' : 기존 감염병의 변이 및 변종 또는 기존에 알려지지 아니한 새로운 병원체에 의해 발생하여 국제적으로 보건문제를 야기하고 국내 유입에 대비하여야 하는 감염병으로서 질병관리청장이 보건복지부장관과 협의하여 지정하는 것
21. '의료 · 방역 물품' : 「약사법」 제2조에 따른 의약품 · 의약외품, 「의료기기법」 제2조에 따른 의료기기 등 의료 및 방역에 필요한 물품 및 장비로서 질병관리청장이 지정하는 것

규칙 **제5조(고위험병원체의 종류)** 법 제2조제19호에 따른 고위험병원체의 종류는 별표 1과 같음

질병관리청장이 지정하는 감염병의 종류 고시

[시행 2024. 1. 1.] [질병관리청고시 제2024-1호, 2024. 1. 1., 일부개정]

질병관리청(감염병정책과), 043-719-7138

1. 「감염병의 예방 및 관리에 관한 법률」 제2조제4호 각 목 외의 부분 단서에 따라 질병관리청장이 보건복지부장관과 협의하여 지정하는 감염병의 종류는 다음과 같다.
   가. 엠폭스(MPOX)
2. 「감염병의 예방 및 관리에 관한 법률」 제2조제5호 각 목 외의 부분 단서에 따라 질병관리청장이 지정하는 감염병의 종류는 다음과 같다.
   가. 코로나바이러스감염증-19
3. 「감염병의 예방 및 관리에 관한 법률」 제2조제6호에 따른 기생충감염병의 종류는 다음 각 목과 같다.
   가. 회충증
   나. 편충증
   다. 요충증
   라. 간흡충증
   마. 폐흡충증
   바. 장흡충증
   사. 해외유입기생충감염증
4. 「감염병의 예방 및 관리에 관한 법률」 제2조제8호에 따른 세계보건기구 감시대상 감염병의 종류는 다음 각 목과 같다.
   가. 두창
   나. 폴리오
   다. 신종인플루엔자
   라. 중증급성호흡기증후군(SARS)
   마. 콜레라
   바. 폐렴형 페스트
   사. 황열
   아. 바이러스성 출혈열
   자. 웨스트나일열
5. 「감염병의 예방 및 관리에 관한 법률」 제2조제9호에 따른 생물테러감염병의 종류는 다음 각 목과 같다.
   가. 탄저
   나. 보툴리눔독소증
   다. 페스트
   라. 마버그열

마. 에볼라바이러스병
바. 라싸열
사. 두창
아. 야토병

6. 「감염병의 예방 및 관리에 관한 법률」 제2조제10호에 따른 성매개감염병의 종류는 다음 각 목과 같다.
가. 매독
나. 임질
다. 클라미디아감염증
라. 연성하감
마. 성기단순포진
바. 첨규콘딜롬
사. 사람유두종바이러스 감염증

7. 「감염병의 예방 및 관리에 관한 법률」 제2조제11호에 따른 인수공통감염병의 종류는 다음 각 목과 같다.
가. 장출혈성대장균감염증
나. 일본뇌염
다. 브루셀라증
라. 탄저
마. 공수병
바. 동물인플루엔자 인체감염증
사. 중증급성호흡기증후군(SARS)
아. 변종크로이츠펠트-야콥병(vCJD)
자. 큐열
차. 결핵
카. 중증열성혈소판감소증후군(SFTS)
타. 장관감염증
1) 살모넬라균 감염증
2) 캄필로박터균 감염증

8. 「감염병의 예방 및 관리에 관한 법률」 제2조제12호에 따른 의료관련감염병의 종류는 다음 각 목과 같다.
가. 반코마이신내성황색포도알균(VRSA) 감염증
나. 반코마이신내성장알균(VRE) 감염증
다. 메티실린내성황색포도알균(MRSA) 감염증
라. 다제내성녹농균(MRPA) 감염증
마. 다제내성아시네토박터바우마니균(MRAB) 감염증
바. 카바페넴내성장내세균목(CRE) 감염증

9. 「감염병의 예방 및 관리에 관한 법률」 제41조제1항에 따른 감염병관리기관, 감염병전문병원 및 감염병관리시설을 갖춘 의료기관에서 입원치료를 받아야 하는 감염병의 종류는 다음 각 목과 같다.
   가. 결핵
   나. 홍역
   다. 콜레라
   라. 장티푸스
   마. 파라티푸스
   바. 세균성이질
   사. 장출혈성대장균감염증
   아. A형간염
   자. 폴리오
   차. 수막구균 감염증
   카. 성홍열
10. 「감염병의 예방 및 관리에 관한 법률」 제42조제1항제4호에 따라 제3급감염병 중 질병관리청장이 정하는 감염병의 종류는 다음과 같다.
   가. 엠폭스(MPOX)
11. (재검토기한) 질병관리청장은 이 고시에 대하여「훈령 · 예규 등의 발령 및 관리에 관한 규정」에 따라 2024년 1월 1일을 기준으로 매 3년이 되는 시점(매 3년째의 6월 30일까지를 말한다)마다 그 타당성을 검토하여 개선 등의 조치를 하여야 한다.

확인문제

「감염병예방법」상 매독은 어디에 속하는 감염병인가?

① 제1급감염병 ② 제2급감염병 ③ 제3급감염병
④ 제4급감염병 ⑤ 기생충감염병

해설: 매독은 제4급감염병에서 제3급감염병으로 개정되었다. 최근 해외 발병 사례가 급증하고 있는 것에 대한 조치로 보인다.

정답: ③

「감염병예방법」상 임상적인 증상은 없으나 감염병병원체를 보유하고 있는 사람으로 정의되는 자는?

① 감염병환자 ② 감염병의심자 ③ 병원체보유자
④ 감염병우려자 ⑤ 감염병의사환자

정답: ③

● **법 제3조(다른 법률과의 관계)** 감염병의 예방 및 관리에 관하여는 다른 법률에 특별한 규정이 있는 경우를 제외하고는 이 법에 따름

- **법 제4조(국가 및 지방자치단체의 책무)** ① 국가 및 지방자치단체는 감염병환자등의 인간으로서의 존엄과 가치를 존중하고 그 기본적 권리를 보호하며, 법률에 따르지 아니하고는 취업 제한 등의 불이익을 주어서는 아니 됨

  ② 국가 및 지방자치단체는 감염병의 예방 및 관리를 위하여 다음 각 호의 사업을 수행하여야 함

  1. 감염병의 예방 및 방역대책
  2. 감염병환자등의 진료 및 보호
  3. 감염병 예방을 위한 예방접종계획의 수립 및 시행
  4. 감염병에 관한 교육 및 홍보
  5. 감염병에 관한 정보의 수집 · 분석 및 제공
  6. 감염병에 관한 조사 · 연구
  7. 감염병병원체(감염병병원체 확인을 위한 혈액, 체액 및 조직 등 검체 포함) 수집 · 검사 · 보존 · 관리 및 약제내성 감시(藥劑耐性 監視)
  8. 감염병 예방 및 관리 등을 위한 전문인력의 양성

  8의2. 감염병 예방 및 관리 등의 업무를 수행한 전문인력의 보호

  9. 감염병 관리정보 교류 등을 위한 국제협력
  10. 감염병의 치료 및 예방을 위한 의료 · 방역 물품의 비축
  11. 감염병 예방 및 관리사업의 평가
  12. 기후변화, 저출산 · 고령화 등 인구변동 요인에 따른 감염병 발생조사 · 연구 및 예방대책 수립
  13. 한센병의 예방 및 진료 업무를 수행하는 법인 또는 단체에 대한 지원
  14. 감염병 예방 및 관리를 위한 정보시스템의 구축 및 운영
  15. 해외 신종감염병의 국내 유입에 대비한 계획 준비, 교육 및 훈련
  16. 해외 신종감염병 발생 동향의 지속적 파악, 위험성 평가 및 관리대상 해외 신종감염병의 지정
  17. 관리대상 해외 신종감염병에 대한 병원체 등 정보 수집, 특성 분석, 연구를 통한 예방과 대응체계 마련, 보고서 발간 및 지침(매뉴얼 포함) 고시

  ③ 국가 · 지방자치단체(교육감 포함)는 감염병의 효율적 치료 및 확산방지를 위하여 질병의 정보, 발생 및 전파 상황을 공유하고 상호 협력하여야 함

  ④ 국가 및 지방자치단체는 「의료법」에 따른 의료기관 및 의료인단체(「간호법」 제18조에 따른 간호사중앙회를 포함)와 감염병의 발생 감시 · 예방을 위하여 관련 정보를 공유하여야 함

- **법 제5조(의료인 등의 책무와 권리)** ① 「의료법」에 따른 의료인 및 의료기관의 장 등은 감염병 환자의 진료에 관한 정보를 제공받을 권리가 있고, 감염병 환자의 진단 및 치료 등으로 인하여 발생한 피해에 대하여 보상받을 수 있음

  ② 「의료법」에 따른 의료인 및 의료기관의 장 등은 감염병 환자의 진단 · 관리 · 치료 등에 최선을 다하여야 하며, 보건복지부장관, 질병관리청장 또는 지방자치단체의 장의 행정명령에 적극 협조하여야 함

  ③ 「의료법」에 따른 의료인 및 의료기관의 장 등은 국가와 지방자치단체가 수행하는 감염병의 발생 감시와 예방 · 관리 및 역학조사 업무에 적극 협조하여야 함

확인문제

「감염병예방법」상 의료인 등의 책무와 권리에 해당하는 것은?

① 감염병에 관한 교육 및 홍보
② 감염병 예방 및 관리사업의 평가
③ 감염병에 관한 정보의 수집 · 분석 및 제공
④ 감염병 예방을 위한 예방접종계획의 수립 및 시행
⑤ 감염병의 발생 감시와 예방 · 관리 및 역학조사 업무 협조

해설: 정답 외 선택지는 모두 국가 및 지방자치단체의 책무이다.　　정답: ⑤

- **법 제6조(국민의 권리와 의무)** ① 국민은 감염병으로 격리 및 치료 등을 받은 경우 이로 인한 피해를 보상받을 수 있음
  ② 국민은 감염병 발생 상황, 감염병 예방 및 관리 등에 관한 정보와 대응방법을 알 권리가 있고, 국가와 지방자치단체는 신속하게 정보를 공개하여야 함
  ③ 국민은 의료기관에서 이 법에 따른 감염병에 대한 진단 및 치료를 받을 권리가 있고, 국가와 지방자치단체는 이에 소요되는 비용을 부담하여야 함
  ④ 국민은 치료 및 격리조치 등 국가와 지방자치단체의 감염병 예방 및 관리를 위한 활동에 적극 협조하여야 함

제3장 신고 및 보고

- **법 제11조(의사 등의 신고)** ① 의사, 치과의사 또는 한의사는 다음 각 호의 어느 하나에 해당하는 사실(제16조제6항에 따라 표본감시 대상이 되는 제4급감염병으로 인한 경우는 제외)이 있으면 소속 의료기관의 장에게 보고하여야 하고, 해당 환자와 그 동거인에게 질병관리청장이 정하는 감염 방지 방법 등을 지도하여야 함. 다만, 의료기관에 소속되지 아니한 의사, 치과의사 또는 한의사는 그 사실을 관할 보건소장에게 신고하여야 함
  1. 감염병환자등을 진단하거나 그 사체를 검안(檢案)한 경우
  2. 예방접종 후 이상반응자를 진단하거나 그 사체를 검안한 경우
  3. 감염병환자등이 제1급감염병부터 제3급감염병까지에 해당하는 감염병으로 사망한 경우
  4. 감염병환자로 의심되는 사람이 감염병병원체 검사를 거부하는 경우

  ② 제16조의2에 따른 감염병병원체 확인기관의 소속 직원은 실험실 검사 등을 통하여 보건복지부령으로 정하는 감염병환자등을 발견한 경우 그 사실을 그 기관의 장에게 보고하여야 함
  ③ 제1항 및 제2항에 따라 보고를 받은 의료기관의 장 및 제16조의2에 따른 감염병병원체 확인기관의 장은 제1급감염병의 경우에는 즉시, 제2급감염병 및 제3급감염병의 경우에는 24시간 이내에, 제4급감염병의 경우에는 7일 이내에 질병관리청장 또는 관할 보건소장에게 신고하여야 함

④ 육군, 해군, 공군 또는 국방부 직할 부대에 소속된 군의관은 제1항 각 호의 어느 하나에 해당하는 사실(제16조제6항에 따라 표본감시 대상이 되는 제4급감염병으로 인한 경우는 제외)이 있으면 소속 부대장에게 보고하여야 하고, 보고를 받은 소속 부대장은 제1급감염병의 경우에는 즉시, 제2급감염병 및 제3급감염병의 경우에는 24시간 이내에 관할 보건소장에게 신고하여야 함

⑤ 제16조제1항에 따른 감염병 표본감시기관은 제16조제6항에 따라 표본감시 대상이 되는 제4급감염병으로 인하여 제1항제1호 또는 제3호에 해당하는 사실이 있으면 보건복지부령으로 정하는 바에 따라 질병관리청장 또는 관할 보건소장에게 신고하여야 함

⑥ 제1항부터 제5항까지의 규정에 따른 감염병환자등의 진단 기준, 신고의 방법 및 절차 등에 관하여 필요한 사항은 보건복지부령으로 정함

규칙 **제6조(의사 등의 감염병 발생신고)** ① 법 제11조제1항 각 호 외의 부분 단서, 제3항 및 제4항에 따라 같은 조 제1항제1호, 제3호 및 제4호에 해당하는 사실을 신고하려는 의사, 치과의사, 한의사, 의료기관의 장 또는 소속 부대장은 별지 제1호의3서식의 감염병 발생 · 사망(검안) 신고서(전자문서로 된 신고서를 포함)를 질병관리청장에게 정보시스템을 이용하여 제출하거나 감염병환자, 감염병의사환자 또는 병원체보유자(이하 "감염병환자등") 또는 신고인의 소재지를 관할하는 보건소장에게 정보시스템 또는 팩스를 이용하여 제출해야 함. 다만, 제1급감염병의 경우에는 신고서를 제출하기 전에 질병관리청장 또는 관할 보건소장에게 구두, 전화 등의 방법으로 알려야 함

② 법 제11조제3항에 따라 신고를 하려는 감염병병원체확인기관의 장은 별지 제1호의5서식의 병원체 검사결과 신고서(전자문서로 된 신고서 포함)를 질병관리청장에게 정보시스템을 이용하여 제출하거나 해당 감염병병원체 확인을 의뢰한 기관의 소재지를 관할하는 보건소장에게 정보시스템 또는 팩스를 이용하여 제출해야 함. 다만, 제1급감염병의 경우에는 신고서를 제출하기 전에 질병관리청장 또는 관할 보건소장에게 구두, 전화 등의 방법으로 알려야 함

③ 법 제11조제2항 및 제3항에 따라 보고 및 신고를 해야 하는 감염병은 제1급감염병부터 제3급감염병까지로 함

④ 법 제11조제5항에 따라 같은 조 제1항제1호 및 제3호에 해당하는 사실을 신고하려는 감염병 표본감시기관은 질병관리청장이 정하는 표본감시기관용 신고서(전자문서로 된 신고서 포함)를 질병관리청장이나 감염병환자등 또는 표본감시기관의 소재지를 관할하는 보건소장에게 정보시스템 또는 팩스를 이용하여 제출해야 함

⑤ 법 제11조제6항에 따른 감염병환자등의 진단 기준은 별표 2와 같으며, 그 밖의 세부 사항은 질병관리청장이 정하여 고시

규칙 **제7조(의사 등의 예방접종 후 이상반응 신고)** ① 법 제11조제1항 각 호 외의 부분 단서, 제3항 및 제4항에 따라 같은 조 제1항제2호에 해당하는 사실을 신고하려는 의사, 치과의사, 한의사, 의료기관의 장 또는 소속 부대장은 별지 제2호서식의 예방접종 후 이상반응 발생신고서(전자문서로 된 신고서 포함)를 질병관리청장에게 정보시스템을 이용하여 제출하거나 이상반응자의 소재지를 관할하는 보건소장에게 정보시스템 또는 팩스를 이용하여 제출해야 함

② 법 제11조제1항부터 제5항까지의 규정에 따라 신고하여야 하는 예방접종 후 이상반응자의 범위는 별표 3과 같음

확인문제

「감염병의 예방 및 관리에 관한 법률」상 세균성 이질 환자를 진단한 종합병원 의사가 취하여야 하는 조치이다. 옳은 것은?

① 환자에게 예방접종을 실시한다.
② 환자를 대상으로 역학조사를 실시한다.
③ 진단 사실을 소속 종합병원장에게 보고한다.
④ 환자를 음압병실에 격리하고 치료를 받게 한다.
⑤ 환자의 활동지역을 중심으로 방역조치를 실시한다.

정답: ③

확인문제

「감염병예방법」상 제1급감염병환자의 진단을 보고받은 의료기관의 장은 질병관리청장 또는 관할 보건소장에게 언제까지 신고를 하여야 하는가?

① 즉시 ② 7일 이내 ③ 5일 이내
④ 24시간 이내 ⑤ 12시간 이내

정답: ①

- **법 제12조(그 밖의 신고의무자)**[1] ① 다음 각 호의 어느 하나에 해당하는 사람은 제1급감염병부터 제3급감염병까지에 해당하는 감염병 중 보건복지부령으로 정하는 감염병이 발생한 경우에는 의사, 치과의사 또는 한의사의 진단이나 검안을 요구하거나 해당 주소지를 관할하는 보건소장에게 신고하여야 함
    1. 일반가정에서는 세대를 같이하는 세대주. 다만, 세대주가 부재 중인 경우에는 그 세대원
    2. 학교, 사회복지시설, 병원, 관공서, 회사, 공연장, 예배장소, 선박 · 항공기 · 열차 등 운송수단, 각종 사무소 · 사업소, 음식점, 숙박업소 또는 그 밖에 여러 사람이 모이는 장소로서 보건복지부령으로 정하는 장소의 관리인, 경영자 또는 대표자
    3. 「약사법」에 따른 약사 · 한약사 및 약국개설자

  ② 제1항에 따른 신고의무자가 아니더라도 감염병환자등 또는 감염병으로 인한 사망자로 의심되는 사람을 발견하면 보건소장에게 알려야 함

  ③ 제1항에 따른 신고의 방법과 기간 및 제2항에 따른 통보의 방법과 절차 등에 관하여 필요한 사항은 보건복지부령으로 정함

규칙 **제8조(그 밖의 신고대상 감염병)** ① 〈 법 제12조제1항 각 호 외의 부분 중에서 '보건복지부령으로 정하는 감염병' 〉

1. 결핵
2. 홍역
3. 콜레라
4. 장티푸스
5. 파라티푸스
6. 세균성이질
7. 장출혈성대장균감염증
8. A형간염

② 〈 법 제12조제1항제2호에서 '보건복지부령으로 정하는 장소' 〉

1. 「모자보건법」 제2조제10호에 따른 산후조리원
2. 「공중위생관리법」 제2조에 따른 목욕장업소, 이용업소, 미용업소

규칙 **제9조(그 밖의 신고의무자의 신고)** 법 제12조제1항 및 제2항에 따라 그 밖의 신고의무자는 다음 각 호의 사항을 서면, 구두(口頭), 전보, 전화 또는 컴퓨터통신의 방법으로 보건소장에게 지체 없이 신고하거나 알려야 함

1. 신고인의 성명, 주소와 감염병환자등 또는 사망자와의 관계
2. 감염병환자등 또는 사망자의 성명, 주소 및 직업
3. 감염병환자등 또는 사망자의 주요 증상 및 발병일

1) 법 제12조제1항에서는 감염병에 대한 전문지식이 적을 수도 있는 자까지 포괄하여 신고의무를 부과하고 있다. 단순히 선언적 의미에서 의무를 부과할 수는 있으나, 법 제81조제3호에서는 본 조를 위반할 시 200만원 이하의 벌금형을 규정하고 있다. 형사벌은 행위에 따른 책임을 질 수 있는 자에게 부과되는 것이다. 이에 따라 감염병 비전문가에게 신고의무를 주고 위반 시 형사책임을 지우는 것은 과도하다는 의견이 있다.

확인문제

「감염병예방법」상 산후조리원에서 홍역이 발생한 경우, 의사, 치과의사 또는 한의사의 진단이나 검안을 요구하거나 해당 주소지를 관할하는 보건소장에게 신고하여야 하는 자로 가장 올바른 것은?

① 조산사 ② 시 · 도지사 ③ 시장 · 군수 · 구청장
④ 산후조리원의 건물소유자 ⑤ 산후조리원의 관리인, 경영자 또는 대표자

정답 : ⑤

● **법 제13조(보건소장 등의 보고 등)** ① 제11조 및 제12조에 따라 신고를 받은 보건소장은 그 내용을 관할 특별자치도지사 또는 시장 · 군수 · 구청장에게 보고하여야 하며, 보고를 받은 특별자치도지사 또는 시장 · 군수 · 구청장은 이를 질병관리청장 및 시 · 도지사에게 각각 보고하여야 함
② 제1항에 따라 보고를 받은 질병관리청장, 시 · 도지사 또는 시장 · 군수 · 구청장은 제11조제1항제4호에 해당하는 사람(제1급감염병 환자로 의심되는 경우에 한정)에 대하여 감염병병원체 검사를 하게 할 수 있음
③ 제1항에 따른 보고의 방법 및 절차 등에 관하여 필요한 사항은 보건복지부령으로 정함

규칙 **제10조(보건소장 등의 보고)** 법 제13조제1항에 따라 보고하려는 보건소장은 다음 각 호의 구분에 따른 시기에 별지 제1호의3서식의 감염병 발생 · 사망(검안) 신고서, 별지 제1호의5서식의 병원체 검사결과 신고서(전자문서로 된 신고서를 포함) 또는 별지 제2호서식의 예방접종 후 이상반응 발생보고서(전자문서로 된 보고서를 포함)를 특별자치시장 · 특별자치도지사(관할 구역 안에 지방자치단체인 시 · 군이 있는 특별자치도의 도지사는 제외. 이하 이 조에서 같음) 또는 시장 · 군수 · 구청장(자치구의 구청장을 말함. 이하 같음)에게 정보시스템을 이용하여 제출해야 하고, 보고를 받은 특별자치시장 · 특별자치도지사 또는 시장 · 군수 · 구청장은 해당 신고서 또는 발생보고서를 질병관리청장 및 특별시장 · 광역시장 · 도지사에게 정보시스템을 이용하여 각각 제출해야 함

1. 제1급감염병의 발생, 사망, 병원체 검사결과의 보고: 법 제11조 및 제12조에 따라 신고를 받은 후 즉시
2. 제2급감염병 및 제3급감염병의 발생, 사망 및 병원체 검사결과의 보고: 법 제11조 및 제12조에 따라 신고를 받은 후 24시간 이내
3. 제4급감염병의 발생 및 사망의 보고: 법 제11조 및 제12조에 따라 신고를 받은 후 7일 이내
4. 예방접종 후 이상반응의 보고: 법 제11조에 따라 신고를 받은 후 즉시

● **법 제14조(인수공통감염병의 통보)** ① 「가축전염병예방법」 제11조제1항제2호에 따라 신고를 받은 국립가축방역기관장, 신고대상 가축의 소재지를 관할하는 시장 · 군수 · 구청장 또는 시 · 도 가축방역기관의 장은 같은 법에 따른 가축전염병 중 다음 각 호의 어느 하나에 해당하는 감염병의 경우에는 즉시 질병관리청장에게 통보하여야 함

1. 탄저
2. 고병원성조류인플루엔자
3. 광견병
4. 그 밖에 대통령령으로 정하는 인수공통감염병

② 제1항에 따른 통보를 받은 질병관리청장은 감염병의 예방 및 확산 방지를 위하여 이 법에 따른 적절한 조치를 취하여야 함
③ 제1항에 따른 신고 또는 통보를 받은 행정기관의 장은 신고자의 요청이 있는 때에는 신고자의 신원을 외부에 공개하여서는 아니 됨
④ 제1항에 따른 통보의 방법 및 절차 등에 관하여 필요한 사항은 보건복지부령으로 정함

영 **제9조(그 밖의 인수공통감염병)** 법 제14조제1항제4호에서 '대통령령으로 정하는 인수공통감염병' : 동물인플루엔자를 말함

규칙 **제11조(인수공통감염병 발생 시 통보 절차)** 법 제14조 제1항에 따라 인수공통감염병을 통보하려는 국립가축방역기관장, 신고대상 가축의 소재지를 관할하는 시장 · 군수 · 구청장 또는 시 · 도 가축방역기관의 장은 별지 제3호 서식의 인수공통감염병 의사환축(擬似患畜 : 임상검사, 정밀검사 또는 역학조사 결과 가축전염병에 걸렸다고 믿을 만한 상당한 이유가 있는 가축) 발생신고서를 질병관리청장에게 제출하여야 함

확인문제

「감염병예방법」상 국립가축방역기관장 등이 가축전염병 중 즉시 질병관리청장에게 통보하여야 하는 감염병은?

① 탄저　② 공수병　③ 일본뇌염
④ 브루셀라증　⑤ 장출혈성대장균감염증

정답: ①

● **법 제15조(감염병환자 등의 파악 및 관리)** 보건소장은 관할구역에 거주하는 감염병환자 등에 관하여 제11조 및 제12조에 따른 신고를 받았을 때에는 보건복지부령으로 정하는 바에 따라 기록하고 그 명부(전자문서 포함)를 관리하여야 함

규칙 **제12조(감염병환자 등의 명부 작성 및 관리)** ① 보건소장은 법 제15조에 따라 별지 제4호서식의 감염병환자 등의 명부를 작성하고 이를 3년간 보관하여야 함

② 보건소장은 법 제15조에 따라 별지 제5호서식의 예방접종 후 이상반응자의 명부를 작성하고 이를 10년간 보관하여야 함

확인문제

「감염병예방법」상 보건소장은 감염병환자 등의 명부와 예방접종 후 이상반응자의 명부를 각각 몇 년 동안 보관하여야 하는가?

① 3년, 3년　② 3년, 5년　③ 3년, 10년
④ 5년, 5년　⑤ 5년, 10년

정답: ③

제4장 감염병감시 및 역학조사 등

● **법 제16조(감염병 표본감시 등)** ① 질병관리청장은 감염병의 표본감시를 위하여 질병의 특성과 지역을 고려하여 「보건의료기본법」에 따른 보건의료기관이나 그 밖의 기관 또는 단체를 감염병 표본감시기관으로 지정할 수 있음

② 질병관리청장, 시 · 도지사 또는 시장 · 군수 · 구청장은 제1항에 따라 지정받은 감염병 표본감시기관(이하 '표본감시기관')의 장에게 감염병의 표본감시와 관련하여 필요한 자료의 제출을 요구하거나 감염병의 예방 · 관리에 필요한 협조를 요청할 수 있음. 이 경우 표본감시기관은 특별한 사유가 없으면 이에 따라야 함

③ 질병관리청장, 시 · 도지사 또는 시장 · 군수 · 구청장은 제2항에 따라 수집한 정보 중 국민 건강에 관한 중요한 정보를 관련 기관 · 단체 · 시설 또는 국민들에게 제공하여야 함

④ 질병관리청장, 시 · 도지사 또는 시장 · 군수 · 구청장은 표본감시활동에 필요한 경비를 표본감시기관에 지원할 수 있음

⑤ 질병관리청장은 표본감시기관이 다음 각 호의 어느 하나에 해당하는 경우에는 그 지정을 취소할 수 있음

1. 제2항에 따른 자료 제출 요구 또는 협조 요청에 따르지 아니하는 경우
2. 폐업 등으로 감염병 표본감시 업무를 수행할 수 없는 경우
3. 그 밖에 감염병 표본감시 업무를 게을리하는 등 보건복지부령으로 정하는 경우

⑥ 제1항에 따른 표본감시의 대상이 되는 감염병은 제4급감염병으로 하고, 표본감시기관의 지정 및 지정취소의 사유 등에 관하여 필요한 사항은 보건복지부령으로 정함

⑦ 질병관리청장은 감염병이 발생하거나 유행할 가능성이 있어 관련 정보를 확보할 긴급한 필요가 있다고 인정하는 경우 「공공기관의 운영에 관한 법률」에 따른 공공기관 중 대통령령으로 정하는 공공기관의 장에게 정보 제공을 요구할 수 있음. 이 경우 정보 제공을 요구받은 기관의 장은 정당한 사유가 없는 한 이에 따라야 함

⑧ 제7항에 따라 제공되는 정보의 내용, 절차 및 정보의 취급에 필요한 사항은 대통령령으로 정함

영 **제10조(공공기관)** 법 제16조제7항 전단에서 '대통령령으로 정하는 공공기관' : 「국민건강보험법」에 따른 건강보험심사평가원 및 국민건강보험공단을 말함

영 **제11조(제공 정보의 내용)** 법 제16조제7항에 따라 요구할 수 있는 정보의 내용에는 다음 각 호의 사항이 포함될 수 있음

1. 감염병환자, 감염병의사환자 또는 병원체보유자(이하 '감염병환자등')의 성명 · 주민등록번호 · 성별 · 주소 · 전화번호 · 직업 · 감염병명 · 발병일 및 진단일
2. 감염병환자등을 진단한 의료기관의 명칭 · 주소지 · 전화번호 및 의사 이름

규칙 **제14조(감염병 표본감시기관의 지정 등)** ① 법 제16조제1항에 따라 질병관리청장은 표본감시 대상 감염병별로 다음 각 호의 구분에 따른 기관 · 시설 · 단체 또는 법인 중에서 특별시장 · 광역시장 · 특별자치시장 · 도지사 · 특별자치도지사(이하 "시 · 도지사")의 추천을 받아 감염병 표본감시기관(이하 "표본감시기관")을 지정할 수 있음.

1. 인플루엔자 : 다음 각 목의 기관 · 시설 · 단체 또는 법인
   가. 「지역보건법」 제10조에 따른 보건소 중 보건의료원
   나. 법 제16조의2제1항제3호 · 제5호 및 제9호에 따른 기관
   다. 의료기관 중 소아과 · 내과 · 가정의학과 · 이비인후과 진료과목이 있는 의료기관
2. 제4급감염병 중 기생충감염병에 해당하는 감염병 : 다음 각 목의 기관 · 시설 · 단체 또는 법인
   가. 「지역보건법」 제10조에 따른 보건소
   나. 법 제16조의2제1항제3호 · 제5호 및 제9호에 따른 기관

다. 의료기관 중 의원 · 병원 및 종합병원
라. 기생충감염병에 관한 연구 및 학술발표 등을 목적으로 결성된 학회
마. 기생충감염병의 예방 및 관리를 목적으로 설립된 비영리법인
3. 제4급감염병(인플루엔자 및 기생충감염병은 제외. 이하 이 호에서 같음) : 다음 각 목의 기관 · 시설 · 단체 또는 법인
가. 「지역보건법」 제10조에 따른 보건소
나. 법 제16조의2제1항제3호 · 제5호 및 제9호에 따른 기관
다. 의료기관 중 의원 · 병원 및 종합병원
라. 제4급감염병에 관한 연구 및 학술발표 등을 목적으로 결성된 학회

② 질병관리청장은 제1항에 따라 표본감시기관을 지정한 경우에는 해당 표본감시기관에 별지 제5호의2서식의 표본감시기관 지정서를 발급해야 함
③ 질병관리청장은 법 제16조제5항에 따라 표본감시기관이 다음 각 호의 어느 하나에 해당하는 경우에는 그 지정을 취소할 수 있음
1. 표본감시 업무를 게을리하는 경우
2. 그 밖에 법 제11조제5항에 따른 신고 실적이 없는 등 질병관리청장이 표본감시기관으로서 표본감시 업무를 계속하여 수행할 수 없다고 인정하는 경우
④ 질병관리청장은 제3항에 따라 표본감시기관의 지정을 취소한 경우에는 별지 제5호의3서식의 표본감시기관 지정취소 통보서에 따라 그 사실을 해당 표본감시기관에 통보해야 함

- **법 제16조의2(감염병병원체 확인기관)** ① 다음 각 호의 기관(이하 '감염병병원체 확인기관')은 실험실 검사 등을 통하여 감염병병원체를 확인할 수 있음
  1. 질병관리청
  2. 질병대응센터
  3. 「보건환경연구원법」 제2조에 따른 보건환경연구원
  4. 「지역보건법」 제10조에 따른 보건소
  5. 「의료법」 제3조에 따른 의료기관 중 진단검사의학과 전문의가 상근(常勤)[4]하는 기관
  6. 「고등교육법」 제4조에 따라 설립된 의과대학 중 진단검사의학과가 개설된 의과대학
  7. 「결핵예방법」 제21조에 따라 설립된 대한결핵협회(결핵환자의 병원체를 확인하는 경우만 해당한다)
  8. 「민법」 제32조에 따라 한센병환자 등의 치료 · 재활을 지원할 목적으로 설립된 기관(한센병환자의 병원체를 확인하는 경우만 해당)
  9. 인체에서 채취한 검사물에 대한 검사를 국가, 지방자치단체, 의료기관 등으로부터 위탁받아 처리하는 기관 중 진단검사의학과 전문의가 상근하는 기관

  ② 질병관리청장은 감염병병원체 확인의 정확성 · 신뢰성을 확보하기 위하여 감염병병원체 확인기관의 실험실 검사능력을 평가하고 관리할 수 있음
  ③ 제2항에 따른 감염병병원체 확인기관의 실험실 검사능력 평가 및 관리에 관한 방법, 절차 등에 관하여 필요한 사항은 보건복지부령으로 정함

규칙 **제14조의2(감염병병원체 확인기관의 실험실 검사능력 평가 및 관리)** ① 법 제16조의2제2항에 따라 질병관리청장이 같은 조 제1항에 따른 감염병병원체 확인기관(이하 '감염병병원체 확인기관')의 실험실 검사능력을 평가할 때에는 다음 각 호의 사항을 평가
1. 실험실 검사 숙련도
2. 실험실 검사 운영체계

② 질병관리청장은 감염병병원체 확인기관의 실험실 검사능력을 평가하기 위한 계획을 매년 수립하여 공고
③ 질병관리청장은 제1항에 따라 평가한 결과 실험실 검사능력이 미흡하다고 판단되는 감염병병원체 확인기관의 장에게 그 원인을 분석하여 시정하도록 할 수 있고, 해당 기관에 대하여 현장 지도 또는 교육을 하거나 평가를 다시 할 수 있음

④ 질병관리청장은 감염병병원체 확인기관의 실험실 검사능력을 관리하기 위하여 필요한 경우에는 감염병병원체 확인기관의 장에게 시설 · 장비 및 인력 등의 현황 자료를 요청할 수 있음

⑤ 제1항부터 제4항까지의 규정에서 정한 사항 외에 감염병병원체 확인기관의 실험실 검사능력 평가 및 관리에 필요한 사항은 질병관리청장이 정하여 고시

확인문제

「감염병예방법」상 감염병병원체 확인기관이 아닌 것은?

① 질병관리청
② 질병대응센터
③ 「지역보건법」 제10조에 따른 보건소
④ 「보건환경연구원법」 제2조에 따른 보건환경연구원
⑤ 「약사법」에 따라 설립된 한국희귀 · 필수의약품센터

정답: ⑤

● **법 제17조(실태조사)** ① 질병관리청장, 시 · 도지사 및 시장 · 군수 · 구청장은 감염병의 예방 및 관리에 관한 정책을 효과적으로 수립 · 시행하기 위하여 다음 각 호의 구분에 따라 실태조사를 실시하고, 그 결과를 공표하여야 함.

1. 감염병 및 내성균 발생 등에 대한 실태조사: 질병관리청장 또는 시 · 도지사
2. 의료기관의 감염관리 현황에 대한 실태조사: 질병관리청장, 시 · 도지사 또는 시장 · 군수 · 구청장

② 질병관리청장, 시 · 도지사 또는 시장 · 군수 · 구청장은 제1항에 따른 조사를 위하여 의료기관 등 관계 기관 · 법인 및 단체의 장에게 필요한 자료의 제출 또는 의견의 진술을 요청할 수 있음. 이 경우 요청을 받은 자는 정당한 사유가 없으면 이에 협조하여야 함.

③ 제1항에 따른 실태조사에 포함되어야 할 사항과 실태조사의 시기, 방법, 절차 및 공표 등에 관하여 필요한 사항은 보건복지부령으로 정함

규칙 **제15조(실태조사의 방법 및 절차 등)** ① 〈 법 제17조제1항에 따른 실태조사(이하 '실태조사')에 포함되어야 할 사항 〉

1. 의료기관 감염관리 실태조사
   가. 「의료법」 제47조에 따라 의료기관에 두는 감염관리 위원회와 감염관리실의 설치 · 운영 등에 관한 사항
   나. 의료기관의 감염관리 인력 · 장비 및 시설 등에 관한 사항
   다. 의료기관의 감염관리체계에 관한 사항
   라. 의료기관의 감염관리 교육 및 감염예방에 관한 사항
   마. 그 밖에 의료기관의 감염관리에 관하여 질병관리청장이 특히 필요하다고 인정하는 사항
2. 감염병 실태조사
   가. 감염병환자 등의 연령별 · 성별 · 지역별 분포 등에 관한 사항
   나. 감염병환자 등의 임상적 증상 및 경과 등에 관한 사항
   다. 감염병환자 등의 진단 · 검사 · 처방 등 진료정보에 관한 사항
   라. 감염병의 진료 및 연구와 관련된 인력 · 시설 및 장비 등에 관한 사항
   마. 감염병에 대한 각종 문헌 및 자료 등의 조사에 관한 사항
   바. 그 밖에 감염병의 관리를 위하여 질병관리청장이 특히 필요하다고 인정하는 사항
3. 내성균 실태조사
   가. 항생제 사용 실태에 관한 사항
   나. 내성균의 유형 및 발생경로 등에 관한 사항
   다. 내성균의 연구와 관련된 인력 · 시설 및 장비 등에 관한 사항

라. 내성균에 대한 각종 문헌 및 자료 등의 조사에 관한 사항

마. 그 밖에 내성균의 관리를 위하여 질병관리청장이 특히 필요하다고 인정하는 사항

② 실태조사의 실시 주기는 다음 각 호의 구분에 따름. 다만, 질병관리청장 또는 시·도지사가 필요하다고 인정하는 경우에는 제1호 및 제2호에 해당하는 실태조사를 수시로 실시할 수 있음

1. 의료기관의 감염관리 실태조사 : 3년
2. 감염병 실태조사 : 3년
3. 내성균 실태조사 : 매년

③ 〈 실태조사의 방법 〉

1. 감염병환자등 또는 내성균과 관련된 환자에 대한 설문조사 및 검체(檢體) 검사
2. 의료기관의 진료기록부 등에 대한 자료조사
3. 국민건강보험 및 의료급여 청구 명세 등에 대한 자료조사
4. 일반 국민에 대한 표본 설문조사 및 검체 검사

④ 질병관리청장 또는 시·도지사는 실태조사를 전문연구기관·단체나 관계 전문가에게 의뢰하여 실시할 수 있음

⑤ 질병관리청장 또는 시·도지사는 법 제17조제1항에 따라 실태조사의 결과를 질병관리청 또는 시·도의 인터넷 홈페이지 등에 공표해야 함

⑥ 제1항부터 제5항까지의 규정에서 정한 사항 외에 실태조사에 필요한 사항은 질병관리청장이 정함

확인문제

「감염병예방법」상 질병관리청장, 시·도지사 및 시장·군수·구청장은 감염병의 예방 및 관리에 관한 정책을 효과적으로 수립·시행하기 위하여 실시하는 조사는?

① 실태조사 ② 역학조사 ③ 전수조사
④ 표본조사 ⑤ 사실조사

정답: ①

● **법 제18조(역학조사)** ① 질병관리청장, 시·도지사 또는 시장·군수·구청장은 감염병이 발생하여 유행할 우려가 있거나, 감염병 여부가 불분명하나 발병원인을 조사할 필요가 있다고 인정하면 지체 없이 역학조사를 하여야 하고, 그 결과에 관한 정보를 필요한 범위 에서 해당 의료기관에 제공하여야 함. 다만, 지역확산 방지 등을 위하여 필요한 경우 다른 의료기관에 제공하여야 함

② 질병관리청장, 시·도지사 또는 시장·군수·구청장은 역학조사를 하기 위하여 역학조사반을 각각 설치하여야 함

③ 누구든지 질병관리청장, 시·도지사 또는 시장·군수·구청장이 실시하는 역학조사에서 다음 각 호의 행위를 하여서는 아니 됨

1. 정당한 사유 없이 역학조사를 거부·방해 또는 회피하는 행위
2. 거짓으로 진술하거나 거짓 자료를 제출하는 행위
3. 고의적으로 사실을 누락·은폐하는 행위

④ 제1항에 따른 역학조사의 내용과 시기·방법 및 제2항에 따른 역학조사반의 구성·임무 등에 관하여 필요한 사항은 대통령령으로 정함

영 제12조(역학조사의 내용) ① 〈 법 제18조제1항에 따른 역학조사에 포함되어야 하는 내용 〉

1. 감염병환자등 및 감염병의심자의 인적 사항
2. 감염병환자등의 발병일 및 발병 장소
3. 감염병의 감염원인 및 감염경로
4. 감염병환자등 및 감염병의심자에 관한 진료기록
5. 그 밖에 감염병의 원인 규명과 관련된 사항

② 〈 법 제29조에 따른 역학조사에 포함되어야 하는 내용 〉

1. 예방접종 후 이상반응자의 인적 사항
2. 예방접종기관, 접종일시 및 접종내용
3. 예방접종 후 이상반응에 관한 진료기록
4. 예방접종약에 관한 사항
5. 그 밖에 예방접종 후 이상반응의 원인 규명과 관련된 사항

영 제13조(역학조사의 시기) 법 제18조제1항 및 제29조에 따른 역학조사는 다음 각 호의 구분에 따라 해당 사유가 발생하면 실시

1. 질병관리청장이 역학조사를 하여야 하는 경우
   가. 둘 이상의 시·도에서 역학조사가 동시에 필요한 경우
   나. 감염병 발생 및 유행 여부 또는 예방접종 후 이상반응에 관한 조사가 긴급히 필요한 경우
   다. 시·도지사의 역학조사가 불충분하였거나 불가능하다고 판단되는 경우
2. 시·도지사 또는 시장·군수·구청장(자치구의 구청장 말함. 이하 같음)이 역학조사를 하여야 하는 경우
   가. 관할 지역에서 감염병이 발생하여 유행할 우려가 있는 경우
   나. 관할 지역 밖에서 감염병이 발생하여 유행할 우려가 있는 경우로서 그 감염병이 관할구역과 역학적 연관성이 있다고 의심되는 경우
   다. 관할 지역에서 예방접종 후 이상반응 사례가 발생하여 그 원인 규명을 위한 조사가 필요한 경우

영 제14조(역학조사의 방법) 법 제18조제1항 및 제29조에 따른 역학조사의 방법은 별표 1의3과 같음

영 제15조(역학조사반의 구성) ① 법 제18조제1항 및 제29조에 따른 역학조사를 하기 위하여 질병관리청에 중앙역학조사반을 두고, 시·도에 시·도역학조사반을 두며, 시·군·구(자치구를 말함. 이하 같음)에 시·군·구역학조사반을 둠

② 중앙역학조사반은 30명 이상, 시·도역학조사반 및 시·군·구역학조사반은 각각 10명 이상의 반원으로 구성

③ 역학조사반의 반장은 법 제60조에 따른 방역관 또는 법 제60조의2에 따른 역학조사관으로 함

④ 역학조사반원은 다음 각 호의 어느 하나에 해당하는 사람 중에서 질병관리청장, 시·도지사 및 시장·군수·구청장이 각각 임명하거나 위촉

1. 방역, 역학조사 또는 예방접종 업무를 담당하는 공무원
2. 법 제60조의2에 따른 역학조사관 또는 수습역학조사관
3. 「농어촌 등 보건의료를 위한 특별조치법」에 따라 채용된 공중보건의사
4. 「의료법」 제2조제1항에 따른 의료인
5. 그 밖에 감염병 등과 관련된 분야의 전문가 등으로서 질병관리청장, 시·도지사 및 시장·군수·구청장이 역학조사를 위해 필요하다고 인정하는 사람

⑤ 역학조사반은 감염병 분야와 예방접종 후 이상반응 분야로 구분하여 운영하되, 분야별 운영에 필요한 사항은 질병관리청장이 정함

영 제16조(역학조사반의 임무 등) ① 〈 역학조사반의 임무 〉

1. 중앙역학조사반
   가. 역학조사 계획의 수립, 시행 및 평가
   나. 역학조사의 실시 기준 및 방법의 개발
   다. 시·도역학조사반 및 시·군·구역학조사반에 대한 교육·훈련
   라. 감염병에 대한 역학적인 연구
   마. 감염병의 발생·유행 사례 및 예방접종 후 이상반응의 발생 사례 수집, 분석 및 제공
   바. 시·도역학조사반에 대한 기술지도 및 평가
2. 시·도 역학조사반
   가. 관할 지역 역학조사 계획의 수립, 시행 및 평가
   나. 관할 지역 역학조사의 세부 실시 기준 및 방법의 개발
   다. 중앙역학조사반에 관할 지역 역학조사 결과 보고
   라. 관할 지역 감염병의 발생·유행 사례 및 예방접종 후 이상반응의 발생 사례 수집, 분석 및 제공
   마. 시·군·구역학조사반에 대한 기술지도 및 평가
3. 시·군·구 역학조사반
   가. 관할 지역 역학조사 계획의 수립 및 시행
   나. 시·도역학조사반에 관할 지역 역학조사 결과 보고
   다. 관할 지역 감염병의 발생·유행 사례 및 예방접종 후 이상반응의 발생 사례 수집, 분석 및 제공

② 역학조사를 하는 역학조사반원은 보건복지부령으로 정하는 역학조사반원증을 지니고 관계인에게 보여 주어야 함

③ 질병관리청장, 시·도지사 또는 시장·군수·구청장은 역학조사반원에게 예산의 범위에서 역학조사 활동에 필요한 수당과 여비를 지급할 수 있음

규칙 제16조(역학조사반원증) 「감염병의 예방 및 관리에 관한 법률 시행령」(이하 '영') 제16조제2항에 따른 역학조사반원증은 별지 제6호서식과 같음

확인문제

A시와 B시는 인접하고 있다. 두 도시에서 중동호흡기증후군(MERS)이 동시에 발생하여 역학조사를 실시하고자 한다. 「감염병의 예방 및 관리에 관한 법률」상 역학조사를 실시하여야 하는 사람은? (2023년 기출)

① 질병관리청장
② 보건복지부장관
③ 행정안전부장관
④ 관할 지역의 보건소장
⑤ 고위험병원체 전담관리자

정답: ①

- **법 제18조의2(역학조사의 요청)** ① 「의료법」에 따른 의료인 또는 의료기관의 장은 감염병 또는 알 수 없는 원인으로 인한 질병이 발생하였거나 발생할 것이 우려되는 경우 질병관리청장, 시 · 도지사 또는 시장 · 군수 · 구청장에게 제18조에 따른 역학조사를 실시할 것을 요청할 수 있음

  ② 제1항에 따른 요청을 받은 질병관리청장, 시 · 도지사 또는 시장 · 군수 · 구청장은 역학조사의 실시 여부 및 그 사유 등을 지체 없이 해당 의료인 또는 의료기관 개설자에게 통지하여야 함

  ③ 제1항에 따른 역학조사 실시 요청 및 제2항에 따른 통지의 방법 · 절차 등 필요한 사항은 보건복지부령으로 정함

규칙 **제16조의2(역학조사의 요청 등)** ① 법 제18조의2제1항에 따라 역학조사의 실시를 요청하려는 의료인 또는 의료기관의 장은 별지 제6호의2서식을 작성하여 질병관리청장 또는 시 · 도지사에게 제출하여야 함
② 질병관리청장 또는 시 · 도지사는 제1항에 따른 요청을 접수하면, 역학조사를 실시하는 경우에는 역학조사 계획을 수립하여 요청자에게 서면으로 통보하고, 역학조사를 실시하지 아니하는 경우에는 그 사유를 명시하여 서면으로 통보하여야 함

확인문제

「감염병예방법」상 의료인이 감염병 또는 알 수 없는 원인으로 인한 질병이 발생하였을 경우, 누구에게 역학조사를 요청할 수 있는가? (2025년 기출)

① 소방청장
② 시 · 도지사
③ 보건복지부장관
④ 국립중앙의료원의 장
⑤ 국민건강심사평가원의 장

정답: ②

- **법 제18조의3(역학조사인력의 양성)** ① 질병관리청장은 제60조의2에 따른 역학조사관 또는 수습역학조사관에 대하여 정기적으로 역학조사에 관한 교육 · 훈련을 실시할 수 있음

  ② 제1항에 따른 대상별 교육 · 훈련 과정 및 그 밖에 필요한 사항은 보건복지부령으로 정함

규칙 **제16조의3(역학조사인력 교육과정)** 법 제18조의3제1항에 따른 교육 · 훈련 과정의 세부기준은 별표 3의2와 같음

● **법 제18조의4(자료제출 요구 등)** ① 질병관리청장, 시 · 도지사 또는 시장 · 군수 · 구청장은 제18조에 따른 역학조사 등을 효율적으로 시행하기 위하여 관계 중앙행정기관의 장, 대통령령으로 정하는 기관 · 단체 등에 대하여 역학조사에 필요한 자료제출을 요구할 수 있음

② 질병관리청장 또는 시 · 도지사는 감염병과 관련하여 「재난 및 안전관리 기본법」 제38조제2항에 따른 주의 이상의 위기경보가 발령된 경우에는 제18조에 따른 역학조사를 효율적으로 시행하기 위하여 법인 · 단체 · 개인 등에 대하여 역학조사에 필요한 자료제출을 요구할 수 있음

③ 질병관리청장은 제18조에 따른 역학조사를 실시하는 경우 필요에 따라 관계 중앙행정기관의 장에게 인력 파견 등 필요한 지원을 요청할 수 있음

④ 제1항 및 제2항에 따른 자료제출 요구 및 제3항에 따른 지원 요청 등을 받은 자는 특별한 사정이 없으면 이에 따라야 함

⑤ 제1항 및 제2항에 따른 자료제출 요구 및 제3항에 따른 지원 요청 등의 범위와 방법 등에 관하여 필요한 사항은 대통령령으로 정함

영 **제16조의2(자료제출 요구 대상 기관 · 단체)** 〈 법 제18조의4제1항에서 '대통령령으로 정하는 기관 · 단체' 〉

1. 의료기관
2. 「국민건강보험법」 제13조에 따른 국민건강보험공단
3. 「국민건강보험법」 제62조에 따른 건강보험심사평가원

영 **제16조의3(지원 요청 등의 범위)** 법 제18조의4제3항에 따라 질병관리청장은 관계 중앙행정기관의 장에게 역학조사를 실시하는 데 필요한 인력 파견 및 물자 지원, 역학조사 대상자 및 대상 기관에 대한 관리, 감염원 및 감염경로 조사를 위한 검사 · 정보 분석 등의 지원을 요청할 수 있음

● **법 제18조의5(감염병 교육의 실시)** ① 국가기관의 장 및 지방자치단체의 장은 소속 공무원 및 직원 등에 대하여 감염병의 예방 · 관리 및 위기 대응을 위한 교육(이하 "감염병 교육")을 연 1회 이상 실시하고, 그 결과를 질병관리청장에게 제출하여야 함

② 「공공기관의 운영에 관한 법률」 제4조에 따른 공공기관의 장은 소속된 임직원 및 종사자에게 감염병 교육을 실시할 수 있음

③ 질병관리청장은 제1항 및 제2항에 따른 감염병 교육을 효과적으로 실시하기 위하여 관련 교육과정을 개발하여 보급하여야 함

④ 제1항 및 제2항에 따른 감염병 교육의 대상과 범위, 내용 및 방법, 제3항에 따른 교육과정 개발 및 보급 등에 필요한 사항은 대통령령으로 정함

영 **제17조(감염병 교육의 실시)** ① 법 제18조의5제1항에 따라 감염병의 예방 · 관리 및 위기 대응을 위한 교육(이하 "감염병 교육")을 실시해야 하는 국가기관의 장 및 지방자치단체의 장은 소속 공무원 및 직원 등에게 매년 1시간 이상 감염병 교육을 실시해야 함. 다만, 다음 각 호의 소속 공무원 및 직원에게는 해당 호에서 정하는 시간 이상 감염병 교육을 실시해야 함

1. 「지역보건법」에 따른 지역보건의료기관 및 「농어촌 등 보건의료를 위한 특별조치법」에 따른 보건진료소 소속 공무원 및 직원(제2호에 따른 역학조사반원은 제외): 매년 4시간
2. 제15조제4항제1호부터 제3호까지의 규정에 따라 임명한 역학조사반원: 매년 10시간

② 「공공기관의 운영에 관한 법률」 제4조에 따른 공공기관의 장은 법 제18조의5제2항에 따라 감염병 교육을 실시하기 위하여 교육 대상 및 교육 시간이 포함된 감염병 교육 계획을 수립하여 시행할 수 있음

③ 〈법 제18조의5제1항 및 제2항에 따른 감염병 교육의 내용〉
1. 감염병 위기 대응 체계 및 관련 법령 현황
2. 감염병 유행 및 위기 대응 관련 주요 사례
3. 그 밖에 질병관리청장이 감염병 예방 · 관리 및 위기 대응을 위하여 필요하다고 인정하는 사항

④ 법 제18조의5제1항 및 제2항에 따른 감염병 교육은 집합 교육이나 인터넷 강의 등의 방법으로 실시할 수 있음

⑤ 질병관리청장은 법 제18조의5제3항에 따른 교육과정 개발 및 보급을 위하여 관계 기관 · 단체 및 전문가 등에게 자문 또는 자료의 제공 등 필요한 협조를 요청할 수 있음

⑥ 제1항부터 제5항까지에서 규정한 사항 외에 감염병 교육의 실시에 필요한 세부 사항은 질병관리청장이 정함

- **법 제19조(건강진단)** 성매개감염병의 예방을 위하여 종사자의 건강진단이 필요한 직업으로 보건복지부령으로 정하는 직업에 종사하는 자와 성매개감염병에 감염되어 그 전염을 매개할 상당한 우려가 있다고 시장 · 군수 · 구청장이 인정한 자는 보건복지부령으로 정하는 바에 따라 성매개감염병에 관한 건강진단을 받아야 함

확인문제

성매개감염병에 감염되어 그 전염을 매개할 상당한 우려가 있다고 해당 군수가 인정한 사람이 「감염병의 예방 및 관리에 관한 법률」에 의해 성매개감염병과 관련하여 받아야 하는 것은? (2024년 기출)

① 건강진단 ② 심리검사 ③ 표본조사
④ 예방접종 ⑤ 체력검사

정답: ①

- **법 제20조(해부명령)** ① 질병관리청장은 국민 건강에 중대한 위협을 미칠 우려가 있는 감염병으로 사망한 것으로 의심이 되어 시체를 해부(解剖)하지 아니하고는 감염병 여부의 진단과 사망의 원인규명을 할 수 없다고 인정하면 그 시체의 해부를 명할 수 있음

② 제1항에 따라 해부를 하려면 미리 「장사 등에 관한 법률」 제2조제16호에 따른 연고자(같은 호 각 목에 규정된 선순위자가 없는 경우에는 그 다음 순위자를 말함. 이하 '연고자')의 동의를 받아야 함. 다만, 소재불명 및 연락두절 등 미리 연고자의 동의를 받기 어려운 특별한 사정이 있고 해부가 늦어질 경우 감염병 예방과 국민 건강의 보호라는 목적을 달성하기 어렵다고 판단되는 경우에는 연고자의 동의를 받지 아니하고 해부를 명할 수 있음

③ 질병관리청장은 감염병 전문의, 해부학, 병리학 또는 법의학을 전공한 사람을 해부를 담당하는 의사로 지정하여 해부를 하여야 함

④ 제3항에 따른 해부는 사망자가 걸린 것으로 의심되는 감염병의 종류별로 질병관리청장이 정하여 고시한 생물학적 안전 등급을 갖춘 시설에서 실시하여야 함

⑤ 제3항에 따른 해부를 담당하는 의사의 지정, 감염병 종류별로 갖추어야 할 시설의 기준, 해당 시체의 관리 등에 관하여 필요한 사항은 보건복지부령으로 정함

규칙 **제17조(해부시설 기준 등)** ① 법 제20조제5항에 따라 감염병 종류별로 갖추어야 할 시설의 기준이란 크로이츠펠트-야콥병(CJD) 및 변종크로이츠펠트-야콥병(vCJD)의 경우 「유전자변형생물체의 국가간 이동 등에 관한 법률 시행령」 제23조제1항에 따른 안전관리등급 2등급에 해당하는 연구시설을 말함
② 법 제20조제5항에 따른 시체의 관리 방법은 다음 각 호와 같으며, 그 밖의 세부 사항은 질병관리청장이 정함
1. 시체의 이동이나 보관 시 시체 및 시체의 일부가 외부에 노출되지 않도록 밀봉할 것
2. 해부를 통해 외부로 배출된 시체의 체액으로 인한 오염에 주의할 것
3. 시체 취급 시 일회용 마스크, 가운, 장갑 등 개인보호장구를 착용할 것
4. 크로이츠펠트-야콥병(CJD) 및 변종크로이츠펠트-야콥병(vCJD)으로 사망한 시체의 장례 시 작업장과 관계자의 안전을 확보할 것

- **법 제20조의2(시신의 장사방법 등)** ① 질병관리청장은 감염병환자등이 사망한 경우(사망 후 감염병병원체를 보유하였던 것으로 확인된 사람 포함) 감염병의 차단과 확산 방지 등을 위하여 필요한 범위에서 그 시신의 장사방법 등을 제한할 수 있음
② 질병관리청장은 제1항에 따른 제한을 하려는 경우 연고자에게 해당 조치의 필요성 및 구체적인 방법 · 절차 등을 미리 설명하여야 함
③ 질병관리청장은 화장시설의 설치 · 관리자에게 제1항에 따른 조치에 협조하여 줄 것을 요청할 수 있으며, 요청을 받은 화장시설의 설치 · 관리자는 이에 적극 협조하여야 함
④ 제1항에 따른 제한의 대상 · 방법 · 절차 등 필요한 사항은 보건복지부령으로 정함

규칙 **제17조의2(시신의 장사방법 제한 대상 등)** ① 법 제20조의2제1항에 따라 장사방법이 제한되는 시신은 질병관리청장이 정하여 공고하는 감염병과 관련된 감염병환자등(감염병병원체를 보유하였던 것으로 확인된 사람 포함. 이하 이 조에서 같음)의 시신으로 함. 이 경우 질병관리청장은 해당 감염병의 공고를 하기 전에 관계 기관 · 단체 및 전문가 등의 의견 또는 자료의 제출을 요청할 수 있음
② 제1항에 따른 감염병환자등의 시신에 대한 장사방법은 「장사 등에 관한 법률」 제2조제2호에 따른 화장의 방법으로 함. 다만, 질병관리청장이 해당 감염병환자등의 시신을 화장의 방법으로 장사하는 것이 현저히 곤란하다고 인정하는 경우에는 질병관리청장이 지정하는 다른 방법으로 처리할 수 있음
③ 법 제20조의2제2항에 따른 장사방법 제한 및 절차 등에 대한 설명은 구술로 함. 이 경우 장사의 제한방법 및 절차 등을 설명하는 관계 공무원은 그 권한을 표시하는 증표를 제시하여야 함
④ 제2항 및 제3항에서 정한 사항 외에 감염병환자등의 시신에 대한 장사방법 및 장사절차 등에 필요한 사항은 질병관리청장이 정하여 고시

제6장 예방접종

- **법 제24조(필수예방접종)** ① 특별자치시장 · 특별자치도지사 또는 시장 · 군수 · 구청장은 다음 각 호의 질병에 대하여 관할 보건소를 통하여 필수예방접종(이하 "필수예방접종")을 실시하여야 함
  1. 디프테리아
  2. 폴리오
  3. 백일해
  4. 홍역

5. 파상풍
6. 결핵
7. B형간염
8. 유행성이하선염
9. 풍진
10. 수두
11. 일본뇌염
12. b형헤모필루스인플루엔자
13. 폐렴구균
14. 인플루엔자
15. A형간염
16. 사람유두종바이러스 감염증
17. 그룹 A형 로타바이러스 감염증
18. 그 밖에 질병관리청장이 감염병의 예방을 위하여 필요하다고 인정하여 지정하는 감염병*

* 장티푸스, 신증후군출혈열(필수예방접종이 필요한 감염병 지정 등 제1조)

② 특별자치시장 · 특별자치도지사 또는 시장 · 군수 · 구청장은 제1항에 따른 필수예방접종업무를 대통령령으로 정하는 바에 따라 관할구역 안에 있는「의료법」에 따른 의료기관에 위탁할 수 있음

③ 특별자치시장 · 특별자치도지사 또는 시장 · 군수 · 구청장은 필수예방접종 대상 아동 부모(아동의 법정대리인을 포함)에게 보건복지부령으로 정하는 바에 따라 필수예방접종을 사전에 알려야 함. 이 경우「개인정보 보호법」제24조에 따른 고유식별정보를 처리할 수 있음.

영 **제20조(예방접종업무의 위탁)** ① 특별자치시장 · 특별자치도지사(관할 구역 안에 지방자치단체인 시 · 군이 있는 특별자치도의 도지사는 제외. 이하 같음) 또는 시장 · 군수 · 구청장은 법 제24조제2항 및 제25조제2항에 따라 보건소에서 시행하기 어렵거나 보건소를 이용하기 불편한 주민 등에 대한 예방접종업무를 다음 각 호에 해당하는 의료기관 중에서 특별자치시장 · 특별자치도지사(관할 구역 안에 지방자치단체인 시 · 군이 있는 특별자치도의 도지사는 제외. 이하 같음) 또는 시장 · 군수 · 구청장이 지정하는 의료기관에 위탁할 수 있음. 이 경우 특별자치시장 · 특별자치도지사 또는 시장 · 군수 · 구청장은 위탁한 기관을 공고해야 함

1. 「의료법」 제3조제2항제1호가목에 따른 의원
2. 「의료법」 제3조제2항제3호에 따른 병원급 의료기관(치과병원 및 한방병원은 같은 법 제43조제2항에 따라 의사를 두어 의과 진료과목을 추가로 설치 · 운영하는 경우로 한정)

② 특별자치시장 · 특별자치도지사 또는 시장 · 군수 · 구청장은 제1항에 따라 예방접종업무를 위탁할 때에는 다음 각 호의 사항이 포함된 위탁계약서를 작성하여야 함

1. 예방접종업무의 위탁범위에 관한 사항
2. 위탁계약 기간에 관한 사항
3. 위탁계약 조건에 관한 사항
4. 위탁계약 해지에 관한 사항

③ 제1항에 따라 예방접종업무를 위탁한 경우의 예방접종 비용 산정 및 비용 상환 절차 등에 관하여 필요한 사항은 질병관리청장이 정하여 고시

영 **제20조의2(예방접종 내역의 사전확인)** 법 제24조제1항 및 제25조제1항에 따라 예방접종을 하는 보건소장과 법 제24조제2항(법 제25조제2항에서 준용하는 경우 포함)에 따라 예방접종을 위탁받은 의료기관의 장(이하 '보건소장 등')은 법 제26조의2제1항 본문에 따라 예방접종을 받으려는 사람 또는 법정대리인에게 다음 각 호의 사항에 대하여 서면으로 동의를 받아야 함

1. 예방접종 내역을 확인한다는 사실
2. 예방접종 내역에 대한 확인 방법

규칙 **제21조의2(필수예방접종의 사전 알림)** ① 특별자치시장 · 특별자치도지사(관할 구역 안에 지방자치단체인 시 · 군이 있는 특별자치도의 도지사는 제외. 이하 같음) 또는 시장 · 군수 · 구청장은 법 제24조제3항에 따라 필수예방접종을 사전에 알리는 경우 휴대전화에 의한 문자전송, 전자메일, 전화, 우편 또는 이에 상당하는 방법으로 알려야 함. 다만, 사전 알림에 동의한 사람에만 해당
② 제1항에 따른 사전 알림에 동의하지 않거나 필요한 개인정보가 없는 경우에는 해당 지방자치단체의 인터넷 홈페이지에 공고함으로써 필수예방접종을 사전에 알려야 함

확인문제

「감염병예방법」상 필수예방접종의 대상 감염병인 것은?

① 매독 ② 홍역 ③ C형간염
④ 수막구균 ⑤ 대상포진

정답: ②

● **법 제25조(임시예방접종)** ① 특별자치시장 · 특별자치도지사 또는 시장 · 군수 · 구청장은 다음 각 호의 어느 하나에 해당하면 관할 보건소를 통하여 임시예방접종(이하 "임시예방접종")을 하여야 함

1. 질병관리청장이 감염병 예방을 위하여 특별자치시장 · 특별자치도지사 또는 시장 · 군수 · 구청장에게 예방접종을 실시할 것을 요청한 경우
2. 특별자치시장 · 특별자치도지사 또는 시장 · 군수 · 구청장이 감염병 예방을 위하여 예방접종이 필요하다고 인정하는 경우

② 제1항에 따른 임시예방접종업무의 위탁에 관하여는 제24조제2항을 준용

확인문제

「감염병예방법」상 임시예방접종권자는?

① 질병관리청장 ② 행정안전부장관 ③ 보건복지부장관
④ 시장 · 군수 · 구청장 ⑤ 식품의약품안전처장

정답: ④

● **법 제26조(예방접종의 공고)** 특별자치시장 · 특별자치도지사 또는 시장 · 군수 · 구청장은 임시예방접종을 할 경우에는 예방접종의 일시 및 장소, 예방접종의 종류, 예방접종을 받을 사람의 범위를 정하여 미리 인터넷 홈페이지에 공고하여야 함. 다만, 제32조제3항에 따른 예방접종의 실시기준 등이 변경될 경우에는 그 변경 사항을 미리 인터넷 홈페이지에 공고하여야 함

● **법 제26조의2(예방접종 내역의 사전확인)** ① 보건소장 및 제24조제2항(제25조제2항에서 준용하는 경우 포함)에 따라 예방접종업무를 위탁받은 의료기관의 장은 예방접종을 하기 전에 대통령령으로 정하는 바에 따라 예방접종을 받으려는 사람 본인 또는 법정대리인의 동의를 받아 해당 예방접종을 받으려는 사람의 예방접종 내역을 확인하여야 함. 다만, 예방접종을 받으려는 사람 또는 법정대리인의 동의를 받지 못한 경우에는 그러하지 아니함

② 제1항 본문에 따라 예방접종을 확인하는 경우 제33조의4에 따른 예방접종통합관리시스템을 활용하여 그 내역을 확인할 수 있음

● **법 제27조(예방접종증명서)** ① 질병관리청장, 특별자치시장 · 특별자치도지사 또는 시장 · 군수 · 구청장은 필수예방접종 또는 임시예방접종을 받은 사람 본인 또는 법정대리인에게 보건복지부령으로 정하는 바에 따라 예방접종증명서를 발급하여야 함

② 특별자치시장 · 특별자치도지사 또는 시장 · 군수 · 구청장이 아닌 자가 이 법에 따른 예방접종을 한 때에는 질병관리청장, 특별자치시장 · 특별자치도지사 또는 시장 · 군수 · 구청장은 보건복지부령으로 정하는 바에 따라 해당 예방접종을 한 자로 하여금 예방접종증명서를 발급하게 할 수 있음

③ 제1항 및 제2항에 따른 예방접종증명서는 전자문서를 이용하여 발급할 수 있음

규칙 **제22조(예방접종증명서)** 법 제27조 및 제33조의4제4항에 따른 예방접종증명서는 별지 제16호서식과 같음

● **법 제28조(예방접종 기록의 보존 및 보고 등)** ① 특별자치시장 · 특별자치도지사 또는 시장 · 군수 · 구청장은 필수예방접종 및 임시예방접종을 하거나, 제2항에 따라 보고를 받은 경우에는 보건복지부령으로 정하는 바에 따라 예방접종에 관한 기록을 작성 · 보관하여야 하고, 특별자치시장 · 특별자치도지사는 질병관리청장에게, 시장 · 군수 · 구청장은 질병관리청장 및 시 · 도지사에게 그 내용을 각각 보고하여야 함

② 특별자치시장 · 특별자치도지사 또는 시장 · 군수 · 구청장이 아닌 자가 이 법에 따른 예방접종을 하면 보건복지부령으로 정하는 바에 따라 특별자치시장 · 특별자치도지사 또는 시장 · 군수 · 구청장에게 보고하여야 함

규칙 **제23조(예방접종에 관한 기록의 작성 및 보고)** ① 법 제28조제1항에 따라 특별자치시장 · 특별자치도지사 또는 시장 · 군수 · 구청장은 필수예방접종 및 임시예방접종을 한 경우 별지 제17호서식의 예방접종 실시 기록 및 보고서(전자문서를 포함. 이하 이 조에서 같음)에 예방접종에 관한 기록을 작성하여야 함

② 법 제28조제2항에 따라 특별자치시장 · 특별자치도지사 또는 시장 · 군수 · 구청장이 아닌 자가 예방접종을 실시하면 별지 제17호서식의 예방접종 실시 기록 및 보고서에 예방접종에 관한 기록을 작성하고, 예방접종 실시 기록 및 보고서를 특별자치시장 · 특별자치도지사 또는 시장 · 군수 · 구청장에게 제출하여야 함

③ 특별자치시장 · 특별자치도지사 또는 시장 · 군수 · 구청장은 제1항에 따라 예방접종에 관한 기록을 작성하거나 제2항에 따라 제출받은 예방접종 실시 기록 및 보고서를 시 · 도지사 및 질병관리청장에게 각각 제출하여야 함

④ 질병관리청장은 필수예방접종 또는 임시예방접종을 받은 사람(미성년자의 경우에는 그 부모를 말함)에게 제3항에 따라 제출받은 예방접종에 관한 기록을 인터넷 홈페이지를 통하여 열람하게 하거나 전자문서를 이용하여 예방접종증명서를 발급할 수 있음

⑤ 질병관리청장은 예방접종 대상자의 중복접종 등을 예방하기 위하여 다음 각 호의 어느 하나에 해당하는 사람에게 제3항에 따라 제출받은 예방접종에 관한 기록을 열람하게 할 수 있음

1. 법 제24조제1항 및 제25조제1항에 따라 예방접종을 실시하는 보건소에서 예방접종을 하는 의료인
2. 법 제24조제2항 및 제25조제2항에 따라 예방접종을 실시하는 의료기관에서 예방접종을 하는 의료인
3. 「영유아보육법」 제31조의3에 따라 영유아의 예방접종 여부를 확인하여야 하는 어린이집의 원장

● **법 제29조(예방접종에 관한 역학조사)** 질병관리청장, 시 · 도지사 또는 시장 · 군수 · 구청장은 다음 각 호의 구분에 따라 조사를 실시하고, 예방접종 후 이상반응 사례가 발생하면 그 원인을 밝히기 위하여 제18조에 따라 역학조사를 하여야 함

1. 질병관리청장 : 예방접종의 효과 및 예방접종 후 이상반응에 관한 조사
2. 시 · 도지사 또는 시장 · 군수 · 구청장 : 예방접종 후 이상반응에 관한 조사

확인문제

「감염병예방법」상 예방접종에 관한 역학조사 중 예방접종의 효과에 관한 조사는 누가 하여야 하는가?

① 보건복지부장관 ② 질병관리청장 ③ 도지사
④ 시장 ⑤ 군수

정답 : ②

● **법 제29조의2(예방접종 후 이상반응에 대한 검사)** ① 「의료법」에 따른 의료인 및 의료기관의 장은 필수예방접종 또는 임시예방접종 후 혈소판감소성 혈전증 등 보건복지부령으로 정하는 이상반응이 나타나거나 의심되는 사람을 발견한 경우에는 질병관리청장에게 이상반응에 대한 검사를 의뢰할 수 있음

② 제1항에 따라 의뢰받은 질병관리청장은 검사를 실시하여야 함

③ 제1항 및 제2항에 따른 검사항목, 검사의뢰 방법 및 절차, 검사방법은 질병관리청장이 정함

규칙 **제23조의2(예방접종 후 이상반응에 대한 검사)** 법 제29조의2제1항에서 "보건복지부령으로 정하는 이상반응": 혈소판감소성 혈전증을 말함

● **법 제30조(예방접종피해조사반)** ① 제71조제1항 및 제2항에 규정된 예방접종으로 인한 질병 · 장애 · 사망의 원인 규명 및 피해 보상 등을 조사하고 제72조제1항에 따른 제3자의 고의 또는 과실 유무를 조사하기 위하여 질병관리청에 예방접종피해조사반을 둠

② 제1항에 따른 예방접종피해조사반의 설치 및 운영 등에 관하여 필요한 사항은 대통령령으로 정함

영 **제21조(예방접종피해조사반의 구성 등)** ① 법 제30조제1항에 따른 예방접종피해조사반(이하 이 조에서 '피해조사반')은 감염병 예방접종 후 이상반응의 발생 건수 등을 고려하여 필요한 경우 복수로 설치할 수 있음

② 피해조사반은 10명 이내의 반원으로 구성

③ 피해조사반원은 질병관리청장이 소속 공무원이나 다음 각 호의 어느 하나에 해당하는 사람 중에서 임명하거나 위촉

1. 예방접종 및 예방접종 후 이상반응 분야의 전문가
2. 「의료법」 제2조제1항에 따른 의료인

④ 피해조사반은 다음 각 호의 사항을 조사하고, 그 결과를 예방접종피해보상 전문위원회에 보고하여야 함

1. 제31조제2항에 따라 시·도지사가 제출한 기초조사 결과에 대한 평가 및 보완
2. 법 제72조제1항에서 규정하는 제3자의 고의 또는 과실 유무
3. 그 밖에 예방접종으로 인한 피해보상과 관련하여 예방접종피해보상 전문위원회가 결정하는 사항

⑤ 피해조사반원은 제4항에 따라 피해조사를 하는 경우 보건복지부령으로 정하는 예방접종피해조사반원증을 지니고 관계인에게 보여 주어야 함

⑥ 질병관리청장은 피해조사반원에게 예산의 범위에서 피해조사 활동에 필요한 수당과 여비를 지급할 수 있음

⑦ 피해조사반의 운영에 관한 세부사항은 예방접종피해보상 전문위원회의 의결을 거쳐 질병관리청장이 정함

규칙 **제24조(예방접종피해조사반원증)** 영 제21조제4항에 따른 예방접종피해조사반원증은 별지 제18호서식과 같음

확인문제

「감염병예방법」상 예방접종피해조사반은 어느 기관에 두는가?

① 보건복지부 ② 행정안전부 ③ 질병관리청
④ 환경부 ⑤ 보건소

정답 : ③

- **법 제31조(예방접종 완료 여부의 확인)** ① 특별자치시장·특별자치도지사 또는 시장·군수·구청장은 초등학교와 중학교의 장에게 「학교보건법」 제10조에 따른 예방접종 완료 여부에 대한 검사 기록을 제출하도록 요청할 수 있음

  ② 특별자치시장·특별자치도지사 또는 시장·군수·구청장은 「유아교육법」에 따른 유치원의 장과 「영유아보육법」에 따른 어린이집의 원장에게 보건복지부령으로 정하는 바에 따라 영유아의 예방접종 여부를 확인하도록 요청할 수 있음

  ③ 특별자치시장·특별자치도지사 또는 시장·군수·구청장은 제1항에 따른 제출 기록 및 제2항에 따른 확인 결과를 확인하여 예방접종을 끝내지 못한 영유아, 학생 등이 있으면 그 영유아 또는 학생 등에게 예방접종을 하여야 함

규칙 **제25조(예방접종 여부의 확인 요청)** 법 제31조제2항에 따라 특별자치시장·특별자치도지사 또는 시장·군수·구청장은 「유아교육법」에 따른 유치원의 장과 「영유아보육법」에 따른 어린이집의 원장으로 하여금 영유아의 예방접종 여부를 확인하기 위하여 필수예방접종을 받은 영유아의 예방접종증명서를 확인하도록 요청할 수 있음

확인문제

A시 시장이 관할지역 초등학교의 장에게 학생의 예방접종 완료여부를 조사하게 한 결과, 32명의 학생이 예방접종을 완료하지 못한 것으로 확인되었다. A시 시장이 「감염병의 예방 및 관리에 관한 법률」의해 취해야 할 조치는? (2024년 기출)

① 해당 학생에게 예방접종을 실시한다.
② 해당 학교의 장에게 예방접종 실시를 권고한다.
③ 해당 학생의 학부모를 아동학대로 경찰에 신고한다.
④ 해당 학생이 예방접종을 완료하기 전까지 등교를 금지한다.
⑤ 질병관리청장이 예방접종을 실시하도록 예방접종 미완료 학생의 명단을 보고한다.

정답: ①

● **법 제32조(예방접종의 실시주간 및 실시기준 등)** ① 질병관리청장은 국민의 예방접종에 대한 관심을 높여 감염병에 대한 예방접종을 활성화하기 위하여 예방접종주간을 설정할 수 있음
② 누구든지 거짓이나 그 밖의 부정한 방법으로 예방접종을 받아서는 아니 됨
③ 예방접종의 실시기준과 방법 등에 관하여 필요한 사항은 보건복지부령으로 정함

규칙 **제26조(예방접종의 실시기준과 방법)** 법 제32조제3항에 따른 예방접종의 실시기준과 방법 등에 관한 사항은 「약사법」 제58조제1호에 따른 용법 및 용량 등을 따르되, 예방접종의 실시 대상 · 시기 및 주의사항은 영 제7조제1항제1호에 따른 예방접종 전문위원회의 심의를 거쳐 질병관리청장이 고시

● **법 제32조의2(예방접종 휴가)** ① 사업주는 이 법에 따른 예방접종을 받은 근로자에게 유급휴가를 줄 수 있음. 이 경우 국가 및 지방자치단체는 필요한 경우 사업주에게 해당 유급휴가를 위한 비용을 지원할 수 있음
② 국가 및 지방자치단체는 「고용보험법」 제2조제1호에 따른 피보험자 등 대통령령으로 정하는 사람으로서 제1항에 따른 유급휴가를 사용하지 못하는 경우 그 비용을 지원할 수 있음
③ 제1항 및 제2항에 따른 예방접종 및 비용의 지원 범위, 신청 · 지원 절차 등에 필요한 사항은 대통령령으로 정함

영 **제21조의2(예방접종 휴가 비용지원 대상 등)** ① 법 제32조의2제1항에 따른 유급휴가를 위한 비용지원 및 같은 조 제2항에 따른 유급휴가 미사용에 따른 비용지원을 위해서는 다음 각 호의 요건을 모두 충족해야 함
1. 제1급감염병의 유행으로 인해 「재난 및 안전관리 기본법」 제38조제2항에 따른 심각 단계의 위기경보가 발령되었을 것
2. 제2항에 따른 사업주가 법 제25조에 따른 임시예방접종을 받은 소속 근로자에게 유급휴가를 주었거나 제3항에 해당하는 사람이 법 제25조에 따른 임시예방접종을 받고 유급휴가를 사용하지 못하였을 것

② 법 제32조의2제1항 후단에 따른 비용지원 대상은 상시 4명 이하의 근로자를 사용하는 사업주로 함
③ 법 제32조의2제2항에 따른 비용지원 대상은 다음 각 호의 어느 하나에 해당하는 사람으로 함

1. 「고용보험법」 제2조제1호가목에 따른 예술인 중 「고용보험 및 산업재해보상보험의 보험료징수 등에 관한 법률」(이하 "고용산재보험료징수법") 제48조의2제8항제3호에서 준용하는 고용산재보험료징수법 제21조에 따라 고용보험료의 지원을 받는 사람
2. 「고용보험법」 제2조제1호가목에 따른 노무제공자 중 고용산재보험료징수법 제48조의3제8항제3호에서 준용하는 고용산재보험료징수법 제21조에 따라 고용보험료의 지원을 받는 사람

④ 제2항에 따른 유급휴가를 위한 비용지원의 범위 및 제3항에 따른 유급휴가 미사용에 따른 비용지원의 범위는 1일의 유급휴가에 상당하는 비용으로 한정. 다만, 예방접종일 다음 날이 근무일 또는 노무제공일이 아닌 경우에는 비용을 지원하지 않음

⑤ 비용지원 금액의 기준은 질병관리청장이 기획재정부장관과 협의하여 고시

영 제21조의3(예방접종 휴가 비용지원 절차) ① 법 제32조의2제1항 후단에 따라 비용을 지원받으려는 사업주는 보건복지부령으로 정하는 신청서(전자문서로 된 신청서를 포함)에 다음 각 호의 서류(전자문서로 된 서류를 포함)를 첨부하여 특별자치시장 · 특별자치도지사 또는 시장 · 군수 · 구청장에게 제출해야 함

1. 근로자가 예방접종을 받은 사실 및 예방접종을 받은 다음 날이 근무일임을 확인할 수 있는 서류
2. 근로자가 예방접종을 받은 다음 날 재직하고 있는 사실을 증명하는 서류
3. 근로자에게 유급휴가를 준 사실을 증명하는 서류
4. 그 밖에 질병관리청장이 유급휴가를 위한 비용지원을 위하여 필요하다고 인정하는 서류

② 법 제32조의2제2항에 따라 비용을 지원받으려는 예술인 또는 노무제공자는 보건복지부령으로 정하는 신청서(전자문서로 된 신청서를 포함)에 다음 각 호의 서류(전자문서로 된 서류를 포함)를 첨부하여 특별자치시장 · 특별자치도지사 또는 시장 · 군수 · 구청장에게 제출해야 함

1. 예술인 또는 노무제공자가 예방접종을 받은 사실 및 예방접종을 받은 다음 날이 노무제공일임을 확인할 수 있는 서류
2. 다음 각 목의 어느 하나에 해당하는 서류
   가. 예술인이 고용산재보험료징수법 제48조의2제8항제3호에서 준용하는 고용산재보험료징수법 제21조에 따라 고용보험료의 지원을 받은 사실을 확인할 수 있는 서류
   나. 노무제공자가 고용산재보험료징수법 제48조의3제8항제3호에서 준용하는 고용산재보험료징수법 제21조에 따라 고용보험료의 지원을 받은 사실을 확인할 수 있는 서류
3. 그 밖에 질병관리청장이 유급휴가 미사용에 따른 비용지원을 위하여 필요하다고 인정하는 서류

③ 특별자치시장 · 특별자치도지사 또는 시장 · 군수 · 구청장은 제1항에 따른 신청서를 제출받은 경우에는 「전자정부법」 제36조제1항에 따라 행정정보의 공동이용을 통하여 사업자등록증명(주민등록번호가 제외된 사업자등록증명을 말함. 이하 같음)을 확인해야 함. 다만, 사업주가 확인에 동의하지 않는 경우에는 해당 서류를 첨부하도록 해야 함

④ 제1항 또는 제2항에 따른 신청서를 제출받은 특별자치시장 · 특별자치도지사 또는 시장 · 군수 · 구청장은 비용지원 여부를 결정한 후 해당 신청자에게 서면으로 알려야 함

⑤ 제1항부터 제4항까지에서 규정한 사항 외에 유급휴가를 위한 비용지원 및 유급휴가 미사용에 따른 비용지원의 신청 절차 및 결과통보에 필요한 사항은 보건복지부령으로 정함.

규칙 제26조의2(예방접종 휴가 비용지원 신청서) 영 제21조의3제1항 및 제2항에 따른 신청서(전자문서로 된 신청서를 포함)는 별지 제18호의2서식과 같음

- **법 제33조(예방접종약품의 계획 생산)** ① 질병관리청장은 예방접종약품의 국내 공급이 부족하다고 판단되는 경우 등 보건복지부령으로 정하는 경우에는 예산의 범위에서 감염병의 예방접종에 필요한 수량의 예방접종약품을 미리 계산하여 「약사법」 제31조에 따른 의약품 제조업자(이하 '의약품 제조업자')에게 생산하게 할 수 있으며, 예방접종약품을 연구하는 자 등을 지원할 수 있음

  ② 질병관리청장은 보건복지부령으로 정하는 바에 따라 제1항에 따른 예방접종약품의 생산에 드는 비용의 전부 또는 일부를 해당 의약품 제조업자에게 미리 지급할 수 있음

규칙 **제27조(예방접종약품의 계획 생산)** ① 〈 법 제33조제1항에 따라 질병관리청장이 의약품 제조업자로 하여금 예방접종약품을 미리 생산하게 할 수 있는 경우 〉

1. 예방접종약품의 원료를 외국으로부터 수입하여야 하는 경우
2. 시범접종에 사용할 목적으로 생산하게 하는 경우
3. 예방접종약품의 생산기간이 6개월 이상 걸릴 경우
4. 예방접종약품의 국내 공급이 부족하다고 판단될 경우

② 질병관리청장은 법 제33조제2항에 따라 예방접종약품의 생산에 드는 비용을 다음 각 호의 구분에 따라 의약품 제조업자에게 미리 지급할 수 있음

1. 제1항제1호에 따른 원료의 수입에 드는 금액의 전액
2. 제1항제2호에 따른 예방접종약품의 제조에 드는 금액의 전액
3. 제1항제3호에 따른 예방접종약품의 제조에 드는 금액의 2분의 1

확인문제

「감염병예방법」상 질병관리청장이 의약품 제조업자로 하여금 예방접종약품을 미리 생산하게 할 수 있는 경우는?

① 예방접종약품의 가격이 하락할 우려가 있는 경우
② 정식접종에 사용할 목적으로 생산하게 하는 경우
③ 예방접종약품의 생산기간이 3개월 이상 걸릴 경우
④ 예방접종약품의 원료를 외국으로부터 수입하여야 하는 경우
⑤ 예방접종약품의 해외 특정 국가의 공급이 부족하다고 판단될 경우

정답: ④

- **법 제33조의2(필수예방접종약품 등의 비축 등)** ① 질병관리청장은 제24조에 따른 필수예방접종 및 제25조에 따른 임시예방접종이 원활하게 이루어질 수 있도록 하기 위하여 필요한 필수예방접종약품 등을 위원회의 심의를 거쳐 미리 비축하거나 장기 구매를 위한 계약을 미리 할 수 있음
② 질병관리청장은 제1항에 따라 비축한 필수예방접종약품등의 공급의 우선순위 등 분배기준, 그 밖에 필요한 사항을 위원회의 심의를 거쳐 정할 수 있음

- **법 제33조의3(필수예방접종약품 등의 생산 계획 등의 보고)** 「약사법」 제31조 및 같은 법 제42조에 따른 품목허가를 받거나 신고를 한 자 중 필수예방접종의약품 등을 생산 · 수입하거나 하려는 자는 보건복지부령으로 정하는 바에 따라 필수예방접종약품등의 생산 · 수입 계획(계획의 변경 포함) 및 실적을 질병관리청장에게 보고하여야 함

규칙 **제27조의2(필수예방접종약품 등의 생산 · 수입 계획의 보고 등)** ① 법 제33조의3에 따라 법 제24조의 필수예방접종 및 법 제25조의 임시예방접종에 사용되는 의약품(이하 "필수예방접종약품등")을 생산 · 수입하거나 하려는 자는 별지 제18호의3서식의 필수예방접종약품등 품목별 생산 · 수입 계획 보고서를 매월 10일(필수예방접종약품등을 생산 · 수입하려는 자의 경우에는 그 생산 · 수입하려는 날이 속하는 달의 직전 달의 10일을 말함)까지 법 제33조의4제1항에 따른 예방접종통합관리시스템(이하 "통합관리시스템")을 통하여 질병관리청장에게 제출해야 함

② 법 제33조의3에 따라 필수예방접종약품 등을 생산 · 수입하는 자는 별지 제18호의4서식의 필수예방접종약품등 품목별 생산 · 수입 실적 보고서를 매 분기가 끝난 후 2주 이내에 통합관리시스템을 통하여 질병관리청장에게 제출해야 함

③ 법 제33조의3에 따라 필수예방접종약품 등을 생산 · 수입하거나 하려는 자는 제1항에 따른 생산 · 수입 계획을 변경하려는 경우에는 별지 제18호의5서식의 필수예방접종약품등 품목별 생산 · 수입 계획 변경 보고서를 통합관리시스템을 통하여 질병관리청장에게 제출해야 함

● **법 제33조의4(예방접종통합관리시스템의 구축 · 운영 등)** ① 질병관리청장은 예방접종업무에 필요한 각종 자료 또는 정보의 효율적 처리와 기록 · 관리업무의 전산화를 위하여 예방접종통합관리시스템(이하 '통합관리시스템')을 구축 · 운영하여야 함

② 질병관리청장은 통합관리시스템을 구축 · 운영하기 위하여 다음 각 호의 자료를 수집 · 관리 · 보유할 수 있으며, 관련 기관 및 단체에 필요한 자료의 제공을 요청할 수 있음. 이 경우 자료의 제공을 요청받은 기관 및 단체는 정당한 사유가 없으면 이에 따라야 함

1. 예방접종 대상자의 인적사항(「개인정보 보호법」 제24조에 따른 고유식별정보 등 대통령령으로 정하는 개인정보 포함)
2. 예방접종을 받은 사람의 이름, 접종명, 접종일시 등 예방접종 실시 내역
3. 예방접종 위탁 의료기관 개설 정보, 제11조 및 제13조에 따른 예방접종 후 이상반응 신고 · 보고 내용, 제29조에 따른 예방접종에 관한 역학조사 내용, 제71조에 따른 예방접종 피해보상 신청 내용 등 그 밖에 예방접종업무를 하는 데에 필요한 자료로서 대통령령으로 정하는 자료

③ 보건소장 및 제24조제2항(제25조제2항에서 준용하는 경우 포함)에 따라 예방접종업무를 위탁받은 의료기관의 장은 이 법에 따른 예방접종을 하면 제2항제2호의 정보를 대통령령으로 정하는 바에 따라 통합관리시스템에 입력하여야 함

④ 질병관리청장은 대통령령으로 정하는 바에 따라 통합관리시스템을 활용하여 예방접종 대상 아동 부모에게 자녀의 예방접종 내역을 제공하거나 예방접종증명서 발급을 지원할 수 있음. 이 경우 예방접종 내역 제공 또는 예방접종증명서 발급의 적정성을 확인하기 위하여 법원행정처장에게 「가족관계의 등록 등에 관한 법률」 제11조에 따른 등록전산정보자료를 요청할 수 있으며, 법원행정처장은 정당한 사유가 없으면 이에 따라야 함

⑤ 통합관리시스템은 예방접종업무와 관련된 다음 각 호의 정보시스템과 전자적으로 연계하여 활용할 수 있음

1. 「초 · 중등교육법」 제30조의4에 따른 교육정보시스템
2. 「유아교육법」 제19조의2에 따른 유아교육정보시스템
3. 「민원 처리에 관한 법률」 제12조의2제3항에 따른 통합전자민원창구 등 그 밖에 보건복지부령으로 정하는 정보시스템

⑥ 제1항부터 제5항까지의 정보의 보호 및 관리에 관한 사항은 이 법에서 규정된 것을 제외하고는 「개인정보 보호법」의 규정에 따름

영 제21조의4(예방접종 대상자의 개인정보 등) ① 법 제33조의4제2항제1호에 따라 질병관리청장이 관련 기관 및 단체에 요청할 수 있는 예방접종 대상자의 인적사항에 관한 자료는 다음 각 호의 구분에 따름

1. 예방접종 대상자가 국민인 경우: 다음 각 목의 자료
   가. 예방접종 대상자의 성명, 주민등록번호, 주소 및 전화번호(휴대전화번호를 포함)
   나. 예방접종 대상자의 소속에 관한 다음의 자료
      1) 「초 · 중등교육법」 제2조에 따른 소속 학교에 관한 자료
      2) 「유아교육법」 제2조제2호에 따른 소속 유치원에 관한 자료
      3) 「영유아보육법」 제2조제3호에 따른 소속 어린이집에 관한 자료
      4) 「아동복지법」 제3조제10호에 따른 소속 아동복지시설에 관한 자료

다. 그 밖에 예방접종 대상자에 대한 다음의 자료
1) 「장애인복지법」 제32조에 따라 등록된 장애인인지 여부
2) 「다문화가족지원법」 제2조제1호에 따른 다문화가족의 구성원인지 여부
3) 「국민기초생활 보장법」 제2조제2호에 따른 수급자(같은 조 제10호에 따른 차상위계층을 포함) 또는 수급자의 자녀인지 여부

2. 예방접종 대상자가 외국인 또는 외국국적동포인 경우: 다음 각 목의 자료
가. 「출입국관리법」 제31조에 따른 외국인등록에 관한 정보
나. 「재외동포의 출입국과 법적 지위에 관한 법률」 제6조에 따른 외국국적동포의 국내거소신고에 관한 정보

3. 그 밖에 예방접종 대상자의 인적사항에 관한 정보로서 예방접종업무의 수행과 관련하여 질병관리청장이 특히 필요하다고 인정하여 고시하는 정보

② 법 제33조의4제2항제3호에 따라 질병관리청장이 예방접종업무를 하는 데 필요한 자료로서 관련 기관 및 단체에 요청할 수 있는 자료는 다음 각 호와 같음

1. 법 제24조제2항(법 제25조제2항에서 준용하는 경우를 포함)에 따라 예방접종업무를 위탁받은 의료기관의 개설정보

1의2. 법 제11조 및 제13조에 따른 예방접종 후 이상반응 신고 · 보고 내용에 관한 자료

1의3. 법 제29조에 따른 예방접종에 관한 역학조사 내용에 관한 자료

2. 법 제71조에 따른 예방접종 피해보상 신청 내용에 관한 자료

3. 예방접종을 하는 데에 현저히 곤란한 질병이나 질환 또는 감염병의 관리 등에 관한 정보

영 **제21조의5(예방접종 정보의 입력)** 보건소장 등이 예방접종을 실시한 경우에는 법 제33조의4제3항에 따라 같은 조 제1항에 따른 예방접종통합관리시스템(이하 "통합관리시스템")에 다음 각 호의 정보를 지체 없이 입력해야 함

1. 예방접종을 받은 사람에 대한 다음 각 목의 정보
가. 성명
나. 주민등록번호. 다만, 예방접종을 받은 사람이 외국인이거나 외국국적동포인 경우에는 외국인등록번호 또는 국내거소신고번호를 말함

2. 예방접종의 내용에 대한 다음 각 목의 정보
가. 예방접종 명칭
나. 예방접종 차수
다. 예방접종 연월일
라. 예방접종에 사용된 백신의 이름
마. 예진(豫診)의사 및 접종의사의 성명

영 **제21조의6(예방접종 내역의 제공 등)** ① 질병관리청장은 법 제33조의4제4항 전단에 따라 예방접종 대상 아동 부모에게 자녀의 예방접종 내역을 제공하는 경우에는 통합관리시스템을 활용한 열람의 방법으로 제공. 다만, 질병관리청장이 필요하다고 인정하는 경우에는 통합관리시스템을 활용하여 문자전송, 전자메일, 전화, 우편 또는 이에 상응하는 방법으로 제공할 수 있음

② 질병관리청장은 법 제33조의4제4항 전단에 따라 예방접종증명서를 발급하는 경우에는 질병관리청장이 정하는 바에 따라 통합관리시스템에서 직접 발급하거나 「민원 처리에 관한 법률」 제12조의2제3항에 따른 전자민원창구와 연계하여 발급할 수 있음

규칙 **제27조의3(예방접종통합관리시스템의 연계시스템)** 〈 법 제33조의4제5항제3호에서 '보건복지부령으로 정하는 정보시스템' 〉

1. 법 제40조의5제1항에 따른 감염병관리통합정보시스템
2. 「주민등록법」 제28조제1항에 따른 주민등록전산정보를 처리하는 정보시스템
3. 「사회보장기본법」 제37조제2항에 따른 사회보장정보시스템
4. 「지역보건법」 제5조제1항에 따른 지역보건의료정보시스템
5. 「지방재정법」 제96조의2제1항에 따른 정보시스템
6. 그 밖에 예방접종 업무의 효율적 운영을 위하여 질병관리청장이 필요하다고 인정하는 정보시스템

제7장 감염 전파의 차단 조치

- **법 제34조(감염병 위기관리대책의 수립 · 시행)** ① 보건복지부장관 및 질병관리청장은 감염병의 확산 또는 해외 신종감염병의 국내 유입으로 인한 재난상황에 대처하기 위하여 위원회의 심의를 거쳐 감염병 위기관리대책(이하 '감염병 위기관리대책')을 수립 · 시행하여야 함

  ② 〈 감염병 위기관리대책 포함 사항 〉

  1. 재난상황 발생 및 해외 신종감염병 유입에 대한 대응체계 및 기관별 역할
  2. 재난 및 위기상황의 판단, 위기경보 결정 및 관리체계
  3. 감염병위기 시 동원하여야 할 의료인 등 전문인력, 시설, 의료기관의 명부 작성
  4. 의료 · 방역 물품의 비축방안 및 조달방안
  5. 재난 및 위기상황별 국민행동요령, 동원 대상 인력, 시설, 기관에 대한 교육 및 도상연습, 제1급감염병 등 긴급한 대처가 필요한 감염병에 대한 위기대응 등 실제 상황대비 훈련

  5의2. 감염취약계층에 대한 유형별 보호조치 방안 및 사회복지시설의 유형별 · 전파상황별 대응방안

  6. 그 밖에 재난상황 및 위기상황 극복을 위하여 필요하다고 보건복지부장관 및 질병관리청장이 인정하는 사항

  ③ 보건복지부장관 및 질병관리청장은 감염병 위기관리대책에 따른 정기적인 훈련을 실시하여야 함

  ④ 감염병 위기관리대책의 수립 및 시행 등에 필요한 사항은 대통령령으로 정함

영 **제22조(감염병 위기관리대책 수립 절차 등)** ① 보건복지부장관 및 질병관리청장은 법 제34조제1항에 따라 감염병 위기관리대책을 수립하기 위하여 관계 행정기관, 지방자치단체 및 「공공기관의 운영에 관한 법률」 제4조에 따른 공공기관 등에 자료의 제출을 요청할 수 있음

② 보건복지부장관 및 질병관리청장은 법 제34조제1항에 따라 수립한 감염병 위기관리대책을 관계 중앙행정기관의 장에게 통보하여야 함

확인문제

「감염병예방법」상 감염병 위기관리대책 수립 · 시행권자는?

① 보건복지부장관 및 질병관리청장
② 보건복지부장관 및 행정안전부장관
③ 대통령 및 보건복지부장관
④ 대통령 및 질병관리청장
⑤ 대통령 및 행정안전부장관

정답 : ①

확인문제

「감염병예방법」상 감염병 위기관리대책에 포함되는 사항은?

① 감염병 전문인력의 양성 방안
② 감염병 관련 정보의 의료기관 간 공유 방안
③ 감염병 예방 · 관리의 기본목표 및 추진방향
④ 재난 및 위기상황의 판단, 위기경보 결정 및 관리체계
⑤ 주요 감염병의 예방 · 관리에 관한 사업계획 및 추진방법

해설: 정답 외 선택지는 모두 감염병의 예방 및 관리에 관한 기본계획에 포함되는 사항이다(법 제7조 제2항). 정답: ④

- **법 제34조의2(감염병위기 시 정보공개)** ① 질병관리청장, 시 · 도지사 및 시장 · 군수 · 구청장은 국민의 건강에 위해가 되는 감염병 확산으로 인하여 「재난 및 안전관리 기본법」 제38조제2항에 따른 주의 이상의 위기경보가 발령되면 감염병 환자의 이동경로, 이동수단, 진료의료기관 및 접촉자 현황, 감염병의 지역별 · 연령대별 발생 및 검사 현황 등 국민들이 감염병 예방을 위하여 알아야 하는 정보를 정보통신망 게재 또는 보도자료 배포 등의 방법으로 신속히 공개하여야 함. 다만, 성별, 나이, 그 밖에 감염병 예방과 관계없다고 판단되는 정보로서 대통령령으로 정하는 정보는 제외하여야 함

  ② 질병관리청장, 시 · 도지사 및 시장 · 군수 · 구청장은 제1항에 따라 공개한 정보가 그 공개목적의 달성 등으로 공개될 필요가 없어진 때에는 지체 없이 그 공개된 정보를 삭제하여야 함

  ③ 누구든지 제1항에 따라 공개된 사항이 다음 각 호의 어느 하나에 해당하는 경우에는 질병관리청장, 시 · 도지사 또는 시장 · 군수 · 구청장에게 서면이나 말로 또는 정보통신망을 이용하여 이의신청을 할 수 있음

  1. 공개된 사항이 사실과 다른 경우
  2. 공개된 사항에 관하여 의견이 있는 경우

  ④ 질병관리청장, 시 · 도지사 또는 시장 · 군수 · 구청장은 제3항에 따라 신청한 이의가 상당한 이유가 있다고 인정하는 경우에는 지체 없이 공개된 정보의 정정 등 필요한 조치를 하여야 함

  ⑤ 제1항부터 제3항까지에 따른 정보공개 및 삭제와 이의신청의 범위, 절차 및 방법 등에 관하여 필요한 사항은 보건복지부령으로 정함

영 **제22조의2(감염병위기 시 공개 제외 정보)** ① 〈 법 제34조의2제1항에서 '대통령령으로 정하는 정보' 〉

1. 성명
2. 읍 · 면 · 동 단위 이하의 거주지 주소
3. 그 밖에 질병관리청장이 감염병별 특성을 고려하여 감염병의 예방과 관계없다고 정하는 정보

② 질병관리청장은 제1항제3호에 따라 감염병의 예방과 관계없는 정보를 정한 경우에는 그 내용을 질병관리청의 인터넷 홈페이지에 게재하고, 시 · 도지사 및 시장 · 군수 · 구청장에게 알려야 함

규칙 **제27조의4(감염병위기 시 정보공개 범위 및 절차 등)** ① 질병관리청장, 시 · 도지사 및 시장 · 군수 · 구청장은 법 제34조의2제1항에 따라 정보를 공개하는 경우에는 감염병 위기상황, 감염병의 특성 및 역학적 필요성을 고려하여 공개하는 정보의 범위를 결정해야 함

② 법 제34조의2제3항에 따라 서면으로 이의신청을 하려는 사람은 별지 제18호의6서식의 정보공개 이의신청서를 질병관리청장, 시 · 도지사 또는 시장 · 군수 · 구청장에게 제출해야 함

확인문제

「감염병예방법」상 감염병위기 시 공개하여야 하는 정보에서 제외되는 것은?

① 감염병 환자의 이동경로 ② 감염병 환자의 이동수단
③ 감염병 환자의 성별과 나이 ④ 감염병 환자의 접촉자 현황
⑤ 감염병 환자의 진료의료기관

정답: ③

- **법 제35조(시 · 도별 감염병 위기관리대책의 수립 등)** ① 질병관리청장은 제34조제1항에 따라 수립한 감염병 위기관리대책을 시 · 도지사에게 알려야 함
  ② 시 · 도지사는 제1항에 따라 통보된 감염병 위기관리대책에 따라 특별시 · 광역시 · 특별자치시 · 도 · 특별자치도(이하 "시 · 도")별 감염병 위기관리대책을 수립 · 시행하여야 함

확인문제

「감염병예방법」상 질병관리청장은 수립된 감염병 위기관리대책을 누구에게 알려야 하는가?

① 대통령 ② 국무총리 ③ 시 · 도지사
④ 행정안전부장관 ⑤ 시장 · 군수 · 구청장

정답: ③

- **법 제35조의2(재난 시 의료인에 대한 거짓 진술 등의 금지)** 누구든지 감염병에 관하여 「재난 및 안전관리 기본법」 제38조제2항에 따른 주의 이상의 예보 또는 경보가 발령된 후에는 의료인에 대하여 의료기관 내원(內院)이력 및 진료이력 등 감염 여부 확인에 필요한 사실에 관하여 거짓 진술, 거짓 자료를 제출하거나 고의적으로 사실을 누락 · 은폐하여서는 아니 됨

- **법 제36조(감염병관리기관의 지정 등)** ① 보건복지부장관, 질병관리청장 또는 시 · 도지사는 보건복지부령으로 정하는 바에 따라 「의료법」 제3조에 따른 의료기관을 감염병관리기관으로 지정하여야 함
  ② 시장 · 군수 · 구청장은 보건복지부령으로 정하는 바에 따라 「의료법」에 따른 의료기관을 감염병관리기관으로 지정할 수 있음
  ③ 제1항 및 제2항에 따라 지정받은 의료기관(이하 '감염병관리기관')의 장은 감염병을 예방하고 감염병환자등을 진료하는 시설(이하 '감염병관리시설')을 설치하여야 함. 이 경우 보건복지부령으로 정하는 일정규모 이상의 감염병관리기관에는 감염병의 전파를 막기 위하여 전실(前室)[2] 및 음압시설(陰壓施設)[3] 등을 갖춘 1인 병실을 보건복지부령으로 정하는 기준에 따라 설치하여야 함

2) 전실 : 집채의 몸채 앞쪽에 있는 방
3) 음압시설 : 시설 내부의 압력을 외부보다 낮게 유지함으로써 공기가 항상 시설 안에서만 흐르도록 유도, 시설 내 공기가 외부로 유출되는 것을 차단하고 시설 내부에 있는 자체 정화시설을 통해 정화된 공기만을 외부로 배출하는 방식으로 운용되는 시설

④ 보건복지부장관, 질병관리청장, 시 · 도지사 또는 시장 · 군수 · 구청장은 감염병관리시설의 설치 및 운영에 드는 비용을 감염병관리기관에 지원하여야 함

⑤ 감염병관리기관이 아닌 의료기관이 감염병관리시설을 설치 · 운영하려면 보건복지부령으로 정하는 바에 따라 특별자치시장 · 특별자치도지사 또는 시장 · 군수 · 구청장에게 신고하여야 함. 이 경우 특별자치시장 · 특별자치도지사 또는 시장 · 군수 · 구청장은 그 내용을 검토하여 이 법에 적합하면 신고를 수리하여야 함.

⑥ 보건복지부장관, 질병관리청장, 시 · 도지사 또는 시장 · 군수 · 구청장은 감염병 발생 등 긴급상황 발생 시 감염병관리기관에 진료개시 등 필요한 사항을 지시할 수 있음

규칙 **제28조(감염병관리기관의 지정)** ① 법 제36조제1항 및 제2항에 따른 감염병관리기관은 「의료법」 제3조제2항제3호가목 및 바목에 따른 병원 및 종합병원 중에서 지정

② 법 제36조제1항 및 제2항에 따라 감염병관리기관을 지정한 보건복지부장관, 질병관리청장, 시 · 도지사 또는 시장 · 군수 · 구청장은 해당 감염병관리기관의 장에게 별지 제19호서식의 감염병관리기관 지정서를 발급해야 함

규칙 **제29조(감염병관리기관이 아닌 의료기관의 감염병관리시설의 설치)** ① 법 제36조제5항에 따라 감염병관리기관이 아닌 의료기관이 법 제36조제3항에 따른 감염병관리시설(이하 "감염병관리시설")을 설치 · 운영하려면 별지 제20호서식의 비지정 감염병관리시설 설치신고서에 사업계획서를 첨부하여 관할하는 특별자치시장 · 특별자치도지사 또는 시장 · 군수 · 구청장에게 제출해야 함. 이 경우 특별자치시장 · 특별자치도지사 또는 시장 · 군수 · 구청장은 「전자정부법」 제36조제1항에 따른 행정정보의 공동이용을 통하여 법인 등기사항증명서(법인인 경우만 해당)를 확인해야 함

② 특별자치시장 · 특별자치도지사 또는 시장 · 군수 · 구청장은 제1항에 따른 신고를 받은 경우에는 별지 제21호서식의 비지정 감염병관리시설 설치신고확인증을 신고자에게 발급하여야 함

확인문제

「감염병예방법」상 감염병관리기관으로 지정될 수 있는 의료기관은?

① 「약사법」상 약국 ② 「의료법」상 종합병원 ③ 「지역보건법」상 보건지소
④ 「의료법」상 대한민국의학한림원 ⑤ 「약사법」상 한국희귀 · 필수의약품센터

해설: 규 제28조 제1항 정답 : ②

● **법 제37조(감염병위기 시 감염병관리기관의 설치 등)** ① 보건복지부장관, 질병관리청장, 시 · 도지사 또는 시장 · 군수 · 구청장은 감염병환자가 대량으로 발생하거나 제36조에 따라 지정된 감염병관리기관만으로 감염병환자등을 모두 수용하기 어려운 경우에는 다음 각 호의 조치를 취할 수 있음

1. 제36조에 따라 지정된 감염병관리기관이 아닌 의료기관을 일정 기간 동안 감염병관리기관으로 지정
2. 격리소 · 요양소 또는 진료소의 설치 · 운영

② 제1항제1호에 따라 지정된 감염병관리기관의 장은 보건복지부령으로 정하는 바에 따라 감염병관리시설을 설치하여야 함

③ 보건복지부장관, 질병관리청장, 시 · 도지사 또는 시장 · 군수 · 구청장은 제2항에 따른 시설의 설치 및 운영에 드는 비용을 감염병관리기관에 지원하여야 함

④ 제1항제1호에 따라 지정된 감염병관리기관의 장은 정당한 사유없이 제2항의 명령을 거부할 수 없음

⑤ 보건복지부장관, 질병관리청장, 시 · 도지사 또는 시장 · 군수 · 구청장은 감염병 발생 등 긴급상황 발생 시 감염병관리기관에 진료개시 등 필요한 사항을 지시할 수 있음

규칙 **제30조(감염병위기 시 감염병관리기관의 지정절차)** 법 제37조제1항제1호에 따른 감염병관리기관의 지정절차에 관하여는 제28조제2항을 준용

- **법 제38조(감염병환자 등의 입소 거부 금지)** 감염병관리기관은 정당한 사유 없이 감염병환자등의 입소(入所)를 거부할 수 없음

- **법 제39조(감염병관리시설 등의 설치 및 관리방법)** 감염병관리시설 및 제37조에 따른 격리소 · 요양소 또는 진료소의 설치 및 관리방법 등에 관하여 필요한 사항은 보건복지부령으로 정함

규칙 **제31조(감염병관리시설 등의 설치 기준 등)** ① 법 제36조제3항 및 법 제39조에 따른 감염병관리시설, 격리소 · 요양소 또는 진료소의 설치 기준은 다음 각 호와 같으며, 그 밖의 세부 사항은 질병관리청장이 정함

1. 감염병관리시설 : 다음 각 목의 구분에 따른다.
   가. 300개 이상의 병상을 갖춘 감염병관리기관 : 별표 4의2의 기준에 적합한 음압병실을 1개 이상 설치할 것
   나. 300개 미만의 병상을 갖춘 감염병관리기관 : 외부와 격리된 진료실 또는 격리된 병실을 1개 이상 설치할 것
2. 격리소 · 요양소 : 「의료법 시행규칙」 제34조에 따른 의료기관의 시설 기준 중 의원에 해당하는 시설을 갖추거나 임시숙박시설 및 간이진료시설을 갖출 것
3. 진료소 : 「의료법 시행규칙」 제34조에 따른 의료기관의 시설 기준 중 의원에 해당하는 시설을 갖추거나 「지역보건법」 제13조에 따른 보건지소일 것

확인문제

「감염병예방법」상 감염병관리기관의 지정과 설치 등에 있어서 음압병실을 1개 이상을 갖추어야 하는 곳은?

① 격리소　　② 요양소
③ 진료소　　④ 100개 이상의 병상을 갖춘 감염병관리기관
⑤ 300개 이상의 병상을 갖춘 감염병관리기관

정답 : ⑤

- **법 제39조의2(감염병관리시설 평가)** 질병관리청장, 시 · 도지사 및 시장 · 군수 · 구청장은 감염병관리시설을 정기적으로 평가하고 그 결과를 시설의 감독 · 지원 등에 반영할 수 있음. 이 경우 평가의 방법, 절차, 시기 및 감독 · 지원의 내용 등은 보건복지부령으로 정함

규칙 **제31조의2(감염병관리시설 평가)** ① 〈 법 제39조의2에 따른 감염병관리시설에 대한 정기적 평가의 평가항목 〉
1. 감염병관리시설의 시설기준 적합성
2. 감염병관리시설의 근무인력 적정성
3. 감염병관리시설의 진료 및 운영실적
4. 그 밖에 감염병관리시설의 설치 · 운영 및 관리의 적정성을 위하여 질병관리청장이 필요하다고 인정하는 사항

② 법 제39조의2에 따른 감염병관리시설에 대한 정기적 평가는 모든 감염병관리시설을 대상으로 서면평가의 방법에 따라 실시. 다만, 감염병관리기관의 장이 요청하거나 서면평가 결과 추가적 확인이 필요한 경우에는 방문평가의 방법으로 실시할 수 있음
③ 질병관리청장, 시 · 도지사 또는 시장 · 군수 · 구청장은 법 제39조의2에 따른 감염병관리시설의 평가를 위하여 필요한 경우에는 감염병관리기관의 장에게 자료의 제출을 요청할 수 있음
④ 질병관리청장, 시 · 도지사 또는 시장 · 군수 · 구청장은 제2항에 따른 평가를 실시하는 경우에는 감염병관리기관의 장에게 다음 각 호의 구분에 따라 평가실시일, 평가항목 및 세부 평가일정에 관한 사항을 알려야 함
1. 평가실시일 및 평가항목 : 평가실시일 90일 전
2. 세부 평가일정 : 평가실시일 7일 전

⑤ 질병관리청장, 시 · 도지사 또는 시장 · 군수 · 구청장은 필요하다고 인정하는 경우에는 감염병관리시설에 대한 평가를 관계 전문기관 또는 전문단체에 의뢰하여 실시할 수 있음
⑥ 질병관리청장, 시 · 도지사 또는 시장 · 군수 · 구청장은 감염병관리시설에 대한 평가결과에 따라 시정을 요구하거나 운영비를 차등하여 지원할 수 있음
⑦ 제2항부터 제6항까지에서 정한 사항 외에 감염병관리시설에 대한 평가방법, 평가절차 및 지도 · 감독 등에 필요한 세부사항은 질병관리청장이 정하여 고시

- **법 제39조의3(감염병의심자 격리시설 지정)** ① 시 · 도지사 또는 시장 · 군수 · 구청장은 감염병 발생 또는 유행 시 감염병의심자를 격리하기 위한 시설(이하 "감염병의심자 격리시설")을 지정하여야 함. 다만, 「의료법」 제3조에 따른 의료기관은 감염병의심자 격리시설로 지정할 수 없음
② 질병관리청장 또는 시 · 도지사는 감염병의심자가 대량으로 발생하거나 제1항에 따라 지정된 감염병의심자 격리시설만으로 감염병의심자를 모두 수용하기 어려운 경우에는 제1항에 따라 감염병의심자 격리시설로 지정되지 아니한 시설을 일정기간 동안 감염병의심자 격리시설로 지정할 수 있음
③ 제1항 및 제2항에 따른 감염병의심자 격리시설의 지정 및 관리 방법 등에 필요한 사항은 보건복지부령으로 정함

규칙 **제31조의3(감염병의심자 격리시설 지정 기준 등)** ① 〈 법 제39조의3제1항 및 제2항에 따른 감염병의심자 격리시설의 지정 기준 〉
1. 독립된 건물로서 여러 개의 방으로 구획되어 있을 것
2. 구획된 각 방마다 샤워시설과 화장실이 모두 구비되어 있을 것
3. 음압병상을 보유한 「의료법」에 따른 의료기관에 근접하여, 감염병의심자의 이송이 가능한 거리에 위치할 것
4. 감염병의심자 격리시설의 규모는 해당 특별시 · 광역시 · 특별자치시 · 도 · 특별자치도의 인구, 지리적 여건, 교통 등을 고려하여 정할 것

② 시 · 도지사는 감염병 확산을 방지하기 위하여 감염병의심자와 다른 사람과의 접촉을 차단하여야 하며, 격리기간 동안 감염병의심자의 생활에 불편함이 없도록 필요한 조치를 하여야 함

확인문제

「감염병예방법」상 감염병의심자 격리시설로 지정될 수 있는 곳은?

① 호텔 ② 병원 ③ 치과병원
④ 종합병원 ⑤ 요양병원

정답: ①

● **법 제40조(생물테러감염병 등에 대비한 의료 · 방역 물품의 비축)** ① 질병관리청장은 생물테러감염병 및 그 밖의 감염병의 대유행이 우려되면 위원회의 심의를 거쳐 예방 · 치료 의료 · 방역 물품의 품목을 정하여 미리 비축하거나 장기 구매를 위한 계약을 미리 할 수 있음

② 질병관리청장은 「약사법」 제31조제2항에도 불구하고 생물테러감염병이나 그 밖의 감염병의 대유행이 우려되면 예방 · 치료 의약품을 정하여 의약품 제조업자에게 생산하게 할 수 있음

③ 질병관리청장은 제2항에 따른 예방 · 치료 의약품의 효과와 이상반응에 관하여 조사하고, 이상반응 사례가 발생하면 제18조에 따라 역학조사를 하여야 함

● **법 제40조의2(감염병 대비 의료 · 방역 물품 공급의 우선순위 등 분배기준)** 질병관리청장은 생물테러감염병이나 그 밖의 감염병의 대유행에 대비하여 제40조제1항 및 제2항에 따라 비축하거나 생산한 의료 · 방역 물품(「약사법」에 따른 의약품 및 「의료기기법」에 따른 의료기기로 한정) 공급의 우선순위 등 분배기준, 그 밖에 필요한 사항을 위원회의 심의를 거쳐 정할 수 있음. 이 경우 분배기준을 정할 때에는 다음 각 호의 어느 하나에 해당하는 지역에 의료 · 방역 물품이 우선 분배될 수 있도록 노력하여야 함

1. 감염병 확산으로 인하여 「재난 및 안전관리 기본법」 제60조에 따른 특별재난지역으로 선포된 지역
2. 감염병이 급속히 확산하거나 확산될 우려가 있는 지역으로서 치료병상 현황, 환자 중증도 등을 고려하여 질병관리청장이 정하는 지역

● **법 제40조의3(수출금지 등)** ① 보건복지부장관은 제1급감염병의 유행으로 그 예방 · 방역 및 치료에 필요한 의료 · 방역 물품 중 보건복지부령으로 정하는 물품의 급격한 가격상승 또는 공급부족으로 국민건강을 현저하게 저해할 우려가 있을 때에는 그 물품의 수출이나 국외 반출을 금지할 수 있음

② 보건복지부장관은 제1항에 따른 금지를 하려면 미리 관계 중앙행정기관의 장과 협의하여야 하고, 금지기간을 미리 정하여 공표하여야 함

규칙 **제31조의4(수출금지 등)** 〈 법 제40조의3제1항에서 '의료 · 방역 물품 중 보건복지부령으로 정하는 물품' 〉

1. 「약사법」 제2조제7호에 따른 의약외품에 해당하는 마스크
2. 「약사법」 제2조제7호에 따른 의약외품에 해당하는 손소독용 외용 소독제
3. 감염병 예방을 위하여 착용하는 보호장비
4. 그 밖에 제1급감염병의 예방 · 방역 및 치료에 필요한 물품으로서 보건복지부장관이 정하여 고시하는 물품

● **법 제40조의4(지방자치단체의 감염병 대비 의료 · 방역 물품의 비축)** 시 · 도지사 또는 시장 · 군수 · 구청장은 감염병의 확산 또는 해외 신종감염병의 국내 유입으로 인한 재난상황에 대처하기 위하여 감염병 대비 의료 · 방역 물품을 비축 · 관리하고, 재난상황 발생 시 이를 지급하는 등 필요한 조치를 취할 수 있음

● **법 제40조의5(감염병관리통합정보시스템)** ① 질병관리청장은 감염병의 예방 · 관리 · 치료 업무에 필요한 각종 자료 또는 정보의 효율적 처리와 기록 · 관리 업무의 전산화를 위하여 감염병환자등, 「의료법」에 따른 의료인, 의약품 및 장비 등을 관리하는 감염병관리통합정보시스템(이하 "감염병정보시스템")을 구축 · 운영할 수 있음

② 질병관리청장은 감염병정보시스템을 구축 · 운영하기 위하여 다음 각 호의 자료를 수집 · 관리 · 보유 및 처리할 수 있으며, 관련 기관 및 단체에 필요한 자료의 입력 또는 제출을 요청할 수 있음. 이 경우 자료의 입력 또는 제출을 요청받은 기관 및 단체는 정당한 사유가 없으면 이에 따라야 함

1. 감염병환자등의 인적사항(「개인정보 보호법」 제24조에 따른 고유식별정보 등 대통령령으로 정하는 개인정보를 포함)
2. 감염병 치료내용, 그 밖에 감염병환자등에 대한 예방 · 관리 · 치료 업무에 필요한 자료로서 대통령령으로 정하는 자료

③ 감염병정보시스템은 다음 각 호의 정보시스템과 전자적으로 연계하여 활용할 수 있음. 이 경우 연계를 통하여 수집할 수 있는 자료 또는 정보는 감염병환자등에 대한 예방 · 관리 · 치료 업무를 위한 것으로 한정

1. 「주민등록법」 제28조제1항에 따른 주민등록전산정보를 처리하는 정보시스템
2. 「지역보건법」 제5조제1항에 따른 지역보건의료정보시스템
3. 「식품안전기본법」 제24조의2에 따른 통합식품안전정보망
4. 「가축전염병 예방법」 제3조의3에 따른 국가가축방역통합정보시스템
5. 「재난관리자원의 관리 등에 관한 법률」 제46조에 따른 재난관리자원 통합관리시스템
6. 「결핵예방법」 제7조제2항에 따른 결핵통합관리시스템
7. 그 밖에 대통령령으로 정하는 정보시스템

④ 제1항에서 제3항까지의 규정에 따른 정보의 보호 및 관리에 관한 사항은 이 법에서 규정된 것을 제외하고는 「개인정보 보호법」 및 「공공기관의 정보공개에 관한 법률」을 따름

⑤ 감염병정보시스템의 구축 · 운영 및 감염병 관련 정보의 요청 방법 등에 관하여 필요한 사항은 보건복지부령으로 정함

영 제22조의3(감염병관리통합정보시스템) ① 〈 법 제40조의5제2항제1호에서 '「개인정보 보호법」 제24조에 따른 고유식별정보 등 대통령령으로 정하는 개인정보' 〉

1. 감염병환자등이 대한민국 국민인 경우 : 성명, 주민등록번호, 주소, 직업 및 연락처
2. 감염병환자등이 외국인인 경우 : 「출입국관리법」 제32조 각 호에 따른 외국인등록사항 및 연락처
3. 감염병환자등이 외국국적동포인 경우 : 「재외동포의 출입국과 법적 지위에 관한 법률 시행령」 제7조제1항 각 호에 따른 국내거소 신고사항 및 연락처

② 〈 법 제40조의5제2항제2호에서 '대통령령으로 정하는 자료' 〉

1. 법 제11조부터 제14조까지의 규정에 따른 신고, 보고 및 통보를 통하여 수집된 자료
2. 법 제16조제2항 전단에 따른 감염병의 표본감시 관련 자료
3. 법 제18조제1항 본문에 따른 역학조사의 결과에 관한 정보
4. 법 제76조의2제1항 및 제2항에 따라 수집된 감염병환자등 및 감염병의심자에 관한 정보
5. 의료기관별 다음 각 목의 의료자원 현황에 관한 자료
   가. 「의료법」 제2조제1항에 따른 의료인
   나. 「약사법」 제2조제4호에 따른 의약품
   다. 의료 시설 · 장비 및 물품
6. 그 밖에 감염병환자등에 대한 예방 · 관리 · 치료 업무에 필요한 자료로서 질병관리청장이 정하여 고시하는 자료

③ 〈 법 제40조의5제3항제6호에서 '대통령령으로 정하는 정보시스템' 〉

1. 통합관리시스템
2. 「119구조 · 구급에 관한 법률」 제10조의2제2항제4호에 따른 119구급이송 관련 정보망
3. 「검역법」 제29조의2제1항에 따른 검역정보시스템
4. 「국민건강보험법」 제13조에 따른 국민건강보험공단의 정보시스템
5. 「국민건강보험법」 제62조에 따른 건강보험심사평가원의 정보시스템
6. 「선박의 입항 및 출항 등에 관한 법률」 제50조제1항에 따른 항만운영정보시스템
7. 「야생생물 보호 및 관리에 관한 법률」 제34조의7제1항에 따른 야생동물의 질병진단 관련 정보를 처리하는 정보시스템
8. 「여권법」 제8조제2항에 따른 여권정보통합관리시스템
9. 「응급의료에 관한 법률」 제15조제1항에 따른 응급의료정보통신망
10. 「초 · 중등교육법」 제30조의4제1항에 따른 교육정보시스템
11. 「출입국관리법」에 따른 출입국관리정보를 처리하는 정보시스템
12. 그 밖에 질병관리청장이 감염병환자등에 대한 예방 · 관리 · 치료 업무를 위해 필요하다고 인정하는 정보시스템

규칙 **제31조의5(감염병관리통합정보시스템의 구축 · 운영)**
① 법 제40조의5제2항 전단에 따라 자료의 입력 또는 제출을 요청받은 기관 및 단체는 해당 자료를 같은 조 제1항에 따른 감염병관리통합정보시스템(이하 '감염병정보시스템')에 입력하거나 이를 통해 제출해야 함
② 법 제40조의5제2항 전단에 따라 자료의 입력 또는 제출을 요청받은 기관 및 단체는 제1항에 따라 입력 또는 제출한 자료의 내용이 변경된 경우에는 지체 없이 그 변경된 내용을 감염병정보시스템에 반영해야 함
③ 제1항 및 제2항에서 규정한 사항 외에 감염병정보시스템의 구축 · 운영에 필요한 사항은 질병관리청장이 정함

● **법 제40조의6(생물테러감염병 등에 대비한 개발 중인 백신 및 치료제 구매 특례)** ① 질병관리청장은 생물테러감염병 및 그 밖의 감염병의 대유행에 대하여 기존의 백신이나 의약품으로 대처하기 어렵다고 판단되는 경우 「국가를 당사자로 하는 계약에 관한 법률」에도 불구하고 위원회의 심의를 거쳐 개발 중인 백신이나 의약품의 구매 및 공급에 필요한 계약을 할 수 있음
② 공무원이 제1항에 따른 계약 및 계약 이행과 관련된 업무를 적극적으로 처리한 결과에 대하여 그의 행위에 고의나 중대한 과실이 없는 경우에는 「국가공무원법」 등 관계법령에 따른 징계 또는 문책 등 책임을 묻지 아니함
③ 제1항에 따른 계약의 대상 및 절차, 그 밖에 필요한 사항은 질병관리청장이 기획재정부장관과 협의하여 정함

● **법 제41조(감염병환자 등의 관리)** ① 감염병 중 특히 전파 위험이 높은 감염병으로서 제1급감염병 및 질병관리청장이 고시한 감염병에 걸린 감염병환자등은 감염병관리기관, 중앙감염병전문병원, 권역별 감염병전문병원 및 감염병관리시설을 갖춘 의료기관(이하 "감염병관리기관등")에서 입원치료를 받아야 함
② 질병관리청장, 시 · 도지사 또는 시장 · 군수 · 구청장은 다음 각 호의 어느 하나에 해당하는 사람에게 자가(自家)치료, 제37조제1항제2호에 따라 설치 · 운영하는 시설에서의 치료(이하 '시설치료') 또는 의료기관 입원치료를 하게 할 수 있음

1. 제1항에도 불구하고 의사가 자가치료 또는 시설치료가 가능하다고 판단하는 사람
2. 제1항에 따른 입원치료 대상자가 아닌 사람
3. 감염병의심자

③ 보건복지부장관, 질병관리청장, 시·도지사 또는 시장·군수·구청장은 다음 각 호의 어느 하나에 해당하는 경우 제1항 또는 제2항에 따라 치료 중인 사람을 다른 감염병관리기관등이나 감염병관리기관등이 아닌 의료기관으로 전원(轉院)하거나, 자가 또는 제37조제1항제2호에 따라 설치·운영하는 시설로 이송(이하 '전원등')하여 치료받게 할 수 있음

1. 중증도의 변경이 있는 경우
2. 의사가 입원치료의 필요성이 없다고 판단하는 경우
3. 격리병상이 부족한 경우 등 질병관리청장이 전원등의 조치가 필요하다고 인정하는 경우

④ 감염병환자등은 제3항에 따른 조치를 따라야 하며, 정당한 사유 없이 이를 거부할 경우 치료에 드는 비용은 본인이 부담

⑤ 제1항 및 제2항에 따른 입원치료, 자가치료, 시설치료의 방법 및 절차, 제3항에 따른 전원등의 방법 및 절차 등에 관하여 필요한 사항은 대통령령으로 정함

영 제23조(치료 및 격리의 방법 및 절차 등) 법 제41조제1항 및 제2항에 따른 입원치료, 자가(自家)치료 및 시설치료, 법 제42조제2항에 따른 자가격리 및 시설격리의 방법 및 절차 등은 별표 2와 같음

영 제23조의2(전원등의 방법 및 절차) ① 법 제41조제1항에 따른 감염병관리기관등(이하 "감염병관리기관등")의 장, 감염병관리기관등이 아닌 의료기관의 장 또는 법 제37조제1항제2호에 따라 설치·운영하는 시설(이하 이 조에서 "시설")의 장은 법 제41조제3항 각 호의 어느 하나에 해당하는 경우 관할 특별자치시장·특별자치도지사·시장·군수·구청장에게 같은 조 제1항 또는 제2항에 따라 해당 기관에서 치료 중인 사람에 대한 같은 조 제3항에 따른 전원(轉院) 또는 이송(이하 "전원등")의 조치를 요청할 수 있음

② 특별자치시장·특별자치도지사·시장·군수·구청장은 다음 각 호의 어느 하나에 해당하는 경우 관할구역 내에서 전원등의 조치를 할 수 있음

1. 제1항에 따라 전원등의 조치를 요청받은 경우
2. 법 제41조제3항 각 호의 어느 하나에 해당하는 경우로서 관할구역 내에서 자가치료 중인 사람에 대해 전원등의 조치가 필요하다고 인정되는 경우

③ 시장·군수·구청장은 관할구역 내의 격리병상 및 시설이 부족하여 제2항에 따른 전원등의 조치를 하기 어려울 때에는 해당 시·군·구를 관할하는 시·도지사에게 전원등의 조치를 요청할 수 있음

④ 시·도지사는 제3항에 따라 전원등의 조치를 요청받은 경우 관할구역 내에서 시·군·구 간 전원등의 조치를 할 수 있음

⑤ 감염병관리기관등의 장, 감염병관리기관등이 아닌 의료기관의 장, 시설의 장 또는 시·도지사는 다음 각 호의 구분에 따라 보건복지부장관 또는 질병관리청장에게 전원등의 조치를 요청할 수 있음

1. 감염병관리기관등의 장, 감염병관리기관등이 아닌 의료기관의 장 또는 시설의 장 : 제1항에도 불구하고 시·도 간 전원등의 조치가 긴급히 필요한 경우
2. 시·도지사 : 관할구역 내의 격리병상 및 시설이 부족하여 제4항에 따른 전원등의 조치를 하기 어려운 경우

⑥ 보건복지부장관 또는 질병관리청장은 제5항에 따라 전원등의 조치를 요청받은 경우 시·도 간 전원등의 조치를 할 수 있음

⑦ 특별자치시장·특별자치도지사·시장·군수·구청장은 관할구역에 주소를 둔 사람에 대해 제2항, 제4항 또는 제6항에 따라 전원등의 조치가 결정된 때에는 전원등 대상자와 그 보호자에게 입원·격리 장소의 변경 사항을 명시한 입원·격리통지서를 보내야 함.

⑧ 감염병관리기관등의 장, 감염병관리기관등이 아닌 의료기관의 장 또는 시설의 장은 해당 기관에서 치료 중인 사람이 다른 의료기관 또는 시설로 전원되거나 이송되는 경우에는 해당 의료기관 또는 시설에 의무기록 등 치료에 필요한 정보를 제공해야 함

⑨ 제1항부터 제8항까지에서 규정한 사항 외에 전원등에 필요한 사항은 질병관리청장이 정하여 고시

확인문제

「감염병예방법」상 감염병환자 등의 관리에 관한 내용으로 옳은 것은?

① 감염병의심자는 시설치료대상자에 포함되지 않는다.
② 격리병상이 부족하다는 이유로 전원등의 조치를 할 수 없다.
③ 중증도의 변경이 있더라도 치료 중인 사람은 전원할 수 없다.
④ 전원등의 조치를 정당한 사유 없이 거부할 경우 치료비용은 본인이 부담한다.
⑤ 감염병관리기관등에 입원치료를 받아야 하는 자는 제2급감염병 및 질병관리청장이 고시한 감염병에 걸린 감염병환자등이다.

정답: ④

● **법 제41조의2(사업주의 협조의무)** ① 사업주는 근로자가 이 법에 따라 입원 또는 격리되는 경우 「근로기준법」 제60조 외에 그 입원 또는 격리기간 동안 유급휴가를 줄 수 있음. 이 경우 사업주가 국가로부터 유급휴가를 위한 비용을 지원 받을 때에는 유급휴가를 주어야 함
② 사업주는 제1항에 따른 유급휴가를 이유로 해고나 그 밖의 불리한 처우를 하여서는 아니 되며, 유급휴가 기간에는 그 근로자를 해고하지 못함. 다만, 사업을 계속할 수 없는 경우에는 그러하지 아니함
③ 국가는 제1항에 따른 유급휴가를 위한 비용을 지원할 수 있음
④ 제3항에 따른 비용의 지원 범위 및 신청 · 지원 절차 등 필요한 사항은 대통령령으로 정함

영 **제23조의3(유급휴가 비용 지원 등)** ① 법 제41조의2제3항에 따라 사업주에게 주는 유급휴가 지원비용은 질병관리청장이 기획재정부장관과 협의하여 고시하는 금액에 근로자가 법에 따라 입원 또는 격리된 기간을 곱한 금액으로 함
② 법 제41조의2제3항에 따라 비용을 지원받으려는 사업주는 보건복지부령으로 정하는 신청서(전자문서로 된 신청서 포함)에 다음 각 호의 서류(전자문서로 된 서류 포함)를 첨부하여 질병관리청장에게 제출하여야 함
1. 근로자가 입원 또는 격리된 사실과 기간을 확인할 수 있는 서류
2. 재직증명서 등 근로자가 계속 재직하고 있는 사실을 증명하는 서류
3. 보수명세서 등 근로자에게 유급휴가를 준 사실을 증명하는 서류
4. 그 밖에 질병관리청장이 유급휴가 비용지원을 위하여 특히 필요하다고 인정하는 서류

③ 질병관리청장은 제2항에 따른 신청서를 제출받은 경우에는 「전자정부법」 제36조제1항에 따라 행정정보의 공동이용을 통하여 사업자등록증명을 확인하여야 함. 다만, 사업주가 확인에 동의하지 아니하는 경우에는 그 서류를 첨부하도록 하여야 함.
④ 질병관리청장은 제2항에 따른 신청서를 제출받은 경우에는 유급휴가 비용지원 여부와 지원금액을 결정한 후 해당 사업주에게 서면으로 알려야 함
⑤ 제2항부터 제4항까지에서 규정한 사항 외에 유급휴가 비용지원의 신청절차 및 결과통보 등에 필요한 사항은 보건복지부령으로 정함

규칙 **제31조의6(유급휴가 비용지원 신청서)** 영 제23조의3제2항 각 호 외의 부분에 따른 신청서(전자문서로 된 신청서 포함)는 별지 제21호의2서식과 같음

● **법 제42조(감염병에 관한 강제처분)** ① 질병관리청장, 시 · 도지사 또는 시장 · 군수 · 구청장은 해당 공무원으로 하여금 다음 각 호의 어느 하나에 해당하는 감염병환자등이 있다고 인정되는 주거시설, 선박 · 항공기 · 열차 등 운송수단 또는 그 밖의 장소에 들어가 필요한 조사나 진찰을 하게 할 수 있으며, 그 진찰 결과 감염병환자등으로 인정될 때에는 동행하여 치료받게 하거나 입원시킬 수 있음

⑨ 질병관리청장, 시 · 도지사 또는 시장 · 군수 · 구청장은 제7항에 따라 조사거부자를 치료 · 입원시킨 경우 그 사실을 조사거부자의 보호자에게 통지하여야 함. 이 경우 통지의 방법 · 절차 등에 관하여 필요한 사항은 제43조를 준용

⑩ 제8항에도 불구하고 정당한 사유 없이 격리 조치가 해제되지 아니하는 경우 감염병의심자 및 조사거부자는 구제청구를 할 수 있으며, 그 절차 및 방법 등에 대해서는 「인신보호법」을 준용. 이 경우 '감염병의심자 및 조사거부자'는 '피수용자'로, 격리 조치를 명한 '질병관리청장, 시 · 도지사 또는 시장 · 군수 · 구청장'은 '수용자'로 봄(다만, 「인신보호법」 제6조제1항제3호는 적용 제외)

⑪ 제1항부터 제4항까지 및 제7항에 따라 조사 · 진찰 · 격리 · 치료를 하는 기관의 지정 기준, 제2항에 따른 감염병의심자에 대한 격리나 증상여부 확인 방법 등 필요한 사항은 대통령령으로 정함

⑫ 제2항제2호에 따라 수집된 위치정보의 저장 · 보호 · 이용 및 파기 등에 관한 사항은 「위치정보의 보호 및 이용 등에 관한 법률」을 따름

영 제23조의4(감염병환자 등의 격리 등을 위한 감염병관리기관의 지정) ① 법 제42조제4항 및 제7항에 따라 감염병환자등에 대한 조사 · 진찰을 하거나 격리 · 치료 등을 하는 감염병관리기관으로 지정받을 수 있는 기관은 법 제36조제1항 및 제2항에 따라 지정받은 감염병관리기관(이하 '감염병관리기관')으로서 감염병환자등을 위한 1인 병실[전실(前室) 및 음압시설(陰壓施設)을 갖춘 병실을 말함]을 설치한 감염병관리기관으로 함

② 질병관리청장, 시 · 도지사 또는 시장 · 군수 · 구청장은 법 제42조제11항에 따라 조사 · 진찰 · 격리 · 치료를 하는 감염병관리기관을 지정하는 경우에는 법 제39조의2에 따른 감염병관리시설에 대한 평가 결과를 고려하여야 함

③ 질병관리청장, 시 · 도지사 또는 시장 · 군수 · 구청장은 법 제42조제11항에 따라 조사 · 진찰 · 격리 · 치료를 하는 감염병관리기관을 지정한 경우에는 질병관리청장이 정하는 바에 따라 지정서를 발급하여야 함

확인문제

「감염병예방법」상 공무원으로 하여금 감염병환자 등이 있다고 인정되는 주거시설 등의 장소에 들어가 필요한 조사나 진찰을 하게 할 수 있는 2급 감염병은? (2023년 기출)

① 홍역 ② 수두 ③ 풍진
④ 백일해 ⑤ 유행성이하선염

정답: ①

● **법 제43조(감염병환자 등의 입원 통지)** ① 질병관리청장, 시 · 도지사 또는 시장 · 군수 · 구청장은 감염병환자등이 제41조에 따른 입원치료가 필요한 경우에는 그 사실을 입원치료 대상자와 그 보호자에게 통지하여야 함
② 제1항에 따른 통지의 방법 · 절차 등에 관하여 필요한 사항은 보건복지부령으로 정함

● **법 제43조의2(격리자에 대한 격리 통지)** ① 질병관리청장, 시 · 도지사 또는 시장 · 군수 · 구청장은 제42조제2항 · 제3항 및 제7항, 제47조제3호 또는 제49조제1항제14호에 따른 입원 또는 격리 조치를 할 때에는 그 사실을 입원 또는 격리 대상자와 그 보호자에게 통지하여야 함
② 제1항에 따른 통지의 방법 · 절차 등에 관하여 필요한 사항은 보건복지부령으로 정함

규칙 **제32조(감염병환자 등의 입원 통지 및 격리 통지)** ① 질병관리청장, 시 · 도지사 또는 시장 · 군수 · 구청장은 법 제43조 및 제43조의2에 따라 입원 통지 및 격리 통지를 하는 경우에는 별지 제22호서식의 입원 · 격리 통지서를 발급해야 함

② 질병관리청장, 시 · 도지사 또는 시장 · 군수 · 구청장은 제1항에 따른 통지를 받은 입원 또는 격리 대상자와 그 보호자가 요청하는 경우 별지 제22호의2서식의 입원 · 격리 사실확인서를 발급해야 함

- **법 제44조(수감 중인 환자의 관리)** 교도소장은 수감자로서 감염병에 감염된 자에게 감염병의 전파를 차단하기 위한 조치와 적절한 의료를 제공하여야 함

- **법 제45조(업무 종사의 일시 제한)** ① 감염병환자등은 보건복지부령으로 정하는 바에 따라 업무의 성질상 일반인과 접촉하는 일이 많은 직업에 종사할 수 없고, 누구든지 감염병환자등을 그러한 직업에 고용할 수 없음
② 제19조에 따른 성매개감염병에 관한 건강진단을 받아야 할 자가 건강진단을 받지 아니한 때에는 같은 조에 따른 직업에 종사할 수 없으며 해당 영업을 영위하는 자는 건강진단을 받지 아니한 자를 그 영업에 종사하게 하여서는 아니 됨

규칙 **제33조(업무 종사의 일시 제한)** ① 법 제45조제1항에 따라 일시적으로 업무 종사의 제한을 받는 감염병환자등은 다음 각 호의 감염병에 해당하는 감염병환자등으로 하고, 그 제한 기간은 감염력이 소멸되는 날까지로 함

1. 콜레라
2. 장티푸스
3. 파라티푸스
4. 세균성이질
5. 장출혈성대장균감염증
6. A형간염

② 〈 법 제45조제1항에 따라 업무 종사의 제한을 받는 업종 〉
1. 「식품위생법」 제2조제12호에 따른 집단급식소
2. 「식품위생법」 제36제1항제3호 따른 식품접객업

확인문제

「감염병예방법」상 감염병환자 등이 일시적으로 업무 종사에 제한을 받는 업종은?

① 숙박업소 ② 대규모 점포 ③ 병원급 의료기관
④ 집단급식소 ⑤ 어린이집

정답 : ④

「감염병의 예방 및 관리에 관한 법률」상 1회 100명에게 식사를 제공하는 병원식당 종사자가 다음 중 어떤 감염병으로 진단받았을 경우에 일시적으로 업무 종사에 제한을 받는가? (2025년 기출)

① 콜레라 ② 말라리아 ③ 발진티푸스
④ 레지오넬라증 ⑤ 쯔쯔가무시증

정답: ①

- **법 제46조(건강진단 및 예방접종 등의 조치)** 질병관리청장, 시 · 도지사 또는 시장 · 군수 · 구청장은 보건복지부령으로 정하는 바에 따라 다음 각 호의 어느 하나에 해당하는 사람에게 건강진단을 받거나 감염병 예방에 필요한 예방접종을 받게 하는 등의 조치를 할 수 있음
  1. 감염병환자등의 가족 또는 그 동거인
  2. 감염병 발생지역에 거주하는 사람 또는 그 지역에 출입하는 사람으로서 감염병에 감염되었을 것으로 의심되는 사람
  3. 감염병환자등과 접촉하여 감염병에 감염되었을 것으로 의심되는 사람

규칙 **제34조(건강진단 등의 조치)** 법 제46조에 따라 질병관리청장, 시 · 도지사 또는 시장 · 군수 · 구청장이 건강진단을 받거나 감염병 예방에 필요한 예방접종을 받게 하는 등의 조치를 할 때에는 별지 제23호서식의 건강진단(예방접종) 명령서를 발급하여야 함

- **법 제47조(감염병 유행에 대한 방역 조치)** 질병관리청장, 시 · 도지사 또는 시장 · 군수 · 구청장은 감염병이 유행하면 감염병 전파를 막기 위하여 다음 각 호에 해당하는 모든 조치를 하거나 그에 필요한 일부 조치를 하여야 함
  1. 감염병환자등이 있는 장소나 감염병병원체에 오염되었다고 인정되는 장소에 대한 다음 각 목의 조치
     가. 일시적 폐쇄
     나. 일반 공중의 출입금지
     다. 해당 장소 내 이동제한
     라. 그 밖에 통행차단을 위하여 필요한 조치
  2. 의료기관에 대한 업무 정지
  3. 감염병의심자를 적당한 장소에 일정한 기간 입원 또는 격리시키는 것
  4. 감염병병원체에 오염되었거나 오염되었다고 의심되는 물건을 사용 · 접수 · 이동하거나 버리는 행위 또는 해당 물건의 세척을 금지하거나 태우거나 폐기처분하는 것
  5. 감염병병원체에 오염된 장소에 대한 소독이나 그 밖에 필요한 조치를 명하는 것
  6. 일정한 장소에서 세탁하는 것을 막거나 오물을 일정한 장소에서 처리하도록 명하는 것

- **법 제48조(오염장소 등의 소독 조치)** ① 육군 · 해군 · 공군 소속 부대의 장, 국방부직할부대의 장 및 제12조제1항 각 호의 어느 하나에 해당하는 사람은 감염병환자등이 발생한 장소나 감염병병원체에 오염되었다고 의심되는 장소에 대하여 의사, 한의사 또는 관계 공무원의 지시에 따라 소독이나 그 밖에 필요한 조치를 하여야 함

  ② 제1항에 따른 소독 등의 조치에 관하여 필요한 사항은 보건복지부령으로 정함

규칙 **제35조(소독의 기준 및 방법)** ① 법 제48조제2항에 따른 소독 등 조치의 기준은 별표 5와 같음 ② 법 제48조제2항에 따른 소독 등 조치의 방법은 별표 6과 같음

9 응급의료에 관한 법률(약칭 : 응급의료법)

[시행 2027. 4. 2.] [법률 제20887호, 2025. 4. 1., 일부개정]

[시행 2025. 3. 12.] [대통령령 제35382호, 2025. 3. 12., 타법개정]

[시행 2025. 3. 11.] [보건복지부령 제1096호, 2025. 3. 11., 타법개정]

보건복지부(응급의료과), 044-202-2558

보건복지부(재난의료대응과 - 자동심장충격기(AED), 응급구조사, 구급차, 재난의료 등), 044-202-2646

「응급의료법」의 주요 출제범위는 제1장 총칙, 제3장 응급의료종사자의 권리와 의무, 제6장 응급의료기관등 등이다. 효과적인 수험 대비를 위해 되도록 출제범위에 해당하는 부분을 중심으로 수록하였다. 좀 더 세부적인 자료는 법제처 국가법령정보센터(http://www.law.go.kr/)를 참조하길 바란다.

간호사 국가시험은 기출유형이 반복출제하는 경향이 있으므로 수험생들은 확인문제와 기출유형모의고사를 비중있게 학습하여야 할 것이다.

제1장 총칙

- **법 제1조(목적)** 이 법은 국민들이 응급상황에서 신속하고 적절한 응급의료를 받을 수 있도록 응급의료에 관한 국민의 권리와 의무, 국가 · 지방자치단체의 책임, 응급의료제공자의 책임과 권리를 정하고 응급의료자원의 효율적 관리에 필요한 사항을 규정함으로써 응급환자의 생명과 건강을 보호하고 국민의료를 적정하게 함을 목적으로 함

- **법 제2조(정의)** 〈 용어의 뜻 〉
  1. '응급환자' : 질병, 분만, 각종 사고 및 재해로 인한 부상이나 그 밖의 위급한 상태로 인하여 즉시 필요한 응급처치를 받지 아니하면 생명을 보존할 수 없거나 심신에 중대한 위해(危害)가 발생할 가능성이 있는 환자 또는 이에 준하는 사람으로서 보건복지부령으로 정하는 사람
  2. '응급의료' : 응급환자가 발생한 때부터 생명의 위험에서 회복되거나 심신상의 중대한 위해가 제거되기까지의 과정에서 응급환자를 위하여 하는 상담 · 구조(救助) · 이송 · 응급처치 및 진료 등의 조치
  3. '응급처치' : 응급의료행위의 하나로서 응급환자의 기도를 확보하고 심장박동의 회복, 그 밖에 생명의 위험이나 증상의 현저한 악화를 방지하기 위하여 긴급히 필요로 하는 처치

4. '응급의료종사자' : 관계 법령에서 정하는 바에 따라 취득한 면허 또는 자격의 범위에서 응급환자에 대한 응급의료를 제공하는 의료인과 응급구조사
5. '응급의료기관' : 「의료법」 제3조에 따른 의료기관 중에서 이 법에 따라 지정된 권역응급의료센터, 전문응급의료센터, 지역응급의료센터 및 지역응급의료기관
6. '구급차등' : 응급환자의 이송 등 응급의료의 목적에 이용되는 자동차, 선박 및 항공기 등의 이송수단
7. '응급의료기관등' : 응급의료기관, 구급차등의 운용자 및 응급의료지원센터
8. '응급환자이송업' : 구급차등을 이용하여 응급환자 등을 이송하는 업(業)

규칙 **제2조(응급환자)** 〈 「응급의료에 관한 법률」(이하 '법') 제2조제1호에서 '보건복지부령이 정하는 자' 〉
1. 별표 1의 응급증상 및 이에 준하는 증상
2. 제1호의 증상으로 진행될 가능성이 있다고 응급의료종사자가 판단하는 증상

■ 응급의료에 관한 법률 시행규칙 [별표 1]

응급증상 및 이에 준하는 증상(제2조제1호 관련)

1. 응급증상
   가. 신경학적 응급증상 : 급성의식장애, 급성신경학적 이상, 구토 · 의식장애 등의 증상이 있는 두부 손상
   나. 심혈관계 응급증상 : 심폐소생술이 필요한 증상, 급성호흡곤란, 심장질환으로 인한 급성 흉통, 심계항진, 박동이상 및 쇼크
   다. 중독 및 대사장애 : 심한 탈수, 약물 · 알콜 또는 기타 물질의 과다복용이나 중독, 급성대사장애(간부전 · 신부전 · 당뇨병 등)
   라. 외과적 응급증상 : 개복술을 요하는 급성복증(급성복막염 · 장폐색증 · 급성췌장염 등 중한 경우에 한함), 광범위한 화상(외부신체 표면적의 18% 이상), 관통상, 개방성 · 다발성 골절 또는 대퇴부 척추의 골절, 사지를 절단할 우려가 있는 혈관 손상, 전신마취하에 응급수술을 요하는 증상, 다발성 외상
   마. 출혈 : 계속되는 각혈, 지혈이 안되는 출혈, 급성 위장관 출혈
   바. 안과적 응급증상 : 화학물질에 의한 눈의 손상, 급성 시력 손실
   사. 알러지 : 얼굴 부종을 동반한 알러지 반응
   아. 소아과적 응급증상 : 소아경련성 장애
   자. 정신과적 응급증상 : 자신 또는 다른 사람을 해할 우려가 있는 정신장애
2. 응급증상에 준하는 증상
   가. 신경학적 응급증상 : 의식장애, 현훈
   나. 심혈관계 응급증상 : 호흡곤란, 과호흡
   다. 외과적 응급증상 : 화상, 급성복증을 포함한 배의 전반적인 이상증상, 골절 · 외상 또는 탈골, 그 밖에 응급수술을 요하는 증상, 배뇨장애
   라. 출혈 : 혈관손상
   마. 소아과적 응급증상 : 소아 경련, 38℃ 이상인 소아 고열(공휴일 · 야간 등 의료서비스가 제공되기 어려운 때에 8세 이하의 소아에게 나타나는 증상을 말한다)

바. 산부인과적 응급증상 : 분만 또는 성폭력으로 인하여 산부인과적 검사 또는 처치가 필요한 증상
사. 이물에 의한 응급증상 : 귀 · 눈 · 코 · 항문 등에 이물이 들어가 제거술이 필요한 환자

제3장 응급의료종사자의 권리와 의무

● **법 제6조(응급의료의 거부금지 등)** ① 응급의료기관 등에서 근무하는 응급의료종사자는 응급환자를 항상 진료할 수 있도록 응급의료업무에 성실히 종사하여야 함
② 응급의료종사자는 업무 중에 응급의료를 요청받거나 응급환자를 발견하면 즉시 응급의료를 하여야 하며 정당한 사유 없이 이를 거부하거나 기피하지 못함

● **법 제7조(응급환자가 아닌 사람에 대한 조치)** ① 의료인은 응급환자가 아닌 사람을 응급실이 아닌 의료시설에 진료를 의뢰하거나 다른 의료기관에 이송할 수 있음
② 진료의뢰 · 환자이송의 기준 및 절차 등에 관하여 필요한 사항은 대통령령으로 정함

영 **제2조(응급환자가 아닌 자에 대한 이송기준 및 절차)** ① 의료인은 응급의료기관에 내원한 환자가 응급환자에 해당하지 아니하나 진료가 필요하다고 인정되는 경우에는 「응급의료에 관한 법률」(이하 '법') 제7조의 규정에 따라 본인 또는 법정대리인의 동의를 얻어 응급실이 아닌 의료시설에 진료를 의뢰하거나 다른 의료기관에 이송할 수 있음
② 의료인은 제1항의 규정에 따라 응급환자에 해당하지 아니하는 환자를 응급실이 아닌 의료시설에 진료를 의뢰하거나 다른 의료기관에 이송하는 경우에는 당해 환자가 응급환자에 해당하지 아니하는 이유를 설명하고, 그에 필요한 진료내용 및 진료과목 등을 추천하여야 함
③ 의료기관의 장은 제1항의 규정에 따라 응급환자에 해당하지 아니하는 환자를 다른 의료기관으로 이송한 경우 그 이송받은 의료기관, 환자 또는 그 법정대리인이 진료에 필요한 의무기록을 요구하는 경우에는 이를 즉시 제공하여야 함

확인문제

「응급의료법」상 응급환자가 아닌 자에 대한 조치로 올바른 것은?

① 아무런 조치없이 진료를 거부할 수 있다.
② 응급환자가 아니더라도 진료하여야 한다.
③ 응급환자가 아닌 자에 대한 조치는 의료기관의 장의 승인을 받아 이루어진다.
④ 진료가 필요하다고 인정되는 경우에는 본인 또는 법정대리인의 동의를 얻어 응급실이 아닌 의료시설에 진료를 의뢰하거나 다른 의료기관에 이송할 수 있다.
⑤ 응급환자에 해당하지 아니하는 환자를 다른 의료기관에 이송하는 경우에는 당해 환자가 응급환자에 해당하지 아니하는 이유를 설명하되, 그에 필요한 진료내용 및 진료과목 등을 추천까지 할 의무는 없다.

정답 : ④

● **법 제8조(응급환자에 대한 우선 응급의료 등)** ① 응급의료종사자는 응급환자에 대하여는 다른 환자보다 우선하여 상담 · 구조 및 응급처치를 하고 진료를 위하여 필요한 최선의 조치를 하여야 함
② 응급의료종사자는 응급환자가 2명 이상이면 의학적 판단에 따라 더 위급한 환자부터 응급의료를 실시하여야 함

확인문제

「응급의료법」상 응급환자가 몇 명 이상이면 의학적 판단에 따라 더 위급한 환자부터 응급의료를 실시하여야 하는가? (2023년 기출)

① 1명 ② 2명 ③ 3명 ④ 4명 ⑤ 5명

정답 : ②

응급실에 5명의 환자가 동시에 도착하였다. 「응급의료에 관한 법률」에 의해 우선적으로 응급의료를 제공받을 자는? (2024년 기출)

① 연령이 적은 자
② 생존확률이 높은 자
③ 응급실에 먼저 도착한 자
④ 의학적 판단에 따라 더 위급한 자
⑤ 가장 빠르게 치료를 끝낼 수 있는 자

정답: ④

● **법 제9조(응급의료의 설명 · 동의)** ① 응급의료종사자는 다음 각 호의 어느 하나에 해당하는 경우를 제외하고는 응급환자에게 응급의료에 관하여 설명하고 그 동의를 받아야 함
1. 응급환자가 의사결정능력이 없는 경우
2. 설명 및 동의 절차로 인하여 응급의료가 지체되면 환자의 생명이 위험하여지거나 심신상의 중대한 장애를 가져오는 경우

② 응급의료종사자는 응급환자가 의사결정능력이 없는 경우 법정대리인이 동행하였을 때에는 그 법정대리인에게 응급의료에 관하여 설명하고 그 동의를 받아야 하며, 법정대리인이 동행하지 아니한 경우에는 동행한 사람에게 설명한 후 응급처치를 하고 의사의 의학적 판단에 따라 응급진료를 할 수 있음
③ 응급의료에 관한 설명 · 동의의 내용 및 절차 등에 관하여 필요한 사항은 보건복지부령으로 정함

규칙 **제3조(응급의료에 관한 설명 · 동의의 내용 및 절차)** ①
〈 법 제9조에 따라 응급환자 또는 그 법정대리인에게 응급의료에 관하여 설명하고 동의를 얻어야 할 내용 〉
1. 환자에게 발생하거나 발생가능한 증상의 진단명
2. 응급검사의 내용
3. 응급처치의 내용
4. 응급의료를 받지 아니하는 경우의 예상결과 또는 예후
5. 그 밖에 응급환자가 설명을 요구하는 사항

② 제1항의 규정에 의한 설명 · 동의는 별지 제1호서식의 응급의료에 관한 설명 · 동의서에 의함
③ 응급의료종사자가 의사결정능력이 없는 응급환자의 법정대리인으로부터 제1항에 따른 동의를 얻지 못하였으나 응급환자에게 반드시 응급의료가 필요하다고 판단되는 때에는 의료인 1명 이상의 동의를 얻어 응급의료를 할 수 있음

확인문제

「응급의료법」상 응급의료종사자가 의사결정능력이 없는 응급환자의 법정대리인으로부터 동의를 얻지 못하였을 경우 의료인 몇 명 이상의 동의를 받아 응급의료를 할 수 있는가?

① 1명 ② 2명 ③ 3명 ④ 4명 ⑤ 5명

정답 : ①

- **법 제10조(응급의료 중단의 금지)** 응급의료종사자는 정당한 사유가 없으면 응급환자에 대한 응급의료를 중단하여서는 아니 됨

- **법 제11조(응급환자의 이송)** ① 의료인은 해당 의료기관의 능력으로는 응급환자에 대하여 적절한 응급의료를 할 수 없다고 판단한 경우에는 지체 없이 그 환자를 적절한 응급의료가 가능한 다른 의료기관으로 이송하여야 함
  ② 의료기관의 장은 제1항에 따라 응급환자를 이송할 때에는 응급환자의 안전한 이송에 필요한 의료기구와 인력을 제공하여야 하며, 응급환자를 이송받는 의료기관에 진료에 필요한 의무기록(醫務記錄)을 제공하여야 함
  ③ 의료기관의 장은 이송에 든 비용을 환자에게 청구할 수 있음
  ④ 응급환자의 이송절차, 의무기록의 이송 및 비용의 청구 등에 필요한 사항은 보건복지부령으로 정함

규칙 **제4조(응급환자의 이송절차 및 의무기록의 이송)** ① 의료인은 법 제11조에 따라 응급환자를 다른 의료기관으로 이송하는 경우에는 이송받는 의료기관에 연락하고, 적절한 이송수단을 알선하거나 제공하여야 함
② 의료인은 제1항에 따라 이송받는 의료기관에 대한 연락이나 준비를 할 수 없는 경우에는 법 제27조제1항에 따른 응급의료지원센터(이하 '응급의료지원센터')나 「119구조 · 구급에 관한 법률」 제10조의2에 따른 119구급상황관리센터를 통하여 이송받을 수 있는 의료기관을 확인하고 적절한 이송수단을 알선하거나 제공하여야 함
③ 〈 제1항과 제2항에 따라 응급환자를 이송하는 경우에 제공하여야 하는 의무기록 〉
1. 별지 제2호서식의 응급환자진료의뢰서
2. 검사기록 등 의무기록과 방사선 필름의 사본 그 밖에 응급환자의 진료에 필요하다고 판단되는 자료

규칙 **제5조(이송비용의 청구)** 의료기관의 장이 법 제11조제3항의 규정에 따라 환자에게 청구할 수 있는 이송에 소요되는 비용은 당해 의료기관의 구급차를 사용한 경우에 그 구급차에 의한 이송처치료를 말함

확인문제

「응급의료법」상 응급환자를 이송하고자 할 때 이송받는 의료기관에 대한 연락이나 준비를 할 수 없는 경우, 이송받을 수 있는 의료기관을 확인할 수 있는 곳은?

① 관할 보건소 ② 재난안전상황실 ③ 응급의료지원센터
④ 중앙응급의료센터 ⑤ 질병관리청 상황실

정답 : ③

확인문제

「응급의료법」상 의료인이 해당 의료기관의 능력으로는 응급환자에 대하여 적절한 응급의료를 할 수 없다고 판단한 경우, 올바른 조치는?

① 원격의료를 통하여 응급의료를 실시한다.
② 관할 보건소에 공중보건의사의 파견을 요청한다.
③ 지체 없이 그 환자를 적절한 응급의료가 가능한 다른 의료기관으로 이송하여야 한다.
④ 인력의 부족으로 인한 경우, 환자 진료에 필요한 타 소속 의료인의 파견을 요청한다.
⑤ 필요 의료기구의 부족으로 인한 경우, 해당 의료기구를 구하여 응급의료를 실시하여야 한다.

정답: ③

- **법 제12조(응급의료 등의 방해 금지)** ① 누구든지 응급의료종사자(「의료기사 등에 관한 법률」 제2조에 따른 의료기사와 「간호법」 제6조에 따른 간호조무사를 포함)와 구급차등의 응급환자에 대한 구조 · 이송 · 응급처치 또는 진료를 폭행, 협박, 위계(僞計), 위력(威力), 그 밖의 방법으로 방해하거나 의료기관 등의 응급의료를 위한 의료용 시설 · 기재(機材) · 의약품 또는 그 밖의 기물(器物)을 파괴 · 손상하거나 점거하여서는 아니 됨
  ② 응급의료기관의 장 또는 응급의료기관 개설자는 제1항을 위반하여 응급의료를 방해하거나 의료용 시설 등을 파괴 · 손상 또는 점거한 사실을 알게 된 경우에는 수사기관에 즉시 신고하여야 하고, 이후 특별시장 · 광역시장 · 특별자치시장 · 도지사 · 특별자치도지사(이하 "시 · 도지사") 또는 시장 · 군수 · 구청장(자치구의 구청장을 말함. 이하 같음)에게 통보하여야 함

제6장 응급의료기관 등

- **법 제25조(중앙응급의료센터)** ① 〈 중앙응급의료센터의 업무 〉 설치 · 운영권자 : 보건복지부장관
  1. 응급의료기관등에 대한 평가 및 질을 향상시키는 활동에 대한 지원
  2. 응급의료종사자에 대한 교육훈련
  3. 응급의료기관등 간의 업무조정 및 지원, 관련 정보의 수집 · 제공 및 응급환자 현황 파악과 추적 관리
  5. 국내외 재난 등의 발생 시 응급의료 관련 업무의 조정, 관련 정보의 수집 · 제공 및 응급환자 현황 파악과 추적 관리
  6. 응급의료정보통신망의 구축 및 관리 · 운영과 그에 따른 업무
  7. 제15조의2에 따른 응급의료 관련 조사 · 통계사업에 관한 업무
  8. 응급처치 관련 교육 및 응급장비 관리에 관한 지원
  9. 응급환자 이송체계 운영 및 관리에 관한 지원
  10. 응급의료분야 의료취약지 관리 업무
  11. 그 밖에 보건복지부장관이 정하는 응급의료 관련 업무

② 보건복지부장관은 제1항에 따른 중앙응급의료센터를 효율적으로 운영하기 위하여 필요하다고 인정하면 그 운영에 관한 업무를 대통령령으로 정하는 바에 따라 의료기관 · 관계전문기관 · 법인 · 단체에 위탁할 수 있음. 이 경우 예산의 범위에서 그 운영에 필요한 경비를 지원할 수 있음

③ 제1항 및 제2항에 따른 중앙응급의료센터의 설치 · 운영 및 운영의 위탁 등에 관하여 필요한 사항은 보건복지부령으로 정함

영 **제23조의2(중앙응급의료센터 운영의 위탁)** 보건복지부장관은 법 제25조제2항에 따라 같은 조 제1항에 따른 중앙응급의료센터의 운영에 관한 업무를 「국립중앙의료원의 설립 및 운영에 관한 법률」에 따른 국립중앙의료원에 위탁

규칙 **제12조(중앙응급의료센터의 설치 · 운영기준 등)** 법 제25조제3항에 따른 중앙응급의료센터의 설치 · 운영기준은 별표 4와 같음

확인문제

「응급의료법」상 보건복지부장관은 중앙응급의료센터의 운영에 관한 업무를 누구에게 위탁하는가?

① 국립보건연구원 ② 시 · 도지사 ③ 시장 · 군수 · 구청장
④ 대구의료원 ⑤ 국립중앙의료원

정답 : ⑤

응급의료에 관한 법률」상 중앙응급의료센터의 업무는? **(2025년 기출)**

① 외상 환자의 진료 ② 소아환자 전문응급의료
③ 중증응급환자 중심의 진료 ④ 재난 대비 및 대응 등을 위한 거점병원 업무
⑤ 응급의료기관등에 대한 평가 및 질을 향상시키는 활동에 대한 지원

정답: ⑤

- **법 제26조(권역응급의료센터의 지정)** ① 보건복지부장관은 응급의료에 관한 다음 각 호의 업무를 수행하게 하기 위하여 「의료법」 제3조의4에 따른 상급종합병원 또는 같은 법 제3조의3에 따른 300병상을 초과하는 종합병원 중에서 권역응급의료센터를 지정할 수 있음
  1. 중증응급환자 중심의 진료
  2. 재난 대비 및 대응 등을 위한 거점병원으로서 보건복지부령으로 정하는 업무
  3. 권역(圈域) 내에 있는 응급의료종사자에 대한 교육 · 훈련
  4. 권역 내 다른 의료기관에서 제11조에 따라 이송되는 중증응급환자에 대한 수용
  5. 그 밖에 보건복지부장관이 정하는 권역 내 응급의료 관련 업무

  ② 권역응급의료센터의 지정 기준 · 방법 · 절차 및 업무와 중증응급환자의 기준 등은 권역 내 응급의료 수요와 공급 등을 고려하여 보건복지부령으로 정함

규칙 제13조(권역응급의료센터의 지정기준 · 방법 및 절차)
① 보건복지부장관은 법 제26조에 따라 권역응급의료센터를 지정하려는 경우에는 의료자원의 분포, 주민의 생활권, 주민의 수 등을 고려하여 별표 5의 응급의료권역 및 권역응급의료센터 적정개소 수에 따라 지정. 다만, 지역별 응급의료 수요 및 의료자원 공급, 응급의료환경의 변화 등을 신속히 반영하기 위하여 필요한 경우에는 법 제13조의5제1항에 따른 중앙응급의료위원회의 심의를 거쳐 응급의료권역 및 권역응급의료센터 적정개소 수를 초과하여 권역응급의료센터를 지정할 수 있음
② 권역응급의료센터의 지정기준은 별표 5의2와 같음
③ 권역응급의료센터로 지정을 받고자 하는 종합병원은 별지 제6호서식의 권역응급의료센터 지정신청서에 다음 각호의 서류를 첨부하여 관할 시 · 도지사를 거쳐 보건복지부장관에게 제출하여야 함
1. 응급의료시설의 도면 1부
2. 응급의료 시설 · 인력 및 장비 등의 현황 및 운영계획서 1부
3. 응급의료서비스 수준의 향상을 위한 계획서 1부

④ 시 · 도지사는 제3항의 규정에 의한 권역응급의료센터 지정신청서를 제출받은 경우에는 그에 대한 심사의견서를 첨부하여 보건복지부장관에게 제출하여야 함
⑤ 보건복지부장관은 권역응급의료센터를 지정한 경우에는 별지 제7호서식의 권역응급의료센터 지정서를 교부하여야 함
⑥ 보건복지부장관은 권역응급의료센터로 지정받고자 하는 자가 지정기준의 일부를 충족하지 못한 경우에는 일정기간 내에 그 기준을 충족할 것을 조건으로 지정할 수 있음

규칙 제13조의2(권역응급의료센터의 재난 대비 및 대응 업무) 〈 법 제26조제1항제2호에 따른 권역응급의료센터의 재난 대비 및 대응 업무 〉
1. 재난 의료 대응계획의 수립
2. 재난 의료에 필요한 시설 · 장비 및 물품의 관리
3. 재난 의료 지원조직의 구성 및 출동체계 유지
4. 권역 내 응급의료기관을 대상으로 한 재난 의료 교육 및 훈련
5. 그 밖에 법 제15조의2에 따른 비상대응매뉴얼로 정하는 업무

확인문제

「응급의료법」상 보건복지부장관이 권역응급의료센터로 지정할 수 있는 의료기관은?

① 병원 ② 의원 ③ 상급종합병원
④ 보건소 ⑤ 100병상 이상 300병상 이하의 종합병원

정답 : ③

- **법 제27조(응급의료지원센터의 설치 및 운영)** ① 보건복지부장관은 응급의료를 효율적으로 제공할 수 있도록 응급의료자원의 분포와 주민의 생활권을 고려하여 지역별로 응급의료지원센터를 설치 · 운영하여야 함
② 〈 응급의료지원센터의 업무 〉
3. 응급의료에 관한 각종 정보의 관리 및 제공
5. 지역 내 응급의료종사자에 대한 교육훈련
6. 지역 내 응급의료기관 간 업무조정 및 지원
7. 지역 내 응급의료의 질 향상 활동에 관한 지원
8. 지역 내 재난 등의 발생 시 응급의료 관련 업무의 조정 및 지원
9. 그 밖에 보건복지부령으로 정하는 응급의료 관련 업무

③ 보건복지부장관은 응급의료지원센터를 효율적으로 운영하기 위하여 필요하다고 인정하면 그 운영에 관한 업무를 대통령령으로 정하는 바에 따라 관계 전문기관 · 법인 · 단체에 위탁할 수 있음
④ 국가 및 지방자치단체는 제3항에 따라 응급의료지원센터의 운영에 관한 업무를 위탁한 경우에는 그 운영에 드는 비용을 지원할 수 있음

영 제23조의3(응급의료지원센터 운영의 위탁) ① 〈 법 제27조제3항에 따라 응급의료지원센터 운영에 관한 업무를 위탁받을 수 있는 관계 전문기관 · 법인 · 단체 〉

1. 법 제25조제1항에 따라 설치된 중앙응급의료센터
2. 법 제26조제1항에 따라 지정된 권역응급의료센터
3. 「공공기관의 운영에 관한 법률」 제4조에 따른 공공기관

② 보건복지부장관은 법 제27조제3항에 따라 업무를 위탁하는 경우에는 그 수탁자 및 위탁업무를 고시하여야 함

규칙 제14조(응급의료지원센터의 응급의료 관련 업무) 〈 법 제27조제2항제9호에 따른 응급의료지원센터의 응급의료 관련 업무 〉

1. 응급의료기관 등에 대한 평가를 위한 자료수집체계의 수립 · 운영
2. 응급의료기관등에 대한 평가 지원
3. 응급의료에 관한 실태조사 그 밖에 응급의료의 발전을 위하여 보건복지부장관이 부여하는 업무

규칙 제15조(응급의료지원센터의 운영실적 보고) ① 응급의료지원센터의 장은 별지 제8호서식의 응급의료지원센터 운영실적보고서에 따라 매 분기의 운영실적을 작성하여 해당 분기 종료 후 다음달 10일까지 보건복지부장관에게 제출하여야 함

② 응급의료지원센터의 장은 매년의 연간운영실적을 작성하여 해당 연도의 다음해 1월 20일까지 보건복지부장관에게 보고하여야 함

③ 제2항의 규정에 의한 연간운영실적은 분기별 · 관할지역별로 운영실적 · 문제점 및 대책 등을 분석하여 작성하여야 함

확인문제

「응급의료법」상 응급의료지원센터의 업무로 옳은 것은?

① 응급의료 관련 연구
② 중증응급환자 중심의 진료
③ 응급의료에 관한 각종 정보의 관리 및 제공
④ 응급처치 관련 교육 및 응급장비 관리에 관한 지원
⑤ 재난 대비 및 대응 등을 위한 거점병원으로서 보건복지부령으로 정하는 업무

해설: 법 제25조, 법 제26조, 법 제27조
①④ 중앙응급의료센터의 업무, ②⑤ 권역응급의료센터의 업무

정답: ③

- **법 제28조(응급의료지원센터에 대한 협조 등)** ① 응급의료지원센터의 장은 응급의료 관련 정보를 효과적으로 관리하기 위하여 응급의료정보관리체계를 구축하여야 하며, 이를 위하여 응급의료기관의 장과 구급차 등을 운용하는 자에게 응급의료에 관한 정보제공을 요청할 수 있음

  ② 응급의료지원센터의 장은 그 업무를 수행할 때 필요하다고 인정하면 의료기관 및 구급차 등을 운용하는 자에게 응급의료에 대한 각종 정보를 제공하고, 구급차 등의 출동 등 응급의료에 필요한 조치를 요청할 수 있음

  ③ 제1항과 제2항에 따라 응급의료에 관한 정보 제공이나 필요한 조치를 요청받은 자는 특별한 사유가 없으면 이에 따라야 함

  ④ 응급의료지원센터에 대한 정보제공 등에 필요한 사항은 대통령령으로 정함

영 제24조(응급의료지원센터에 대한 응급의료기관 등의 정보제공) ① 법 제28조제1항의 규정에 따라 응급의료지원센터의 장이 응급의료기관의 장과 구급차 등을 운용하는 자에게 요청할 수 있는 응급의료에 관한 정보는 다음과 같음

1. 중환자실 및 응급실의 인력 · 규모 · 시설 · 의료기구 및 장비
2. 구급차등의 편성 · 장비 및 운영인력
3. 응급실 근무자, 당직응급의료종사자, 응급실의 사용가능 병상수

4. 법 제11조에 따라 의료인이 응급환자의 이송을 결정하기 전에 응급의료지원센터의 장에게 다른 의료기관과의 협의를 요청한 경우 협의를 위하여 다른 의료기관에 제공할 환자의 주요증상, 활력징후, 검사결과 등에 관한 정보
5. 그 밖에 응급의료와 관련된 주요의료시설, 의료장비, 응급수술 가능질환, 응급환자의 수용 및 이송 현황 등에 대하여 응급의료지원센터의 장이 필요하다고 인정하여 요구하는 사항

② 법 제28조제2항의 규정에 따라 응급의료기관의 장 또는 구급차 등을 운용하는 자가 응급의료지원센터의 장으로부터 구급차 등의 출동, 응급환자의 수용 및 다른 의료기관과의 협의 등 필요한 조치를 요청받은 경우에는 출동상황, 응급환자의 처리상황 및 그 처리결과를 응급의료지원센터의 장에게 통보하여야 함

③ 지방자치단체, 경찰관서, 소방관서 및 군부대의 장은 응급의료지원센터의 장으로부터 구급차등의 출동 등 응급의료를 위한 협조를 요청받아 이를 조치한 경우에는 구급차 등의 출동상황, 인력 및 장비의 지원상황, 응급환자의 처리상황 및 그 처리결과를 응급의료지원센터의 장에게 통보하여야 함

④ 응급의료기관의 장과 구급차등을 운용하는 자는 제1항 및 제2항의 규정에 따라 응급의료지원센터에 제공한 정보의 변동사항이 있는 경우에는 즉시 그 사항을 응급의료지원센터에 통보하여야 함

● **법 제29조(전문응급의료센터의 지정)** ① 보건복지부장관은 소아환자, 화상환자 및 독극물중독환자 등에 대한 응급의료를 위하여 권역응급의료센터, 지역응급의료센터 중에서 분야별로 전문응급의료센터를 지정할 수 있음
② 전문응급의료센터 지정의 기준 · 방법 및 절차 등에 관하여 필요한 사항은 보건복지부령으로 정함

규칙 제16조(전문응급의료센터의 지정기준 · 방법 및 절차)
① 법 제29조의 규정에 의한 분야별 전문응급의료센터의 지정기준은 별표 6과 같음
② 전문응급의료센터로 지정을 받고자 하는 종합병원은 별지 제6호서식의 전문응급의료센터 지정신청서에 다음 각호의 서류를 첨부하여 관할 시 · 도지사를 거쳐 보건복지부장관에게 제출하여야 함
1. 지정받고자 하는 전문분야의 응급의료시설 도면 1부
2. 지정받고자 하는 전문분야의 응급의료 시설 · 인력 및 장비 등의 현황 및 운영계획서 1부
3. 지정받고자 하는 전문분야의 응급의료서비스 수준의 향상을 위한 계획서 1부

③ 보건복지부장관은 분야별 전문응급의료센터를 지정한 경우에는 별지 제7호서식의 전문응급의료센터 지정서를 교부하여야 함
④ 보건복지부장관은 분야별 전문응급의료센터로 지정을 받고자 하는 자가 지정기준의 일부를 충족하지 못한 경우에는 일정기간내에 그 기준을 충족할 것을 조건으로 지정할 수 있음

확인문제

「응급의료법」상 소아환자, 화상환자 및 독극물중독환자 등에 대한 응급의료를 위하여 지정하는 것은?

① 권역외상센터　② 전문응급의료센터　③ 지역응급의료센터
④ 권역응급의료센터　⑤ 중앙응급의료센터

정답: ②

● **법 제30조(지역응급의료센터의 지정)** ① 시 · 도지사는 응급의료에 관한 다음 각 호의 업무를 수행하게 하기 위하여 「의료법」 제3조의3에 따른 종합병원(이하 '종합병원') 중에서 지역응급의료센터를 지정할 수 있음
1. 응급환자의 진료
2. 제11조에 따라 응급환자에 대하여 적절한 응급의료를 할 수 없다고 판단한 경우 신속한 이송

② 지역응급의료센터의 지정 기준 · 방법 · 절차와 업무 등에 필요한 사항은 시 · 도의 응급의료 수요와 공급 등을 고려하여 보건복지부령으로 정함

규칙 **제17조(지역응급의료센터의 지정기준 · 방법 및 절차)**
① 시 · 도지사는 법 제30조에 따라 지역응급의료센터를 지정하려는 경우에는 주민의 접근시간을 고려하여 적정한 분포가 이루어지도록 다음 각 호의 기준에 따라 지정해야 함. 다만, 주민의 생활권, 의료자원의 분포 등 불가피한 사유로 기준을 초과하여 지역응급의료센터를 지정할 필요가 있는 경우에는 법 제13조의6제1항에 따른 시 · 도응급의료위원회의 심의를 거쳐 이를 지정할 수 있음
1. 특별시, 광역시 및 특별자치시 : 인구 100만명당 1개소
2. 도 및 특별자치도 : 인구 50만명당 1개소

② 지역응급의료센터의 지정기준은 별표 7과 같음
③ 지역응급의료센터로 지정을 받으려는 종합병원은 별지 제6호서식의 지역응급의료센터 지정신청서에 다음 각 호의 서류를 첨부하여 관할 시 · 도지사에게 제출해야 함
1. 응급의료시설의 도면 1부
2. 응급의료 시설 · 인력 및 장비 등의 현황 및 운영계획서 1부

④ 시 · 도지사는 지역응급의료센터를 지정한 경우에는 별지 제7호서식의 지역응급의료센터 지정서를 교부하여야 함

확인문제

「응급의료법」상 지역응급의료센터를 지정할 수 있는 자는?

① 시 · 도지사 ② 시장 · 군수 · 구청장 ③ 질병관리청장
④ 보건복지부장관 ⑤ 관할 보건소장

정답 : ①

- **법 제30조의2(권역외상센터의 지정)** ① 보건복지부장관은 외상환자의 응급의료에 관한 다음 각 호의 업무를 수행하게 하기 위하여 권역응급의료센터, 전문응급의료센터 및 지역응급의료센터 중 권역외상센터를 지정할 수 있음
  1. 외상환자의 진료
  2. 외상의료에 관한 연구 및 외상의료표준의 개발
  3. 외상의료를 제공하는 의료인의 교육훈련
  4. 대형 재해 등의 발생 시 응급의료 지원
  5. 그 밖에 보건복지부장관이 정하는 외상의료 관련 업무

  ② 권역외상센터는 외상환자에 대한 효과적인 응급의료 제공을 위하여 다음 각 호의 요건을 갖추어야 함. 이 경우 각 호에 따른 구체적인 요건은 보건복지부령으로 정함
  1. 외상환자 전용 중환자 병상 및 일반 병상
  2. 외상환자 전용 수술실 및 치료실
  3. 외상환자 전담 전문의
  4. 외상환자 전용 영상진단장비 및 치료장비
  5. 그 밖에 외상환자 진료에 필요한 인력 · 시설 · 장비

  ③ 그 밖에 권역외상센터 지정의 기준 · 방법 및 절차 등에 관한 구체적인 사항은 보건복지부령으로 정함

규칙 **제17조의2(권역외상센터의 요건 및 지정기준 등)** ① 보건복지부장관은 법 제30조의2에 따라 권역외상센터를 지정하려는 경우에는 시 · 도별로 1개소를 지정하는 것을 원칙으로 하되, 주민의 생활권, 외상환자의 발생 수 등을 고려하여 추가로 지정할 수 있음
② 권역외상센터의 요건과 지정기준은 별표 7의2와 같음

③ 권역외상센터로 지정을 받으려는 권역응급의료센터, 전문응급의료센터 또는 지역응급의료센터는 별지 제6호의2서식의 권역외상센터 지정신청서에 다음 각 호의 서류를 첨부하여 보건복지부장관에게 제출해야 함
1. 권역외상센터시설의 도면 1부
2. 권역외상센터 시설 · 인력 · 장비 등의 현황 및 운영계획서 1부
3. 보건복지부장관이 정하는 기준에 따른 중증외상환자(이하 '중증외상환자')의 이송체계 구축계획서 1부
4. 중증외상환자 진료수준의 향상을 위한 계획서 1부

④ 보건복지부장관은 권역외상센터로 지정을 받으려는 자가 별표 7의2의 요건과 지정기준 일부를 충족하지 못한 경우에는 일정기간 내에 그 요건과 지정기준을 충족할 것을 조건으로 지정할 수 있음
⑤ 보건복지부장관은 권역외상센터를 지정한 경우에는 별지 제7호의2서식의 권역외상센터 지정서를 발급하여야 함

- **법 제30조의3(지역외상센터의 지정)** ① 시 · 도지사는 관할 지역의 주민에게 적정한 외상의료를 제공하기 위하여 응급의료기관 중 지역외상센터를 지정할 수 있음
② 지역외상센터 지정의 기준 · 방법 및 절차 등에 관한 구체적인 사항은 보건복지부령으로 정함

- **법 제30조의4(권역외상센터 및 지역외상센터에 대한 지원)** 국가 및 지방자치단체는 중증 외상으로 인한 사망률을 낮추고 효과적인 외상의료체계를 구축하기 위하여 권역외상센터 및 지역외상센터에 대한 행정적 · 재정적 지원을 실시할 수 있음

- **법 제30조의5(정신질환자응급의료센터의 지정 등)** ① 보건복지부장관은 정신질환자(「정신건강증진 및 정신질환자 복지서비스 지원에 관한 법률」 제3조제1호에 따른 정신질환자를 말함. 이하 같음)에 대한 응급의료를 위하여 응급의료기관 중 정신질환자응급의료센터를 지정할 수 있음
② 정신질환자응급의료센터의 지정 기준 · 방법 및 절차 등에 관한 구체적인 사항은 보건복지부령으로 정함

규칙 **제17조의3(정신질환자응급의료센터의 지정 기준 · 방법 및 절차)** ① 법 제30조의5제1항에 따른 정신질환자응급의료센터(이하 '정신질환자응급의료센터')의 지정 기준은 별표 7의3과 같음
② 정신질환자응급의료센터의 지정을 받으려는 응급의료기관의 장은 별지 제6호서식의 정신질환자응급의료센터 지정신청서에 다음 각 호의 서류를 첨부하여 관할 시 · 도지사를 거쳐 보건복지부장관에게 제출해야 함
1. 응급의료시설의 도면 1부
2. 응급의료 시설 · 인력 및 장비 등의 현황 및 운영계획서 1부

③ 보건복지부장관은 정신질환자응급의료센터를 지정한 경우에는 별지 제7호서식의 정신질환자응급의료센터 지정서를 발급해야 함

- **법 제31조(지역응급의료기관의 지정)** ① 시장 · 군수 · 구청장은 응급의료에 관한 다음 각 호의 업무를 수행하게 하기 위하여 종합병원 중에서 지역응급의료기관을 지정할 수 있음. 다만, 시 · 군의 경우에는 「의료법」 제3조제2항제3호가목의 병원 중에서 지정할 수 있음
  1. 응급환자의 진료
  2. 제11조에 따라 응급환자에 대하여 적절한 응급의료를 할 수 없다고 판단한 경우 신속한 이송

② 지역응급의료기관의 지정 기준 · 방법 · 절차와 업무 등에 필요한 사항은 시 · 군 · 구의 응급의료 수요와 공급 등을 고려하여 보건복지부령으로 정함

규칙 **제18조(지역응급의료기관의 지정기준 · 방법 및 절차)**
① 법 제31조제2항에 따른 지역응급의료기관의 지정기준은 별표 8과 같음
② 지역응급의료기관으로 지정받으려는 종합병원 또는 병원의 장은 별지 제6호서식의 지역응급의료기관 지정신청서에 다음 각 호의 서류를 첨부하여 관할 시장 · 군수 · 구청장(자치구의 구청장을 말함. 이하 같음)에게 제출해야 함
1. 응급의료시설의 도면 1부
2. 응급의료 시설 · 인력 및 장비 등의 현황 및 운영계획서 1부
③ 시장 · 군수 · 구청장은 지역응급의료기관을 지정한 경우에는 별지 제7호서식의 지역응급의료기관 지정서를 교부하여야 함

확인문제

「응급의료법」상 지역응급의료기관을 지정할 수 있는 자는?

① 시 · 도지사 ② 시장 · 군수 · 구청장 ③ 보건복지부장관
④ 질병관리청장 ⑤ 관할 보건소장

정답 : ②

● **법 제31조의2(응급의료기관의 운영)** ① 응급의료기관은 응급환자를 24시간 진료할 수 있도록 응급의료기관의 지정기준에 따라 시설, 인력 및 장비 등을 유지하여 운영하여야 함
② 제1항에 따른 인력 및 장비에는 보안인력과 보안장비가 포함되어야 함
③ 제2항에 따른 보안인력 및 보안장비에 관한 세부적인 사항은 보건복지부령으로 정함
④ 제1항에도 불구하고 자연재해, 감염병 유행 등 「재난 및 안전관리 기본법」 제3조제1호에 따른 재난 및 이에 준하는 상황으로 인하여 응급의료기관의 지정기준에 따라 시설, 인력 및 장비 등을 유지하여 운영하기 어려운 경우에는 보건복지부장관이 정하는 절차에 따라 그 예외를 인정할 수 있음

● **법 제31조의3(응급의료기관의 재지정)** ① 보건복지부장관 및 시 · 도지사, 시장 · 군수 · 구청장은 3년마다 해당 지정권자가 지정한 모든 응급의료기관을 대상으로 다음 각 호의 사항을 반영하여 재지정하거나 지정을 취소할 수 있음. 다만, 제1호를 충족하지 못한 경우에는 지정을 취소하여야 함
1. 제31조의2에 따른 지정기준의 준수
2. 제17조에 따른 응급의료기관의 평가 결과
3. 그 밖에 보건복지부령으로 정하는 사항
② 응급의료기관의 재지정 절차 및 방법 등은 보건복지부령으로 정함

규칙 **제18조의2(응급의료기관의 재지정 절차 및 방법 등)**
① 보건복지부장관 및 시 · 도지사, 시장 · 군수 · 구청장은 법 제31조의3제1항에 따라 응급의료기관을 재지정하려는 경우에는 재지정 예정일 6개월 전에 다음 각 호의 사항을 포함하여 응급의료기관 재지정 계획을 공고하여야 함
1. 재지정 대상 응급의료기관
2. 재지정 신청 절차
3. 재지정 심사의 기준 및 절차
4. 그 밖에 재지정에 필요한 사항
② 응급의료기관의 재지정은 3년마다 같은 해에 시행하며, 재지정 이후에 응급의료기관의 종류가 변경되는 사항을 고려하여 모든 응급의료기관의 재지정일은 같은 날로 정함
③ 제1항의 응급의료기관 재지정 계획에 따른 심사 및 결정은 권역응급의료센터, 지역응급의료센터, 지역응급의료기관의 순서로 실시

④ 그 밖에 응급의료기관의 재지정 기준 · 방법 및 절차에 관하여는 제13조, 제16조, 제17조, 제17조의3 및 제18조의 응급의료기관의 지정 기준 · 방법 및 절차에 관한 사항을 준용한다. 이 경우 '지정'은 '재지정'으로 봄
⑤ 보건복지부장관 및 시 · 도지사, 시장 · 군수 · 구청장은 응급의료기관 재지정 심사에 필요한 자료 수집과 사실 조사 등을 관계 전문기관에 의뢰하여 실시할 수 있음
⑥ 법 제31조의3제1항제3호에서 '보건복지부령으로 정하는 사항' : 응급의료기관이 거짓이나 그 밖의 부정한 방법으로 법 제17조에 따른 평가를 방해하는 행위를 하였는지에 관한 사항을 말함

규칙 **제22조(응급의료기관의 지정취소 등에 따른 조치사항)** 법 제31조의3 또는 제35조에 따라 응급의료기관의 재지정을 받지 못하거나 지정취소처분을 받은 의료기관은 응급의료기관임을 나타내는 표시 등을 제거하여야 하며, 교부받은 응급의료기관 지정서를 반납하여야 함

확인문제

「응급의료법」상 응급의료기관의 재지정은 몇 년마다 실시하는가?

① 1년 ② 2년 ③ 3년 ④ 4년 ⑤ 5년

정답 : ③

- **법 제31조의4(환자의 중증도 분류 및 감염병 의심환자 등의 선별)** ① 응급의료기관의 장 및 구급차 등의 운용자는 응급환자 등에 대한 신속하고 적절한 이송 · 진료와 응급실의 감염예방을 위하여 보건복지부령으로 정하는 바에 따라 응급환자 등의 중증도를 분류하고 감염병 의심환자 등을 선별하여야 함

  ② 응급의료기관의 장은 제1항에 따라 선별된 감염병 의심환자 등을 격리 진료할 수 있도록 시설 등을 확보하여야 함

  ③ 구급차등의 운용자는 환자의 이송 시 응급환자의 중증도와 전반적인 환자의 상태, 제13조의3제2항제2호에 따라 마련된 지역응급의료 이송체계 등을 종합적으로 고려하여 이송하여야 함

  ④ 제26조에 따라 지정된 권역응급의료센터의 장은 중증응급환자 중심의 진료를 위하여 제1항에 따른 응급환자 등의 중증도 분류 결과 경증에 해당하는 응급환자를 다른 응급의료기관에 이송할 수 있음. 이 경우 관련 절차는 제7조제2항을 준용

  ⑤ 제1항의 분류 · 선별기준 및 제2항의 격리 시설 기준 등에 관한 사항은 보건복지부령으로 정함

규칙 **제18조의3(응급환자의 중증도 분류 등)** ① 응급의료기관의 장은 법 제31조의4제1항에 따라 응급실의 입구에 환자분류소를 설치하여 보건복지부장관이 정하는 교육을 이수한 의사, 간호사 또는 1급 응급구조사가 응급환자 등의 중증도를 분류하고, 감염병 의심환자 등을 선별하도록 해야 함
② 구급차등의 운용자는 법 제31조의4제1항에 따라 의사, 간호사 또는 응급구조사가 응급환자 등의 중증도를 분류하고, 감염병 의심환자 등을 선별하도록 해야 함
③ 구급차등의 운용자는 소속 의사, 간호사 또는 응급구조사가 제2항에 따른 응급환자 등의 중증도 분류에 필요한 교육을 받도록 해야 하며, 응급환자 등의 중증도 분류에 관한 교육 내용, 기준 등은 보건복지부장관이 정함
④ 보건복지부장관 및 소방청장은 다음 각 호에서 정하는 사람에 대하여 제3항에 따른 교육을 실시
1. 보건복지부장관: 소방청을 제외한 구급차등의 운용자에 소속된 의사, 간호사 또는 응급구조사
2. 소방청장: 「119구조 · 구급에 관한 법률」 제10조에 따른 구급대의 대원인 의사, 간호사 또는 응급구조사
⑤ 제1항 및 제2항에 따라 응급환자 등의 중증도를 분류하거나 감염병 의심환자 등을 선별할 때에는 환자의 주요증상, 활력징후(호흡, 맥박, 혈압, 체온), 의식 수준, 손상 기전, 통증 정도 등을 고려해야 하며 그 세부적인 기준 · 방법 및 절차 등은 보건복지부장관이 각각 고시하는 중증도 분류기준에 따름
⑥ 제5항에도 불구하고 재해 등으로 응급환자가 여러 명 발생한 경우에 응급환자 등의 중증도를 분류하거나 감염병 의심환자 등을 선별할 때에는 보건복지부장관이 소방청장과 협의하여 정하여 고시하는 중증도 분류기준에 따름

- **법 제31조의5(응급실 출입 제한)** ① 응급환자의 신속한 진료와 응급실 감염예방 등을 위하여 다음 각 호의 어느 하나에 해당하는 사람 외에는 응급실에 출입하여서는 아니 됨
  1. 응급실 환자
  2. 응급의료종사자(이에 준하는 사람 포함)
  3. 응급실 환자의 보호자로서 진료의 보조에 필요한 사람

  ② 응급의료기관의 장은 제1항에 따라 응급실 출입이 제한된 사람이 응급실에 출입할 수 없도록 관리하여야 하고, 응급실에 출입하는 사람의 성명 등을 기록 · 관리하여야 함

  ③ 제1항의 응급실 출입기준 및 제2항의 출입자의 명단 기록 · 관리에 필요한 사항은 보건복지부령으로 정함

  ④ 제1항에도 불구하고 보건복지부장관, 시 · 도지사 또는 시장 · 군수 · 구청장은 제17조에 따른 응급의료기관 평가, 제31조의3에 따른 재지정 심사 등을 위하여 응급의료기관에 대한 지도 · 감독이 필요하다고 인정하는 경우 소속 공무원 및 관계 전문가로 하여금 응급실을 출입하도록 할 수 있음

  ⑤ 제4항에 따라 응급실을 출입하는 자는 그 권한을 표시하는 증표를 지니고 이를 관계인에게 보여주어야 함

규칙 **제18조의4(응급실 출입 제한)** ① 법 제31조의5제1항제3호에 따라 응급의료기관의 장이 응급실 출입을 허용할 수 있는 환자의 보호자는 1명으로 함. 다만, 다음 각 호의 경우에는 2명으로 할 수 있음

1. 소아, 장애인, 술 취한 사람 또는 정신질환자의 진료 보조를 위하여 필요한 경우
2. 그 밖에 진료 보조를 위하여 응급의료기관의 장이 필요하다고 인정하는 경우

② 응급실 환자의 보호자로서 다음 각 호의 어느 하나에 해당하는 사람은 응급실에 출입하여서는 아니 됨

1. 발열 · 기침 등 감염병의 의심 증상이 있는 사람
2. 응급의료종사자에게 위해를 끼치거나 끼칠 위험이 있는 사람
3. 술 취한 사람, 폭력행위자 등 다른 환자의 진료에 방해가 될 수 있는 사람
4. 그 밖에 응급의료기관의 장이 응급환자의 신속한 진료와 응급실 감염예방 등을 위하여 출입을 제한할 필요가 있다고 인정하는 사람

③ 응급의료기관의 장은 법 제31조의5제1항제3호에 따라 응급실에 출입하는 사람에게 출입증을 교부하여야 함

④ 응급의료기관의 장은 제1항에 따라 응급실에 출입하는 사람의 성명, 환자와의 관계, 입실 · 퇴실 일시, 연락처, 발열 · 기침 여부 등을 기록(전자문서로 된 기록 포함) · 관리하고, 1년간 보존하여야 함

⑤ 응급의료기관의 장은 응급실 출입 제한에 관한 세부 사항을 응급실 입구 등에 게시하여야 함

확인문제

「응급의료법」상 소아, 장애인, 술 취한 사람 등의 진료 보조를 위해서 환자의 보호자의 응급실 출입을 몇 명까지 허용할 수 있는가?

① 1명 ② 2명 ③ 3명 ④ 4명 ⑤ 5명

정답 : ②

● **법 제32조(비상진료체계)** ① 응급의료기관은 공휴일과 야간에 당직응급의료종사자를 두고 응급환자를 언제든지 진료할 준비체계(이하 '비상진료체계')를 갖추어야 함

② 응급의료기관의 장으로부터 비상진료체계의 유지를 위한 근무명령을 받은 응급의료종사자는 이를 성실히 이행하여야 함

③ 응급의료기관의 장은 제1항에 따른 당직응급의료종사자로서 제31조의2에 따른 인력기준을 유지하는 것과는 별도로 보건복지부령으로 정하는 바에 따라 당직전문의 또는 당직전문의를 갈음할 수 있는 당직의사(이하 '당직전문의등')를 두어야 함

④ 응급의료기관의 장은 제31조의2에 따라 응급실에 근무하는 의사가 요청하는 경우 다음 각 호의 어느 하나에 해당하는 자가 응급환자를 직접 진료하게 하여야 함

1. 당직전문의등
2. 해당 응급환자의 진료에 적합한 자로서 보건복지부령에 따라 당직전문의등과 동등한 자격을 갖춘 것으로 인정되는 자

⑤ 비상진료체계에 관하여 필요한 사항은 보건복지부령으로 정함

규칙 **제19조(비상진료체계)** ① 법 제32조제3항에 따라 응급의료기관의 장은 다음 각 호의 구분에 따른 당직전문의를 두어야 함. 다만, 권역응급의료센터가 아닌 응급의료기관이 해당 진료과목을 설치·운영하지 않는 경우에는 그 진료과목의 당직전문의를 두지 않을 수 있음

1. 권역응급의료센터 : 내과·외과·산부인과·소아청소년과·정형외과·신경외과·심장혈관흉부외과·마취통증의학과·신경과 및 영상의학과 전문의 각 1명 이상
2. 지역응급의료센터 : 내과·외과·산부인과·소아청소년과 및 마취통증의학과 전문의 각 1명 이상
3. 지역응급의료기관 : 내과계열 및 외과계열 전문의 각 1명 이상

② 법 제32조제4항제2호에 따른 당직 전문의 등과 동등한 자격을 갖춘 것으로 인정되는 자는 제1항 각 호의 진료과목별 전문의 중 당직전문의가 아닌 전문의로 함

③ 응급의료기관의 장은 제1항에 따른 당직전문의의 명단을 환자 및 환자의 보호자가 쉽게 볼 수 있도록 응급실 내부에 게시하여야 하며, 인터넷 홈페이지를 운영하는 경우에는 제1항에 따라 당직전문의를 둔 진료과목을 인터넷 홈페이지에 따로 표시하여야 함

확인문제

「응급의료법」상 지역응급의료센터가 당직 전문의를 두어야 하는 진료과목으로 옳은 것은?

① 내과 ② 정형외과 ③ 신경외과
④ 정신의학과 ⑤ 심장혈관흉부외과

해설: 규 제19조 정답: ①

● **법 제33조(예비병상의 확보)** ① 응급의료기관은 응급환자를 위한 예비병상을 확보하여야 하며 예비병상을 응급환자가 아닌 사람이 사용하게 하여서는 아니 됨

② 예비병상의 확보 및 유지에 필요한 사항은 보건복지부령으로 정함

규칙 **제20조(예비병상의 확보 및 유지)** ① 응급의료기관이 법 제33조의 규정에 따라 확보하여야 하는 예비병상의 수는 「의료법」 제33조제4항에 따라 허가받은 병상 수의 100분의 1 이상(병 · 의원의 경우에는 1병상 이상)으로 함
② 응급의료기관은 응급실을 전담하는 의사(이하 '전담의사')가 입원을 의뢰한 응급환자에 한하여 제1항에 따른 예비병상을 사용하게 해야 함. 다만, 최근의 응급환자발생상황과 다음 날의 예비병상 확보가능성 등을 고려하여 매일 오후 10시 이후에는 응급실에 있는 응급환자중 입원 등의 필요성이 더 많이 요구되는 환자의 순으로 예비병상을 사용하도록 할 수 있음

확인문제

「응급의료법」상 응급의료기관은 응급환자를 위한 예비병상을 어느 정도로 확보하고 있어야 하는가?

① 허가받은 병상 수의 100분의 1 이상(병 · 의원의 경우 1병상 이상)
② 허가받은 병상 수의 100분의 1 이상(병 · 의원의 경우 2병상 이상)
③ 허가받은 병상 수의 100분의 1 이상(병 · 의원의 경우 3병상 이상)
④ 허가받은 병상 수의 100분의 2 이상(병 · 의원의 경우 1병상 이상)
⑤ 허가받은 병상 수의 100분의 2 이상(병 · 의원의 경우 2병상 이상)

정답 : ①

- **법 제33조의2(응급실 체류 제한)** ① 응급의료기관의 장은 환자의 응급실 체류시간을 최소화하고 입원진료가 필요한 응급환자는 신속하게 입원되도록 조치하여야 함
② 권역응급의료센터 및 지역응급의료센터의 장은 24시간을 초과하여 응급실에 체류하는 환자의 비율을 보건복지부령으로 정하는 기준 미만으로 유지하여야 함

규칙 **제20조의2(응급실 체류 제한)** 법 제33조의2제2항에서 '보건복지부령으로 정하는 기준' : 연 100분의 5를 말함

확인문제

「응급의료법」상 권역응급의료센터 및 지역응급의료센터의 장은 24시간을 초과하여 응급실에 체류하는 환자의 비율을 몇 미만으로 유지하여야 하는가?

① 연 100분의 1
② 연 100분의 2
③ 연 100분의 3
④ 연 100분의 4
⑤ 연 100분의 5

정답 : ⑤

- **법 제34조(당직의료기관의 지정)** 보건복지부장관, 시 · 도지사 또는 시장 · 군수 · 구청장은 공휴일 또는 야간이나 그 밖에 응급환자 진료에 지장을 줄 우려가 있다고 인정할 만한 이유가 있는 경우에는 응급환자에 대한 응급의료를 위하여 보건복지부령으로 정하는 바에 따라 의료기관의 종류별 · 진료과목별 및 진료기간별로 당직의료기관을 지정하고 이들로 하여금 응급의료를 하게 할 수 있음

규칙 **제21조(당직의료기관의 지정)** ① 법 제34조의 규정에 의한 당직의료기관의 지정대상은 응급의료기관을 제외한 의료기관으로 함

② 보건복지부장관, 시 · 도지사 또는 시장 · 군수 · 구청장은 당직의료기관을 지정하고자 하는 경우에는 다음 각호의 구분에 따라 시 · 군 · 구(자치구를 말함. 이하 같음)별로 의료기관의 신청을 받아 지정하여야 함

1. 시장 · 군수 · 구청장이 지정하는 경우
   재해 또는 사고 그 밖에 불가피한 사유로 관할 구역에서 응급환자의 진료에 지장을 발생할 우려가 있는 경우
2. 시 · 도지사가 지정하는 경우
   가. 당직의료기관을 지정하여야 하는 지역이 관할 시 · 도의 전체 지역이거나 2 이상의 시 · 군 · 구에 해당하는 경우
   나. 의료기관의 분포 등을 고려하여 시 · 군 · 구별로 지정하여 운영하는 것이 불합리하다고 판단하여 당직의료권역을 정한 경우
   다. 시장 · 군수 · 구청장이 지정한 당직의료기관이 충분하지 아니하다고 인정되는 경우
3. 보건복지부장관이 지정하는 경우
   가. 당직의료기관을 지정하여야 하는 범위가 전국 또는 2 이상의 시 · 도에 해당하는 경우
   나. 의료기관의 분포 등을 고려하여 시 · 도별로 지정하여 운영하는 것이 불합리하다고 판단하여 당직의료권역을 정한 경우
   다. 시 · 도지사가 지정한 당직의료기관이 충분하지 아니하다고 인정되는 경우

③ 보건복지부장관, 시 · 도지사 또는 시장 · 군수 · 구청장은 제2항의 규정에 따라 당직의료기관을 지정함에 있어 지정신청을 한 의료기관이 충분하지 아니한 경우에는 지정신청을 한 의료기관외의 의료기관을 당직의료기관으로 직접 지정할 수 있음

④ 보건복지부장관, 시 · 도지사 또는 시장 · 군수 · 구청장이 제2항의 규정에 따라 당직의료기관을 지정하는 때에는 당직 근무개시일 전에 미리 해당 의료기관에 지정사실을 통보하여야 함

● **법 제34조의2(야간 · 휴일 소아 진료기관의 지정)** ① 보건복지부장관 또는 시 · 도지사는 응급실 과밀화 해소 및 소아환자에 대한 의료 공백 방지를 위하여 「의료법」 제3조에 따른 의료기관 중에서 야간 또는 휴일에 소아환자를 진료하는 야간 · 휴일 소아 진료기관을 지정할 수 있음.

② 보건복지부장관, 시 · 도지사 또는 시장 · 군수 · 구청장은 야간 · 휴일 소아 진료기관에 대한 행정적 · 재정적 지원을 할 수 있음.

③ 야간 · 휴일 소아 진료기관의 지정 기준 · 방법 · 절차 및 업무 등에 관하여 필요한 사항은 보건복지부령으로 정함.

규칙 **제21조의2(야간 · 휴일 소아 진료기관의 지정)** ① 법 제34조의2제1항에 따라 야간 · 휴일 소아 진료기관으로 지정받으려는 의료기관의 장은 다음 각 호의 사항을 고려하여 보건복지부장관이 정하는 기준을 충족해야 함

1. 야간 또는 휴일에 소아환자를 진료하기 위해 필요한 시설 · 인력 및 장비 등을 갖출 것
2. 소아환자에 대한 충분한 진료 실적을 갖출 것
3. 야간 또는 휴일에 소아환자를 진료하기에 적합한 운영계획을 마련할 것

② 제1항에 따라 야간 · 휴일 소아 진료기관으로 지정받으려는 의료기관의 장은 별지 제8호의2서식의 야간 · 휴일 소아 진료기관 지정신청서에 다음 각 호의 서류를 첨부하여 관할 시장 · 군수 · 구청장을 거쳐 시 · 도지사에게 제출해야 함

1. 의료기관의 시설 · 인력 및 장비 등 현황
2. 소아환자 진료 실적
3. 운영계획서

③ 시장 · 군수 · 구청장은 제2항에 따른 야간 · 휴일 소아 진료기관 지정신청서를 제출받은 경우에는 그에 대한 검토의견서를 첨부하여 시 · 도지사에게 제출해야 함

④ 시 · 도지사는 야간 · 휴일 소아 진료기관을 지정한 경우에는 별지 제8호의3서식의 야간 · 휴일 소아 진료기관 지정서를 발급해야 함

⑤ 제1항부터 제4항까지에서 규정한 사항 외에 야간 · 휴일 소아 진료기관의 지정 등에 필요한 사항은 보건복지부장관이 정함

● **법 제35조(응급의료기관의 지정 취소 등)** ① 응급의료기관 및 권역외상센터, 지역외상센터가 다음 각 호의 어느 하나에 해당하는 경우에는 보건복지부장관 시 · 도지사 또는 시장 · 군수 · 구청장 중 해당 지정권자가 그 지정을 취소할 수 있음

1. 지정기준에 미달한 경우
2. 이 법에 따른 업무를 수행하지 아니한 경우
3. 이 법 또는 이 법에 따른 처분이나 명령을 위반한 경우

② 보건복지부장관, 시 · 도지사 또는 시장 · 군수 · 구청장은 응급의료기관 및 권역외상센터, 지역외상센터가 제1항 각 호의 어느 하나에 해당하는 경우에는 일정한 기간을 정하여 위반한 사항을 시정하도록 명하여야 함

③ 보건복지부장관, 시 · 도지사 또는 시장 · 군수 · 구청장은 제2항의 시정명령을 한 경우 명령의 성실한 이행을 위하여 명령이 이행될 때까지 제16조제1항, 제17조제4항 및 제30조의4에 따른 재정 지원의 전부 또는 일부를 중단할 수 있음

④ 보건복지부장관은 응급의료기관 및 권역외상센터, 지역외상센터가 제2항에 따른 시정명령을 이행하지 아니한 경우 일정한 기간을 정하여 제23조에 따른 응급의료수가를 차감할 수 있음

● **법 제35조의2(응급의료기관 외의 의료기관)** ① 이 법에 따른 응급의료기관으로 지정받지 아니한 의료기관이 응급의료시설을 설치 · 운영하려면 보건복지부령으로 정하는 시설 · 인력 등을 갖추어 시장 · 군수 · 구청장에게 신고하여야 함. 다만, 종합병원의 경우에는 신고를 생략할 수 있음

② 시장 · 군수 · 구청장은 제1항에 따른 신고를 받은 경우 그 내용을 검토하여 이 법에 적합하면 신고를 수리하여야 함

규칙 **제23조(응급의료시설의 설치기준)** ① 응급의료기관으로 지정받지 아니한 의료기관이 법 제35조의2의 규정에 따라 응급의료시설을 설치 · 운영하고자 하는 경우에 갖추어야 하는 시설 · 인력 등의 기준은 별표 9와 같음

② 응급의료기관으로 지정받지 아니한 의료기관이 응급의료시설을 설치 · 운영하고자 하는 경우에는 별지 제9호서식의 응급의료시설 설치신고서에 다음 각호의 서류를 첨부하여 관할 시장 · 군수 · 구청장에게 제출하여야 함

1. 응급의료시설의 도면 1부
2. 응급의료 시설 · 인력 및 장비 등의 현황 1부
3. 응급의료시설의 운영계획서 1부

③ 시장 · 군수 · 구청장은 제2항의 규정에 의한 신고를 수리한 때에는 별지 제10호서식의 응급의료시설 설치신고확인증을 발급해야 함

■ 응급의료에 관한 법률 시행규칙 [별표 9]

응급의료시설의 설치기준(제23조제1항 관련)

1. 의료기관의 외부에 법에 따라 지정받은 응급의료기관의 명칭과 혼돈되지 않는 범위에서 응급환자진료기관임을 표기할 것
2. 응급환자의 진료를 위한 20제곱미터 이상의 별도 공간을 확보하고, 간단한 처치 및 시술을 위한 병상을 구비할 것
3. 의사 1명 및 간호사 1명 이상이 24시간 근무할 것
4. 의료기관 내에 다음 각목의 장비가 구비되어 24시간 이용할 수 있을 것
   가. 일반 X-선 촬영기
   나. 혈액 성분 및 화학 검사, 동맥혈가스분석, 요성분 등을 검사할 수 있는 장비
5. 심폐소생술에 필요한 후두경 등 기도삽관장비를 구비하고 있을 것

10 국민건강보험법

[시행 2025. 4. 23.] [법률 제20505호, 2024. 10. 22., 일부개정]

[시행 2025. 4. 23.] [대통령령 제35446호, 2025. 4. 15., 일부개정]

[시행 2025. 4. 23.] [보건복지부령 제1109호, 2025. 4. 23., 일부개정]

보건복지부(보험정책과), 044-202-2702, 2708

보건복지부(보험급여과), 044-202-2737

「국민건강보험법」의 주요 출제범위는 제2장 가입자, 제3장 국민건강보험공단 중 업무, 제4장 보험급여, 제5장 건강보험심사평가원 중 업무 등이다. 효과적인 수험 대비를 위해 되도록 출제범위에 해당하는 부분을 중심으로 수록하였다. 좀 더 세부적인 자료는 법제처 국가법령정보센터(http://www.law.go.kr/)를 참조하길 바란다.

간호사 국가시험은 기출유형이 반복출제하는 경향이 있으므로 수험생들은 확인문제와 기출유형모의고사를 비중있게 학습하여야 할 것이다.

제1장 총칙

● **법 제1조(목적)** 이 법은 국민의 질병 · 부상에 대한 예방 · 진단 · 치료 · 재활과 출산 · 사망 및 건강증진에 대하여 보험급여를 실시함으로써 국민보건 향상과 사회보장 증진에 이바지함을 목적으로 함

● **법 제2조(관장)** 이 법에 따른 건강보험사업은 보건복지부장관이 맡아 주관함

● **법 제3조(정의)** 이 법에서 사용하는 용어의 뜻

1. "근로자"란 직업의 종류와 관계없이 근로의 대가로 보수를 받아 생활하는 사람(법인의 이사와 그 밖의 임원을 포함한다)으로서 공무원 및 교직원을 제외한 사람을 말함
2. "사용자"란 다음 각 목의 어느 하나에 해당하는 자를 말함
   가. 근로자가 소속되어 있는 사업장의 사업주
   나. 공무원이 소속되어 있는 기관의 장으로서 대통령령으로 정하는 사람
   다. 교직원이 소속되어 있는 사립학교(「사립학교교직원 연금법」 제3조에 규정된 사립학교를 말한다. 이하 이 조에서 같다)를 설립 · 운영하는 자

3. “사업장”이란 사업소나 사무소를 말함
4. “공무원”이란 국가나 지방자치단체에서 상시 공무에 종사하는 사람을 말함
5. “교직원”이란 사립학교나 사립학교의 경영기관에서 근무하는 교원과 직원을 말함

● **법 제3조의2(국민건강보험종합계획의 수립 등)** ① 보건복지부장관은 이 법에 따른 건강보험(이하 “건강보험”이라 한다)의 건전한 운영을 위하여 제4조에 따른 건강보험정책심의위원회(이하 이 조에서 “건강보험정책심의위원회”라 한다)의 심의를 거쳐 5년마다 국민건강보험종합계획(이하 “종합계획”이라 한다)을 수립하여야 한다. 수립된 종합계획을 변경할 때도 또한 같음

② 종합계획에는 다음 각 호의 사항이 포함되어야 함

1. 건강보험정책의 기본목표 및 추진방향
2. 건강보험 보장성 강화의 추진계획 및 추진방법
3. 건강보험의 중장기 재정 전망 및 운영
4. 보험료 부과체계에 관한 사항
5. 요양급여비용에 관한 사항
6. 건강증진 사업에 관한 사항
7. 취약계층 지원에 관한 사항
8. 건강보험에 관한 통계 및 정보의 관리에 관한 사항
9. 그 밖에 건강보험의 개선을 위하여 필요한 사항으로 대통령령으로 정하는 사항

③ 보건복지부장관은 종합계획에 따라 매년 연도별 시행계획(이하 “시행계획”이라 한다)을 건강보험정책심의위원회의 심의를 거쳐 수립 · 시행하여야 함

④ 보건복지부장관은 매년 시행계획에 따른 추진실적을 평가하여야 함

⑤ 보건복지부장관은 다음 각 호의 사유가 발생한 경우 관련 사항에 대한 보고서를 작성하여 지체 없이 국회 소관 상임위원회에 보고하여야 함

1. 제1항에 따른 종합계획의 수립 및 변경
2. 제3항에 따른 시행계획의 수립
3. 제4항에 따른 시행계획에 따른 추진실적의 평가

⑥ 보건복지부장관은 종합계획의 수립, 시행계획의 수립 · 시행 및 시행계획에 따른 추진실적의 평가를 위하여 필요하다고 인정하는 경우 관계 기관의 장에게 자료의 제출을 요구할 수 있음. 이 경우 자료의 제출을 요구받은 자는 특별한 사유가 없으면 이에 따라야 함

⑦ 그 밖에 제1항에 따른 종합계획의 수립 및 변경, 제3항에 따른 시행계획의 수립 · 시행 및 제4항에 따른 시행계획에 따른 추진실적의 평가 등에 필요한 사항은 대통령령으로 정함

● **법 제4조(건강보험정책심의위원회)** ① 건강보험정책에 관한 다음 각 호의 사항을 심의 · 의결하기 위하여 보건복지부장관 소속으로 건강보험정책심의위원회(이하 “심의위원회”라 한다)를 둔다.

1. 제3조의2제1항 및 제3항에 따른 종합계획 및 시행계획에 관한 사항(의결은 제외한다)
2. 제41조제3항에 따른 요양급여의 기준
3. 제45조제3항 및 제46조에 따른 요양급여비용에 관한 사항
4. 제73조제1항에 따른 직장가입자의 보험료율
5. 제73조제3항에 따른 지역가입자의 보험료율과 재산보험료부과점수당 금액

5의2. 보험료 부과 관련 제도 개선에 관한 다음 각 목의 사항(의결은 제외한다)
  가. 건강보험 가입자(이하 "가입자"라 한다)의 소득 파악 실태에 관한 조사 및 연구에 관한 사항
  나. 가입자의 소득 파악 및 소득에 대한 보험료 부과 강화를 위한 개선 방안에 관한 사항
  다. 그 밖에 보험료 부과와 관련된 제도 개선 사항으로서 심의위원회 위원장이 회의에 부치는 사항

6. 그 밖에 건강보험에 관한 주요 사항으로서 대통령령으로 정하는 사항

② 심의위원회는 위원장 1명과 부위원장 1명을 포함하여 25명의 위원으로 구성함

③ 심의위원회의 위원장은 보건복지부차관이 되고, 부위원장은 제4항제4호의 위원 중에서 위원장이 지명하는 사람이 됨

④ 심의위원회의 위원은 다음 각 호에 해당하는 사람을 보건복지부장관이 임명 또는 위촉함
1. 근로자단체 및 사용자단체가 추천하는 각 2명
2. 시민단체(「비영리민간단체지원법」 제2조에 따른 비영리민간단체를 말한다. 이하 같다), 소비자단체, 농어업인단체 및 자영업자단체가 추천하는 각 1명
3. 의료계를 대표하는 단체 및 약업계를 대표하는 단체가 추천하는 8명
4. 다음 각 목에 해당하는 8명
  가. 대통령령으로 정하는 중앙행정기관 소속 공무원 2명
  나. 국민건강보험공단의 이사장 및 건강보험심사평가원의 원장이 추천하는 각 1명
  다. 건강보험에 관한 학식과 경험이 풍부한 4명

⑤ 심의위원회 위원(제4항제4호가목에 따른 위원은 제외한다)의 임기는 3년으로 함. 다만, 위원의 사임 등으로 새로 위촉된 위원의 임기는 전임위원 임기의 남은 기간으로 함

⑥ 보건복지부장관은 심의위원회가 제1항제5호의2에 따라 심의한 사항을 국회에 보고하여야 함

⑦ 심의위원회의 운영 등에 필요한 사항은 대통령령으로 정함

제2장 가입자

● **법 제5조(적용 대상 등)** ① 국내에 거주하는 국민은 건강보험의 가입자 또는 피부양자가 됨. 다만, 다음 각 호의 어느 하나에 해당하는 사람은 제외
1. 「의료급여법」에 따라 의료급여를 받는 사람(이하 '수급권자')

2. 「독립유공자예우에 관한 법률」 및 「국가유공자 등 예우 및 지원에 관한 법률」에 따라 의료보호를 받는 사람(이하 '유공자 등 의료보호대상자'). 다만, 다음 각 목의 어느 하나에 해당하는 사람은 가입자 또는 피부양자가 됨
   가. 유공자등 의료보호대상자 중 건강보험의 적용을 보험자에게 신청한 사람
   나. 건강보험을 적용받고 있던 사람이 유공자등 의료보호대상자로 되었으나 건강보험의 적용배제 신청을 보험자에게 하지 아니한 사람

② 제1항의 피부양자는 다음 각 호의 어느 하나에 해당하는 사람 중 직장가입자에게 주로 생계를 의존하는 사람으로서 소득 및 재산이 보건복지부령으로 정하는 기준 이하에 해당하는 사람을 말함
1. 직장가입자의 배우자
2. 직장가입자의 직계존속(배우자의 직계존속 포함)
3. 직장가입자의 직계비속(배우자의 직계비속 포함)과 그 배우자
4. 직장가입자의 형제 · 자매

③ 제2항에 따른 피부양자 자격의 인정 기준, 취득 · 상실시기 및 그 밖에 필요한 사항은 보건복지부령으로 정함

규칙 **제2조(피부양자 자격의 인정기준 등)** ① 「국민건강보험법」(이하 '법') 제5조제2항에 따른 피부양자 자격의 인정기준은 다음 각 호의 요건을 모두 충족하는 것으로 함
1. 별표 1에 따른 부양요건에 해당할 것
2. 별표 1의2에 따른 소득 및 재산요건에 해당할 것

② 〈 피부양자 자격취득일 〉
1. 신생아의 경우 : 출생한 날
2. 직장가입자의 자격 취득일 또는 가입자의 자격 변동일부터 90일 이내에 피부양자의 자격취득 신고를 한 경우 : 직장가입자의 자격 취득일 또는 해당 가입자의 자격 변동일
3. 직장가입자의 자격 취득일 또는 가입자의 자격 변동일부터 90일을 넘겨 피부양자 자격취득 신고를 한 경우 : 법 제13조에 따른 국민건강보험공단(이하 '공단')에 별지 제1호서식의 피부양자 자격(취득 · 상실) 신고서를 제출한 날. 다만, 천재지변, 질병 · 사고 등 공단이 정하는 본인의 책임이 없는 부득이한 사유로 90일을 넘겨 피부양자 자격취득 신고를 한 경우에는 직장가입자의 자격 취득일 또는 가입자의 자격 변동일로 함

③ 〈 피부양자 자격상실일 〉
1. 사망한 날의 다음 날
2. 대한민국의 국적을 잃은 날의 다음 날
3. 국내에 거주하지 아니하게 된 날의 다음 날
4. 직장가입자가 자격을 상실한 날
5. 법 제5조제1항제1호에 따른 수급권자가 된 날
6. 법 제5조제1항제2호에 따른 유공자등 의료보호대상자인 피부양자가 공단에 건강보험의 적용배제 신청을 한 날의 다음 날
7. 직장가입자 또는 다른 직장가입자의 피부양자 자격을 취득한 경우에는 그 자격을 취득한 날
8. 피부양자 자격을 취득한 사람이 본인의 신고에 따라 피부양자 자격 상실 신고를 한 경우에는 신고한 날의 다음 날
9. 제1항에 따른 요건을 충족하지 아니하는 경우에는 공단이 그 요건을 충족하지 아니한다고 확인한 날의 다음 날
10. 제9호에도 불구하고 「국민건강보험법 시행령」(이하 "영") 제41조의2제3항에 따라 영 제41조제1항제3호 및 제4호의 소득(이하 "사업소득등")의 발생 사실과 그 금액을 신고하여 공단이 제1항제2호에 따른 소득요건을 충족하지 않는다고 확인한 경우에는 그 사업소득등이 발생한 날이 속하는 달의 다음 달 말일
11. 제9호에도 불구하고 영 제41조의2제3항에 따라 사업소득 등의 발생 사실과 그 금액을 신고하지 않았으나 공단이 제1항제2호에 따른 소득요건을 충족하지 않음을 확인한 경우에는 그 사업소득등이 발생한 날이 속하는 달의 말일
12. 제9호부터 제11호까지의 규정에도 불구하고 거짓이나 그 밖의 부정한 방법으로 영 제41조의2제1항에 따른 소득월액의 조정 신청 또는 이 규칙에 따른 피부양자 자격 취득 신고를 하여 피부양자 자격을 취득한 것을 공단이 확인한 경우에는 그 자격을 취득한 날

④ 직장가입자가 피부양자 자격 취득 또는 상실 신고를 하거나 피부양자가 제3항제8호에 따른 자격 상실 신고를 하려면 별지 제1호서식의 피부양자 자격(취득 · 상실) 신고서에 다음 각 호의 서류(자격 취득 신고의 경우만 해당)를 첨부하여 공단에 제출하여야 함. 다만, 공단이 법 제96조에 따라 국가 등으로부터 제공받은 자료로 피부양자 자격 취득 또는 상실 대상자를 확인할 수 있는 경우에는 신고서를 제출하지 아니함

1. 가족관계등록부의 증명서 1부(주민등록표 등본으로 제1항 각 호의 요건 충족 여부를 확인할 수 없는 경우만 해당)
2. 「장애인복지법」 제32조에 따라 등록된 장애인, 「국가유공자등 예우 및 지원에 관한 법률」 제4조 · 제73조 및 제74조에 따른 국가유공자 등(법률 제11041호로 개정되기 전의 「국가유공자 등 예우 및 지원에 관한 법률」 제73조의2에 따른 국가유공자등 포함)으로서 같은 법 제6조의4에 따른 상이등급 판정을 받은 사람과 「보훈보상대상자 지원에 관한 법률」 제2조에 따른 보훈보상대상자로서 같은 법 제6조에 따른 상이등급 판정을 받은 사람임을 증명할 수 있는 서류 1부(장애인, 국가유공자 등 또는 보훈보상대상자의 경우만 해당)
3. 「도시 및 주거환경정비법」에 따른 주택재건축사업의 사업자등록증 사본 등 별표 1의2 제1호다목에 해당하는 사실을 확인하기 위하여 공단이 요구하는 서류(피부양자가 되려는 사람이 별표 1의2 제1호다목에 따른 인정을 받으려는 경우만 해당)

■ 국민건강보험법 시행규칙 [별표 1]

피부양자 자격의 인정기준 중 부양요건(제2조제1항제1호 관련)

가입자와의 관계	부양요건	
	동거 시	비동거 시
1. 배우자	○ 부양 인정	○ 부양 인정
2. 부모인 직계존속 가. 부모(아버지 또는 어머니와 재혼한 배우자 포함)	○ 부양 인정	○ 부모(아버지 또는 어머니와 재혼한 배우자 포함)와 동거하고 있는 형제자매가 없거나, 있어도 보수 또는 소득이 없는 경우 부양 인정
나. 법률상의 부모가 아닌 친생부모(이하 "친생부모"라 한다)	○ 부양 인정	○ 친생부모의 배우자 또는 동거하고 있는 직계비속이 없거나, 있어도 보수 또는 소득이 없는 경우 부양 인정
3. 자녀(법률상의 자녀가 아닌 친생자녀 포함)인 직계비속	○ 부양 인정	○ 미혼(이혼 · 사별한 경우 포함)인 경우 부양 인정. 다만, 이혼 · 사별한 경우 자녀인 직계비속이 없거나, 있어도 보수 또는 소득이 없는 경우 부양 인정
4. 조부모 · 외조부모 이상인 직계존속	○ 부양 인정	○ 조부모 · 외조부모 이상인 직계존속과 동거하고 있는 직계비속이 없거나, 있어도 보수 또는 소득이 없는 경우 부양 인정
5. 손 · 외손 이하인 직계비속	○ 부모가 없거나, 아버지 또는 어머니가 있어도 보수 또는 소득이 없는 경우 부양 인정	○ 미혼(이혼 · 사별한 경우 포함)으로서 부모가 없는 경우 부양 인정. 다만, 이혼 · 사별한 경우 자녀인 직계비속이 없거나, 있어도 보수 또는 소득이 없는 경우 부양 인정
6. 직계비속의 배우자	○ 부양 인정	○ 부양 불인정
7. 배우자의 부모인 직계존속(배우자의 아버지 또는 어머니와 재혼한 배우자 포함)	○ 부양 인정	○ 배우자의 부모(아버지 또는 어머니와 재혼한 배우자 포함)와 동거하고 있는 배우자의 형제자매가 없거나, 있어도 보수 또는 소득이 없는 경우 부양 인정

가입자와의 관계	부양요건	
	동거 시	비동거 시
8. 배우자의 조부모 · 외조부모 이상인 직계존속	○ 부양 인정	○ 배우자의 조부모 · 외조부모 이상인 직계존속과 동거하고 있는 직계비속이 없거나, 있어도 보수 또는 소득이 없는 경우 부양 인정
9. 배우자의 직계비속	○ 미혼(이혼 · 사별한 경우 포함)인 경우 부양 인정. 다만, 이혼 · 사별한 경우 자녀인 직계비속이 없거나, 있어도 보수 또는 소득이 없는 경우 부양 인정	○ 부양 불인정
10. 다음 각 목의 어느 하나에 해당하는 형제 · 자매 가. 30세 미만 나. 65세 이상 다. 「장애인복지법」 제32조에 따라 등록한 장애인 라. 「국가유공자 등 예우 및 지원에 관한 법률」 제4조 · 제73조 및 제74조에 따른 국가유공자 등(법률 제11041호로 개정되기 전의 「국가유공자 등 예우 및 지원에 관한 법률」 제73조의2에 따른 국가유공자 등을 포함한다)으로서 같은 법 제6조의4에 따른 상이등급 판정을 받은 사람 마. 「보훈보상대상자 지원에 관한 법률」 제2조에 따른 보훈보상대상자로서 같은 법 제6조에 따른 상이등급 판정을 받은 사람	○ 미혼(이혼 · 사별한 경우 포함)으로 부모가 없거나, 있어도 부모가 보수 또는 소득이 없는 경우 부양 인정. 다만, 이혼 · 사별한 경우 자녀인 직계비속이 없거나, 있어도 보수 또는 소득이 없는 경우 부양 인정	○ 미혼(이혼 · 사별한 경우 포함)으로 부모 및 직장가입자 외의 다른 형제 · 자매가 없거나, 있어도 부모 및 동거하고 있는 형제 · 자매가 보수 또는 소득이 없는 경우 부양 인정. 다만, 이혼 · 사별한 경우 자녀인 직계비속이 없거나, 있어도 보수 또는 소득이 없는 경우 부양 인정

■ 국민건강보험법 시행규칙 [별표 1의2]

피부양자 자격의 인정기준 중 소득 및 재산요건(제2조제1항제2호 관련)

1. 직장가입자의 피부양자가 되려는 사람은 다음 각 목에서 정하는 소득요건을 모두 충족하여야 한다.
   가. 영 제41조제1항 각 호에 따른 소득의 합계액이 연간 2천만원 이하일 것
   나. 영 제41조제1항제3호의 사업소득(이하 이 표에서 "사업소득"이라 한다)이 없을 것. 다만, 피부양자가 되려는 사람이 다음의 어느 하나에 해당하고, 사업소득의 합계액이 연간 500만원 이하인 경우에는 사업소득이 없는 것으로 본다.
      1) 사업자등록이 되어 있지 않은 경우(「소득세법」 제19조제1항제12호에 따른 부동산업에서 발생하는 소득 중 주택임대소득이 있는 경우는 제외한다)
      2) 「장애인복지법」 제32조에 따라 장애인으로 등록한 경우
      3) 「국가유공자 등 예우 및 지원에 관한 법률」 제4조 · 제73조 및 제74조에 따른 국가유공자 등(법률 제11041호로 개정되기 전의 「국가유공자 등 예우 및 지원에 관한 법률」 제73조의2에 따른 국가유공자 등을 포함한다)으로서 같은 법 제6조의4에 따른 상이등급 판정을 받은 경우

4) 「보훈보상대상자 지원에 관한 법률」 제2조에 따른 보훈보상대상자로서 같은 법 제6조에 따른 상이등급 판정을 받은 경우

다. 피부양자가 되려는 사람이 「도시 및 주거환경정비법」에 따른 주택재건축사업으로 발생한 사업소득을 제외하면 가목 및 나목의 요건을 충족하는 경우 등 관계 자료에 의하여 공단이 인정한 경우에는 가목 및 나목의 요건을 충족하는 것으로 본다.

라. 피부양자가 되려는 사람이 기혼자인 경우에는 부부 모두 가목부터 다목까지의 요건을 충족하여야 한다.

2. 직장가입자의 피부양자가 되려는 사람은 각 목에서 정하는 재산요건 중 어느 하나에 해당하여야 한다.

가. 별표 1의 제1호부터 제9호까지에 해당하는 경우: 다음의 어느 하나에 해당할 것

1) 영 제42조제1항제1호에 따른 재산에 대한 「지방세법」 제110조에 따른 재산세 과세표준의 합이 5억 4천만원을 초과하면서 9억원 이하이고, 영 제41조제1항 각 호에 따른 소득의 합계액이 연간 1천만원 이하일 것

2) 영 제42조제1항제1호에 따른 재산에 대한 「지방세법」 제110조에 따른 재산세 과세표준의 합이 5억4천만원 이하일 것

나. 별표 1의 제10호에 해당하는 경우: 영 제42조제1항제1호에 따른 재산에 대한 「지방세법」 제110조에 따른 재산세 과세표준의 합이 1억8천만원 이하일 것

확인문제

「국민건강보험법」상 직장가입자의 피부양자가 될 수 없는 자는?

① 직장가입자의 배우자
② 직장가입자의 직계존속
③ 직장가입자의 직계비속
④ 직장가입자의 배우자의 직계존속
⑤ 직장가입자의 형제 · 자매의 배우자

정답 : ⑤

- **법 제6조(가입자의 종류)** ① 가입자 : 직장가입자와 지역가입자로 구분

② 모든 사업장의 근로자 및 사용자와 공무원 및 교직원은 직장가입자가 됨

〈 직장가입자에서 제외되는 자 〉

1. 고용 기간이 1개월 미만인 일용근로자
2. 「병역법」에 따른 현역병(지원에 의하지 아니하고 임용된 하사 포함), 전환복무[1]된 사람 및 군간부후보생
3. 선거에 당선되어 취임하는 공무원으로서 매월 보수 또는 보수에 준하는 급료를 받지 아니하는 사람
4. 그 밖에 사업장의 특성, 고용 형태 및 사업의 종류 등을 고려하여 대통령령으로 정하는 사업장의 근로자 및 사용자와 공무원 및 교직원

③ 지역가입자 : 직장가입자와 그 피부양자를 제외한 가입자

1) 전환복무 : 현역병으로 복무 중인 사람이 교정시설경비교도, 전투경찰대원 또는 의무소방원의 임무에 종사하도록 군인으로서의 신분을 다른 신분으로 전환하는 것을 말한다(「병역법」 제2조 제7호).

영 제9조(직장가입자에서 제외되는 사람) 〈 법 제6조제2항제4호에서 '대통령령으로 정하는 사업장의 근로자 및 사용자와 공무원 및 교직원' 〉

1. 비상근 근로자 또는 1개월 동안의 소정(所定)[2]근로시간이 60시간 미만인 단시간근로자
2. 비상근 교직원 또는 1개월 동안의 소정근로시간이 60시간 미만인 시간제공무원 및 교직원
3. 소재지가 일정하지 아니한 사업장의 근로자 및 사용자
4. 근로자가 없거나 제1호에 해당하는 근로자만을 고용하고 있는 사업장의 사업주

규칙 제3조(사업장의 적용 · 변경 · 탈퇴 신고) ① 사용자는 해당 사업장이 법 제6조제2항에 따라 직장가입자가 되는 근로자 · 공무원 및 교직원을 사용하는 사업장이 된 경우에는 그 때부터 14일 이내에 별지 제2호서식의 사업장(기관) 적용신고서에 통장 사본 1부(자동이체를 신청하는 경우만 해당)를 첨부하여 공단에 제출해야 함. 이 경우 공단은 「전자정부법」 제36조제2항에 따른 행정정보의 공동이용을 통하여 사업자등록증명 및 법인 등기사항증명서를 확인해야 하며, 신고인이 사업자등록증명을 확인하는 것에 동의하지 않는 경우에는 사업자등록증 사본을 첨부하도록 해야 함

② 사용자는 제1항에 따라 공단에 신고한 내용이 변경된 경우에는 변경된 날부터 14일 이내에 별지 제3호서식의 사업장(기관)변경신고서를 공단에 제출해야 함. 이 경우 공단은 「전자정부법」 제36조제2항에 따른 행정정보의 공동이용을 통하여 사업자등록증명 및 법인 등기사항증명서를 확인해야 하며, 신고인이 사업자등록증명을 확인하는 것에 동의하지 않는 경우에는 사업자등록증 사본을 첨부하도록 해야 함

③ 사용자는 사업장이 다음 각 호의 어느 하나에 해당하게 된 경우에는 그 날부터 14일 이내에 별지 제4호서식의 사업장 탈퇴신고서에 사업장 탈퇴 사실을 증명할 수 있는 서류를 첨부하여 공단에 제출하여야 함. 이 경우 공단은 「전자정부법」 제36조제2항에 따른 행정정보의 공동이용을 통하여 휴업 · 폐업 사실 증명원(사업장이 휴업 · 폐업한 경우만 해당) 및 법인 등기사항증명서를 확인하여야 하며, 신고인이 휴업 · 폐업 사실 증명원을 확인하는 것에 동의하지 아니하는 경우에는 이를 첨부하도록 하여야 함

1. 사업장이 휴업 · 폐업되는 경우
2. 사업장이 합병되는 경우
3. 사업장이 폐쇄되는 경우
4. 사업장에 근로자가 없게 되거나 영 제9조제1호에 따른 근로자만을 고용하게 되는 경우

규칙 제4조(가입자 자격의 취득 · 변동 · 상실의 신고) ① 세대주는 그 세대의 구성원이 법 제6조제3항 · 제8조제1항 및 제9조제1항에 따라 지역가입자의 자격을 취득한 경우 또는 지역가입자로 자격이 변동된 경우에는 별지 제5호서식의 지역가입자 자격 취득 · 변동 신고서에 보험료 감면 증명자료를 첨부(법 제74조 및 제75조에 따라 보험료가 면제되거나 일부를 경감받는 사람만 해당하며, 공단이 법 제96조에 따라 국가 등으로부터 제공받은 자료로 보험료 감면 대상자임을 확인할 수 있는 경우에는 첨부하지 않음)해 공단에 제출해야 함. 다만, 제4항제2호에 따라 사용자가 별지 제8호서식의 직장가입자 자격상실 신고서를 공단에 제출한 경우에는 별지 제5호서식의 지역가입자자격취득 · 변동신고서를 제출한 것으로 봄

② 사용자는 법 제6조제2항 · 제4항, 제8조제1항 및 제9조제1항에 따라 근로자 · 공무원 및 교직원이 다음 각 호의 어느 하나에 해당하는 경우에는 별지 제6호서식의 직장가입자 자격취득 신고서를 공단에 제출해야 함. 이 경우 제2조제1항 각 호의 요건을 갖추었는지 여부를 주민등록표 등본으로 확인할 수 없을 때에는 가족관계등록부의 증명서 1부를 첨부해야 함

1. 직장가입자가 아닌 사람이 직장가입자인 근로자 · 사용자 · 공무원 및 교직원이 된 경우
2. 직장가입자인 근로자 · 사용자가 다른 사업장의 직장가입자가 되거나 직장가입자인 공무원 · 교직원이 된 경우
3. 직장가입자인 공무원 · 교직원이 직장가입자인 근로자 · 사용자가 되거나 소속 기관장을 달리하는 기관으로 전출[3]된 경우

③ 〈 법 제9조제3항에 따라 국방부장관 또는 법무부장관이 공단에 통지해야 할 사항 〉

1. 국방부장관 : 법 제54조제3호에 해당하는 사람의 성명 · 주민등록번호 · 입대일 · 전역일 및 전환복무일
2. 법무부장관 : 법 제54조제4호에 해당하는 사람의 성명 · 주민등록번호 · 입소일 · 출소일 · 수용기관명칭 · 코드 및 신분 구분

④ 법 제10조제2항에 따른 자격상실의 신고는 다음 각 호의 구분에 따라 해야 함

1. 지역가입자 : 세대주가 별지 제7호서식의 지역가입자 자격상실 신고서를 공단에 제출
2. 직장가입자 : 사용자가 별지 제8호서식의 직장가입자 자격상실 신고서를 공단에 제출

⑤ 사용자는 제2항에 따라 공단에 신고한 직장가입자의 내용이 변경된 경우에는 변경된 날부터 14일 이내에 별지 제9호서식의 직장가입자 내용변경 신고서를 공단에 제출해야 함

---

2) 소정:정해진 바

3) 전출 : 이전 거주지에서 새 거주지로 옮겨 감 또는 새 근무지나 학교 따위로 옮겨 감

확인문제

「국민건강보험법」상 직장가입자가 될 수 있는 자는?

① 비상근 근로자
②「병역법」에 따른 현역병
③ 고용 기간이 1개월 미만인 일용근로자
④ 1개월 동안의 소정근로시간이 60시간 이상인 교직원
⑤ 선거에 당선되어 취임하는 공무원으로서 매월 보수 또는 보수에 준하는 급료를 받지 아니하는 사람

정답: ④

● **법 제7조(사업장의 신고)** 사업장의 사용자는 다음 각 호의 어느 하나에 해당하게 되면 그 때부터 14일 이내에 보건복지부령으로 정하는 바에 따라 보험자에게 신고하여야 함. 제1호에 해당되어 보험자에게 신고한 내용이 변경된 경우에도 또한 같음

1. 제6조제2항에 따라 직장가입자가 되는 근로자 · 공무원 및 교직원을 사용하는 사업장(이하 '적용대상사업장')이 된 경우
2. 휴업 · 폐업 등 보건복지부령으로 정하는 사유가 발생한 경우

확인문제

「국민건강보험법」상 사용자가 직장가입자가 되는 근로자를 사용하는 사업장이 된 경우 며칠 이내에 보험자에게 신고하여야 하는가?

① 3일　② 7일　③ 14일
④ 30일　⑤ 60일

정답: ③

● **법 제8조(자격의 취득 시기 등)** ① 가입자는 국내에 거주하게 된 날에 직장가입자 또는 지역가입자의 자격을 얻음. 다만, 다음 각 호의 어느 하나에 해당하는 사람은 그 해당되는 날에 각각 자격을 얻음

1. 수급권자이었던 사람은 그 대상자에서 제외된 날
2. 직장가입자의 피부양자이었던 사람은 그 자격을 잃은 날
3. 유공자등 의료보호대상자이었던 사람은 그 대상자에서 제외된 날
4. 제5조제1항제2호가목에 따라 보험자에게 건강보험의 적용을 신청한 유공자등 의료보호대상자는 그 신청한 날

② 제1항에 따라 자격을 얻은 경우 그 직장가입자의 사용자 및 지역가입자의 세대주는 그 명세를 보건복지부령으로 정하는 바에 따라 자격을 취득한 날부터 14일 이내에 보험자에게 신고하여야 함

확인문제

「국민건강보험법」상 직장가입자 또는 지역가입자의 자격을 얻는 시기로 옳은 것은?

① 국내에 거주하게 된 다음 날
② 수급권자이었던 사람은 그 대상자에서 제외된 전날
③ 직장가입자의 피부양자이었던 사람은 그 자격을 잃은 다음 날
④ 유공자등 의료보호대상자이었던 사람은 그 대상자에서 제외된 날
⑤ 보험자에게 건강보험의 적용을 신청한 유공자등 의료보호대상자는 그 신청한 전날

정답: ④

● **법 제9조(자격의 변동 시기 등)** ① 〈 가입자 자격 변동 시기 〉

1. 지역가입자가 적용대상사업장의 사용자로 되거나, 근로자 · 공무원 또는 교직원(이하 '근로자 등')으로 사용된 날
2. 직장가입자가 다른 적용대상사업장의 사용자로 되거나 근로자등으로 사용된 날
3. 직장가입자인 근로자등이 그 사용관계가 끝난 날의 다음 날
4. 적용대상사업장에 제7조제2호에 따른 사유가 발생한 날의 다음 날
5. 지역가입자가 다른 세대로 전입한 날

② 제1항에 따라 자격이 변동된 경우 직장가입자의 사용자와 지역가입자의 세대주는 다음 각 호의 구분에 따라 그 명세를 보건복지부령으로 정하는 바에 따라 자격이 변동된 날부터 14일 이내에 보험자에게 신고하여야 함

1. 제1항제1호 및 제2호에 따라 자격이 변동된 경우 : 직장가입자의 사용자
2. 제1항제3호부터 제5호까지의 규정에 따라 자격이 변동된 경우 : 지역가입자의 세대주

③ 법무부장관 및 국방부장관은 직장가입자나 지역가입자가 제54조 제3호 또는 제4호에 해당하면 보건복지부령으로 정하는 바에 따라 그 사유에 해당된 날부터 1개월 이내에 보험자에게 알려야 함

확인문제

「국민건강보험법」상 가입자의 일정한 자격변동이 있을 경우 직장가입자의 사용자와 지역가입자의 세대주는 자격이 변동된 날부터 며칠 이내에 보험자에게 신고하여야 하는가?

① 7일　② 14일　③ 30일　④ 60일　⑤ 90일

정답 : ②

확인문제

「국민건강보험법」상 가입자의 자격 변동 시기로 옳은 것은?

① 지역가입자가 다른 세대로 전입한 날
② 공무원 또는 교직원으로 사용된 날의 다음 날
③ 직장가입자인 근로자등이 그 사용관계가 끝난 날
④ 지역가입자가 적용대상사업장의 사용자로 된 다음 날
⑤ 직장가입자가 다른 적용대상사업장의 사용자로 된 다음 날

정답: ①

- **법 제9조의2(자격 취득 · 변동 사항의 고지)** 공단은 제96조제1항에 따라 제공받은 자료를 통하여 가입자 자격의 취득 또는 변동 여부를 확인하는 경우에는 자격 취득 또는 변동 후 최초로 제79조에 따른 납부의무자에게 보험료 납입 고지를 할 때 보건복지부령으로 정하는 바에 따라 자격 취득 또는 변동에 관한 사항을 알려야 함

규칙 **제4조의2(가입자 자격의 취득 · 변동의 고지사항)** 공단은 법 제9조의2에 따라 자격 취득 또는 변동에 관한 사항을 알리는 경우에는 제48조에 따른 납입고지서에 다음 각 호의 사항을 명시해야 함
1. 가입자 자격의 취득 또는 변동이 발생한 가입자의 성명
2. 취득 또는 변동이 발생한 자격

- **법 제10조(자격의 상실 시기 등)** ① 〈 가입자 자격상실일 〉
  1. 사망한 날의 다음 날
  2. 국적을 잃은 날의 다음 날
  3. 국내에 거주하지 아니하게 된 날의 다음 날
  4. 직장가입자의 피부양자가 된 날
  5. 수급권자가 된 날
  6. 건강보험을 적용받고 있던 사람이 유공자등 의료보호대상자가 되어 건강보험의 적용배제신청을 한 날

  ② 제1항에 따라 자격을 잃은 경우 직장가입자의 사용자와 지역가입자의 세대주는 그 명세를 보건복지부령으로 정하는 바에 따라 자격을 잃은 날부터 14일 이내에 보험자에게 신고하여야 함

확인문제

「국민건강보험법」상 건강보험 가입자의 자격상실시기로 옳은 것은? **(2023년 기출)**

① 국적을 잃은 날
② 사망한 날의 다음 날
③ 수급권자가 된 날의 다음 날
④ 국내에 거주하지 아니하게 된 날
⑤ 직장가입자의 피부양자가 된 날의 다음 날

정답: ②

● **법 제11조(자격취득 등의 확인)** ① 가입자 자격의 취득 · 변동 및 상실은 제8조부터 제10조까지의 규정에 따른 자격의 취득 · 변동 및 상실의 시기로 소급하여 효력을 발생. 이 경우 보험자는 그 사실을 확인할 수 있음
② 가입자나 가입자이었던 사람 또는 피부양자나 피부양자이었던 사람은 제1항에 따른 확인을 청구할 수 있음

● **법 제12조(건강보험증)** ① 국민건강보험공단은 가입자 또는 피부양자가 신청하는 경우 건강보험증을 발급하여야 함
② 가입자 또는 피부양자가 요양급여를 받을 때에는 제1항의 건강보험증을 제42조제1항에 따른 요양기관(이하 '요양기관')에 제출하여야 함. 다만, 천재지변이나 그 밖의 부득이한 사유가 있으면 그러하지 아니함
③ 가입자 또는 피부양자는 제2항 본문에도 불구하고 주민등록증(모바일 주민등록증을 포함), 운전면허증, 여권, 그 밖에 보건복지부령으로 정하는 본인 여부를 확인할 수 있는 신분증명서(이하 "신분증명서")로 요양기관이 그 자격을 확인할 수 있으면 건강보험증을 제출하지 아니할 수 있음
④ 요양기관은 가입자 또는 피부양자에게 요양급여를 실시하는 경우 보건복지부령으로 정하는 바에 따라 건강보험증이나 신분증명서로 본인 여부 및 그 자격을 확인하여야 함. 다만, 요양기관이 가입자 또는 피부양자의 본인 여부 및 그 자격을 확인하기 곤란한 경우로서 보건복지부령으로 정하는 정당한 사유가 있을 때에는 그러하지 아니함
⑤ 가입자 · 피부양자는 제10조제1항에 따라 자격을 잃은 후 자격을 증명하던 서류를 사용하여 보험급여를 받아서는 아니 됨
⑥ 누구든지 건강보험증이나 신분증명서를 다른 사람에게 양도(讓渡)하거나 대여하여 보험급여를 받게 하여서는 아니 됨
⑦ 누구든지 건강보험증이나 신분증명서를 양도 또는 대여를 받거나 그 밖에 이를 부정하게 사용하여 보험급여를 받아서는 아니 됨
⑧ 제1항에 따른 건강보험증의 신청 절차와 방법, 서식과 그 교부 및 사용 등에 필요한 사항은 보건복지부령으로 정함

규칙 **제5조(건강보험증의 발급 신청 등)** ① 가입자 또는 피부양자는 법 제12조제1항에 따른 건강보험증을 발급받으려면 별지 제10호서식의 건강보험증 발급 신청서를 공단에 제출해야 함. 이 경우 「정보통신망 이용촉진 및 정보보호 등에 관한 법률」 제2조제1항제1호에 따른 정보통신망(이하 '정보통신망')을 통하여 해당 서류를 제출할 수 있음
② 공단은 제1항에 따른 신청을 받으면 지체 없이 별지 제11호서식 또는 별지 제11호의2서식의 건강보험증을 신청인에게 발급해야 함
③ 공단은 법 제96조에 따라 제공받은 자료를 이용하여 가입자 또는 피부양자의 자격 취득 · 변동 사실을 확인한 경우에는 제2항에도 불구하고 가입자 또는 피부양자의 신청 없이 건강보험증을 발급할 수 있음
④ 제2항 또는 제3항에 따라 건강보험증을 발급받은 가입자 또는 피부양자는 건강보험증에 기재된 내용이 변경된 경우에는 변경된 날부터 30일 이내에 별지 제10호서식의 건강보험증 기재사항 변경 신청서를 공단에 제출해야 함

규칙 **제7조(건강보험증을 대체하는 신분증명서)** 법 제12조제3항에서 "보건복지부령으로 정하는 본인 여부를 확인할 수 있는 신분증명서"란 다음 각 호의 증명서 또는 서류(관계 법령에서 인정하고 있는 전자적 방식의 증명서 또는 전자문서를 포함. 이하 이 조에서 같음)를 말한다. 이 경우 그 증명서 또는 서류에 유효기간이 적혀 있는 경우에는 그 유효기간이 지나지 않아야 함

1. 행정기관이나 공공기관이 발행한 증명서로서 사진이 붙어 있고, 주민등록번호 또는 외국인등록번호가 포함되어 본인임을 확인할 수 있는 국가보훈등록증, 장애인 등록증, 외국인 등록증, 그 밖에 신분을 확인할 수 있는 증명서
2. 행정기관이나 공공기관이 기록 · 관리하는 것으로서 사진이 붙어 있고, 주민등록번호 또는 외국인등록번호가 포함되어 본인임을 확인할 수 있는 서류
3. 「전자서명법」 제2조제2호에 따른 전자서명(서명자의 실지명의를 확인할 수 있는 것을 말함)이 첨부되어 있거나 「정보통신망 이용촉진 및 정보보호 등에 관한 법률」 제23조의3에 따른 본인확인기관이 제공하는 등 보건복지부장관이 정하여 고시하는 방법에 따라 본인 여부를 확인할 수 있는 증명서 또는 서류

규칙 **제7조의2(본인 여부 및 자격 확인 등)** ① 법 제12조제4항 본문에 따라 요양기관이 가입자 또는 피부양자의 본인 여부 및 그 자격을 확인하는 경우에는 공단이 운영하는 정보시스템(공단이 가입자 또는 피부양자 자격 및 보험급여 관리를 위하여 구축 · 운영하는 정보시스템을 말함. 이하 이 조에서 같음)을 통하여 그 자격을 확인해야 함. 다만, 불가피한 사유로 정보시스템을 통한 자격 확인이 불가능한 경우에는 공단의 이사장이 정하는 방법으로 그 자격을 확인해야 함

② 〈 법 제12조제4항 단서에서 "보건복지부령으로 정하는 정당한 사유" 〉

1. 「응급의료에 관한 법률」 제2조제1호에 따른 응급환자에게 요양급여를 실시하는 경우 등 요양급여 실시가 지체되면 가입자 또는 피부양자의 생명 또는 신체에 위해가 발생할 우려가 있거나 그 밖에 이에 준하는 사유로 건강보험증이나 신분증명서를 제출하기 곤란한 경우
2. 그 밖에 가입자 또는 피부양자에 대한 본인 여부 및 자격 확인이 환자 진료에 불편이나 지장을 초래하는 등 부득이한 경우로서 보건복지부장관이 정하여 고시하는 경우

제3장 국민건강보험공단

● **법 제13조(보험자)** 건강보험의 보험자 : 국민건강보험공단(이하 '공단')

확인문제

「국민건강보험법」상 건강보험의 보험자는 누구인가?

① 건강보험심사평가원 ② 국가 ③ 지방자치단체
④ 국민건강보험공단 ⑤ 사용자 또는 세대주

정답 : ④

● **법 제14조(업무 등)** ① 〈 공단의 업무 〉

1. 가입자 및 피부양자의 자격 관리
2. 보험료와 그 밖에 이 법에 따른 징수금의 부과 · 징수
3. 보험급여의 관리
4. 가입자 및 피부양자의 질병의 조기발견 · 예방 및 건강관리를 위하여 요양급여 실시 현황과 건강검진 결과 등을 활용하여 실시하는 예방사업으로서 대통령령으로 정하는 사업
5. 보험급여 비용의 지급
6. 자산의 관리 · 운영 및 증식사업

7. 의료시설의 운영
8. 건강보험에 관한 교육훈련 및 홍보
9. 건강보험에 관한 조사연구 및 국제협력
10. 이 법에서 공단의 업무로 정하고 있는 사항
11. 「국민연금법」, 「고용보험 및 산업재해보상보험의 보험료징수 등에 관한 법률」, 「임금채권보장법」 및 「석면피해구제법」(이하 '징수위탁근거법')에 따라 위탁받은 업무
12. 그 밖에 이 법 또는 다른 법령에 따라 위탁받은 업무
13. 그 밖에 건강보험과 관련하여 보건복지부장관이 필요하다고 인정한 업무

② 제1항제6호에 따른 자산의 관리 · 운영 및 증식사업은 안정성과 수익성을 고려하여 다음 각 호의 방법에 따라야 함

1. 체신관서 또는 「은행법」에 따른 은행에의 예입 또는 신탁
2. 국가 · 지방자치단체 또는 「은행법」에 따른 은행이 직접 발행하거나 채무이행을 보증하는 유가증권의 매입
3. 특별법에 따라 설립된 법인이 발행하는 유가증권의 매입
4. 「자본시장과 금융투자업에 관한 법률」에 따른 신탁업자가 발행하거나 같은 법에 따른 집합투자업자가 발행하는 수익증권의 매입
5. 공단의 업무에 사용되는 부동산의 취득 및 일부 임대
6. 그 밖에 공단 자산의 증식을 위하여 대통령령으로 정하는 사업

③ 공단은 특정인을 위하여 업무를 제공하거나 공단 시설을 이용하게 할 경우 공단의 정관으로 정하는 바에 따라 그 업무의 제공 또는 시설의 이용에 대한 수수료와 사용료를 징수할 수 있음

④ 공단은 「공공기관의 정보공개에 관한 법률」에 따라 건강보험과 관련하여 보유 · 관리하고 있는 정보를 공개

영 제9조의2(공단의 업무) 〈 법 제14조제1항제4호에서 '대통령령으로 정하는 사업' 〉

1. 가입자 및 피부양자의 건강관리를 위한 전자적 건강정보시스템의 구축 · 운영
2. 생애주기별 · 사업장별 · 직능별 건강관리 프로그램 또는 서비스의 개발 및 제공
3. 연령별 · 성별 · 직업별 주요 질환에 대한 정보 수집, 분석 · 연구 및 관리방안 제공
4. 고혈압 · 당뇨 등 주요 만성질환에 대한 정보 제공 및 건강관리 지원
5. 「지역보건법」 제2조제1호에 따른 지역보건의료기관과의 연계 · 협력을 통한 지역별 건강관리 사업 지원
6. 그 밖에 제1호부터 제5호까지에 준하는 사업으로서 가입자 및 피부양자의 건강관리를 위하여 보건복지부장관이 특히 필요하다고 인정하는 사업

확인문제

「국민건강보험법」상 국민건강보험공단의 업무인 것은?

① 의료시설의 운영
② 요양급여비용의 심사
③ 요양급여의 적정성 평가
④ 심사기준 및 평가기준의 개발
⑤ 다른 법률에 따라 지급되는 급여비용의 심사 또는 의료의 적정성 평가에 관하여 위탁받은 업무

해설: 정답 외 선택지는 모두 건강보험심사평가원의 업무이다. 정답: ①

● **법 제15조(법인격 등)** ① 공단은 법인으로 함
② 공단은 주된 사무소의 소재지에서 설립등기를 함으로써 성립

● **법 제16조(사무소)** ① 공단의 주된 사무소의 소재지는 정관으로 정함
② 공단은 필요하면 정관으로 정하는 바에 따라 분사무소를 둘 수 있음

● **법 제17조(정관)** ① 〈 정관 기재사항 〉

1. 목적
2. 명칭
3. 사무소의 소재지
4. 임직원에 관한 사항
5. 이사회의 운영
6. 재정운영위원회에 관한 사항
7. 보험료 및 보험급여에 관한 사항
8. 예산 및 결산에 관한 사항
9. 자산 및 회계에 관한 사항
10. 업무와 그 집행
11. 정관의 변경에 관한 사항
12. 공고에 관한 사항

② 공단은 정관을 변경하려면 보건복지부장관의 인가를 받아야 함

확인문제

「국민건강보험법」상 국민건강보험공단이 정관을 변경할 경우 누구에게 무엇을 하여야 하는가?

① 질병관리청장에게 신고를 하여야 한다.
② 질병관리청장에게 인가를 받아야 한다.
③ 보건복지부장관에게 인가를 받아야 한다.
④ 보건복지부장관에게 허가를 받아야 한다.
⑤ 보건복지부장관에게 신고를 하여야 한다.

정답: ③

● **법 제18조(등기)** 〈 공단의 설립등기 포함 사항 〉

1. 목적
2. 명칭
3. 주된 사무소 및 분사무소의 소재지
4. 이사장의 성명 · 주소 및 주민등록번호

● **법 제19조(해산)** 공단의 해산에 관하여는 법률로 정함

● **법 제20조(임원)** ① 공단은 임원으로서 이사장 1명, 이사 14명 및 감사 1명을 둠. 이 경우 이사장, 이사 중 5명 및 감사는 상임으로 함

② 이사장은 「공공기관의 운영에 관한 법률」 제29조에 따른 임원추천위원회(이하 '임원추천위원회')가 복수로 추천한 사람 중에서 보건복지부장관의 제청으로 대통령이 임명

③ 상임이사는 보건복지부령으로 정하는 추천 절차를 거쳐 이사장이 임명

④ 비상임이사는 다음 각 호의 사람을 보건복지부장관이 임명

1. 노동조합 · 사용자단체 · 시민단체 · 소비자단체 · 농어업인단체 및 노인단체가 추천하는 각 1명
2. 대통령령으로 정하는 바에 따라 추천하는 관계 공무원 3명

⑤ 감사는 임원추천위원회가 복수로 추천한 사람 중에서 기획재정부장관의 제청으로 대통령이 임명

⑥ 제4항에 따른 비상임이사는 정관으로 정하는 바에 따라 실비변상(實費辨償)을 받을 수 있음

⑦ 이사장의 임기는 3년, 이사(공무원인 이사 제외)와 감사의 임기는 각각 2년

영 **제10조(공무원인 임원)** 법 제20조제4항제2호에 따라 기획재정부장관, 보건복지부장관 및 인사혁신처장은 해당 기관 소속의 3급 공무원 또는 고위공무원단에 속하는 일반직 공무원 중에서 각 1명씩을 지명하는 방법으로 공단의 비상임이사를 추천

규칙 **제8조(상임이사 후보 추천 절차 등)** ① 법 제20조제3항에 따른 상임이사 후보를 추천하기 위하여 공단에 상임이사추천위원회(이하 '상임이사추천위원회')를 둠

② 상임이사추천위원회는 위원장을 포함한 5명의 위원으로 구성. 이 경우 위원장은 공단의 인사업무를 담당하는 상임이사(인사업무를 담당하는 상임이사 후보를 추천하는 경우에는 이사장이 지명하는 이사)로 하고, 위원은 이사장이 위촉하는 다음 각 호의 사람으로 함

1. 공단의 비상임이사 2명
2. 공단의 업무에 관한 전문지식과 경험이 풍부한 사람으로서 공단의 임직원이 아닌 사람 2명

③ 제1항과 제2항에서 규정한 사항 외에 후보자 심사 및 추천 방법, 위원의 제척(除斥) · 기피 · 회피 등 상임이사추천위원회 운영 등에 필요한 사항은 공단의 정관 또는 내규(内規)[14]로 정함

확인문제

「국민건강보험법」상 국민건강보험공단 이사장의 임명권자는?

① 대통령 ② 국무총리 ③ 질병관리청장
④ 보건복지부장관 ⑤ 국립보건연구원장

정답: ①

확인문제

「국민건강보험법」상 임원에 대한 설명으로 옳은 것은?

① 상임이사는 대통령이 임명한다.

② 공단은 임원으로서 이사장 1명, 이사 10명 및 감사 2명을 둔다.

③ 비상임이사에는 농어업인단체 및 노인단체가 추천하는 자가 포함된다.

④ 감사는 임원추천위원회가 복수로 추천한 사람 중에서 보건복지부장관의 제청으로 대통령이 임명한다.

⑤ 이사장은 임원추천위원회가 복수로 추천한 사람 중에서 질병관리청장의 제청으로 보건복지부장관이 임명한다.

해설: ① 대통령 → 이사장
② 이사 10명 → 이사 14명 / 감사 2명 → 감사 1명
④ 보건복지부장관 → 기획재정부장관
⑤ 질병관리청장 → 보건복지부장관 / 보건복지부장관 → 대통령

정답: ③

- **법 제21조(징수이사)** ① 상임이사 중 제14조제1항제2호 및 제11호의 업무를 담당하는 이사(이하 '징수이사')는 경영, 경제 및 사회보험에 관한 학식과 경험이 풍부한 사람으로서 보건복지부령으로 정하는 자격을 갖춘 사람 중에서 선임

  ② 징수이사 후보를 추천하기 위하여 공단에 이사를 위원으로 하는 징수이사추천위원회(이하 '추천위원회')를 둠. 이 경우 추천위원회의 위원장은 이사장이 지명하는 이사로 함

  ③ 추천위원회는 주요 일간신문에 징수이사 후보의 모집 공고를 하여야 하며, 이와 별도로 적임자로 판단되는 징수이사 후보를 조사하거나 전문단체에 조사를 의뢰할 수 있음

  ④ 추천위원회는 제3항에 따라 모집한 사람을 보건복지부령으로 정하는 징수이사 후보 심사기준에 따라 심사하여야 하며, 징수이사 후보로 추천될 사람과 계약 조건에 관하여 협의하여야 함

  ⑤ 이사장은 제4항에 따른 심사와 협의 결과에 따라 징수이사 후보와 계약을 체결하여야 하며, 이 경우 제20조제3항에 따른 상임이사의 임명으로 봄

  ⑥ 제4항에 따른 계약 조건에 관한 협의, 제5항에 따른 계약 체결 등에 필요한 사항은 보건복지부령으로 정함

규칙 **제9조(징수이사 후보의 자격기준 및 심사기준 등)** ① 법 제21조제1항에서 '보건복지부령으로 정하는 자격을 갖춘 사람' : 법 제21조제2항에 따른 징수이사추천위원회(이하 '징수이사추천위원회')가 정하는 단위 부서장 이상의 경력이 있는 사람으로서 법 제14조제1항제2호 및 제11호에 따른 업무에 관한 전문지식 및 경험을 갖추고 경영혁신을 추진할 수 있는 사람을 말함

② 법 제21조제4항에 따른 심사는 징수이사추천위원회가 징수이사 후보가 다음 각 호의 요소를 갖추고 있는지를 평가하여 이를 점수로 환산하는 방법으로 함. 이 경우 각 호의 요소별 배점이나 그 밖에 심사에 필요한 사항은 징수이사추천위원회가 정함

1. 경영, 경제 및 사회보험에 관한 학식
2. 문제에 대한 예측 및 예방조치 능력
3. 조직관리 능력
4. 그 밖에 징수이사로서의 자질과 능력을 평가할 수 있는 것으로서 징수이사추천위원회가 정하는 요소

③ 징수이사추천위원회는 법 제21조제4항에 따라 징수이사 후보로 추천될 사람과 다음 각 호의 계약 조건에 대하여 협의하여야 함

1. 법에 따라 징수하는 보험료, 「국민연금법」, 「고용보험 및 산업재해보상보험의 보험료징수 등에 관한 법률」, 「임금채권보장법」, 「석면피해구제법」의 위탁에 따라 징수하는 연금보험료, 고용보험료, 산업재해보상보험료, 부담금 및 분담금 등의 징수 목표 및 민원관리에 관한 사항
2. 보수와 상벌 등 근로 조건에 관한 사항
3. 해임 사유에 관한 사항
4. 그 밖에 고용관계의 성립 · 소멸 등에 필요한 사항

④ 징수이사추천위원회의 회의는 재적위원 과반수의 출석으로 개의(開議)하고, 출석위원 과반수의 찬성으로 의결

- **법 제22조(임원의 직무)** ① 이사장은 공단을 대표하고 업무를 총괄하며, 임기 중 공단의 경영성과에 대하여 책임을 짐

  ② 상임이사는 이사장의 명을 받아 공단의 업무를 집행

  ③ 이사장이 부득이한 사유로 그 직무를 수행할 수 없을 때에는 정관으로 정하는 바에 따라 상임이사 중 1명이 그 직무를 대행하고, 상임이사가 없거나 그 직무를 대행할 수 없을 때에는 정관으로 정하는 임원이 그 직무를 대행

  ④ 감사는 공단의 업무, 회계 및 재산 상황을 감사

- **법 제23조(임원 결격사유)** 〈 임원 결격사유 〉
  1. 대한민국 국민이 아닌 사람
  2. 「공공기관의 운영에 관한 법률」 제34조제1항 각 호의 어느 하나에 해당하는 사람

규칙 **제32조(심사위원회 위원의 자격)** 심사위원회의 위원은 다음 각 호의 어느 하나에 해당하는 사람이어야 함. 다만, 법 제23조에 따른 결격사유에 해당하는 사람은 제외

1. 의사 면허를 취득한 후 10년이 지난 사람으로서 의과대학 또는 의료기관에서 종사한 사람
2. 치과의사 면허를 취득한 후 10년이 지난 사람으로서 치과대학 또는 의료기관에서 종사한 사람
3. 한의사 면허를 취득한 후 10년이 지난 사람으로서 한의과대학 또는 의료기관에서 종사한 사람
4. 약사 면허를 취득한 후 10년이 지난 사람으로서 약학대학 · 의료기관 · 약국 또는 한국희귀 · 필수의약품센터에서 종사한 사람
5. 「고등교육법」 제2조제1호부터 제3호까지의 학교에서 전임강사 이상의 경력을 가진 사람으로서 보건의약관련 분야에 10년 이상 종사한 사람
6. 보건의약 또는 건강보험과 관련된 분야에 10년 이상 종사한 사람 중 보건복지부장관이 심사위원 자격이 있다고 인정하는 사람

- **법 제24조(임원의 당연퇴임 및 해임)** ① 임원당연퇴임사유 : 제23조 각 호

  ② 〈 임원임의해임사유 〉
  1. 신체장애나 정신장애로 직무를 수행할 수 없다고 인정되는 경우
  2. 직무상 의무를 위반한 경우
  3. 고의나 중대한 과실로 공단에 손실이 생기게 한 경우
  4. 직무 여부와 관계없이 품위를 손상하는 행위를 한 경우
  5. 이 법에 따른 보건복지부장관의 명령을 위반한 경우

● **법 제25조(임원의 겸직 금지 등)** ① 공단의 상임임원과 직원은 그 직무 외에 영리를 목적으로 하는 사업에 종사하지 못함

② 공단의 상임임원이 임명권자 또는 제청권자의 허가를 받거나 공단의 직원이 이사장의 허가를 받은 경우에는 비영리 목적의 업무를 겸할 수 있음

● **법 제26조(이사회)** ① 공단의 주요 사항(「공공기관의 운영에 관한 법률」 제17조제1항 각 호의 사항을 말함)을 심의·의결하기 위하여 공단에 이사회를 둠

② 이사회는 이사장과 이사로 구성

③ 감사는 이사회에 출석하여 발언할 수 있음

④ 이사회의 의결 사항 및 운영 등에 필요한 사항은 대통령령으로 정함

영 **제11조(이사회의 심의·의결사항)** 법 제26조제4항에 따라 다음 각 호의 사항은 공단의 이사회(이하 '이사회')의 심의·의결을 거쳐야 함. 다만, 법 제4조제1항에 따른 심의위원회의 심의·의결사항 및 법 제33조에 따른 재정운영위원회(이하 '재정운영위원회')의 심의·의결사항은 제외

1. 사업운영계획 등 공단 운영의 기본방침에 관한 사항
2. 예산 및 결산에 관한 사항
3. 정관 변경에 관한 사항
4. 규정의 제정·개정 및 폐지에 관한 사항
5. 보험료와 그 밖의 법에 따른 징수금(이하 '보험료등') 및 보험급여에 관한 사항
6. 법 제37조에 따른 차입금에 관한 사항
7. 법 제38조에 따른 준비금, 그 밖에 중요재산의 취득·관리 및 처분에 관한 사항
8. 그 밖에 공단 운영에 관한 중요 사항

영 **제12조(이사회의 회의)** ① 이사회의 회의는 정기회의와 임시회의로 구분

② 정기회의는 매년 2회 정관으로 정하는 시기에 이사회의 의장이 소집

③ 임시회의는 재적이사(이사장 포함. 이하 같음) 3분의 1 이상이 요구할 때 또는 이사장이 필요하다고 인정할 때에 이사회의 의장이 소집

④ 이사회의 회의는 재적이사 과반수의 출석으로 개의하고, 재적이사 과반수의 찬성으로 의결

⑤ 이사회의 의장은 이사장이 됨

⑥ 이사회의 회의 소집 절차 등 이사회 운영에 필요한 그 밖의 사항은 공단의 정관으로 정함

● **법 제27조(직원의 임면)** 이사장은 정관으로 정하는 바에 따라 직원을 임면(任免)

● **법 제28조(벌칙 적용 시 공무원 의제)** 공단의 임직원은 「형법」 제129조부터 제132조까지의 규정을 적용할 때 공무원으로 봄

● **법 제29조(규정 등)** 공단의 조직·인사·보수 및 회계에 관한 규정은 이사회의 의결을 거쳐 보건복지부장관의 승인을 받아 정함

확인문제

「국민건강보험법」상 국민건강보험공단의 조직 · 인사 · 보수 및 회계에 관한 규정은 어떠한 절차로 정하여야 하는가?

① 총회의 의결을 거쳐 보건복지부장관의 인가를 받아 정한다.
② 총회의 의결을 거쳐 보건복지부장관의 승인을 받아 정한다.
③ 이사회의 의결을 거쳐 보건복지부장관의 인가를 받아 정한다.
④ 이사회의 의결을 거쳐 보건복지부장관의 승인을 받아 정한다.
⑤ 이사회의 의결을 거쳐 보건복지부장관과 대통령의 승인을 받아 정한다.

정답: ④

- **법 제30조(대리인의 선임)** 이사장은 공단 업무에 관한 모든 재판상의 행위 또는 재판 외의 행위를 대행하게 하기 위하여 공단의 이사 또는 직원 중에서 대리인을 선임할 수 있음

- **법 제31조(대표권의 제한)** ① 이사장은 공단의 이익과 자기의 이익이 상반되는 사항에 대하여는 공단을 대표하지 못함. 이 경우 감사가 공단을 대표
② 공단과 이사장 사이의 소송은 제1항을 준용

- **법 제32조(이사장 권한의 위임)** 이 법에 규정된 이사장의 권한 중 급여의 제한, 보험료의 납입고지 등 대통령령으로 정하는 사항은 정관으로 정하는 바에 따라 분사무소의 장에게 위임할 수 있음

영 **제13조(이사장 권한의 위임)** 〈 법 제32조에서 '대통령령으로 정하는 사항' 〉
1. 법 제5조 및 제8조부터 제10조까지의 규정에 따른 자격 관리에 관한 권한
2. 법 제7조에 따른 사업장 관리에 관한 권한
3. 법 제53조에 따른 보험급여의 제한에 관한 권한
4. 법 제57조 · 제69조 · 제79조 및 제81조에 따른 보험료 등의 부과 · 징수, 납입 고지, 독촉 및 국세체납처분의 예에 따른 징수에 관한 권한
5. 법 제58조에 따른 손해배상을 청구할 권리의 행사에 관한 권한
6. 법 제75조에 따른 보험료의 경감에 관한 권한
7. 법 제82조에 따른 분할납부 승인 및 승인취소에 관한 권한
8. 법 제109조 및 제110조에 따른 가입자 및 피부양자의 자격관리, 보험급여 제한 및 보험료의 부과 · 징수에 관한 권한
9. 「국민연금법」, 「고용보험 및 산업재해보상보험의 보험료징수 등에 관한 법률」, 「임금채권보장법」 및 「석면피해구제법」(이하 '징수위탁근거법')에 따라 위탁받은 연금보험료, 고용보험료, 산업재해보상보험료, 부담금 및 분담금 등(이하 '징수위탁보험료등')의 납입고지 및 독촉 · 체납처분 등 징수에 관한 권한
10. 그 밖에 법에 따른 공단 업무의 효율적인 수행을 위하여 공단의 정관으로 정하는 권한

- **법 제33조(재정운영위원회)** ① 제45조제1항에 따른 요양급여비용의 계약 및 제84조에 따른 결손처분 등 보험재정에 관련된 사항을 심의 · 의결하기 위하여 공단에 재정운영위원회를 둠
② 재정운영위원회의 위원장은 제34조제1항제3호에 따른 위원 중에서 호선(互選)

● **법 제34조(재정운영위원회의 구성 등)** ① 〈 재정운영위원회의 구성 〉
1. 직장가입자를 대표하는 위원 10명
2. 지역가입자를 대표하는 위원 10명
3. 공익을 대표하는 위원 10명

② 제1항에 따른 위원은 다음 각 호의 사람을 보건복지부장관이 임명하거나 위촉
1. 제1항제1호의 위원은 노동조합과 사용자단체에서 추천하는 각 5명
2. 제1항제2호의 위원은 대통령령으로 정하는 바에 따라 농어업인 단체 · 도시자영업자단체 및 시민단체에서 추천하는 사람
3. 제1항제3호의 위원은 대통령령으로 정하는 관계 공무원 및 건강보험에 관한 학식과 경험이 풍부한 사람

③ 재정운영위원회 위원(공무원인 위원 제외)의 임기는 2년. 다만, 위원의 사임 등으로 새로 위촉된 위원의 임기는 전임위원 임기의 남은 기간

④ 재정운영위원회의 운영 등에 필요한 사항은 대통령령으로 정함

영 **제14조(재정운영위원회의 구성)** ① 법 제34조제2항제2호에 따라 농어업인 단체, 도시자영업자단체 및 시민단체는 다음 각 호의 구분에 따라 같은 조 제1항제2호에 따른 위원을 추천
1. 농어업인 단체 및 도시자영업자단체 : 각각 3명씩 추천
2. 시민단체 : 4명 추천

② 법 제34조제2항제3호에서 '대통령령으로 정하는 관계 공무원' : 기획재정부장관 및 보건복지부장관이 해당 기관 소속의 4급 이상 공무원 또는 고위공무원단에 속하는 일반직공무원 중에서 각각 1명씩 지명하는 사람을 말함

영 **제15조(재정운영위원회의 운영)** ① 재정운영위원회의 회의는 정기회의와 임시회의로 구분

② 정기회의는 매년 1회 정관으로 정하는 시기에 재정운영위원회의 위원장이 소집

③ 임시회의는 공단 이사장 또는 재적위원 3분의 1 이상이 요구할 때 또는 재정운영위원회의 위원장이 필요하다고 인정할 때에 위원장이 소집

④ 재정운영위원회의 위원장은 재정운영위원회 회의의 의장이 되며, 회의는 재적위원 과반수의 출석으로 개의하고, 출석위원 과반수의 찬성으로 의결

⑤ 재정운영위원회의 회의 소집 절차 등 재정운영위원회 운영에 필요한 그 밖의 사항은 공단의 정관으로 정함

영 **제16조(재정운영위원회의 간사)** ① 재정운영위원회의 사무를 처리하기 위하여 재정운영위원회에 간사 1명을 둠

② 간사는 공단 소속 직원 중에서 위원장이 지명

영 **제17조(재정운영위원회의 회의록)** ① 위원장은 재정운영위원회의 회의록을 작성하여 보관하여야 함

② 제1항에 따른 회의록에는 회의 경과, 심의사항 및 의결사항을 기록하고 위원장과 출석한 위원이 서명하거나 날인[4]하여야 함

● **법 제35조(회계)** ① 공단의 회계연도는 정부의 회계연도에 따름

② 공단은 직장가입자와 지역가입자의 재정을 통합하여 운영

③ 공단은 건강보험사업 및 징수위탁근거법의 위탁에 따른 국민연금사업 · 고용보험사업 · 산업재해보상보험사업 · 임금채권보장사업에 관한 회계를 공단의 다른 회계와 구분하여 각각 회계처리하여야 함

● **법 제36조(예산)** 공단은 회계연도마다 예산안을 편성하여 이사회의 의결을 거친 후 보건복지부장관의 승인을 받아야 함. 예산을 변경할 때에도 또한 같음

4) 날인 : 도장을 찍음

● **법 제37조(차입금)** 공단은 지출할 현금이 부족한 경우에는 차입할 수 있음. 다만, 1년 이상 장기로 차입하려면 보건복지부장관의 승인을 받아야 함

● **법 제38조(준비금)** ① 공단은 회계연도마다 결산상의 잉여금 중에서 그 연도의 보험급여에 든 비용의 100분의 5 이상에 상당하는 금액을 그 연도에 든 비용의 100분의 50에 이를 때까지 준비금으로 적립하여야 함
② 제1항에 따른 준비금은 부족한 보험급여 비용에 충당하거나 지출할 현금이 부족할 때 외에는 사용할 수 없으며, 현금 지출에 준비금을 사용한 경우에는 해당 회계연도 중에 이를 보전(補塡)하여야 함
③ 제1항에 따른 준비금의 관리 및 운영 방법 등에 필요한 사항은 보건복지부장관이 정함

확인문제

「국민건강보험법」상 국민건강보험공단이 적립하여야 하는 준비금의 비율로 괄호에 각각 들어갈 것은?

> 회계연도마다 결산상의 잉여금 중에서 그 연도의 보험급여에 든 비용의 (   ) 이상에 상당하는 금액을 그 연도에 든 비용의 (   )에 이를 때까지

① 100분의 5, 100분의 50 ② 100분의 10, 100분의 50 ③ 100분의 15, 100분의 50
④ 100분의 5, 100분의 60 ⑤ 100분의 5, 100분의 70

정답 : ①

● **법 제39조(결산)** ① 공단은 회계연도마다 결산보고서와 사업보고서를 작성하여 다음해 2월 말일까지 보건복지부장관에게 보고하여야 함
② 공단은 제1항에 따라 결산보고서와 사업보고서를 보건복지부장관에게 보고하였을 때에는 보건복지부령으로 정하는 바에 따라 그 내용을 공고하여야 함

규칙 **제10조(결산보고서 등의 공고)** 공단은 법 제39조제2항에 따라 결산보고서 및 사업보고서를 작성하여 보건복지부장관에게 보고한 경우에는 그 개요를 「신문 등의 진흥에 관한 법률」 제9조제1항에 따라 전국을 보급지역으로 등록한 일반일간신문, 인터넷 홈페이지나 그 밖의 효과적인 방법으로 공고해야 함

● **법 제39조의2(재난적의료비 지원사업에 대한 출연)** 공단은 「재난적의료비 지원에 관한 법률」에 따른 재난적의료비 지원사업에 사용되는 비용에 충당하기 위하여 매년 예산의 범위에서 출연할 수 있음. 이 경우 출연 금액의 상한 등에 필요한 사항은 대통령령으로 정함

영 **제17조의2(재난적의료비 지원사업에 대한 출연 금액의 상한)** 법 제39조의2에 따라 공단이 「재난적의료비 지원에 관한 법률」에 따른 재난적의료비 지원사업에 출연하는 금액의 상한은 전전년도 보험료 수입액의 1천분의 1로 함

● **법 제40조(「민법」의 준용)** 공단에 관하여 이 법과 「공공기관의 운영에 관한 법률」에서 정한 사항 외에는 「민법」 중 재단법인에 관한 규정을 준용

제4장 보험급여

● **법 제41조(요양급여)** ① 가입자와 피부양자의 질병, 부상, 출산 등에 대하여 다음 각 호의 요양급여를 실시

1. 진찰 · 검사
2. 약제(藥劑) · 치료재료의 지급
3. 처치 · 수술 및 그 밖의 치료
4. 예방 · 재활
5. 입원
6. 간호
7. 이송(移送)

② 제1항에 따른 요양급여(이하 '요양급여')의 범위(이하 '요양급여대상')는 다음 각 호와 같음

1. 제1항 각 호의 요양급여(제1항제2호의 약제 제외) : 제4항에 따라 보건복지부장관이 비급여대상으로 정한 것을 제외한 일체의 것
2. 제1항제2호의 약제 : 제41조의3에 따라 요양급여대상으로 보건복지부장관이 결정하여 고시한 것

③ 요양급여의 방법 · 절차 · 범위 · 상한 등의 기준은 보건복지부령으로 정함

④ 보건복지부장관은 제3항에 따라 요양급여의 기준을 정할 때 업무나 일상생활에 지장이 없는 질환에 대한 치료 등 보건복지부령으로 정하는 사항은 요양급여대상에서 제외되는 사항(이하 '비급여대상')으로 정할 수 있음

● **법 제41조의2(약제에 대한 요양급여비용 상한금액의 감액 등)** ① 보건복지부장관은 「약사법」 제47조제2항의 위반과 관련된 제41조제1항제2호의 약제에 대하여는 요양급여비용 상한금액(제41조제3항에 따라 약제별 요양급여비용의 상한으로 정한 금액 이하 같음)의 100분의 20을 넘지 아니하는 범위에서 그 금액의 일부를 감액할 수 있음

② 보건복지부장관은 제1항에 따라 요양급여비용의 상한금액이 감액된 약제가 감액된 날부터 5년의 범위에서 대통령령으로 정하는 기간 내에 다시 제1항에 따른 감액의 대상이 된 경우에는 요양급여비용 상한금액의 100분의 40을 넘지 아니하는 범위에서 요양급여비용 상한금액의 일부를 감액할 수 있음

③ 보건복지부장관은 제2항에 따라 요양급여비용의 상한금액이 감액된 약제가 감액된 날부터 5년의 범위에서 대통령령으로 정하는 기간 내에 다시 「약사법」 제47조제2항의 위반과 관련된 경우에는 해당 약제에 대하여 1년의 범위에서 기간을 정하여 요양급여의 적용을 정지할 수 있음

④ 제1항부터 제3항까지의 규정에 따른 요양급여비용 상한금액의 감액 및 요양급여 적용 정지의 기준, 절차, 그 밖에 필요한 사항은 대통령령으로 정함

영 **제18조의2(약제에 대한 요양급여비용 상한금액의 감액 및 요양급여의 적용 정지 기준 등)** ① 보건복지부장관은 법 제41조의2에 따라 약제에 대한 요양급여비용의 상한금액(법 제41조제3항에 따라 약제별 요양급여비용의 상한으로 정한 금액 말함. 이하 '상한금액')을 감액하거나 요양급여의 적용을 정지한 경우에는 그 사실을 공단과 심사평가원에 통보하여 상한금액 감액 및 요양급여의 적용 정지 내역을 기록 · 관리하도록 하여야 함

② 법 제41조의2제2항 및 제3항에서 '대통령령으로 정하는 기간'이란 각각 5년을 말함

③ 보건복지부장관은 법 제41조의2제1항 또는 제2항에 따른 상한금액 감액의 대상이 되는 약제 중 다음 각 호의 어느 하나에 해당하는 약제에 대해서는 상한금액을 감액하지 아니할 수 있음

1. 퇴장방지의약품(환자의 진료에 반드시 필요하나 경제성이 없어 「약사법」에 따른 제조업자 · 위탁제조판매업자 · 수입자가 생산 또는 수입을 기피하는 약제로서 보건복지부장관이 지정 · 고시하는 의약품 말함. 이하 같음)
2. 희귀의약품(적절한 대체의약품이 없어 긴급히 생산 또는 수입하여야 하는 약제로서 식품의약품안전처장이 정하는 의약품을 말함. 이하 같음)
3. 저가의약품(상한금액이 보건복지부장관이 정하여 고시하는 기준금액 이하인 약제로서 보건복지부장관이 정하여 고시하는 의약품을 말함)

④ 법 제41조의2제1항부터 제3항까지의 규정에 따른 약제에 대한 상한금액의 감액 및 요양급여의 적용 정지 기준은 별표 4의2와 같음

- **법 제41조의3(행위 · 치료재료 및 약제에 대한 요양급여대상 여부의 결정 및 조정)** ① 제42조에 따른 요양기관, 치료재료의 제조업자 · 수입업자 등 보건복지부령으로 정하는 자는 요양급여대상 또는 비급여대상으로 결정되지 아니한 제41조제1항제1호 · 제3호 · 제4호의 요양급여에 관한 행위 및 제41조제1항제2호의 치료재료(이하 '행위 · 치료재료')에 대하여 요양급여대상 여부의 결정을 보건복지부장관에게 신청하여야 함

  ② 「약사법」에 따른 약제의 제조업자 · 수입업자 등 보건복지부령으로 정하는 자(이하 '약제의 제조업자등')는 요양급여대상에 포함되지 아니한 제41조제1항제2호의 약제(이하 이 조에서 '약제')에 대하여 보건복지부장관에게 요양급여대상 여부의 결정을 신청할 수 있음

  ③ 제1항 및 제2항에 따른 신청을 받은 보건복지부장관은 정당한 사유가 없으면 보건복지부령으로 정하는 기간 이내에 요양급여대상 또는 비급여대상의 여부를 결정하여 신청인에게 통보하여야 함

  ④ 보건복지부장관은 제1항 및 제2항에 따른 신청이 없는 경우에도 환자의 진료상 반드시 필요하다고 보건복지부령으로 정하는 경우에는 직권으로 행위 · 치료재료 및 약제의 요양급여대상의 여부를 결정할 수 있음

  ⑤ 보건복지부장관은 제41조제2항제2호에 따라 요양급여대상으로 결정하여 고시한 약제에 대하여 보건복지부령으로 정하는 바에 따라 요양급여대상 여부, 범위, 요양급여비용 상한금액 등을 직권으로 조정할 수 있음

  ⑥ 제1항 및 제2항에 따른 요양급여대상 여부의 결정 신청의 시기, 절차, 방법 및 업무의 위탁 등에 필요한 사항, 제3항과 제4항에 따른 요양급여대상 여부의 결정 절차 및 방법, 제5항에 따른 직권 조정 사유 · 절차 및 방법 등에 관한 사항은 보건복지부령으로 정함

- **법 제41조의4(선별급여)** ① 요양급여를 결정함에 있어 경제성 또는 치료효과성 등이 불확실하여 그 검증을 위하여 추가적인 근거가 필요하거나, 경제성이 낮아도 가입자와 피부양자의 건강회복에 잠재적 이득이 있는 등 대통령령으로 정하는 경우에는 예비적인 요양급여인 선별급여로 지정하여 실시할 수 있음

  ② 보건복지부장관은 대통령령으로 정하는 절차와 방법에 따라 제1항에 따른 선별급여(이하 '선별급여')에 대하여 주기적으로 요양급여의 적합성을 평가하여 요양급여 여부를 다시 결정하고, 제41조제3항에 따른 요양급여의 기준을 조정하여야 함

영 **제18조의4(선별급여)** ① 〈 법 제41조의4제1항에 따른 선별급여(이하 '선별급여')를 실시할 수 있는 경우 〉

1. 경제성 또는 치료효과성 등이 불확실하여 그 검증을 위하여 추가적인 근거가 필요한 경우
2. 경제성이 낮아도 가입자와 피부양자의 건강회복에 잠재적 이득이 있는 경우
3. 제1호 또는 제2호에 준하는 경우로서 요양급여에 대한 사회적 요구가 있거나 국민건강 증진의 강화를 위하여 보건복지부장관이 특히 필요하다고 인정하는 경우

② 법 제41조의4제2항에 따른 선별급여의 적합성평가(이하 '적합성평가')는 다음 각 호의 구분에 따름

1. 평가주기 : 선별급여를 실시한 날부터 5년마다 평가할 것. 다만, 보건복지부장관은 해당 선별급여의 내용 · 성격 또는 효과 등을 고려하여 신속한 평가가 필요하다고 인정하는 경우에는 그 평가주기를 달리 정할 수 있음
2. 평가항목 : 다음 각 목의 사항을 평가할 것
   가. 치료 효과 및 치료 과정의 개선에 관한 사항
   나. 비용 효과에 관한 사항
   다. 다른 요양급여와의 대체가능성에 관한 사항
   라. 국민건강에 대한 잠재적 이득에 관한 사항
   마. 그 밖에 가목부터 라목까지의 규정에 준하는 사항으로서 보건복지부장관이 적합성평가를 위하여 특히 필요하다고 인정하는 사항
3. 평가방법 : 서면평가의 방법으로 실시할 것. 다만, 보건복지부장관이 필요하다고 인정하는 경우에는 현장조사 · 문헌조사 또는 설문조사 등의 방법을 추가하여 실시할 수 있음

③ 보건복지부장관은 적합성평가와 관련하여 전문적 · 심층적 검토가 필요하다고 인정하는 경우에는 보건의료 관련 연구기관 · 단체 또는 전문가 등에게 그 평가를 의뢰하여 실시할 수 있음

④ 보건복지부장관은 적합성평가를 위하여 필요하다고 인정하는 경우에는 관계 중앙행정기관, 지방자치단체, 「공공기관의 운영에 관한 법률」에 따른 공공기관 또는 보건의료 관련 법인 · 단체 · 전문가 등에게 필요한 자료 또는 의견의 제출을 요청할 수 있음

⑤ 제2항부터 제4항까지에서 규정한 사항 외에 적합성평가의 절차 및 방법 등에 필요한 사항은 보건복지부장관이 정하여 고시

확인문제

「국민건강보험법」상 선별급여를 실시하는 경우로 올바른 것은?

① 학술적인 요구가 있는 경우
② 의료시설의 적정성이 확립된 경우
③ 보험재정의 건전성으로 전면적인 급여가 어려운 경우
④ 경제성이 낮아도 가입자와 피부양자의 건강회복에 잠재적 이득이 있는 경우
⑤ 국민건강 증진의 강화를 위하여 의료인들이 특히 필요하다고 인정하는 경우

정답 : ④

- **법 제41조의5(방문요양급여)** 가입자 또는 피부양자가 질병이나 부상으로 거동이 불편한 경우 등 보건복지부령으로 정하는 사유에 해당하는 경우에는 가입자 또는 피부양자를 직접 방문하여 제41조에 따른 요양급여를 실시할 수 있음

확인문제

「국민건강보험법」상 가입자 또는 피부양자가 질병이나 부상으로 거동이 불편한 경우 직접 방문하여 실시할 수 있는 급여는?

① 재가급여 ② 시설급여 ③ 방문간호급여
④ 방문요양급여 ⑤ 특별현금급여

정답 : ④

● **법 제42조(요양기관)** ① 요양급여(간호와 이송 제외)는 다음 각 호의 요양기관에서 실시. 이 경우 보건복지부장관은 공익이나 국가정책에 비추어 요양기관으로 적합하지 아니한 대통령령으로 정하는 의료기관 등은 요양기관에서 제외할 수 있음

1. 「의료법」에 따라 개설된 의료기관
2. 「약사법」에 따라 등록된 약국
3. 「약사법」 제91조에 따라 설립된 한국희귀 · 필수의약품센터
4. 「지역보건법」에 따른 보건소 · 보건의료원 및 보건지소
5. 「농어촌 등 보건의료를 위한 특별조치법」에 따라 설치된 보건진료소

② 보건복지부장관은 효율적인 요양급여를 위하여 필요하면 보건복지부령으로 정하는 바에 따라 시설 · 장비 · 인력 및 진료과목 등 보건복지부령으로 정하는 기준에 해당하는 요양기관을 전문요양기관으로 인정할 수 있음. 이 경우 해당 전문요양기관에 인정서를 발급하여야 함

③ 보건복지부장관은 제2항에 따라 인정받은 요양기관이 다음 각 호의 어느 하나에 해당하는 경우에는 그 인정을 취소

1. 제2항 전단에 따른 인정기준에 미달하게 된 경우
2. 제2항 후단에 따라 발급받은 인정서를 반납한 경우

④ 제2항에 따라 전문요양기관으로 인정된 요양기관 또는 「의료법」 제3조의4에 따른 상급종합병원에 대하여는 제41조제3항에 따른 요양급여의 절차 및 제45조에 따른 요양급여비용을 다른 요양기관과 달리 할 수 있음

⑤ 제1항 · 제2항 및 제4항에 따른 요양기관은 정당한 이유 없이 요양급여를 거부하지 못함

영 **제18조(요양기관에서 제외되는 의료기관 등)** ① 〈법 제42조제1항 각 호 외의 부분 후단에서 '대통령령으로 정하는 의료기관 등'〉

1. 「의료법」 제35조에 따라 개설된 부속 의료기관
2. 「사회복지사업법」 제34조에 따른 사회복지시설에 수용된 사람의 진료를 주된 목적으로 개설된 의료기관
3. 제19조제1항에 따른 본인일부부담금을 받지 아니하거나 경감하여 받는 등의 방법으로 가입자나 피부양자를 유인(誘引)하는 행위 또는 이와 관련하여 과잉진료행위를 하거나 부당하게 많은 진료비를 요구하는 행위를 하여 다음 각 목의 어느 하나에 해당하는 업무정지 처분 등을 받은 의료기관
   가. 법 제98조에 따른 업무정지 또는 법 제99조에 따른 과징금 처분을 5년 동안 2회 이상 받은 의료기관
   나. 「의료법」 제66조에 따른 면허자격정지 처분을 5년 동안 2회 이상 받은 의료인이 개설 · 운영하는 의료기관
4. 법 제98조에 따른 업무정지 처분 절차가 진행 중이거나 업무정지 처분을 받은 요양기관의 개설자가 개설한 의료기관 또는 약국

② 제1항제1호 및 제2호에 따른 의료기관은 요양기관에서 제외되려면 보건복지부장관이 정하는 바에 따라 요양기관 제외신청을 하여야 함

③ 의료기관 등이 요양기관에서 제외되는 기간은 제1항제3호의 경우에는 1년 이하로 하고, 제1항제4호의 경우에는 해당 업무정지기간이 끝나는 날까지로 함

규칙 **제11조(요양기관의 인정 등)** ① 법 제42조제2항에 따른 전문요양기관의 인정기준은 별표 2와 같음

② 법 제42조제2항에 따라 전문요양기관으로 인정받으려는 요양기관은 별지 제12호서식의 전문요양기관 인정신청서에 다음 각 호의 서류를 첨부하여 보건복지부장관에게 제출하여야 함

1. 시설, 장비 및 진료과목별 인력 현황 1부
2. 최근 6개월 동안의 입원환자 진료실적 1부

③ 보건복지부장관은 요양기관을 전문요양기관으로 인정한 경우에는 별지 제13호서식의 전문요양기관 인정서를 발급하여야 함

④ 제1항부터 제3항까지의 규정에 따른 인정기준의 세부 내용, 그 밖에 전문요양기관의 인정에 필요한 사항은 보건복지부장관이 정하여 고시

확인문제

「국민건강보험법」상 간호와 이송을 제외한 요양급여를 실시하는 요양기관이 아닌 것은?

① 「약사법」에 따라 등록된 약국
② 「의료법」에 따라 개설된 의료기관
③ 「지역보건법」에 따른 건강생활지원센터
④ 「지역보건법」에 따른 보건소 · 보건의료원 및 보건지소
⑤ 「농어촌 등 보건의료를 위한 특별조치법」에 따라 설치된 보건진료소

정답 : ③

- **법 제42조의2(요양기관의 선별급여 실시에 대한 관리)** ① 제42조제1항에도 불구하고, 선별급여 중 자료의 축적 또는 의료 이용의 관리가 필요한 경우에는 보건복지부장관이 해당 선별급여의 실시 조건을 사전에 정하여 이를 충족하는 요양기관만이 해당 선별급여를 실시할 수 있음
② 제1항에 따라 선별급여를 실시하는 요양기관은 제41조의4제2항에 따른 해당 선별급여의 평가를 위하여 필요한 자료를 제출하여야 함
③ 보건복지부장관은 요양기관이 제1항에 따른 선별급여의 실시 조건을 충족하지 못하거나 제2항에 따른 자료를 제출하지 아니할 경우에는 해당 선별급여의 실시를 제한할 수 있음
④ 제1항에 따른 선별급여의 실시 조건, 제2항에 따른 자료의 제출, 제3항에 따른 선별급여의 실시 제한 등에 필요한 사항은 보건복지부령으로 정함

- **법 제43조(요양기관 현황에 대한 신고)** ① 요양기관은 제47조에 따라 요양급여비용을 최초로 청구하는 때에 요양기관의 시설 · 장비 및 인력 등에 대한 현황을 제62조에 따른 건강보험심사평가원(이하 '심사평가원')에 신고하여야 함
② 요양기관은 제1항에 따라 신고한 내용(제45조에 따른 요양급여비용의 증감에 관련된 사항만 해당)이 변경된 경우에는 그 변경된 날부터 15일 이내에 보건복지부령으로 정하는 바에 따라 심사평가원에 신고하여야 함
③ 제1항 및 제2항에 따른 신고의 범위, 대상, 방법 및 절차 등에 필요한 사항은 보건복지부령으로 정함

규칙 **제12조(요양기관 현황 신고 등)** ① 요양기관은 법 제43조제1항에 따라 시설 · 장비 및 인력 등에 대한 현황을 신고하려면 별지 제14호서식의 요양기관 현황신고서[약국 및 「약사법」 제91조제1항에 따라 설립된 한국희귀 · 필수의약품센터(이하 '한국희귀 · 필수의약품센터')의 경우에는 별지 제15호서식의 요양기관 현황 신고서(약국 및 한국희귀 · 필수의약품센터용)를 말함] 및 별지 제16호서식의 의료장비 현황(변경) 신고서에 다음 각 호의 구분에 따른 서류를 첨부하여 건강보험심사평가원(이하 '심사평가원')에 제출하여야 함. 다만, 법 제42조제1항제4호 및 제5호에 따른 요양기관은 다음 각 호의 구분에 따른 서류를 첨부하지 아니함

1. 요양기관 현황 신고서의 경우에는 다음 각 목의 서류
   가. 의료기관 개설신고증, 의료기관 개설허가증, 약국 개설등록증 또는 한국희귀의약품센터 설립허가증 사본 1부
   다. 요양기관의 인력에 관한 면허나 자격을 확인할 수 있는 서류
   라. 통장 사본 1부
2. 의료장비 현황 신고서의 경우에는 다음 각 목의 서류
   가. 장비의 허가 · 신고 · 등록을 확인할 수 있는 서류

나. 장비의 검사나 검사면제에 관한 사항을 확인할 수 있는 서류
다. 장비를 구입하였거나 임차한 사실을 확인할 수 있는 서류

② 요양기관은 법 제43조제2항에 따라 요양기관의 인력 · 시설 · 장비 등의 내용이 변경된 경우에는 별지 16호서식의 의료장비 현황(변경) 신고서 및 별지 제17호서식의 요양기관 현황 변경신고서에 변경된 사항을 증명하는 서류를 첨부하여 심사평가원에 제출하여야 함. 다만, 요양급여비용 수령 계좌를 변경하려는 경우에는 개설자나 대표자의 인감증명서(법인인 경우에는 법인 인감증명서를 말함) 또는 「본인서명사실 확인 등에 관한 법률」 제2조제3호에 따른 본인서명사실확인서를 첨부하여야 하며, 별지 제17호서식의 요양기관 현황 변경신고서에 그 등록된 인감을 날인하거나 본인서명사실확인서와 동일한 서명을 하여야 함

③ 제1항 및 제2항에 따른 신고서를 제출받은 심사평가원은 「전자정부법」 제36조제2항에 따른 행정정보의 공동이용을 통하여 사업자등록증명(신고인이 법 제42조제1항제4호 및 제5호에 따른 요양기관인 경우는 제외) 및 법인 등기사항증명서(법인인 경우만 해당)를 확인해야 하며, 신고인이 사업자등록증명을 확인하는 것에 동의하지 않는 경우에는 사업자등록증 사본을 첨부하도록 해야 함

④ 제1항 및 제2항에도 불구하고 심사평가원은 특별시장 · 광역시장 · 특별자치시장 · 도지사 · 특별자치도지사(이하 '시 · 도지사') 또는 시장 · 군수 · 구청장(자치구의 구청장 말함. 이하 같음)으로부터 다음 각 호의 사항을 통보받은 경우에는 요양기관이 별표 2의2 각 호의 구분에 따라 요양기관 현황(변경) 신고서 또는 의료장비 현황(변경) 신고서 및 첨부서류를 심사평가원에 제출한 것으로 봄

1. 「의료법 시행규칙」 제30조의2제2항에 따라 처리한 사항
2. 「약사법 시행규칙」 제9조의2제2항에 따라 처리한 사항
3. 「진단용 방사선 발생장치의 안전관리에 관한 규칙」 제3조의2제2항에 따라 처리한 사항
4. 「특수의료장비의 설치 및 운영에 관한 규칙」 제4조의2제2항에 따라 처리한 사항
5. 「약사법」 제23조제5항에 따라 보건복지부장관이 정하는 의료기관이 없는 지역 또는 약국이 없는 지역에 해당한다는 사실

⑤ 심사평가원은 제2항에 따라 제출받은 요양기관 현황 변경 신고사항 중 다음 각 호의 사항을 소관 시 · 도지사 또는 시장 · 군수 · 구청장에게 통보하여야 함

1. 「의료법」 제33조제5항 및 같은 법 시행규칙 제26조제1항제2호에 따른 의료기관 개설자가 입원, 해외출장 등으로 다른 의사 · 치과의사 · 한의사 또는 조산사에게 진료하게 할 경우 그 기간 및 해당 의사 등의 인적 사항
2. 「의료법」 제33조제5항 및 같은 법 시행규칙 제26조제1항제6호에 따른 의료기관의 의료인 수
3. 「의료법」 제33조제5항 및 같은 법 시행규칙 제28조제1항제5호에 따른 의료기관의 의료인 수

⑥ 심사평가원은 제1항과 제2항에 따라 신고받은 사항 중 요양급여비용 지급을 위하여 필요한 다음 각 호의 사항을 공단에 통보하여야 함

1. 요양기관의 명칭, 기호 및 소재지
2. 대표자의 성명 및 주민등록번호
3. 개설 신고(허가 · 등록)일, 폐업일
4. 사업자등록번호
5. 금융기관의 계좌명세 등

⑦ 요양기관이 제1항 및 제2항에 따라 심사평가원에 신고하여야 하는 장비 등 요양기관의 현황을 관리하는 데에 필요한 사항은 보건복지부장관이 정하여 고시

규칙 제12조의2(보건의료자원 통합신고포털의 설치 · 운영)

① 심사평가원은 제12조에 따른 요양기관 현황신고 등과 관련된 업무를 처리하기 위하여 「전자정부법」 제9조제2항에 따른 전자민원창구(이하 '보건의료자원 통합신고포털')를 설치하여 운영할 수 있음

② 요양기관은 보건의료자원 통합신고포털을 통하여 제12조제1항부터 제4항까지의 규정에 따른 요양기관 현황 등에 대하여 신고하거나 그 내역 등을 확인할 수 있음

③ 보건복지부장관, 시 · 도지사, 시장 · 군수 · 구청장 및 심사평가원은 보건의료자원 통합신고포털과 보건복지부장관 및 각 지방자치단체가 운영하는 정보시스템을 연계하여 다음 각 호의 업무를 처리할 수 있음

1. 시 · 도지사 및 시장 · 군수 · 구청장이 제12조제4항에 따라 심사평가원에 하는 통보
2. 심사평가원이 제12조제5항에 따라 시 · 도지사 및 시장 · 군수 · 구청장에 하는 통보
3. 심사평가원이 법 제96조제2항 및 영 제69조의2에 따라 요청하는 영 별표 4의3 제2호마목 · 카목 및 타목에 해당하는 자료의 제공
4. 그 밖에 요양기관의 시설 · 장비 및 인력 등 보건의료자원의 통합신고를 위하여 필요하다고 심사평가원이 보건복지부장관의 승인을 받아 정한 사항

④ 보건복지부장관, 시 · 도지사, 시장 · 군수 · 구청장 및 심사평가원은 제3항 각 호의 업무를 위하여 불가피한 경우 「개인정보 보호법 시행령」 제19조제1호 또는 제4호에 따른 주민등록번호 또는 외국인등록번호가 포함된 자료를 처리할 수 있음

⑤ 보건의료자원 통합신고포털의 설치 · 운영 방법, 정보시스템의 연계 운영 방법, 그 밖에 보건의료자원 통합신고포털을 관리하는 데에 필요한 사항은 보건복지부장관이 정하여 고시

확인문제

「국민건강보험법」상 요양급여비용을 최초로 청구할 때 요양기관의 시설 · 장비 및 인력 등에 대한 현황을 어느 기관에 신고하여야 하는가?

① 건강보험심사평가원 ② 국민건강보험공단 ③ 국민연금공단
④ 근로복지공단 ⑤ 보건복지부장관

정답 : ①

● **법 제44조(비용의 일부부담)** ① 요양급여를 받는 자는 대통령령으로 정하는 바에 따라 비용의 일부(이하 '본인일부부담금')를 본인이 부담. 이 경우 선별급여에 대해서는 다른 요양급여에 비하여 본인일부부담금을 상향 조정할 수 있음

② 본인이 연간 부담하는 다음 각 호의 금액의 합계액이 대통령령으로 정하는 금액(이하 이 조에서 "본인부담상한액")을 초과한 경우에는 공단이 그 초과 금액을 부담하여야 함. 이 경우 공단은 당사자에게 그 초과 금액을 통보하고, 이를 지급하여야 함

1. 본인일부부담금의 총액
2. 제49조제1항에 따른 요양이나 출산의 비용으로 부담한 금액(요양이나 출산의 비용으로 부담한 금액이 보건복지부장관이 정하여 고시한 금액보다 큰 경우에는 그 고시한 금액으로 함)에서 같은 항에 따라 요양비로 지급받은 금액을 제외한 금액

③ 제2항에 따른 본인부담상한액은 가입자의 소득수준 등에 따라 정함

④ 제2항 각 호에 따른 금액 및 합계액의 산정 방법, 본인부담상한액을 넘는 금액의 지급 방법 및 제3항에 따른 가입자의 소득수준 등에 따른 본인부담상한액 설정 등에 필요한 사항은 대통령령으로 정함

영 **제19조(비용의 본인부담)** ① 법 제44조제1항에 따른 본인일부부담금(이하 '본인일부부담금')의 부담률 및 부담액은 별표 2와 같음

② 본인일부부담금은 요양기관의 청구에 따라 요양급여를 받는 사람이 요양기관에 납부. 이 경우 요양기관은 법 제41조제3항 및 제4항에 따라 보건복지부령으로 정하는 요양급여사항 또는 비급여사항 외에 입원보증금 등 다른 명목으로 비용을 청구해서는 아니 됨

③ 법 제44조제2항제1호에 따른 본인일부부담금의 총액은 요양급여를 받는 사람이 연간 부담하는 본인일부부담금을 모두 더한 금액으로 함. 다만, 다음 각 호의 어느 하나에 해당하는 본인일부부담금은 더하지 않음

1. 별표 2 제1호가목1)에 따라 상급종합병원 · 종합병원 · 병원 · 한방병원 · 요양병원(「장애인복지법」 제58조제1항제4호에 따른 장애인 의료재활시설로서 「의료법」 제3조의2의 요건을 갖춘 의료기관인 요양병원으로 한정) · 정신병원 일반입원실의 2인실 · 3인실 및 정신과 입원실의 2인실 · 3인실을 이용한 경우 그 입원료로 부담한 금액

1의2. 별표 2 제1호다목3)에 따라 보건복지부장관이 정하여 고시하는 질병을 주 질병 · 부상으로 상급종합병원에서 받은 외래진료에 대해 같은 표 제1호나목 또는 제3호너목에 따라 부담한 금액 다만, 다음 각 목의 어느 하나에 해당하는 사람이 부담한 금액은 제외
   가. 임신부
   나. 6세 미만의 사람
   다. 별표 2 제1호 나목에 따른 의약분업 예외환자
   라. 별표 2 제3호카목에 따라 보건복지부장관이 정하여 고시하는 난임진료를 받은 사람
   마. 다음 법률 규정에 따라 의료지원을 받는 의료지원 대상자
      1) 「5 · 18민주유공자예우 및 단체설립에 관한 법률」 제33조

2) 「고엽제후유의증 등 환자지원 및 단체설립에 관한 법률」 제6조제2항
3) 「국가유공자등 예우 및 지원에 관한 법률」 제41조
4) 「독립유공자예우에 관한 법률」 제17조
5) 「보훈보상대상자 지원에 관한 법률」 제50조
6) 「제대군인지원에 관한 법률」 제20조
7) 「참전유공자 예우 및 단체설립에 관한 법률」 제7조
8) 「특수임무유공자 예우 및 단체설립에 관한 법률」 제32조

2. 별표 2 제3호라목5) · 6) · 9) 및 10)에 따라 부담한 금액
3. 별표 2 제3호사목 및 거목에 따라 부담한 금액
4. 별표 2 제4호에 따라 부담한 금액
5. 별표 2 제6호에 따라 부담한 금액

④ 법 제44조제2항 각 호 외의 부분 전단에 따른 본인부담상한액(이하 "본인부담상한액")은 별표 3의 산정방법에 따라 산정된 금액을 말함

⑤ 법 제44조제2항 각 호 외의 부분 후단에 따라 공단이 본인부담상한액을 넘는 금액을 지급하는 경우에는 당사자가 지정하는 예금계좌(「우체국예금 · 보험에 관한 법률」에 따른 체신관서 및 「은행법」에 따른 은행에서 개설된 예금계좌 등 보건복지부장관이 정하는 예금계좌를 말함)로 지급해야 함. 다만, 해당 예금계좌로 입금할 수 없는 불가피한 사유가 있는 경우에는 보건복지부장관이 정하는 방법으로 지급할 수 있음

⑥ 제2항 및 제5항에서 정한 사항 외에 본인일부부담금의 납부방법이나 본인부담상한액을 넘는 금액의 지급방법 등에 필요한 사항은 보건복지부장관이 정하여 고시

규칙 **제13조(외래진료 등의 경우 요양급여비용 총액에 관한 조건 등)** ① 외래진료 및 고가(高價)의 특수 의료장비를 이용한 진료의 경우에 영 별표 2 제1호나목 및 제3호파목에 따른 요양급여비용 총액에 관한 조건 및 본인부담액은 별표 3과 같음

② 약국 또는 한국희귀 · 필수의약품센터를 이용한 경우에 영 별표 2 제1호다목에 따른 요양급여비용 총액에 관한 조건 및 본인부담액은 별표 4와 같음

규칙 **제14조(본인부담액 경감 인정)** ① 영 별표 2 제3호라목에 따라 본인부담액을 경감받을 수 있는 요건을 갖춘 희귀난치성질환자등은 본인부담액 경감 인정을 받으려면 경감 인정 신청서(전자문서 포함)에 다음 각 호의 서류(전자문서 포함)를 첨부하여 특별자치도지사 · 시장 · 군수 · 구청장에게 제출하여야 함

1. 영 별표 2 제3호라목에 따른 부양의무자(이하 '부양의무자')와의 관계를 확인할 수 있는 가족관계등록부의 증명서(세대별 주민등록표 등본으로 부양의무자와의 관계를 확인할 수 없는 경우만 해당)
2. 임대차계약서(주택을 임대하거나 임차하고 있는 사람만 해당)
3. 요양기관이 발급한 진단서 1부(6개월 이상 치료를 받고 있거나 6개월 이상 치료가 필요한 사람만 해당)

② 제1항에 따른 신청인의 가족, 친족, 이해관계인 또는 「사회보장급여의 이용 · 제공 및 수급권자 발굴에 관한 법률」 제43조에 따른 사회복지전담공무원은 신청인이 신체적 · 정신적인 이유로 신청을 할 수 없는 경우에는 신청인을 대신하여 제1항에 따른 신청을 할 수 있음. 이 경우 다음 각 호의 구분에 따른 서류를 제시하거나 제출해야 함

1. 신청인의 가족 · 친족 또는 이해관계인 : 신청인과의 관계를 증명하는 서류
2. 사회복지 전담공무원 : 공무원임을 증명하는 신분증

③ 제1항과 제2항에 따른 신청을 받은 특별자치도지사 · 시장 · 군수 · 구청장은 신청인이 제15조에 따른 기준에 해당하는지를 확인하여 부득이한 사유가 없으면 그 결과를 신청일부터 30일 이내에 공단에 통보하여야 함. 다만, 다음 각 호의 어느 하나에 해당하는 경우에는 신청일부터 60일 이내에 통보할 수 있음

1. 부양의무자의 소득 조사에 시간이 걸리는 특별한 사유가 있는 경우
2. 제1항에 따른 경감 인정 신청서를 제출한 희귀난치성질환자등 또는 부양의무자가 같은 항 또는 관계 법령에 따른 조사나 자료제출 요구를 거부 · 방해 또는 기피하는 경우

④ 공단은 제3항에 따른 확인 결과를 통보받았을 때에는 부득이한 사유가 없으면 통보를 받은 날부터 7일 이내에 영 별표 2 제3호라목에 따른 인정 여부를 결정하여 그 결과를 신청인에게 통보하여야 함

⑤ 제1항부터 제4항까지에서 규정한 사항 외에 본인부담액의 경감 인정 절차 등에 관하여 필요한 사항은 보건복지부장관이 정함

규칙 **제15조(본인부담액 경감 대상자의 기준)** 영 별표 2 제3호라목에 따른 소득인정액 산정의 기준이 되는 세대의 범위, 소득 및 재산의 범위, 소득인정액 산정방법 및 부양의무자가 부양능력이 없거나 부양을 받을 수 없는 경우의 구체적인 기준은 별표 5와 같음

규칙 **제16조(요양급여비용의 본인부담)** 영 별표 2 제6호에 따라 본인이 요양급여비용을 부담하는 항목 및 부담률은 별표 6과 같음

규칙 **제17조(본인부담액 경감 적용 시기)** 공단은 제14조제4항에 따라 본인부담액 경감 인정 결정을 한 사람에 대해서는 경감 인정 결정을 한 날부터 발생하는 본인부담액부터 경감

확인문제

「국민건강보험법」상 본인부담상한액의 설정 기준은?

① 국민소득수준
② 건강보험료의 징수율
③ 가입자의 소득 수준
④ 국민건강보험공단의 준비금 적립 수준
⑤ 요양기관의 규모

정답 : ③

- **법 제45조(요양급여비용의 산정 등)** ① 요양급여비용은 공단의 이사장과 대통령령으로 정하는 의약계를 대표하는 사람들의 계약으로 정함. 이 경우 계약기간은 1년으로 함

  ② 제1항에 따라 계약이 체결되면 그 계약은 공단과 각 요양기관 사이에 체결된 것으로 봄

  ③ 제1항에 따른 계약은 그 직전 계약기간 만료일이 속하는 연도의 5월 31일까지 체결하여야 하며, 그 기한까지 계약이 체결되지 아니하는 경우 보건복지부장관이 그 직전 계약기간 만료일이 속하는 연도의 6월 30일까지 심의위원회의 의결을 거쳐 요양급여비용을 정함. 이 경우 보건복지부장관이 정하는 요양급여비용은 제1항 및 제2항에 따라 계약으로 정한 요양급여비용으로 봄

  ④ 제1항 또는 제3항에 따라 요양급여비용이 정해지면 보건복지부장관은 그 요양급여비용의 명세를 지체 없이 고시하여야 함

  ⑤ 공단의 이사장은 제33조에 따른 재정운영위원회의 심의 · 의결을 거쳐 제1항에 따른 계약을 체결하여야 함

  ⑥ 심사평가원은 공단의 이사장이 제1항에 따른 계약을 체결하기 위하여 필요한 자료를 요청하면 그 요청에 성실히 따라야 함

  ⑦ 제1항에 따른 계약의 내용과 그 밖에 필요한 사항은 대통령령으로 정함

영 **제20조(요양급여비용계약의 당사자)** 법 제45조제1항에 따른 요양급여비용의 계약 당사자인 의약계를 대표하는 사람은 다음 각 호와 같다.

1. 「의료법」 제3조제2항제1호가목에 따른 의원에 대한 요양급여비용 : 같은 법 제28조제1항에 따른 의사회의 장
2. 「의료법」 제3조제2항제1호나목 및 제3호나목에 따른 치과의원 및 치과병원에 대한 요양급여비용 : 같은 법 제28조제1항에 따른 치과의사회의 장
3. 「의료법」 제3조제2항제1호다목 및 제3호다목에 따른 한의원 및 한방병원에 대한 요양급여비용 : 같은 법 제28조제1항에 따른 한의사회의 장
4. 「의료법」 제3조제2항제2호에 따른 조산원에 대한 요양급여비용 : 같은 법 제28조제1항에 따른 조산사회 또는 간호사회의 장 중 1명
5. 「의료법」 제3조제2항제3호가목 및 라목부터 바목까지의 규정에 따른 병원 · 요양병원 · 정신병원 및 종합병원에 대한 요양급여비용 : 같은 법 제52조에 따른 단체의 장
6. 「약사법」 제2조제3호에 따른 약국 및 같은 법 제91조에 따른 한국희귀 · 필수의약품센터에 대한 요양급여비용 : 같은 법 제11조제1항에 따른 대한약사회의 장
7. 「지역보건법」에 따른 보건소 · 보건의료원 및 보건지소와 「농어촌 등 보건의료를 위한 특별조치법」에 따라 설치된 보건진료소에 대한 요양급여비용 : 보건복지부장관이 지정하는 사람

영 **제21조(계약의 내용 등)** ① 법 제45조제1항에 따른 계약은 공단의 이사장과 제20조 각 호에 따른 사람이 유형별 요양기관을 대표하여 체결하며, 계약의 내용은 요양급여의 각 항목에 대한 상대가치점수의 점수당 단가를 정하는 것으로 함

② 제1항에 따른 요양급여 각 항목에 대한 상대가치점수는 요양급여에 드는 시간 · 노력 등 업무량, 인력 · 시설 · 장비 등 자원의 양, 요양급여의 위험도 및 요양급여에 따른 사회적 편익 등을 고려하여 산정한 요양급여의 가치를 각 항목 사이에 상대적인 점수로 나타낸 것으로 하며, 보건복지부장관이 심의위원회의 심의 · 의결을 거쳐 보건복지부령으로 정하는 바에 따라 고시

③ 제2항에도 불구하고 다음 각 호의 경우에는 다음 각 호의 구분에 따른 방법으로 요양급여의 상대가치점수를 산정할 수 있음

1. 「의료법」 제3조제2항제3호라목에 따른 요양병원(「장애인복지법」 제58조제1항제4호에 따른 장애인 의료재활시설로서 「의료법」 제3조의2의 요건을 갖춘 의료기관인 요양병원은 제외)에서 입원진료를 받는 경우 : 해당 진료에 필요한 요양급여 각 항목의 점수와 약제 · 치료재료의 비용을 합산하여 증세의 경중도(輕重度)의 구분에 따른 1일당 상대가치점수로 산정
2. 「의료법」 제3조제2항제1호가목에 따른 의원, 같은 항 제3호가목 및 라목부터 바목까지의 규정에 따른 병원 · 요양병원 · 정신병원 · 종합병원, 같은 법 제3조의4에 따른 상급종합병원 또는 「지역보건법」 제12조에 따른 보건의료원에서 보건복지부장관이 정하여 고시하는 질병군[진단명, 시술명, 중증도(重症度), 나이 등을 기준으로 분류한 환자집단을 말한다]에 대하여 입원진료를 받는 경우 : 해당 진료에 필요한 요양급여 각 항목의 점수와 약제 · 치료재료의 비용을 포괄하여 입원 건당 하나의 상대가치점수로 산정
3. 「호스피스 · 완화의료 및 임종과정에 있는 환자의 연명의료결정에 관한 법률」 제28조에 따라 호스피스 · 완화의료를 받는 경우 : 해당 진료에 필요한 요양급여 각 항목의 점수와 약제 · 치료재료의 비용을 합산하여 1일당 상대가치점수로 산정

④ 제1항에 따라 계약을 체결할 때 상대가치점수가 고시되지 아니한 새로운 요양급여 항목의 비용에 대한 계약은 제2항에 따라 보건복지부장관이 같은 항목의 상대가치점수를 고시하는 날에 체결된 것으로 봄. 이 경우 그 계약은 그 고시일 이후 최초로 실시된 해당 항목의 요양급여부터 적용

확인문제

「국민건강보험법」상 요양급여비용의 계약자로 올바른 것은?

① 의료기관의 장과 개별 의료소비자
② 의료기관의 장과 각 사업장의 대표자
③ 건강보험심사평가원장과 의약계를 대표하는 사람들
④ 국민건강보험공단 이사장과 의약계를 대표하는 사람들
⑤ 국민건강보험공단 이사장과 경영계를 대표하는 사람들

정답 : ④

- **법 제46조(약제 · 치료재료에 대한 요양급여비용의 산정)** 제41조제1항제2호의 약제 · 치료재료(이하 '약제 · 치료재료')에 대한 요양급여비용은 제45조에도 불구하고 요양기관의 약제 · 치료재료 구입금액 등을 고려하여 대통령령으로 정하는 바에 따라 달리 산정할 수 있음

영 제22조(약제 · 치료재료의 요양급여비용) ① 법 제46조에 따라 법 제41조제1항제2호의 약제 · 치료재료(제21조제2항 및 제3항에 따른 상대가치점수가 적용되는 약제 · 치료재료 제외. 이하 이 조에서 같음)에 대한 요양급여비용은 다음 각 호의 구분에 따라 결정. 이 경우 구입금액(요양기관이 해당 약제 및 치료재료를 구입한 금액 말함. 이하 이 조에서 같음)이 상한금액(보건복지부장관이 심의위원회의 심의를 거쳐 해당 약제 및 치료재료별 요양급여비용의 상한으로 고시하는 금액 말함. 이하 같음)보다 많을 때에는 구입금액은 상한금액과 같은 금액으로 함

1. 한약제 : 상한금액
2. 한약제 외의 약제 : 구입금액
4. 치료재료 : 구입금액

② 제1항에 따른 약제 및 치료재료에 대한 요양급여비용의 결정 기준 · 절차, 그 밖에 필요한 사항은 보건복지부장관이 정하여 고시

● **법 제47조(요양급여비용의 청구와 지급 등)** ① 요양기관은 공단에 요양급여비용의 지급을 청구할 수 있음. 이 경우 제2항에 따른 요양급여비용에 대한 심사청구는 공단에 대한 요양급여비용의 청구로 봄

② 제1항에 따라 요양급여비용을 청구하려는 요양기관은 심사평가원에 요양급여비용의 심사청구를 하여야 하며, 심사청구를 받은 심사평가원은 이를 심사한 후 지체 없이 그 내용을 공단과 요양기관에 알려야 함

③ 제2항에 따라 심사 내용을 통보받은 공단은 지체 없이 그 내용에 따라 요양급여비용을 요양기관에 지급. 이 경우 이미 낸 본인일부부담금이 제2항에 따라 통보된 금액보다 더 많으면 요양기관에 지급할 금액에서 더 많이 낸 금액을 공제하여 해당 가입자에게 지급하여야 함

④ 공단은 제3항 전단에 따라 요양급여비용을 요양기관에 지급하는 경우 해당 요양기관이 제77조제1항제1호에 따라 공단에 납부하여야 하는 보험료 또는 그 밖에 이 법에 따른 징수금을 체납한 때에는 요양급여비용에서 이를 공제하고 지급할 수 있음

⑤ 공단은 제3항 후단에 따라 가입자에게 지급하여야 하는 금액을 그 가입자가 내야 하는 보험료와 그 밖에 이 법에 따른 징수금(이하 '보험료등')과 상계(相計)할 수 있음

⑥ 공단은 심사평가원이 제47조의4에 따라 요양급여의 적정성을 평가하여 공단에 통보하면 그 평가 결과에 따라 요양급여비용을 가산하거나 감액 조정하여 지급. 이 경우 평가 결과에 따라 요양급여비용을 가산하거나 감액하여 지급하는 기준은 보건복지부령으로 정함

⑦ 요양기관은 제2항에 따른 심사청구를 다음 각 호의 단체가 대행하게 할 수 있음

1. 「의료법」 제28조제1항에 따른 의사회 · 치과의사회 · 한의사회 · 조산사회 또는 같은 조 제6항에 따라 신고한 각각의 지부 및 분회
2. 「의료법」 제52조에 따른 의료기관 단체
3. 「약사법」 제11조에 따른 약사회 또는 같은 법 제14조에 따라 신고한 지부 및 분회

⑧ 제1항부터 제7항까지의 규정에 따른 요양급여비용의 청구 · 심사 · 지급 등의 방법과 절차에 필요한 사항은 보건복지부령으로 정함

규칙 **제18조(요양급여비용의 가감지급 기준)** 법 제47조제6항 후단에 따라 요양급여의 적정성 평가 결과에 따라 요양급여비용을 가산하거나 감액하여 지급하는 금액은 평가대상 요양기관의 평가대상기간에 대한 심사결정 공단부담액의 100분의 10 범위에서 보건복지부장관이 정하여 고시한 기준에 따라 산정한 금액으로 함

규칙 **제19조(요양급여비용의 청구)** ① 법 제47조제1항에 따라 요양기관 또는 같은 조 제6항에 따른 대행청구단체가 요양급여비용을 청구하려면 요양급여비용 심사청구서에 급여를 받은 사람에 대한 요양급여비용 명세서를 첨부하여 심사평가원에 제출하여야 함

② 〈 요양기관 또는 대행청구단체는 제1항에 따른 요양급여비용 명세서 기입 사항 〉

1. 제2호 외의 경우: 다음 각 목의 사항
   가. 가입자(지역가입자의 경우에는 세대주를 말함)의 성명 및 건강보험증 번호
   나. 요양급여를 받은 사람의 성명 및 주민등록번호
2. 요양급여를 받은 사람이 「위기 임신 및 보호출산 지원과 아동 보호에 관한 특별법」 제2조제3호에 따른 비식별화된 가명 또는 「사회보장급여의 이용 · 제공 및 수급권자 발굴에 관한 법률」 제7조의2제1항에 따른 전산관리번호를 부여받은 경우: 요양급여를 받은 사람의 성명 또는 가명, 전산관리번호 및 건강보험증 번호
3. 질병명 또는 부상명
4. 요양 개시 연월일 및 요양 일수
5. 요양급여비용의 내용
6. 본인부담금 및 비용청구액
7. 처방전 내용 등

③ 요양급여비용의 청구방법, 요양급여비용 심사청구서 및 요양급여비용 명세서의 서식 · 작성요령, 그 밖에 요양급여비용의 청구에 필요한 사항은 보건복지부장관이 정하여 고시

규칙 **제20조(요양급여비용의 심사 · 지급)** ① 심사평가원은 요양급여비용에 대한 심사청구를 받으면 그 심사청구 내용이 법 제41조제2항부터 제4항까지에 따른 요양급여의 기준 및 법 제45조제4항에 따라 보건복지부장관이 고시한 요양급여비용의 명세에 적합한지를 보건복지부장관이 정하여 고시한 바에 따라 심사. 이 경우 심사평가원의 원장은 제12조, 제19조 및 법 제96조에 따라 제공받은 자료의 사실 여부를 확인할 필요가 있으면 소속 직원으로 하여금 현장 조사를 통하여 해당 사항을 확인하게 할 수 있음

② 심사평가원의 원장은 제1항에 따라 심사를 하는 경우에는 요양급여비용에 대한 심사청구를 받은 날부터 40일(정보통신망을 통하여 통보하는 경우에는 15일) 이내에 심사하여 그 내용이 기재된 요양급여비용 심사결과통보서를 공단 및 해당 요양기관에 각각 송부해야 하며, 요양급여비용 심사결과통보서를 받은 공단은 지체 없이 요양급여비용 지급명세가 기재된 요양급여비용 지급통보서에 따른 요양급여비용을 해당 요양기관에 지급해야 함. 이 경우 심사기간을 산정할 때 심사평가원의 원장이 요양급여비용에 대한 심사를 청구한 요양기관에 심사에 필요한 자료를 요청한 경우 등 특별한 사유가 있는 경우에는 그에 걸리는 기간은 제외

③ 공단은 법 제47조제3항에 따라 요양기관에 지급할 요양급여비용에서 과다하게 납부된 본인부담액을 공제한 경우에는 그 공제 내용을 요양기관에 통보하여야 함

④ 요양급여비용 심사결과통보서 및 요양급여비용 지급통보서의 서식과 요양급여비용의 심사 · 지급에 필요한 사항은 보건복지부장관이 정하여 고시

규칙 **제21조(요양급여비용 지급 등의 특례)** ① 보건복지부장관은 제19조제1항에 따른 요양기관 또는 대행청구단체의 요양급여비용 청구가 있음에도 불구하고 천재지변 · 파업 등 특별한 사유로 심사평가원이 제20조제2항에 따른 기간 내에 요양급여비용 심사를 하는 것이 불가능하거나 현저히 곤란하다고 판단하는 경우에는 공단으로 하여금 요양급여비용의 전부 또는 일부를 요양기관에 우선 지급하게 할 수 있음

② 심사평가원은 공단이 제1항에 따라 요양급여비용을 요양기관에 우선 지급한 후 그 요양급여비용에 대하여 심사한 경우에는 요양급여비용 심사결과통보서를 공단 및 해당 요양기관에 각각 송부하여야 함. 이 경우 공단은 심사평가원의 심사결과에 따라 제1항에 따라 요양기관에 지급한 요양급여비용을 정산하여야 함

③ 제1항과 제2항에 따른 요양급여비용의 청구, 지급 및 정산의 방법 · 절차 등에 관하여 필요한 사항은 보건복지부장관이 정하여 고시

규칙 **제22조(정보통신망 등에 의한 통보)** ① 요양기관은 요양급여비용 심사청구서 및 명세서 등의 서류를 전산매체 또는 정보통신망을 통하여 공단 또는 심사평가원에 제출할 수 있음. 이 경우 영 제28조제2항에 따라 전산 관리에 관하여 보건복지부장관이 고시한 기준에 따라 적정하다고 결정된 소프트웨어를 사용해야 함

② 심사평가원은 요양급여비용 심사결과통보서 등을, 공단은 요양급여비용 지급통보서 등을 전산매체 또는 정보통신망을 이용하여 요양기관에 송부할 수 있음

확인문제

「국민건강보험법」상 요양급여비용을 청구하려는 요양기관은 어디에 요양급여비용의 심사청구를 하여야 하는가?

① 감사원 ② 관할 보건소 ③ 건강보험심사평가원
④ 보건복지부 ⑤ 질병관리청

정답 : ③

- **법 제47조의2(요양급여비용의 지급 보류)** ① 제47조제3항에도 불구하고 공단은 요양급여비용의 지급을 청구한 요양기관이 「의료법」 제4조제2항, 제33조제2항 · 제8항 또는 「약사법」 제20조제1항, 제21조제1항을 위반하였거나, 「의료법」 제33조제10항 또는 「약사법」 제6조제3항 · 제4항을 위반하여 개설 · 운영되었다는 사실을 수사기관의 수사 결과로 확인한 경우에는 해당 요양기관이 청구한 요양급여비용의 지급을 보류할 수 있음. 이 경우 요양급여비용 지급 보류 처분의 효력은 해당 요양기관이 그 처분 이후 청구하는 요양급여비용에 대해서도 미침

② 공단은 제1항에 따라 요양급여비용의 지급을 보류하기 전에 해당 요양기관에 의견 제출의 기회를 주어야 함
③ 공단은 요양기관이 「의료법」 제4조제2항, 제33조제2항 · 제8항 또는 「약사법」 제20조제1항, 제21조제1항을 위반한 혐의나 「의료법」 제33조제10항 또는 「약사법」 제6조제3항 · 제4항을 위반하여 개설 · 운영된 혐의에 대하여 법원에서 무죄 판결이 선고된 경우 그 선고 이후 실시한 요양급여에 한정하여 해당 요양기관이 청구하는 요양급여비용을 지급할 수 있음
④ 법원의 무죄 판결이 확정되는 등 대통령령으로 정하는 사유로 제1항에 따른 요양기관이 「의료법」 제4조제2항, 제33조제2항 · 제8항 또는 「약사법」 제20조제1항, 제21조제1항을 위반한 혐의나 「의료법」 제33조제10항 또는 「약사법」 제6조제3항 · 제4항을 위반하여 개설 · 운영된 혐의가 입증되지 아니한 경우에는 공단은 지급보류 처분을 취소하고, 지급 보류된 요양급여비용에 지급 보류된 기간 동안의 이자를 가산하여 해당 요양기관에 지급하여야 함. 이 경우 이자는 「민법」 제379조에 따른 법정이율을 적용하여 계산
⑤ 제1항 및 제2항에 따른 지급 보류 절차 및 의견 제출의 절차 등에 필요한 사항, 제3항에 따른 지급 보류된 요양급여비용 및 이자의 지급 절차 등에 필요한 사항은 대통령령으로 정함
[헌법불합치, 2018헌바433, 2023.3.23, 1. 구 국민건강보험법(2014. 5. 20. 법률 제12615호로 개정되고, 2020. 12. 29. 법률 제17772호로 개정되기 전의 것) 제47조의2 제1항 중 '의료법 제33조 제2항'에 관한 부분은 헌법에 합치되지 아니한다. 법원 기타 국가기관 및 지방자치단체는 위 법률조항의 적용을 중지하여야 한다. 2. 국민건강보험법(2020. 12. 29. 법률 제17772호로 개정된 것) 제47조의2 제1항 전문 중 '의료법 제33조 제2항'에 관한 부분은 헌법에 합치되지 아니한다. 위 법률조항은 2024. 12. 31.을 시한으로 개정될 때까지 계속 적용된다.]

영 제22조의2(요양급여비용의 지급 보류 등) ① 공단은 법 제47조의2제1항 전단에 따라 요양급여비용의 지급을 보류하려는 경우에는 해당 요양기관에 미리 다음 각 호의 사항을 적은 문서로 통지해야 함

1. 해당 요양기관의 명칭, 대표자 및 주소
2. 지급 보류의 원인이 되는 사실과 지급 보류의 대상이 되는 요양급여비용 및 법적 근거
3. 제2호의 사항에 대하여 의견을 제출할 수 있다는 뜻과 의견을 제출하지 아니하는 경우의 처리방법

② 제1항에 따라 통지를 받은 요양기관은 지급 보류에 이의가 있는 경우에는 통지를 받은 날부터 7일 이내에 요양급여비용의 지급 보류에 대한 의견서에 이의 신청의 취지와 이유를 적고 필요한 자료를 첨부하여 공단에 제출하여야 함
③ 공단은 제2항에 따라 요양기관이 제출한 의견서를 검토한 후 그 결과를 문서로 통보하여야 함
④ 법 제47조의2제4항 전단에서 "법원의 무죄 판결이 확정되는 등 대통령령으로 정하는 사유"란 다음 각 호의 어느 하나에 해당하는 사유를 말함. 다만, 제2호 또는 제3호의 경우 불송치 또는 불기소를 받은 이후 해당 사건이 다시 수사 및 기소되어 법원의 판결에 따라 유죄가 확정된 경우는 제외

1. 무죄 판결의 확정
2. 불송치(혐의없음 또는 죄가 안됨으로 한정. 이하 같음)
3. 불기소(혐의없음 또는 죄가 안됨으로 한정. 이하 같음)

⑤ 법 제47조의2제1항 전단에 따라 요양급여비용의 지급 보류 결정을 받은 요양기관은 무죄 판결이나 불송치 또는 불기소를 받은 경우 그 사실을 공단에 통지해야 함
⑥ 제5항에 따라 통지를 받은 공단은 지체 없이 지급 보류된 요양급여비용과 지급 보류된 기간 동안의 이자를 지급해야 함
⑦ 제1항부터 제6항까지에서 규정한 사항 외에 요양급여비용의 지급 보류 등에 필요한 해당 요양기관에 통지할 의견서 서식과 의견이 제출된 경우의 처리방법 등 세부사항은 공단이 정함

- **법 제47조의3(요양급여비용의 차등 지급)** 지역별 의료자원의 불균형 및 의료서비스 격차의 해소 등을 위하여 지역별로 요양급여비용을 달리 정하여 지급할 수 있음

- **법 제47조의4(요양급여의 적정성 평가)** ① 심사평가원은 요양급여에 대한 의료의 질을 향상시키기 위하여 요양급여의 적정성 평가(이하 이 조에서 '평가')를 실시할 수 있음
  ② 심사평가원은 요양기관의 인력 · 시설 · 장비, 환자안전 등 요양급여와 관련된 사항을 포함하여 평가할 수 있음
  ③ 심사평가원은 평가 결과를 평가대상 요양기관에 통보하여야 하며, 평가 결과에 따라 요양급여비용을 가산 또는 감산할 경우에는 그 결정사항이 포함된 평가 결과를 가감대상 요양기관 및 공단에 통보하여야 함
  ④ 제1항부터 제3항까지에 따른 평가의 기준 · 범위 · 절차 · 방법 등에 필요한 사항은 보건복지부령으로 정함

규칙 **제22조의2(요양급여의 적정성 평가 기준 등)** ① 법 제47조의4에 따른 요양급여의 적정성 평가(이하 "적정성평가")는 의료의 안전성 · 효과성 · 효율성 · 환자중심성 등을 기준으로 하며, 세부적인 기준은 의약학적 타당성 및 계량화 가능성 등을 고려하여 심사평가원이 정하여 인터넷 홈페이지에 공개
② 심사평가원은 요양기관별, 진료과목별, 지역별 및 질병 · 부상별로 구분하여 적정성평가를 실시
③ 심사평가원의 원장은 적정성평가를 위하여 법 제96조제2항에 따라 제공받은 자료의 사실 여부를 확인할 필요가 있으면 소속 직원으로 하여금 해당 사항을 확인하게 할 수 있음
④ 심사평가원은 매년 법 제66조제1항에 따른 진료심사평가위원회(이하 "심사위원회")의 심의를 거쳐 다음 해의 적정성평가 계획을 수립해야 함
⑤ 제1항부터 제4항까지에서 규정한 사항 외에 적정성평가에 필요한 세부적인 사항은 보건복지부장관이 정하여 고시

확인문제

「국민건강보험법」상 요양급여 적정성 평가를 실시하는 기관은?

① 질병관리청　② 보건복지부　③ 국민연금공단
④ 국민건강보험공단　⑤ 건강보험심사평가원

정답: ⑤

- **법 제48조(요양급여 대상 여부의 확인 등)** ① 가입자나 피부양자는 본인일부부담금 외에 자신이 부담한 비용이 제41조제4항에 따라 요양급여 대상에서 제외되는 비용인지 여부에 대하여 심사평가원에 확인을 요청할 수 있음
  ② 제1항에 따른 확인 요청을 받은 심사평가원은 그 결과를 요청한 사람에게 알려야 함. 이 경우 확인을 요청한 비용이 요양급여 대상에 해당되는 비용으로 확인되면 그 내용을 공단 및 관련 요양기관에 알려야 함
  ③ 제2항 후단에 따라 통보받은 요양기관은 받아야 할 금액보다 더 많이 징수한 금액(이하 '과다본인부담금')을 지체 없이 확인을 요청한 사람에게 지급하여야 함. 다만, 공단은 해당 요양기관이 과다본인부담금을 지급하지 아니하면 해당 요양기관에 지급할 요양급여비용에서 과다본인부담금을 공제하여 확인을 요청한 사람에게 지급할 수 있음
  ④ 제1항부터 제3항까지에 따른 확인 요청의 범위, 방법, 절차, 처리기간 등 필요한 사항은 보건복지부령으로 정함

규칙 **제22조의3(요양급여 대상 여부의 확인 방법 · 절차 등)**
① 가입자나 피부양자는 법 제48조제1항에 따라 요양급여 대상에서 제외되는 비용인지 여부에 대한 확인을 요청하려면 별지 제17호의2서식의 요양급여 대상 여부 확인 요청서에 진료비 또는 약제비 계산서 · 영수증을 첨부하여 심사평가원에 제출해야 함
② 제1항에 따라 확인 요청을 받은 심사평가원은 요청을 받은 날부터 15일 이내에 제1항에 따른 확인 요청인(이하 이 조에서 '요청인')에게 그 결과를 알려야 함
③ 법 제48조제2항 후단에 따라 과다본인부담금(요양기관이 요청인으로부터 받아야 할 금액보다 더 많이 징수한 금액 말함. 이하 이 조에서 같음)이 있다는 통보를 받은 요양기관은 그 과다본인부담금을 요청인에게 지급할지 여부를 지체 없이 심사평가원에 알려야 함
④ 심사평가원은 요양기관이 과다본인부담금을 지급하지 않겠다는 사실을 통보하거나 지급 여부에 대한 통보를 하지 않은 경우에는 그 사실을 공단에 알려야 함
⑤ 제4항에 따른 통보를 받은 공단은 지체 없이 해당 요양기관에 지급할 요양급여비용에서 과다본인부담금을 공제하여 이를 요청인에게 지급하고, 그 결과를 관련 요양기관에 알려야 함
⑥ 제1항부터 제5항까지에서 규정한 사항 외에 요양급여 대상 여부 확인 요청 및 처리에 필요한 세부적인 사항은 보건복지부장관이 정하여 고시

확인문제

「국민건강보험법」상 비급여대상 여부를 확인하여 줄 수 있는 기관은? (2024년, 2025년 기출)

① 보건복지부 ② 건강보험심사평가원 ③ 국민건강보험공단
④ 질병관리청 ⑤ 국립보건연구원

정답 : ②

- **법 제49조(요양비)** ① 공단은 가입자나 피부양자가 보건복지부령으로 정하는 긴급하거나 그 밖의 부득이한 사유로 요양기관과 비슷한 기능을 하는 기관으로서 보건복지부령으로 정하는 기관(제98조제1항에 따라 업무정지기간 중인 요양기관 포함. 이하 '준요양기관')에서 질병 · 부상 · 출산 등에 대하여 요양을 받거나 요양기관이 아닌 장소에서 출산한 경우에는 그 요양급여에 상당하는 금액을 보건복지부령으로 정하는 바에 따라 가입자나 피부양자에게 요양비로 지급
② 준요양기관은 보건복지부장관이 정하는 요양비 명세서나 요양 명세를 적은 영수증을 요양을 받은 사람에게 내주어야 하며, 요양을 받은 사람은 그 명세서나 영수증을 공단에 제출하여야 함
③ 제1항 및 제2항에도 불구하고 준요양기관은 요양을 받은 가입자나 피부양자의 위임이 있는 경우 공단에 요양비의 지급을 직접 청구할 수 있음. 이 경우 공단은 지급이 청구된 내용의 적정성을 심사하여 준요양기관에 요양비를 지급할 수 있음
④ 제3항에 따른 준요양기관의 요양비 지급 청구, 공단의 적정성 심사 등에 필요한 사항은 보건복지부령으로 정함

규칙 **제23조(요양비)** ① 〈 법 제49조제1항에서 '보건복지부령으로 정하는 긴급하거나 그 밖의 부득이한 사유' 〉
1. 요양기관을 이용할 수 없거나 요양기관이 없는 경우
2. 만성신부전증 환자가 의사의 요양비처방전(의사의 소견이나 처방기간 등을 적은 서류로서 보건복지부장관이 정하여 고시하는 서류 말함. 이하 같음)에 따라 복막관류액 또는 자동복막투석에 사용되는 소모성 재료를 요양기관 외의 의약품판매업소에서 구입 · 사용한 경우
3. 산소치료를 필요로 하는 환자가 의사의 산소치료 요양비처방전에 따라 보건복지부장관이 정하여 고시하는 방법으로 산소치료를 받는 경우
4. 당뇨병 환자가 의사의 요양비처방전에 따라 혈당검사 또는 인슐린주사에 사용되는 소모성 재료나 당뇨병 관리기기를 요양기관 외의 의료기기판매업소에서 구입 · 사용한 경우

5. 신경인성 방광환자가 의사의 요양비처방전에 따라 자가도뇨에 사용되는 소모성 재료를 요양기관 외의 의료기기판매업소에서 구입 · 사용한 경우
6. 보건복지부장관이 정하여 고시하는 질환이 있는 사람으로서 인공호흡기 또는 기침유발기를 필요로 하는 환자가 의사의 요양비처방전에 따라 인공호흡기 또는 기침유발기를 대여받아 사용하는 경우
7. 수면무호흡증 환자가 의사의 요양비처방전에 따라 양압기(수면 중 좁아진 기도에 지속적으로 공기를 불어넣어 기도를 확보해 주는 기구 말함)를 대여받아 사용하는 경우

② 〈 법 제49조제1항에서 '보건복지부령으로 정하는 기관'(이하 '준요양기관') 〉
1. 법 제42조제1항 후단에 따라 요양기관에서 제외된 의료기관 등
2. 만성신부전증 환자 중 복막투석으로 요양급여를 받고 있는 사람에게 다음 각 목의 물품을 판매하는 요양기관 외의 의약품판매업소(나목의 경우 공단에 등록한 의약품판매업소만 해당)
   가. 복막관류액
   나. 자동복막투석에 사용되는 소모성 재료
3. 산소치료를 필요로 하는 환자에게 의료용 산소발생기 등으로 산소치료 서비스를 제공하는 요양기관 외의 기관으로서 공단에 등록한 기관(해당 환자가 제공받는 경우만 해당)
4. 당뇨병 환자에게 혈당검사 또는 인슐린주사에 사용되는 소모성 재료나 당뇨병 관리기기를 판매하는 요양기관 외의 의료기기판매업소로서 공단에 등록한 업소
5. 신경인성 방광환자에게 자가도뇨에 사용되는 소모성 재료를 판매하는 요양기관 외의 의료기기판매업소로서 공단에 등록한 업소
6. 인공호흡기 또는 기침유발기를 필요로 하는 환자에게 이를 대여하는 요양기관 외의 기관으로서 공단에 등록한 기관
7. 양압기를 필요로 하는 환자에게 이를 대여하는 요양기관 외의 기관으로서 공단에 등록한 기관

③ 가입자나 피부양자가 법 제49조제1항에 따른 요양비를 지급받으려면 다음 각 호의 서류를 공단에 제출해야 함
1. 제1항제1호에 해당하는 사유로 질병 · 부상 · 출산[사산(死産)의 경우에는 임신 16주 이상인 경우 말함]에 대하여 요양을 받은 경우에는 별지 제18호서식의 요양비 지급청구서와 다음 각 목의 서류
   가. 요양비 명세서(약국의 경우에는 요양비처방전을 말함) 또는 세금계산서[「부가가치세법」 제32조제2항에 따른 전자세금계산서(이하 "전자세금계산서")를 포함. 이하 같음] 사본 1부
   나. 요양기관에서 요양을 받을 수 없었던 사유를 증명할 수 있는 서류 1부
2. 제1항제2호 또는 제5호에 해당하는 경우에는 별지 제18호서식의 요양비 지급청구서와 다음 각 목의 서류
   가. 의사의 요양비처방전 1부
   나. 세금계산서, 현금영수증 등 가입자나 피부양자가 지출한 금액 명세를 확인할 수 있는 서류 각 1부
3. 제1항제3호에 해당하는 경우에는 별지 제19호서식의 요양비 지급청구서와 다음 각 목의 서류
   가. 의사의 요양비처방전 1부
   나. 산소치료를 하였음을 증명할 수 있는 서류 1부
   다. 세금계산서, 현금영수증 등 가입자나 피부양자가 지출한 금액 명세를 확인할 수 있는 서류 각 1부
4. 제1항제4호에 해당하는 경우에는 별지 제19호의2서식 또는 별지 제19호의3서식의 요양비 지급청구서와 다음 각 목의 서류
   가. 의사의 요양비처방전 1부
   나. 세금계산서, 현금영수증 등 가입자나 피부양자가 지출한 금액 명세를 확인할 수 있는 서류 각 1부
   다. 연속혈당측정용 전극을 구입한 경우에는 해당 전극의 고유식별번호를 확인할 수 있는 서류 1부
5. 제1항제6호에 해당하는 경우에는 별지 제19호의4서식의 요양비지급청구서와 다음 각 목의 서류
   가. 의사의 요양비처방전 1부
   나. 인공호흡기 또는 기침유발기를 대여하였음을 증명할 수 있는 서류 1부
   다. 세금계산서, 현금영수증 등 가입자나 피부양자가 지출한 금액 명세를 확인할 수 있는 서류 각 1부
6. 제1항제7호에 해당하는 경우에는 별지 제19호의5서식의 요양비 지급청구서와 다음 각 목의 서류
   가. 의사의 요양비처방전 1부
   나. 양압기를 대여하였음을 증명할 수 있는 서류 1부
   다. 세금계산서, 현금영수증 등 가입자나 피부양자가 지출한 금액 명세를 확인할 수 있는 서류 각 1부
7. 요양기관 외의 장소에서 출산한 경우에는 별지 제18호서식의 요양비 지급청구서와 출산 사실을 증명할 수 있는 서류 1부

④ 준요양기관이 법 제49조제3항에 따라 공단에 요양비의 지급을 직접 청구하는 경우에는 다음 각 호의 서류를 공단에 제출해야 함
1. 제3항 각 호의 구분에 따른 서류
2. 별지 제19호의6서식의 요양비 지급청구 위임장 1부
3. 가입자나 피부양자의 신분증 사본 1부

⑤ 제3항 및 제4항에도 불구하고 다음 각 호의 어느 하나에 해당하는 경우에는 해당 서류의 제출을 생략

1. 다음 각 목의 어느 하나에 해당하는 경우: 요양비처방전
   가. 요양비처방전을 발행한 의사가 그 요양비처방전을 요양비 관련 정보통신망(요양비 지급 청구 업무를 수행하기 위하여 공단이 관리 · 운영하는 정보통신망을 말함. 이하 같음)을 통해 전송한 경우. 다만, 제1항제1호 및 제2호에 해당하는 경우는 제외
   나. 제1항제3호, 제6호 또는 제7호에 해당하여 요양비를 지급받은 가입자나 피부양자가 같은 종류의 요양비를 지급받으려는 경우로서 이미 제출한 요양비처방전의 처방기간이 지나지 않은 경우
2. 별지 제18호서식, 별지 제19호서식 및 별지 제19호의2서식부터 별지 제19호의5서식까지의 요양비 지급청구서에 전자세금계산서 또는 현금영수증의 승인번호, 작성 · 거래일 및 합계금액을 모두 기재하여 공단에 제출한 경우: 요양비 지급청구서에 기재된 승인번호에 해당하는 전자세금계산서 및 현금영수증

⑥ 공단은 제3항 또는 제4항에 따라 요양비의 지급청구를 받은 경우에는 청구를 받은 날부터 40일(요양비 관련 정보통신망을 통하여 제출받은 경우에는 15일) 이내에 그 내용의 적정성을 확인한 후 요양비를 지급해야 함. 다만, 부득이한 사유가 있는 경우에는 30일의 범위에서 그 기한을 연장할 수 있음

⑦ 제6항에도 불구하고 공단은 제2항제1호에 해당하는 요양기관 등 또는 법 제98조제1항에 따라 업무정지 중인 요양기관에서 요양을 받은 경우의 요양비 지급청구에 대해서는 심사평가원의 심사를 거쳐 요양비를 지급해야 함

⑧ 요양비의 지급금액은 보건복지부장관이 정하여 고시하는 금액으로 함

⑨ 제1항부터 제8항까지에서 규정한 사항 외에 요양비의 지급 기준 · 절차 · 방법 및 의약품판매업소 등의 등록 기준 · 절차 · 취소와 그 밖에 요양비 지급청구 등에 관하여 필요한 사항은 보건복지부장관이 정하여 고시

확인문제

「국민건강보험법」상 가입자가 보건복지부령으로 정하는 긴급한 사유로 요양기관이 아닌 장소에서 출산한 경우, 그 요양급여에 상당하는 금액을 국민건강보험공단이 가입자 또는 피부양자에게 지급하는 것은? (2023년 기출)

① 요양비 ② 장제비 ③ 의료급여
④ 상병수당 ⑤ 임신·출산 진료비

정답 : ①

당뇨병 환자인 A는 의사의 요양비처방전에 따라 혈당검사에 사용되는 소모성 재료를 의료기기판매업소에서 구매하여 사용하고 있다. 「국민건강보험법」상 A가 공단으로부터 지급받을 수 있는 것은? (2024년 기출)

① 요양비 ② 진료비 ③ 선별급여
④ 요양급여 ⑤ 임의급여

정답: ①

● **법 제50조(부가급여)** 공단은 이 법에서 정한 요양급여 외에 대통령령으로 정하는 바에 따라 임신 · 출산 진료비, 장제비, 상병수당, 그 밖의 급여를 실시할 수 있음[5)]

5) 상병수당: 법 제50조에서는 부가급여로 임신 · 출산 진료비, 장제비, 상병수당, 그 밖의 급여로 규정하고 있으나, 영 제23조에서 이를 임신 · 출산 진료비로 한정하고 실시하였다. 이에 대해 상위법 우선의 원칙에 반하는 것이라는 많은 비판이 있어 왔다.
그런데 코로나19 확산을 계기로 근로자의 아프면 쉴 권리 보장 및 감염병 확산 방지 차원에서 상병수당에 대한 사회적 요구가 증대되었고, 이에 보건복지부에서는 2022년 7월부터 일부 대상지역에 한하여 상병수당을 지급하는 시범사업을 실시하고 있다. 이에 대한 자세한 내용은 보건복지부 누리집(http://mohw.go.kr/menu.es?mid=a107050203002)에서 확인할 수 있다.

영 제23조(부가급여) ① 법 제50조에 따른 부가급여는 임신·출산(유산 및 사산 포함. 이하 같음) 진료비로 함

② 〈 제1항에 따른 임신·출산 진료비 지원 대상 〉

1. 임신·출산한 가입자 또는 피부양자
2. 2세 미만인 가입자 또는 피부양자(이하 '2세 미만 영유아')의 법정대리인(출산한 가입자 또는 피부양자가 사망한 경우에 한정)

③ 공단은 제2항 각 호의 어느 하나에 해당하는 사람에게 다음 각 호의 구분에 따른 비용을 결제할 수 있는 임신·출산 진료비 이용권(이하 '이용권')을 발급할 수 있음

1. 임신·출산한 가입자 또는 피부양자의 진료에 드는 비용
2. 임신·출산한 가입자 또는 피부양자의 약제·치료재료의 구입에 드는 비용
3. 2세 미만 영유아의 진료에 드는 비용
4. 2세 미만 영유아에게 처방된 약제·치료재료의 구입에 드는 비용④ 이용권을 발급받으려는 사람(이하 이 조에서 '신청인')은 보건복지부령으로 정하는 발급 신청서에 제2항 각 호의 어느 하나에 해당한다는 사실을 확인할 수 있는 증명서를 첨부해 공단에 제출해야 함

⑤ 제4항에 따라 이용권 발급 신청을 받은 공단은 신청인이 제2항 각 호의 어느 하나에 해당하는지를 확인한 후 신청인에게 이용권을 발급해야 함

⑥ 이용권을 사용할 수 있는 기간은 제5항에 따라 이용권을 발급받은 날부터 다음 각 호의 구분에 따른 날까지로 함

1. 임신·출산한 가입자 또는 피부양자 : 출산일(유산 및 사산의 경우 그 해당일)부터 2년이 되는 날
2. 2세 미만 영유아의 법정대리인 : 2세 미만 영유아의 출생일부터 2년이 되는 날

⑦ 이용권으로 결제할 수 있는 금액의 상한은 다음 각 호의 구분에 따름. 다만, 보건복지부장관이 필요하다고 인정하여 고시하는 경우에는 다음 각 호의 상한을 초과하여 결제할 수 있음

1. 하나의 태아를 임신·출산한 경우 : 100만원
2. 둘 이상의 태아를 임신·출산한 경우 : 140만원

⑧ 제2항부터 제7항까지에서 규정한 사항 외에 임신·출산 진료비의 지급 절차와 방법, 이용권의 발급과 사용 등에 필요한 사항은 보건복지부령으로 정함

규칙 제24조(임신·출산 진료비 이용권의 신청 및 발급 등)

① 영 제23조제4항에 따라 임신·출산 진료비 이용권(이하 '이용권')의 발급을 신청하려는 사람은 산부인과전문의 또는 「의료법」 제6조에 따른 조산사가 임신·출산 사실을 확인한 신청서를 공단에 제출해야 함. 이 경우 임신 사실은 산부인과전문의만 확인할 수 있음

② 영 제23조제5항에 따라 이용권을 발급받은 사람은 영 제23조제3항 각 호의 비용을 결제하려는 경우 요양기관에 이용권을 제시해야 함

③ 공단은 임신·출산과 관련된 진료 등의 사실을 확인한 후 지체 없이 요양기관에게 제2항에 따라 결제된 비용을 지급해야 함

④ 제1항부터 제3항까지에서 규정한 사항 외에 이용권의 신청 및 발급 등에 필요한 세부적인 사항은 보건복지부장관이 정하여 고시

확인문제

「국민건강보험법」상 현재 실시되고 있는 부가급여는? **(2025년 기출)**

① 장제비 ② 요양비 ③ 선택진료비
④ 건강검진비 ⑤ 임신·출산 진료비

해설: 법상 부가급여로 임신·출산 진료비, 장제비, 상병수당, 그 밖의 급여가 규정되어 있으나, 하위법령에서는 이를 임신·출산 진료비로 그 범위를 축소하고 있고 그동안 임신·출산 진료비만 부가급여로서 시행되어 왔다. 이에 대한 많은 비판이 있어 왔고, 현재 상병수당은 시범사업으로서 실시되고 있고 전국적인 시행을 앞두고 있다. 정답: ⑤

● **법 제51조(장애인에 대한 특례)** ① 공단은 「장애인복지법」에 따라 등록한 장애인인 가입자 및 피부양자에게는 「장애인 · 노인 등을 위한 보조기기 지원 및 활용촉진에 관한 법률」 제3조제2호에 따른 보조기기(이하 이 조에서 '보조기기')에 대하여 보험급여를 할 수 있음

② 장애인인 가입자 또는 피부양자에게 보조기기를 판매한 자는 가입자나 피부양자의 위임이 있는 경우 공단에 보험급여를 직접 청구할 수 있음. 이 경우 공단은 지급이 청구된 내용의 적정성을 심사하여 보조기기를 판매한 자에게 보조기기에 대한 보험급여를 지급할 수 있음

③ 제1항에 따른 보조기기에 대한 보험급여의 범위 · 방법 · 절차, 제2항에 따른 보조기기 판매업자의 보험급여 청구, 공단의 적정성 심사 및 그 밖에 필요한 사항은 보건복지부령으로 정함

규칙 **제26조(장애인 보조기기에 대한 보험급여기준 등)** ① 법 제51조제1항에 따른 보조기기(소모품을 포함, 이하 "보조기기")에 대한 보험급여의 범위 및 공단의 부담금액 등은 별표 7과 같음

② 보조기기[제3항에 따른 활동형 수동휠체어, 틸팅형 수동휠체어(등받이 및 좌석 경사 조절형 수동휠체어 말함), 리클라이닝형 수동휠체어(등받이 경사 조절형 수동휠체어 말함), 전동휠체어, 의료용 스쿠터, 자세보조용구 및 이동식 전동리프트는 제외]에 대한 보험급여를 받으려는 사람은 별지 제21호서식의 보조기기 급여 지급청구서에 다음 각 호의 서류를 첨부하여 공단에 제출해야 함

1. 「의료법」 제77조제4항 및 「전문의의 수련 및 자격 인정 등에 관한 규정」 제3조에 따른 전문과목 중 보조기기 유형별로 보건복지부장관이 정하여 고시하는 과목의 전문의가 발행한 별지 제22호서식 및 별지 제22호의2서식부터 별지 제22호의4서식까지에 따른 보조기기 처방전과 해당 검사 결과 관련 서류 1부. 다만, 지팡이 · 목발 · 흰지팡이 또는 보조기기의 소모품[전동휠체어 및 의료용 스쿠터용 전지(電池)로 한정]에 대한 보험급여를 받으려는 경우에는 제외

1의2. 별지 제23호서식의 보조기기 검수확인서 1부. 다만, 지팡이 · 목발 · 흰지팡이 또는 보조기기의 소모품(전동휠체어 및 의료용 스쿠터용 전지로 한정), 일반형 수동휠체어, 욕창예방방석, 욕창예방매트리스, 전 · 후방보행차, 돋보기 또는 망원경에 대한 보험급여를 받으려는 경우에는 제외

2. 요양기관 또는 보조기기 제조 · 판매자가 발행한 세금계산서, 현금영수증 등 가입자나 피부양자가 지출한 금액 명세를 확인할 수 있는 서류 각 1부

3. 별표 7 제1호나목 전단에 따른 보조기기에 대한 보험급여를 받으려는 경우에는 표준코드와 바코드를 확인할 수 있는 보조기기 사진 1장

③ 보조기기 중 활동형 수동휠체어, 틸팅형 수동휠체어, 리클라이닝형 수동휠체어, 전동휠체어, 의료용 스쿠터, 자세보조용구 및 이동식전동리프트에 대한 보험급여를 받으려는 사람은 별지 제24호서식의 보조기기 급여 사전 승인 신청서에 별지 제22호서식 및 별지 제22호의2서식부터 별지 제22호의4서식까지에 따른 보조기기 처방전과 해당 검사 결과 관련 서류를 첨부하여 공단에 보조기기 급여 사전 승인을 신청해야 함

④ 공단은 제3항에 따른 신청을 받으면 해당 처방전에 적힌 장애상태 등을 확인하여 신청인이 급여 대상에 해당하는지를 결정 · 통보해야 하고, 급여 대상으로 통보받은 신청인은 별지 제21호서식의 보조기기 급여비 지급청구서에 다음 각 호의 서류를 첨부하여 공단에 제출해야 함

1. 별지 제23호서식의 보조기기 검수확인서(자세보조용구만 해당)
2. 별표 7 제1호나목 전단에 따른 보조기기에 대한 보험급여를 받으려는 경우에는 표준코드와 바코드를 확인할 수 있는 보조기기 사진 1장
3. 별표 7 제1호다목에 따라 공단에 등록한 보조기기 업소에서 발행한 세금계산서, 현금영수증 등 가입자나 피부양자가 지출한 금액 명세를 확인할 수 있는 서류 각 1부

⑤ 보조기기 판매업자가 법 제51조제2항 전단에 따라 공단에 보조기기 보험급여의 지급을 직접 청구하는 경우에는 다음 각 호의 서류를 공단에 제출해야 함

1. 제2항 각 호의 서류 또는 제4항 각 호의 서류 1부
2. 별지 제21호의2서식의 보조기기 급여 지급청구 위임장 1부
3. 가입자나 피부양자의 신분증 사본 1부

5. 「장애인복지법」에 따라 개설된 의지(義肢) · 보조기 제조 · 수리업자이거나 「의료기기법」에 따라 허가받은 수입 · 제조 · 판매업자(보조기기 소모품 중 전동휠체어 및 의료용 스쿠터용 전지의 경우는 「의료기기법」에 따라 신고한 수리업자를 말함)임을 증명하는 서류 1부. 다만, 다음 각 목의 어느 하나에 해당하는 경우에는 제외
   가. 별표 7 제1호다목에 따라 공단에 등록한 보조기기 판매업자
   나. 지팡이, 목발 또는 흰지팡이를 판매한 경우
   다. 보조기기를 제조 · 수입한 자로서 해당 보조기기의 소모품 중 전동휠체어 및 의료용 스쿠터용 전지를 판매한 경우

⑥ 공단은 제2항, 제4항 및 제5항에 따른 지급청구를 받으면 청구된 내용의 적정성을 지체 없이 확인한 후 지급청구를 한 사람 또는 보조기기 판매업자에게 제1항에 따른 공단의 부담금액을 지급해야 함

⑦ 제1항부터 제6항까지에서 규정한 사항 외에 보조기기의 급여 기준 및 방법에 관한 세부적인 사항은 보건복지부장관이 정하여 고시

● **법 제52조(건강검진)** ① 공단은 가입자와 피부양자에 대하여 질병의 조기 발견과 그에 따른 요양급여를 하기 위하여 건강검진을 실시

② 〈 건강검진의 종류 및 대상 〉

1. 일반건강검진 : 직장가입자, 세대주인 지역가입자, 20세 이상인 지역가입자 및 20세 이상인 피부양자
2. 암검진 : 「암관리법」 제11조제2항에 따른 암의 종류별 검진주기와 연령 기준 등에 해당하는 사람
3. 영유아건강검진 : 6세 미만의 가입자 및 피부양자

③ 제1항에 따른 건강검진의 검진항목은 성별, 연령 등의 특성 및 생애 주기에 맞게 설계되어야 함

④ 제1항에 따른 건강검진의 횟수 · 절차와 그 밖에 필요한 사항은 대통령령으로 정함

영 **제25조(건강검진)** ① 법 제52조에 따른 건강검진(이하 '건강검진')은 2년마다 1회 이상 실시하되, 사무직에 종사하지 않는 직장가입자에 대해서는 1년에 1회 실시. 다만, 암검진은 「암관리법 시행령」에서 정한 바에 따르며, 영유아건강검진은 영유아의 나이 등을 고려하여 보건복지부장관이 정하여 고시하는 바에 따라 검진주기와 검진횟수를 다르게 할 수 있음

② 건강검진은 「건강검진기본법」 제14조에 따라 지정된 건강검진기관(이하 '검진기관')에서 실시해야 함

③ 공단은 건강검진을 실시하려면 건강검진의 실시에 관한 사항을 다음 각 호의 구분에 따라 통보해야 함

1. 일반건강검진 및 암검진 : 직장가입자에게 실시하는 건강검진의 경우에는 해당 사용자에게, 직장가입자의 피부양자 및 지역가입자에게 실시하는 건강검진의 경우에는 검진을 받는 사람에게 통보
2. 영유아건강검진 : 직장가입자의 피부양자인 영유아에게 실시하는 건강검진의 경우에는 그 직장가입자에게, 지역가입자인 영유아에게 실시하는 건강검진의 경우에는 해당 세대주에게 통보

④ 건강검진을 실시한 검진기관은 공단에 건강검진의 결과를 통보해야 하며, 공단은 이를 건강검진을 받은 사람에게 통보해야 함. 다만, 검진기관이 건강검진을 받은 사람에게 직접 통보한 경우에는 공단은 그 통보를 생략할 수 있음

⑤ 건강검진의 검사항목, 방법, 그에 드는 비용, 건강검진 결과 등의 통보 절차, 그 밖에 건강검진을 실시하는 데 필요한 사항은 보건복지부장관이 정하여 고시

확인문제

「국민건강보험법」상 사무직에 종사하지 않은 직장가입자에게 실시하는 일반건강검진의 주기는?

① 1년에 1회　② 2년에 1회　③ 3년에 1회
④ 4년에 1회　⑤ 6개월에 1회

정답 : ①

● **법 제53조(급여의 제한)** ① 〈 급여제한사유 〉

1. 고의 또는 중대한 과실로 인한 범죄행위에 그 원인이 있거나 고의로 사고를 일으킨 경우
2. 고의 또는 중대한 과실로 공단이나 요양기관의 요양에 관한 지시에 따르지 아니한 경우
3. 고의 또는 중대한 과실로 제55조에 따른 문서와 그 밖의 물건의 제출을 거부하거나 질문 또는 진단을 기피한 경우
4. 업무 또는 공무로 생긴 질병 · 부상 · 재해로 다른 법령에 따른 보험급여나 보상(報償) 또는 보상(補償)을 받게 되는 경우

② 공단은 보험급여를 받을 수 있는 사람이 다른 법령에 따라 국가나 지방자치단체로부터 보험급여에 상당하는 급여를 받거나 보험급여에 상당하는 비용을 지급받게 되는 경우에는 그 한도에서 보험급여를 하지 아니함

③ 공단은 가입자가 대통령령으로 정하는 기간 이상 다음 각 호의 보험료를 체납한 경우 그 체납한 보험료를 완납할 때까지 그 가입자 및 피부양자에 대하여 보험급여를 실시하지 아니할 수 있음. 다만, 월별 보험료의 총체납횟수(이미 납부된 체납보험료는 총체납횟수에서 제외하며, 보험료의 체납기간은 고려하지 아니함)가 대통령령으로 정하는 횟수 미만이거나 가입자 및 피부양자의 소득 · 재산 등이 대통령령으로 정하는 기준 미만인 경우에는 그러하지 아니함

1. 제69조제4항제2호에 따른 보수 외 소득월액보험료
2. 제69조제5항에 따른 세대단위의 보험료

④ 공단은 제77조제1항제1호에 따라 납부의무를 부담하는 사용자가 제69조제4항제1호에 따른 보수월액보험료를 체납한 경우에는 그 체납에 대하여 직장가입자 본인에게 귀책사유가 있는 경우에 한하여 제3항의 규정을 적용. 이 경우 해당 직장가입자의 피부양자에게도 제3항의 규정을 적용

⑤ 제3항 및 제4항에도 불구하고 제82조에 따라 공단으로부터 분할납부 승인을 받고 그 승인된 보험료를 1회 이상 낸 경우에는 보험급여를 할 수 있음. 다만, 제82조에 따른 분할납부 승인을 받은 사람이 정당한 사유 없이 5회(같은 조 제1항에 따라 승인받은 분할납부 횟수가 5회 미만인 경우에는 해당 분할납부 횟수를 말함. 이하 이 조에서 같음) 이상 그 승인된 보험료를 내지 아니한 경우에는 그러하지 아니함

⑥ 〈 급여제한기간에 받은 보험급여 인정 사유 〉

1. 공단이 급여제한기간에 보험급여를 받은 사실이 있음을 가입자에게 통지한 날부터 2개월이 지난 날이 속한 달의 납부기한 이내에 체납된 보험료를 완납한 경우
2. 공단이 급여제한기간에 보험급여를 받은 사실이 있음을 가입자에게 통지한 날부터 2개월이 지난 날이 속한 달의 납부기한 이내에 제82조에 따라 분할납부 승인을 받은 체납보험료를 1회 이상 낸 경우. 다만, 제82조에 따른 분할납부 승인을 받은 사람이 정당한 사유 없이 5회 이상 그 승인된 보험료를 내지 아니한 경우에는 그러하지 아니함

영 **제26조(급여의 제한)** ① 법 제53조제3항 각 호 외의 부분 본문에서 '대통령령으로 정하는 기간' : 1개월을 말함
② 법 제53조제3항 각 호 외의 부분 단서에서 '대통령령으로 정하는 횟수' : 6회를 말함
③ 법 제53조제3항 각 호 외의 부분 단서에서 "대통령령으로 정하는 기준 미만인 경우"란 다음 각 호의 요건을 모두 충족한 경우를 말함. 이 경우 소득은 제41조제1항에 따른 소득을 말하고, 재산은 제42조제1항제1호에 따른 재산을 말함
1. 법 제53조제3항제2호의 보험료를 체납한 가입자가 속한 세대의 소득이 336만원 미만이고, 그 세대의 재산에 대한 「지방세법」 제10조의2부터 제10조의6까지의 규정에 따른 과세표준(이하 "과세표준")이 450만원 미만일 것. 다만, 가입자가 미성년자, 65세 이상인 사람 또는 「장애인복지법」에 따라 등록한 장애인인 경우에는 그 소득 및 재산에 대한 과세표준이 각각 공단이 정하는 금액 미만일 것
2. 법 제53조제3항제2호의 보험료를 체납한 가입자가 「소득세법」 제168조제1항에 따른 사업자등록을 한 사업에서 발생하는 소득이 없을 것

④ 제3항에 따른 소득 및 재산의 확인 절차, 방법 및 시기 등에 관한 구체적인 사항은 공단이 정함

규칙 **제27조(급여 제한에 관한 통지)** ① 공단은 법 제53조 및 제109조제10항 · 제11항에 따라 보험급여를 제한하는 경우에는 문서로 그 내용과 사유를 가입자에게 알려야 함
② 공단은 법 제79조에 따라 보험료의 납입고지를 할 때에는 법 제53조제3항 및 제109조제10항 · 제11항에 따른 급여 제한의 내용을 안내해야 함

확인문제

「국민건강보험법」상 급여제한요건으로 옳은 것은?

① 중대한 과실로 사고를 일으킨 경우
② 경미한 과실로 문서 제출을 거부한 경우
③ 경미한 과실로 인한 범죄행위에 그 원인이 있는 경우
④ 업무로 생긴 질병으로 다른 법령에 따른 보상을 받게 되는 경우
⑤ 고의 또는 과실없이 공단의 요양에 관한 지시를 따르지 아니한 경우

정답: ④

- **법 제54조(급여의 정지)** 보험급여를 받을 수 있는 사람이 다음 각 호의 어느 하나에 해당하면 그 기간에는 보험급여를 하지 아니함. 다만, 제3호 및 제4호의 경우에는 제60조에 따른 요양급여를 실시
  2. 국외에 체류하는 경우
  3. 제6조제2항제2호에 해당하게 된 경우*
  4. 교도소, 그 밖에 이에 준하는 시설에 수용되어 있는 경우

  * 「병역법」에 따른 현역병(지원에 의하지 아니하고 임용된 하사 포함), 전환복무된 사람 및 군간부후보생

확인문제

「국민건강보험법」상 급여가 정지되는 경우로 옳은 것은?

① 국외에 체류하는 경우
② 국내에서 여행하는 경우
③ 해병대의 장교로 임관된 경우
④ 지원하여 육군 부사관으로 임용된 경우
⑤ 코로나-19 감염으로 임시격리시설에 수용되어 있는 경우

정답: ①

● **법 제55조(급여의 확인)** 공단은 보험급여를 할 때 필요하다고 인정되면 보험급여를 받는 사람에게 문서와 그 밖의 물건을 제출하도록 요구하거나 관계인을 시켜 질문 또는 진단하게 할 수 있음

● **법 제56조(요양비 등의 지급)** 공단은 이 법에 따라 지급의무가 있는 요양비 또는 부가급여의 청구를 받으면 지체 없이 이를 지급하여야 함

● **법 제56조의2(요양비등수급계좌)** ① 공단은 이 법에 따른 보험급여로 지급되는 현금(이하 '요양비등')을 받는 수급자의 신청이 있는 경우에는 요양비등을 수급자 명의의 지정된 계좌(이하 '요양비등수급계좌')로 입금하여야 함. 다만, 정보통신장애나 그 밖에 대통령령으로 정하는 불가피한 사유로 요양비등수급계좌로 이체할 수 없을 때에는 직접 현금으로 지급하는 등 대통령령으로 정하는 바에 따라 요양비등을 지급할 수 있음

② 요양비등수급계좌가 개설된 금융기관은 요양비등수급계좌에 요양비등만이 입금되도록 하고, 이를 관리하여야 함

③ 제1항 및 제2항에 따른 요양비등수급계좌의 신청 방법 · 절차와 관리에 필요한 사항은 대통령령으로 정함

영 **제26조의2(요양비등수급계좌의 신청 방법 및 절차 등)** ① 법 제56조의2제1항 본문에 따라 요양비등을 수급자 명의의 지정된 계좌(이하 '요양비등수급계좌')로 받으려는 사람은 요양비 지급청구서와 보조기기 급여 지급청구서 등에 요양비등수급계좌의 계좌번호를 기재하고, 예금통장(계좌번호가 기록되어 있는 면 말함) 사본을 첨부하여 공단에 제출해야 함. 요양비등수급계좌를 변경하는 경우에도 또한 같음

② 공단은 법 제56조의2제1항 단서에 따라 수급자가 요양비등수급계좌를 개설한 금융기관이 폐업 또는 업무정지나 정보통신장애 등으로 정상영업이 불가능하거나 이에 준하는 불가피한 사유로 이체할 수 없을 때에는 직접 현금으로 지급

● **법 제57조(부당이득의 징수)** ① 공단은 속임수나 그 밖의 부당한 방법으로 보험급여를 받은 사람 · 준요양기관 및 보조기기 판매업자나 보험급여 비용을 받은 요양기관에 대하여 그 보험급여나 보험급여 비용에 상당하는 금액를 징수

② 공단은 제1항에 따라 속임수나 그 밖의 부당한 방법으로 보험급여 비용을 받은 요양기관이 다음 각 호의 어느 하나에 해당하는 경우에는 해당 요양기관을 개설한 자에게 그 요양기관과 연대하여 같은 항에 따른 징수금을 납부하게 할 수 있음

1. 「의료법」 제33조제2항을 위반하여 의료기관을 개설할 수 없는 자가 의료인의 면허나 의료법인 등의 명의를 대여받아 개설 · 운영하는 의료기관
2. 「약사법」 제20조제1항을 위반하여 약국을 개설할 수 없는 자가 약사 등의 면허를 대여받아 개설 · 운영하는 약국
3. 「의료법」 제4조제2항 또는 제33조제8항 · 제10항을 위반하여 개설 · 운영하는 의료기관
4. 「약사법」 제21조제1항을 위반하여 개설 · 운영하는 약국
5. 「약사법」 제6조제3항 · 제4항을 위반하여 면허를 대여받아 개설 · 운영하는 약국

③ 사용자나 가입자의 거짓 보고나 거짓 증명(제12조제6항을 위반하여 건강보험증이나 신분증명서를 양도 · 대여하여 다른 사람이 보험급여를 받게 하는 것을 포함), 요양기관의 거짓 진단이나 거짓 확인(제12조제4항을 위반하여 건강보험증이나 신분증명서로 가입자 또는 피부양자의 본인 여부 및 그 자격을 확인하지 아니한 것을 포함) 또는 준요양기관이나 보조기기를 판매한 자의 속임수 및 그 밖의 부당한 방법으로 보험급여가 실시된 경우 공단은 이들에게 보험급여를 받은 사람과 연대하여 제1항에 따른 징수금을 내게 할 수 있음

④ 공단은 속임수나 그 밖의 부당한 방법으로 보험급여를 받은 사람과 같은 세대에 속한 가입자(속임수나 그 밖의 부당한 방법으로 보험급여를 받은 사람이 피부양자인 경우에는 그 직장가입자를 말함)에게 속임수나 그 밖의 부당한 방법으로 보험급여를 받은 사람과 연대하여 제1항에 따른 징수금을 내게 할 수 있음

⑤ 요양기관이 가입자나 피부양자로부터 속임수나 그 밖의 부당한 방법으로 요양급여비용을 받은 경우 공단은 해당 요양기관으로부터 이를 징수하여 가입자나 피부양자에게 지체 없이 지급하여야 함. 이 경우 공단은 가입자나 피부양자에게 지급하여야 하는 금액을 그 가입자 및 피부양자가 내야 하는 보험료등과 상계할 수 있음

● **법 제57조의2(부당이득 징수금 체납자의 인적사항 등 공개)** ① 공단은 제57조제2항 각 호의 어느 하나에 해당하여 같은 조 제1항 및 제2항에 따라 징수금을 납부할 의무가 있는 요양기관 또는 요양기관을 개설한 자가 제79조제1항에 따라 납입 고지 문서에 기재된 납부기한의 다음 날부터 1년이 경과한 징수금을 1억원 이상 체납한 경우 징수금 발생의 원인이 되는 위반행위, 체납자의 인적사항 및 체납액 등 대통령령으로 정하는 사항(이하 이 조에서 '인적사항등')을 공개할 수 있음. 다만, 체납된 징수금과 관련하여 제87조에 따른 이의신청, 제88조에 따른 심판청구가 제기되거나 행정소송이 계류 중인 경우 또는 그 밖에 체납된 금액의 일부 납부 등 대통령령으로 정하는 사유가 있는 경우에는 그러하지 아니함

② 제1항에 따른 인적사항 등의 공개 여부를 심의하기 위하여 공단에 부당이득징수금체납정보공개심의위원회를 둠

③ 공단은 부당이득징수금체납정보공개심의위원회의 심의를 거친 인적사항 등의 공개대상자에게 공개대상자임을 서면으로 통지하여 소명의 기회를 부여하여야 하며, 통지일부터 6개월이 경과한 후 체납자의 납부이행 등을 고려하여 공개대상자를 선정

④ 제1항에 따른 인적사항 등의 공개는 관보에 게재하거나 공단 인터넷 홈페이지에 게시하는 방법으로 함

⑤ 제1항부터 제4항까지에서 규정한 사항 외에 인적사항 등의 공개 절차 및 부당이득징수금체납정보공개심의위원회의 구성 · 운영 등에 필요한 사항은 대통령령으로 정함

영 제26조의3(부당이득 징수금 체납자의 인적사항 공개 및 공개 제외 사유 등) ① 법 제57조의2제1항 본문에서 '대통령령으로 정하는 사항' : 징수금 발생의 원인이 되는 위반행위, 체납자의 성명(법인의 대표자 성명 포함), 상호(법인의 명칭 포함), 나이, 주소, 체납액(체납된 징수금, 연체금 및 체납처분비 말함. 이하 이 조에서 같음)의 종류 · 납부기한 · 금액 및 체납요지 등을 말함

② 〈 법 제57조의2제1항 단서에서 '체납된 금액의 일부 납부 등 대통령령으로 정하는 사유가 있는 경우' 〉

1. 법 제57조의2제3항에 따른 통지 당시 체납액의 100분의 10 이상을 그 통지일부터 6개월 이내에 납부한 경우
2. 「채무자 회생 및 파산에 관한 법률」 제243조에 따른 회생계획인가의 결정에 따라 체납액의 징수를 유예받고 그 유예기간 중에 있거나 체납액을 회생계획의 납부일정에 따라 납부하고 있는 경우

3. 징수금 발생의 원인이 되는 위반행위로 인하여 수사가 진행 중이거나 형사재판이 계속 중인 경우
4. 재해 등으로 재산에 심한 손실을 입은 경우 등으로서 법 제57조의2제2항에 따른 부당이득징수금체납정보공개심의위원회(이하 '부당이득징수금체납정보공개심의위원회')가 같은 조 제1항에 따른 인적사항등을 공개할 실익이 없다고 인정하는 경우

③ 공단은 법 제57조의2제3항에 따른 통지를 할 때에는 체납액의 납부를 촉구하고, 같은 조 제1항 단서에 따른 경우에 해당하면 그에 관한 소명자료를 제출하도록 안내해야 함

영 **제26조의4(부당이득징수금체납정보공개심의위원회의 구성 및 운영)** ① 부당이득징수금체납정보공개심의위원회는 위원장 1명을 포함한 9명의 위원으로 구성

② 부당이득징수금체납정보공개심의위원회의 위원장은 공단의 임원 중 해당 업무를 담당하는 상임이사가 되고, 위원은 공단의 이사장이 임명하거나 위촉하는 다음 각 호의 사람으로 함

1. 공단 소속 직원 3명
2. 보험급여 비용의 부당이득 징수에 관한 사무를 담당하는 보건복지부 소속 4급 또는 5급 공무원 1명
3. 법률, 회계 또는 사회보험에 관한 학식과 경험이 풍부한 사람 4명

③ 제2항제3호에 따른 위원의 임기는 2년으로 하며, 한 차례만 연임할 수 있음

④ 부당이득징수금체납정보공개심의위원회의 회의는 위원장을 포함한 재적위원 과반수의 출석으로 개의하고, 출석위원 과반수의 찬성으로 의결

⑤ 제1항부터 제4항까지에서 규정한 사항 외에 부당이득징수금체납정보공개심의위원회의 구성 및 운영에 필요한 사항은 공단이 정함

● **법 제58조(구상권)** ① 공단은 제3자의 행위로 보험급여사유가 생겨 가입자 또는 피부양자에게 보험급여를 한 경우에는 그 급여에 들어간 비용 한도에서 그 제3자에게 손해배상을 청구할 권리를 얻음

② 제1항에 따라 보험급여를 받은 사람이 제3자로부터 이미 손해배상을 받은 경우에는 공단은 그 배상액 한도에서 보험급여를 하지 아니함

규칙 **제28조(제3자의 행위로 인한 급여 통보)** 법 제58조에 따라 가입자(지역가입자의 경우에는 세대주 포함)는 자신이나 피부양자에 대한 보험급여 사유가 제3자의 행위로 인한 것인 경우에는 별지 제25호서식의 제3자의 행위로 인한 급여 통보서를 지체 없이 공단에 제출하여야 함

확인문제

「국민건강보험법」상 제3자의 행위로 보험급여사유가 생겨 가입자 또는 피부양자에게 보험급여를 한 경우 공단이 그 제3자에게 손해배상을 청구할 권리를 얻는 것을 무엇이라고 하는가?

① 위탁 ② 위임 ③ 수급권
④ 구상권 ⑤ 대리권

정답 : ④

● **법 제59조(수급권 보호)** ① 보험급여를 받을 권리는 양도하거나 압류할 수 없음

② 제56조의2제1항에 따라 요양비등수급계좌에 입금된 요양비등은 압류할 수 없음

● **법 제60조(현역병 등에 대한 요양급여비용 등의 지급)** ① 공단은 제54조제3호 및 제4호에 해당하는 사람이 요양기관에서 대통령령으로 정하는 치료 등(이하 이 조에서 '요양급여')을 받은 경우 그에 따라 공단이 부담하는 비용(이하 이 조에서 '요양급여비용')과 제49조에 따른 요양비를 법무부장관 · 국방부장관 · 경찰청장 · 소방청장 또는 해양경찰청장으로부터 예탁 받아 지급할 수 있음. 이 경우 법무부장관 · 국방부장관 · 경찰청장 · 소방청장 또는 해양경찰청장은 예산상 불가피한 경우 외에는 연간(年間) 들어갈 것으로 예상되는 요양급여비용과 요양비를 대통령령으로 정하는 바에 따라 미리 공단에 예탁하여야 함
② 요양급여, 요양급여비용 및 요양비 등에 관한 사항은 제41조, 제41조의4, 제42조, 제42조의2, 제44조부터 제47조까지, 제47조의2, 제48조, 제49조, 제55조, 제56조, 제56조의2 및 제59조제2항을 준용

영 제27조(현역병 등에 대한 요양급여비용 등의 지급) ① 법 제60조제1항 전단에서 '대통령령으로 정하는 치료 등' : 법 제41조제1항제1호부터 제3호까지 및 제5호에 따른 요양급여를 말함
② 법 제60조제1항 후단에 따라 법무부장관 · 국방부장관 · 경찰청장 · 소방청장 또는 해양경찰청장(이하 이 조에서 '기관장')은 해당 기관에서 연간 들어갈 것으로 예상되는 요양급여비용과 법 제49조에 따른 요양비(이하 '요양비')를 공단이 지정한 계좌에 예탁해야 함
③ 공단은 예탁금 집행 현황을 분기별로 보건복지부장관 및 해당 기관장에게 통보하여야 함
④ 공단은 제2항에 따라 기관장이 예탁한 요양급여비용과 요양비가 공단이 부담해야 할 요양급여비용과 요양비에 미치지 못할 때에는 기관장에게 이를 즉시 청구하고, 기관장은 공단의 청구에 따라 요양급여비용과 요양비를 공단에 지급해야 함
⑤ 공단은 제2항에 따라 기관장이 예탁한 요양급여비용과 요양비에서 발생한 이자를 공단이 부담해야 할 요양급여비용에 사용할 수 있음

● **법 제61조(요양급여비용의 정산)** 공단은 「산업재해보상보험법」 제10조에 따른 근로복지공단이 이 법에 따라 요양급여를 받을 수 있는 사람에게 「산업재해보상보험법」 제40조에 따른 요양급여를 지급한 후 그 지급결정이 취소되어 해당 요양급여의 비용을 청구하는 경우에는 그 요양급여가 이 법에 따라 실시할 수 있는 요양급여에 상당한 것으로 인정되면 그 요양급여에 해당하는 금액을 지급할 수 있음

제5장 건강보험심사평가원

● **법 제62조(설립)** 요양급여비용을 심사하고 요양급여의 적정성을 평가하기 위하여 건강보험심사평가원을 설립

● **법 제63조(업무 등)** ① 〈 심사평가원 업무 〉
1. 요양급여비용의 심사
2. 요양급여의 적정성 평가
3. 심사기준 및 평가기준의 개발
4. 제1호부터 제3호까지의 규정에 따른 업무와 관련된 조사연구 및 국제협력

5. 다른 법률에 따라 지급되는 급여비용의 심사 또는 의료의 적정성 평가에 관하여 위탁받은 업무
6. 그 밖에 이 법 또는 다른 법령에 따라 위탁받은 업무
7. 건강보험과 관련하여 보건복지부장관이 필요하다고 인정한 업무
8. 그 밖에 보험급여 비용의 심사와 보험급여의 적정성 평가와 관련하여 대통령령으로 정하는 업무

② 제1항제8호에 따른 보험급여의 적정성 평가의 기준 · 절차 · 방법 등에 필요한 사항은 보건복지부장관이 정하여 고시

영 **제28조(업무)** ① 〈 법 제63조제1항제8호에서 '대통령령으로 정하는 업무' 〉
1. 법 제47조에 따른 요양급여비용의 심사청구와 관련된 소프트웨어의 개발 · 공급 · 검사 등 전산 관리
2. 법 제47조의4에 따른 요양급여의 적정성 평가 결과의 공개
3. 법 제49조제1항에 따라 지급되는 요양비 중 보건복지부령으로 정하는 기관에서 받은 요양비에 대한 심사
4. 법 제63조제1항제1호부터 제7호까지 및 이 항 제1호부터 제3호까지의 업무를 수행하기 위한 환자 분류체계 및 요양급여 관련 질병 · 부상 분류체계의 개발 · 관리
5. 법 제63조제1항제1호부터 제7호까지 및 이 항 제1호부터 제4호까지의 업무와 관련된 교육 · 홍보

② 제1항제1호 · 제2호 · 제4호에 따른 전산 관리, 적정성 평가 결과의 공개, 환자 분류체계 및 요양급여 관련 질병 · 부상 분류체계의 개발 · 관리의 절차 · 기준 · 방법과 그 밖에 필요한 사항은 보건복지부장관이 정하여 고시

규칙 **제30조(요양비의 심사 대상)** 영 제28조제1항제2호에서 '보건복지부령으로 정하는 기관' : 법 제98조제1항에 따라 업무정지 중인 요양기관 및 영 제18조제1항에 따라 요양기관에서 제외된 의료기관을 말함

확인문제

「국민건강보험법」상 건강보험심사평가원의 업무인 것은?

① 의료시설의 운영
② 심사기준 및 평가기준의 개발
③ 가입자 및 피부양자의 자격 관리
④ 건강보험에 관한 조사연구 및 국제협력
⑤ 보험료와 그 밖에 이 법에 따른 징수금의 부과 · 징수

해설: 정답 외 선택지는 모두 국민건강보험공단의 업무이다. 정답: ②

최근에 입원치료를 받은 A는 본인부담금 외에 자신이 부담한 비용이 요양급여 대상에서 제외되는 내용인지 궁금하다. 「국민건강보험법」상 A가 확인을 요청할 수 있는 곳은? (2024년, 2025년 기출)

① 보건복지부 ② 국민건강보험공단 ③ 건강보험심사평가원
④ 진료심사평가위원회 ⑤ 건강보험정책심의위원회

정답: ③

● **법 제64조(법인격 등)** ① 심사평가원은 법인으로 함
② 심사평가원은 주된 사무소의 소재지에서 설립등기를 함으로써 성립

● **법 제65조(임원)** ① 심사평가원에 임원으로서 원장, 이사 15명 및 감사 1명을 둠. 이 경우 원장, 이사 중 4명 및 감사는 상임으로 함

② 원장은 임원추천위원회가 복수로 추천한 사람 중에서 보건복지부장관의 제청으로 대통령이 임명

③ 상임이사는 보건복지부령으로 정하는 추천 절차를 거쳐 원장이 임명

④ 비상임이사는 다음 각 호의 사람 중에서 10명과 대통령령으로 정하는 바에 따라 추천한 관계 공무원 1명을 보건복지부장관이 임명

1. 공단이 추천하는 1명
2. 의약관계단체가 추천하는 5명
3. 노동조합 · 사용자단체 · 소비자단체 및 농어업인단체가 추천하는 각 1명

⑤ 감사는 임원추천위원회가 복수로 추천한 사람 중에서 기획재정부장관의 제청으로 대통령이 임명

⑥ 제4항에 따른 비상임이사는 정관으로 정하는 바에 따라 실비변상을 받을 수 있음

⑦ 원장의 임기는 3년, 이사(공무원인 이사 제외)와 감사의 임기는 각각 2년

영 **제29조(공무원인 임원)** 법 제65조제4항에 따라 보건복지부장관은 보건복지부의 3급 공무원 또는 고위공무원단에 속하는 공무원 중에서 1명을 지명하는 방법으로 심사평가원의 비상임이사를 추천

규칙 **제31조(상임이사 후보의 추천 절차 등)** 법 제65조제3항에 따른 심사평가원의 상임이사 추천 등에 관하여는 제8조를 준용. 이 경우 '공단'은 '심사평가원'으로, '이사장'은 '원장'으로 봄

● **법 제66조(진료심사평가위원회)** ① 심사평가원의 업무를 효율적으로 수행하기 위하여 심사평가원에 진료심사평가위원회(이하 '심사위원회')를 둠

② 심사위원회는 위원장을 포함하여 90명 이내의 상근 심사위원과 1천명 이내의 비상근 심사위원으로 구성하며, 진료과목별 분과위원회를 둘 수 있음

③ 제2항에 따른 상근 심사위원은 심사평가원의 원장이 보건복지부령으로 정하는 사람 중에서 임명

④ 제2항에 따른 비상근 심사위원은 심사평가원의 원장이 보건복지부령으로 정하는 사람 중에서 위촉

⑤ 〈 심사위원 임의 해임 또는 해촉사유 〉 해임 또는 해촉권자 : 심사평가원의 원장

1. 신체장애나 정신장애로 직무를 수행할 수 없다고 인정되는 경우
2. 직무상 의무를 위반하거나 직무를 게을리한 경우
3. 고의나 중대한 과실로 심사평가원에 손실이 생기게 한 경우
4. 직무 여부와 관계없이 품위를 손상하는 행위를 한 경우

⑥ 제1항부터 제5항까지에서 규정한 사항 외에 심사위원회 위원의 자격 · 임기 및 심사위원회의 구성 · 운영 등에 필요한 사항은 보건복지부령으로 정함

규칙 **제32조(심사위원회 위원의 자격)** 심사위원회의 위원은 다음 각 호의 어느 하나에 해당하는 사람이어야 함. 다만, 법 제23조에 따른 결격사유에 해당하는 사람은 제외

1. 의사 면허를 취득한 후 10년이 지난 사람으로서 의과대학 또는 의료기관에서 종사한 사람
2. 치과의사 면허를 취득한 후 10년이 지난 사람으로서 치과대학 또는 의료기관에서 종사한 사람
3. 한의사 면허를 취득한 후 10년이 지난 사람으로서 한의과대학 또는 의료기관에서 종사한 사람
4. 약사 면허를 취득한 후 10년이 지난 사람으로서 약학대학·의료기관·약국 또는 한국희귀·필수의약품센터에서 종사한 사람
5. 「고등교육법」 제2조제1호부터 제3호까지의 학교에서 전임강사 이상의 경력을 가진 사람으로서 보건의약관련 분야에 10년 이상 종사한 사람
6. 보건의약 또는 건강보험과 관련된 분야에 10년 이상 종사한 사람 중 보건복지부장관이 심사위원 자격이 있다고 인정하는 사람

규칙 **제33조(심사위원의 임명 및 위촉)** ① 〈 법 제66조제3항에서 '보건복지부령으로 정하는 사람' 〉

1. 심사평가원 원장이 공개경쟁의 방법으로 선발한 사람
2. 공단 또는 의약계단체가 추천한 사람

② 법 제66조제4항에서 '보건복지부령으로 정하는 사람' : 관련 의약분야별 전문학회 또는 의약계단체, 공단, 소비자단체 및 심사평가원 이사회가 추천하는 사람을 말함

③ 제1항제1호에 따라 공개경쟁의 방법으로 상근 심사위원을 임명하는 절차·방법 등은 심사평가원의 정관으로 정함

규칙 **제34조(심사위원의 임기)** 법 제66조제6항에 따라 심사위원의 임기는 2년

규칙 **제36조(심사위원회의 회의 등)** ① 심사위원회와 법 제66조제2항에 따른 진료과목별 분과위원회의 회의는 재적위원 3분의 1 이상이 요구할 때 또는 심사평가원 원장이나 심사위원회 위원장이 요구할 때에 소집

② 위원장 및 분과위원회의 위원장은 제1항에 따른 각 회의의 의장이 되며, 각 회의는 재적위원 과반수의 출석으로 개의하고, 출석위원 과반수의 찬성으로 의결

③ 제1항과 제2항에서 규정한 사항 외에 심사위원회와 분과위원회의 구성·운영 등에 필요한 사항은 심사평가원의 정관으로 정함

규칙 **제37조(심사위원의 보수 등)** 심사위원에게는 예산의 범위에서 보수·수당·여비, 그 밖에 필요한 경비를 지급할 수 있음

● **법 제66조의2(진료심사평가위원회 위원의 겸직)** ① 「고등교육법」 제14조제2항에 따른 교원 중 교수·부교수 및 조교수는 「국가공무원법」 제64조 및 「사립학교법」 제55조제1항에도 불구하고 소속대학 총장의 허가를 받아 진료심사평가위원회 위원의 직무를 겸할 수 있음

② 제1항에 따라 대학의 교원이 진료심사평가위원회 위원을 겸하는 경우 필요한 사항은 대통령령으로 정함

영 **제29조의2(진료심사평가위원회 위원의 겸직)** ① 법 제66조의2제1항에 따라 진료심사평가위원회(이하 이 조에서 "심사위원회") 위원의 직무를 겸하려는 교수·부교수 및 조교수(이하 "교수등")는 소속대학 총장에게 겸직 허가를 신청해야 함. 이 경우 신청을 받은 소속대학 총장은 지체 없이 허가 여부를 해당 교수등에게 통보해야 함

② 제1항에서 규정한 사항 외에 근무조건, 보수 등 교수등이 심사위원회의 위원을 겸하기 위하여 필요한 세부 사항은 심사평가원의 정관으로 정함

● **법 제67조(자금의 조달 등)** ① 심사평가원은 제63조제1항에 따른 업무(같은 항 제5호에 따른 업무 제외)를 하기 위하여 공단으로부터 부담금을 징수할 수 있음

② 심사평가원은 제63조제1항제5호에 따라 급여비용의 심사 또는 의료의 적정성 평가에 관한 업무를 위탁받은 경우에는 위탁자로부터 수수료를 받을 수 있음

③ 제1항과 제2항에 따른 부담금 및 수수료의 금액·징수 방법 등에 필요한 사항은 보건복지부령으로 정함

규칙 **제38조(부담금 등)** ① 법 제67조제1항에 따른 부담금(이하 이 조에서 '부담금')은 법 제36조 및 제68조에 따라 보건복지부장관이 승인한 심사평가원의 예산에 계상(計上)된 금액으로 하되, 공단의 전전년도 보험료 수입의 1천분의 30을 넘을 수 없음
② 법 제67조제2항에 따른 수수료는 심사평가원 원장이 업무를 위탁한 자와 계약으로 정하는 금액으로 하되, 의료급여비용 심사에 관한 비용은 보건복지부장관이 정하는 바에 따름
③ 심사평가원은 부담금이 회계연도가 시작되기 전까지 확정되지 아니한 경우에는 전년도 부담금에 준하여 해당 연도 부담금을 징수하고 부담금 확정 후 정산
④ 심사평가원은 부담금을 분기별로 징수하고, 제2항에 따른 수수료는 월별로 징수
⑤ 부담금 및 수수료의 징수 · 납부 절차 및 방법 등에 관하여 필요한 사항은 보건복지부장관이 정하는 바에 따름

● **법 제68조(준용 규정)** 심사평가원에 관하여 제14조제3항 · 제4항, 제16조, 제17조(같은 조 제1항제6호 및 제7호 제외), 제18조, 제19조, 제22조부터 제32조까지, 제35조제1항, 제36조, 제37조, 제39조 및 제40조를 준용. 이 경우 '공단'은 '심사평가원'으로, '이사장'은 '원장'으로 봄

영 **제30조(원장 권한의 위임)** 법 제68조에 따라 준용되는 법 제32조에 따라 심사평가원의 원장이 분사무소의 장에게 위임할 수 있는 사항은 「의료법」 제3조의4에 따른 상급종합병원을 제외한 요양기관에 대한 다음 각 호의 권한으로 함
1. 법 제43조제1항 및 제2항에 따른 요양기관 현황신고 및 변경신고에 대한 처리 권한
2. 법 제47조제2항에 따른 요양급여비용에 대한 심사 권한
3. 법 제48조제1항 및 제2항에 따른 요양급여 대상 여부의 확인 요청에 대한 처리 권한
4. 법 제87조제2항에 따른 이의신청에 대한 결정 권한
5. 그 밖에 법에 따른 심사평가원 업무의 효율적인 수행을 위하여 심사평가원의 정관으로 정하는 권한

영 **제31조(준용 규정)** 심사평가원 이사회의 심의 · 의결사항 및 회의에 관하여는 제11조(제5호는 제외함) 및 제12조를 준용. 이 경우 '공단'은 '심사평가원'으로, '이사장'은 '원장'으로 봄

규칙 **제39조(준용 규정)** 심사평가원의 결산보고서 등의 공고에 관하여는 제10조를 준용. 이 경우 '공단'은 '심사평가원'으로 봄

11 마약류 관리에 관한 법률(약칭 : 마약류관리법)

[시행 2025. 10. 2.] [법률 제20878호, 2025. 4. 1., 일부개정]

[시행 2025. 2. 7.] [대통령령 제35252호, 2025. 2. 6., 일부개정]

[시행 2025. 2. 7.] [총리령 제2011호, 2025. 2. 6., 일부개정]

식품의약품안전처(마약정책과), 043-719-2805

보건복지부(정신건강관리과-제40조), 044-202-3871

「마약류관리법」의 주요 출제범위는 제1장 총칙과 제5장 마약류 중독자 등이다. 효과적인 수험 대비를 위해 되도록 출제범위에 해당하는 부분을 중심으로 수록하였다. 좀 더 세부적인 자료는 법제처 국가법령정보센터(http://www.law.go.kr/)를 참조하길 바란다.

간호사 국가시험은 기출유형이 반복출제하는 경향이 있으므로 수험생들은 확인문제와 기출유형모의고사를 비중있게 학습하여야 할 것이다.

제1장 총칙

- **법 제1조(목적)** 이 법은 마약 · 향정신성의약품(向精神性醫藥品) · 대마(大麻) 및 원료물질의 취급 · 관리를 적정하게 하고, 마약류 중독에 대한 치료 · 예방 등을 위하여 필요한 사항을 규정함으로써 그 오용 또는 남용으로 인한 보건상의 위해(危害)를 방지하여 국민보건 향상과 건강한 사회 조성에 이바지함을 목적으로 함

확인문제

「마약류관리법」상 목적으로 올바른 것은?

① 보험급여를 실시함으로써 국민보건 향상과 사회보장 증진에 이바지함
② 국민의료에 필요한 사항을 규정함으로써 국민의 건강을 보호하고 증진
③ 보건상의 위해(危害)를 방지하여 국민보건 향상과 건강한 사회 조성에 이바지함
④ 환자의 최선의 이익을 보장하고 자기결정을 존중하여 인간으로서의 존엄과 가치를 보호하는 것
⑤ 건강에 관한 바른 지식을 보급하고 스스로 건강생활을 실천할 수 있는 여건을 조성함으로써 국민의 건강을 증진함

해설 : ① 국민건강보험법의 목적, ② 의료법의 목적, ④ 연명의료결정법의 목적, ⑤ 국민건강증진법의 목적 정답 : ③

● **법 제2조(정의)** 〈 용어의 뜻 〉

1. '마약류' : 마약 · 향정신성의약품 및 대마를 말함
2. '마약' : 다음 각 목의 어느 하나에 해당하는 것을 말함
   가. 양귀비 : 양귀비과(科)의 파파베르 솜니페룸 엘(Papaver somniferum L.), 파파베르 세티게룸 디시(Papaver setigerum DC.) 또는 파파베르 브락테아툼(Papaver bracteatum)
   나. 아편 : 양귀비의 액즙(液汁)이 응결(凝結)된 것과 이를 가공한 것. 다만, 의약품으로 가공한 것은 제외
   다. 코카 잎[엽] : 코카 관목[(灌木) : 에리드록시론속(屬)의 모든 식물을 말함]의 잎. 다만, 엑고닌 · 코카인 및 엑고닌 알칼로이드 성분이 모두 제거된 잎은 제외
   라. 양귀비, 아편 또는 코카 잎에서 추출되는 모든 알카로이드 및 그와 동일한 화학적 합성품으로서 대통령령으로 정하는 것
   마. 가목부터 라목까지에 규정된 것 외에 그와 동일하게 남용되거나 해독(害毒) 작용을 일으킬 우려가 있는 화학적 합성품으로서 대통령령으로 정하는 것
   바. 가목부터 마목까지에 열거된 것을 함유하는 혼합물질 또는 혼합제제. 다만, 다른 약물이나 물질과 혼합되어 가목부터 마목까지에 열거된 것으로 다시 제조하거나 제제(製劑)할 수 없고, 그것에 의하여 신체적 또는 정신적 의존성을 일으키지 아니하는 것으로서 총리령으로 정하는 것[이하 '한외마약'(限外麻藥)]은 제외
3. '향정신성의약품' : 인간의 중추신경계에 작용하는 것으로서 이를 오용하거나 남용할 경우 인체에 심각한 위해가 있다고 인정되는 다음 각 목의 어느 하나에 해당하는 것으로서 대통령령으로 정하는 것을 말함
   가. 오용하거나 남용할 우려가 심하고 의료용으로 쓰이지 아니하며 안전성이 결여되어 있는 것으로서 이를 오용하거나 남용할 경우 심한 신체적 또는 정신적 의존성을 일으키는 약물 또는 이를 함유하는 물질
   나. 오용하거나 남용할 우려가 심하고 매우 제한된 의료용으로만 쓰이는 것으로서 이를 오용하거나 남용할 경우 심한 신체적 또는 정신적 의존성을 일으키는 약물 또는 이를 함유하는 물질
   다. 가목과 나목에 규정된 것보다 오용하거나 남용할 우려가 상대적으로 적고 의료용으로 쓰이는 것으로서 이를 오용하거나 남용할 경우 그리 심하지 아니한 신체적 의존성을 일으키거나 심한 정신적 의존성을 일으키는 약물 또는 이를 함유하는 물질
   라. 다목에 규정된 것보다 오용하거나 남용할 우려가 상대적으로 적고 의료용으로 쓰이는 것으로서 이를 오용하거나 남용할 경우 다목에 규정된 것보다 신체적 또는 정신적 의존성을 일으킬 우려가 적은 약물 또는 이를 함유하는 물질
   마. 가목부터 라목까지에 열거된 것을 함유하는 혼합물질 또는 혼합제제. 다만, 다른 약물 또는 물질과 혼합되어 가목부터 라목까지에 열거된 것으로 다시 제조하거나 제제할 수 없고, 그것에 의하여 신체적 또는 정신적 의존성을 일으키지 아니하는 것으로서 총리령으로 정하는 것은 제외

4. ‘대마’ : 다음 각 목의 어느 하나에 해당하는 것을 말함. 다만, 대마초[칸나비스 사티바 엘(Cannabis sativa L)을 말함. 이하 같음]의 종자(種子) · 뿌리 및 성숙한 대마초의 줄기와 그 제품은 제외
   가. 대마초와 그 수지(樹脂)
   나. 대마초 또는 그 수지를 원료로 하여 제조된 모든 제품
   다. 가목 또는 나목에 규정된 것과 동일한 화학적 합성품으로서 대통령령으로 정하는 것
   라. 가목부터 다목까지에 규정된 것을 함유하는 혼합물질 또는 혼합제제
5. ‘마약류취급자’ : 다음 가목부터 사목까지의 어느 하나에 해당하는 자로서 이 법에 따라 허가 또는 지정을 받은 자와 아목 및 자목에 해당하는 자를 말함
   가. 마약류수출입업자 : 마약 또는 향정신성의약품의 수출입을 업(業)으로 하는 자
   나. 마약류제조업자 : 마약 또는 향정신성의약품의 제조[제제 및 소분(小分) 포함. 이하 같음]를 업으로 하는 자
   다. 마약류원료사용자 : 한외마약 또는 의약품을 제조할 때 마약 또는 향정신성의약품을 원료로 사용하는 자
   라. 대마재배자 : 섬유 또는 종자를 채취할 목적으로 대마초를 재배하는 자
   마. 마약류도매업자 : 마약류소매업자, 마약류취급의료업자, 마약류관리자 또는 마약류취급학술연구자에게 마약 또는 향정신성의약품을 판매하는 것을 업으로 하는 자
   바. 마약류관리자 : 「의료법」에 따른 의료기관(이하 ‘의료기관’)에 종사하는 약사로서 그 의료기관에서 환자에게 투약하거나 투약하기 위하여 제공하는 마약 또는 향정신성의약품을 조제 · 수수(授受)하고 관리하는 책임을 진 자
   사. 마약류취급학술연구자 : 학술연구를 위하여 마약 또는 향정신성의약품을 사용하거나, 대마초를 재배하거나 대마를 수입하여 사용하는 자
   아. 마약류소매업자 : 「약사법」에 따라 등록한 약국개설자로서 마약류취급의료업자의 처방전에 따라 마약 또는 향정신성의약품을 조제하여 판매하는 것을 업으로 하는 자
   자. 마약류취급의료업자 : 의료기관에서 의료에 종사하는 의사 · 치과의사 · 한의사 또는 「수의사법」에 따라 동물 진료에 종사하는 수의사로서 의료나 동물 진료를 목적으로 마약 또는 향정신성의약품을 투약하거나 투약하기 위하여 제공하거나 마약 또는 향정신성의약품을 기재한 처방전을 발급하는 자
6. ‘원료물질’ : 마약류가 아닌 물질 중 마약 또는 향정신성의약품의 제조에 사용되는 물질로서 대통령령으로 정하는 것을 말함
7. ‘원료물질취급자’ : 원료물질의 제조 · 수출입 · 매매에 종사하거나 이를 사용하는 자를 말함
8. ‘군수용마약류’ : 국방부 및 그 직할 기관과 육군 · 해군 · 공군에서 관리하는 마약류를 말함
9. ‘치료보호’ : 마약류 중독자의 마약류에 대한 정신적 · 신체적 의존성을 극복시키고 재발을 예방하여 건강한 사회인으로 복귀시키기 위한 입원 치료와 통원(通院) 치료를 말함

영 제2조(마약 등) ① 「마약류 관리에 관한 법률」(이하 '법') 제2조제2호라목에 따른 마약은 별표 1과 같음
② 법 제2조제2호마목에 따른 마약은 별표 2와 같음
③ 법 제2조제3호가목부터 마목까지의 규정에 따른 향정신성의약품은 각각 별표 3부터 별표 7까지와 같음
④ 법 제2조제4호다목에 따른 대마는 별표 7의2와 같음
⑤ 법 제2조제6호에 따른 원료물질은 별표 8과 같음

규칙 제2조(한외마약) 「마약류 관리에 관한 법률」(이하 '법') 제2조제2호바목 단서에 따른 한외마약은 다음 각호의 1에 해당하는 마약의 제제(주사제의 제제 제외)로 함

1. 100그램당 코데인, 디히드로코데인 및 그 염류는 염기로서 1그램이하(수제인 경우에는 100밀리리터당 100밀리그램 이하)이고, 1회 용량이 코데인 및 그 염류는 염기로서 20밀리그램 이하, 디히드로코데인 및 그 염류는 염기로서 10밀리그램 이하이며, 마약성분외의 유효성분이 3종 이상 배합된 제제
2. 100밀리리터당 또는 100그램당 의료용 아편이 100밀리그램 이하이고, 동일한 양의 토근이 배합된 제제
3. 디펜옥시레이트가 염기로서 1회용량이 2.5밀리그램 이하이고, 당해 디펜옥시레이트 용량의 1퍼센트 이상에 해당하는 양의 아트로핀설페이트를 함유하는 제제
4. 디펜옥신 1회 용량이 0.5밀리그램 이하이고, 당해 디펜옥신 용량의 5퍼센트이상에 해당하는 양의 아트로핀설페이트를 함유하는 제제
5. 마약류취급학술연구자가 학술연구목적에 사용하는 연구시험용 시약으로서 식품의약품안전처장이 인정한 제제

규칙 제3조(신체적 또는 정신적 의존성을 야기하지 아니하는 제제) ① 법 제2조제3호마목 단서에 따라 신체적 또는 정신적 의존성을 야기하지 아니하는 제제로 인정하는 기준은 다음 각호와 같음 다만, 법 제2조제3호나목에 해당하는 향정신성의약품을 함유한 제제는 제1호 내지 제3호의 요건에 해당하더라도 이를 신체적 또는 정신적의존성을 야기하는 제제로 봄

1. 법 제2조제3호다목 또는 라목의 향정신성의약품이 복합제제의 주성분이 아니어야 하며, 향정신성의약품의 성분이 2종 이상 함유한 것이 아닐 것
2. 복합제제에 함유되는 향정신성의약품의 함량은 복합제제의 1일 복용량에 함유된 향정신성의약품의 양이 당해 향정신성의약품 제조품목허가시 허가된 1일 용량(이하 '허가용량')의 2분의 1 이하로 치료효과를 기대할 수 있는 양일 것
3. 향정신성의약품에 신경계 작용약물이 함유된 복합제제는 그 함유된 성분 상호간에 상승작용을 야기하지 아니할 것
4. 피라비탈, 알로피라비탈, 싸이크로피라비탈 등 바르비탈류의 분자화합물의 제제는 이에 함유된 바르비탈류의 용량을 계산하여 그 제제의 1일 복용량에 함유된 당해 성분의 함량이 각각 허가용량의 2분의 1 이하로서 치료효과를 기대할 수 있는 양일 것
5. 학술연구목적의 시약은 연구시험용으로 제조되고 단위당 함량이 1그램 이하일 것

② 제1항의 규정에 적합하여 신체적 또는 정신적 의존성을 야기하지 아니하는 제제로 인정받고자 하는 경우에는 당해 품목마다 별지 제1호서식에 의한 신청서(전자문서로 된 신청서 포함)에 이를 입증하는 근거서류(전자문서 포함)를 첨부하여 식품의약품안전처장에게 제출하여야 함

확인문제

「마약류관리법」상 정의에 관한 내용 중 올바른 것은?

① 마약: 양귀비, 아편, 코카 잎, 한외마약이 이에 해당한다.
② 마약류: 마약 · 향정신성의약품을 말하고, 대마는 제외한다.
③ 대마: 대마초의 종자 · 뿌리 및 성숙한 대마초의 줄기를 말한다.
④ 코카 잎[엽]: 양귀비의 액즙(液汁)이 응결(凝結)된 것과 이를 가공한 것을 말한다.
⑤ 마약류소매업자: 「약사법」에 따라 등록한 약국개설자로서 처방전에 따라 마약 등을 판매하는 것을 업으로 하는 자.

해설 : ① 한외마약은 제외된다, ② 대마를 포함한다, ③ 대마초의 종자(種子) · 뿌리 및 성숙한 대마초의 줄기와 그 제품은 제외된다, ④ 아편에 대한 정의이다.

정답: ⑤

확인문제

「마약류관리법」상 마약류취급의료업자가 될 수 있는 자는?

① 침사 ② 구사 ③ 수의사
④ 간호사 ⑤ 약국개설자

해설 : ①② 의료법상 의료유사업자이다, ⑤ 마약류소매업자이다. 정답: ③

- **법 제2조의2(국가 등의 책임)** ① 국가와 지방자치단체는 국민이 마약류 등을 남용하는 것을 예방하고, 마약류 중독자에 대한 치료보호와 사회복귀 촉진을 위하여 연구 · 조사 등 필요한 조치를 하고 재원 등을 마련하여야 함

  ② 국가와 지방자치단체는 「청소년 보호법」 제2조제1호의 청소년을 대상으로 한 마약류 중독 예방 교육(이하 "청소년 마약중독예방교육")을 실시하여야 함

  ③ 국가와 지방자치단체는 국민보건 향상과 건강한 사회 조성을 위하여 마약류 중독 등의 폐해 예방을 위한 홍보 · 교육 · 연구 등 필요한 조치를 하여야 함

  ④ 국가와 지방자치단체는 치료보호 또는 치료감호(「치료감호 등에 관한 법률」 제2조제1항제2호에 따른 치료감호 대상자에 관한 경우로 한정)가 종료된 사람의 사회복귀 및 재활을 위한 사후관리체계를 구축하여야 함

  ⑤ 국민은 마약류 중독자에 대하여 치료의 대상으로 인식하고 건강한 사회구성원으로 자립할 수 있도록 협조하여야 함

- **법 제2조의3(마약류관리기본계획)** ① 관계 중앙행정기관의 장은 5년마다 소관 마약류 관리에 관한 계획을 수립하여 국무총리에게 제출하여야 함

  ② 국무총리는 제1항에 따라 제출받은 관계 중앙행정기관의 마약류 관리에 관한 계획을 종합하여 제2조의4에 따른 마약류대책협의회의 협의 · 조정을 거쳐 마약류관리기본계획(이하 "기본계획")을 수립한 후 관계 중앙행정기관의 장에게 통보하여야 함

  ③ 〈 기본계획 포함 사항 〉

    1. 마약류 관리와 오남용 예방 및 마약류 중독자 관리에 관한 기본목표 및 추진방향
    2. 마약류 관리와 오남용 예방 및 마약류 중독자 관리에 관한 추진계획 및 추진방법
    3. 마약류 관리와 오남용 예방 및 마약류 중독자 관리에 관한 관계 기관 및 단체의 역할과 협조에 필요한 사항
    4. 그 밖에 마약류 관리와 오남용 예방 및 마약류 중독자 관리의 체계적 · 효율적 수행을 위하여 필요한 사항

  ④ 관계 중앙행정기관의 장은 기본계획에 따라 매년 연도별 시행계획을 수립하여 국무총리에게 제출하고, 국무총리는 제출받은 관계 중앙행정기관의 시행계획을 종합하여 제2조의4에 따른 마약류대책협의회의 협의 · 조정을 거쳐 연도별 시행계획(이하 "시행계획")을 수립한 후 관계 중앙행정기관의 장에게 통보하여야 함

⑤ 국무총리 및 관계 중앙행정기관의 장은 기본계획이나 시행계획을 수립하고 추진하기 위하여 필요한 경우에는 관계 기관 및 단체의 장 등에게 자료의 제공 등을 요청할 수 있음. 이 경우 관계 기관이나 단체의 장 등은 특별한 사유가 없으면 이에 따라야 함

⑥ 그 밖에 기본계획 및 시행계획의 수립 · 시행에 필요한 사항은 대통령령으로 정함

영 **제2조의2(마약류관리기본계획 및 시행계획)** ① 관계 중앙행정기관의 장은 법 제2조의3제1항에 따라 소관 마약류 관리에 관한 계획을 수립하여 같은 조 제2항에 따른 마약류관리기본계획의 시행 전년도 6월 30일까지 국무총리에게 제출해야 함

② 관계 중앙행정기관의 장은 법 제2조의3제4항에 따라 다음 연도의 마약류 관리에 관한 시행계획을 수립하여 매년 11월 30일까지 국무총리에게 제출해야 함

확인문제

「마약류관리법」상 관계 중앙행정기관의 장은 마약류관리기본계획은 몇 년마다 국무총리에게 제출하여야 하는가?

① 매년 ② 2년 ③ 3년
④ 4년 ⑤ 5년

정답: ⑤

● **법 제2조의4(마약류대책협의회)** ① 마약류의 오남용을 방지하고 마약류 문제에 대응하기 위하여 국무총리 소속으로 마약류대책협의회(이하 "협의회")를 둠

② 〈 협의회 협의 · 조정 사항 〉

1. 기본계획과 시행계획의 수립 · 추진에 관한 사항
2. 마약류 관련 국내외 정보의 공유 및 관리, 국제협력 · 수사 · 단속 · 치료 · 재활 · 교육 · 홍보 등을 위한 관계 기관 및 단체의 협조에 관한 사항
3. 그 밖에 마약류와 관련하여 관계 기관 및 단체의 협의 · 조정이 필요한 사항

③ 협의회는 의장 1인을 포함한 20인 이내의 위원으로 구성

④ 협의회의 의장은 국무조정실장으로 하고, 위원은 다음 각 호의 사람으로 함. 이 경우 복수의 차관 · 차장 또는 상임위원이 있는 기관은 해당 기관의 장이 지명하는 차관 · 차장 또는 상임위원으로 함

1. 기획재정부차관 · 교육부차관 · 외교부차관 · 법무부차관 · 행정안전부차관 · 보건복지부차관 · 방송통신위원회상임위원 · 국가정보원차장 · 식품의약품안전처차장 · 대검찰청차장검사 · 관세청차장 · 경찰청차장 · 해양경찰청차장 및 국무조정실 사회조정실장
2. 그 밖에 대통령령으로 정하는 중앙행정기관의 고위공무원단에 속하는 공무원
3. 마약류와 관련하여 학계 · 언론계 · 기관 · 단체에 종사하는 등 마약류 관련 분야에 관한 학식과 경험이 풍부한 사람 중에서 의장이 위촉하는 사람

⑤ 협의회에 간사 2명을 둠. 이 경우 간사는 국무조정실 및 식품의약품안전처 소속 고위공무원단에 속하는 공무원 중에서 의장이 지명하는 사람이 됨
⑥ 협의회의 업무를 효율적으로 지원하기 위하여 협의회에 분과위원회 및 실무협의회를 둘 수 있음
⑦ 협의회와 제6항에 따른 분과위원회 및 실무협의회의 구성 및 운영 등에 필요한 사항은 대통령령으로 정함

영 **제2조의3(마약류대책협의회의 구성)** ① 법 제2조의4제4항제2호에서 "대통령령으로 정하는 중앙행정기관의 고위공무원단에 속하는 공무원"이란 국립과학수사연구원의 원장을 말함
② 법 제2조의4제1항에 따른 마약류대책협의회(이하 "협의회") 위원의 임기는 2년으로 하되, 연임할 수 있음. 다만, 공무원인 위원의 임기는 그 직위에 재직하는 기간 동안으로 함
③ 협의회의 의장은 법 제2조의4제4항제3호에 따라 위촉된 위원이 다음 각 호의 어느 하나에 해당하는 경우에는 해당 위원을 해촉(解囑)할 수 있음
1. 심신쇠약으로 직무를 수행할 수 없게 된 경우
2. 직무와 관련된 비위 사실이 있는 경우
3. 직무태만, 품위손상이나 그 밖의 사유로 위원으로 적합하지 않다고 인정되는 경우
4. 위원 스스로 직무를 수행하기 어렵다는 의사를 밝히는 경우

영 **제2조의4(협의회의 운영)** ① 협의회의 의장은 협의회를 대표하며, 협의회의 업무를 총괄
② 협의회의 의장이 부득이한 사유로 직무를 수행할 수 없는 때에는 의장이 미리 지명한 위원이 그 직무를 대행
③ 협의회의 회의는 의장이 필요하다고 인정하거나 재적위원 3분의 1 이상이 요구하는 경우 의장이 소집
④ 협의회의 회의는 재적위원 과반수의 출석으로 개의(開議)하고, 출석위원 과반수의 찬성으로 의결
⑤ 협의회는 업무를 수행하기 위하여 필요한 때에는 전문적인 지식과 경험이 있는 공무원 또는 관계 전문가를 참석하게 하여 의견을 듣거나 관계 기관·단체 등에 대하여 필요한 자료 또는 의견의 제출 등 필요한 협조를 요청할 수 있음
⑥ 협의회에 출석한 위원 및 관계 전문가에 대하여는 예산의 범위에서 수당·여비 및 그 밖에 필요한 경비를 지급할 수 있음. 다만, 공무원이 그 소관 업무와 직접적으로 관련되어 협의회에 출석하는 경우에는 그렇지 않음

영 **제2조의5(실무협의회의 구성 및 운영)** ① 법 제2조의4제6항에 따른 실무협의회(이하 "실무협의회")는 의장 1명을 포함한 20명 이내의 위원으로 구성
② 실무협의회의 의장은 국무조정실 사회조정실장이 됨
③ 실무협의회의 위원은 다음 각 호의 사람이 됨
1. 기획재정부·교육부·외교부·법무부·행정안전부·보건복지부·방송통신위원회·국가정보원·식품의약품안전처·대검찰청·관세청·경찰청·해양경찰청 및 국무조정실의 국장급 공무원 중 해당 기관의 장이 지명하는 사람
2. 마약류 관련 단체·연구기관 또는 학계·언론계에 종사하는 마약류 관련 전문가 중에서 협의회의 의장이 위촉하는 사람
④ 실무협의회 위원의 임기는 2년으로 하되, 연임할 수 있음. 다만, 공무원인 위원의 임기는 그 직위에 재직하는 기간 동안으로 함
⑤ 협의회 의장의 제3항제2호에 따라 위촉된 위원의 해촉에 관하여는 제2조의3제3항을 준용
⑥ 실무협의회의 효율적인 운영을 위하여 실무협의회에 전문분야별로 다음 각 호의 실무분과협의회(이하 "실무분과협의회")를 둘 수 있음
1. 수사·단속·정보실무분과협의회
2. 치료·사회재활실무분과협의회
3. 예방·교육·홍보실무분과협의회
⑦ 실무협의회의 운영에 관하여는 제2조의4를 준용. 이 경우 "협의회"는 "실무협의회"로 봄

영 **제2조의6(운영세칙)** 이 영에서 규정한 사항 외에 협의회, 실무협의회 및 실무분과협의회의 구성 및 운영에 필요한 사항은 협의회의 의결을 거쳐 의장이 정함

확인문제

「마약류관리법」상 마약류대책협의회의 소속은?

① 대통령　② 국무총리　③ 질병관리청장
④ 보건복지부장관　⑤ 식품의약품안전처장

정답: ②

● **법 제2조의5(마약류 사건보도 권고기준 수립 및 준수 협조요청)** ① 식품의약품안전처장은 마약류 사건보도로 인한 마약류사범 발생을 방지하기 위하여 대통령령으로 정하는 관계 중앙행정기관의 장과 협의하여 언론의 마약류 사건보도에 대한 권고기준을 수립하고 그 이행확보 방안을 마련하여야 함
② 식품의약품안전처장은 방송 · 신문 · 잡지 및 인터넷신문 등 언론에 대하여 제1항에 따른 마약류 사건보도에 대한 권고기준을 준수하도록 협조를 요청할 수 있음. 이 경우 언론은 협조요청을 적극 이행하도록 노력하여야 함

영 **제2조의7(마약류 사건보도 권고기준 수립 시 협의 기관)**
① 〈 법 제2조의5제1항에서 "대통령령으로 정하는 관계 중앙행정기관의 장" 〉
1. 기획재정부장관
2. 교육부장관
3. 외교부장관
4. 법무부장관
5. 국방부장관
6. 행정안전부장관
7. 보건복지부장관
8. 여성가족부장관
9. 방송통신위원회위원장
10. 국무조정실장
11. 관세청장
12. 검찰총장
13. 병무청장
14. 경찰청장
15. 해양경찰청장

② 식품의약품안전처장은 법 제2조의5제1항에 따라 언론의 마약류 사건보도에 대한 권고기준을 수립하려는 경우 국가정보원장과 협의해야 함

확인문제

「마약류관리법」상 마약류 사건보도 권고 기준 수립권자는?

① 대통령 ② 국무총리 ③ 질병관리청장
④ 보건복지부장관 ⑤ 식품의약품안전처장

정답: ⑤

● **법 제2조의6(청소년 마약중독예방교육과 학교교육의 연계)** ① 국가와 지방자치단체는 청소년 마약중독예방교육과 「교육기본법」에 따른 학교교육을 연계할 수 있도록 교육 콘텐츠 개발 등 필요한 시책을 대통령령으로 정하는 바에 따라 수립 · 시행하여야 함
② 국가와 지방자치단체는 제1항에 따른 시책을 수립할 때에는 미리 관계 기관과 협의하여야 하며, 전문가의 의견을 들어야 함
③ 제2항에 따른 협의를 요청받은 관계 기관은 특별한 사유가 없으면 이에 따라야 함

영 **제2조의8(청소년 마약중독예방교육과 학교교육 연계)** 국가와 지방자치단체는 법 제2조의6제1항에 따른 시책을 수립 · 시행하는 경우에는 다음 각 호의 사항을 포함해야 함.
1. 법 제2조의2제2항에 따른 청소년 마약중독예방교육(이하 "청소년 마약중독예방교육")을 위한 교육 콘텐츠 개발 등 청소년 마약중독예방교육에 필요한 사항
2. 청소년 마약중독예방교육을 위한 전문가 육성, 온라인 교육 플랫폼의 활성화 등 청소년 마약중독예방교육과 「교육기본법」에 따른 학교교육(이하 "학교교육")을 연계하기 위한 기반 조성에 필요한 사항
3. 그 밖에 청소년 마약중독예방교육과 학교교육의 연계에 필요한 사항

● **법 제3조(일반 행위의 금지)** 누구든지 다음 각 호의 어느 하나에 해당하는 행위를 하여서는 아니 됨

1. 이 법에 따르지 아니한 마약류의 사용
2. 마약의 원료가 되는 식물을 재배하거나 그 성분을 함유하는 원료 · 종자 · 종묘(種苗)를 소지, 소유, 관리, 수출입, 수수, 매매 또는 매매의 유인 · 권유 · 알선을 하거나 그 성분을 추출하는 행위. 다만, 대통령령으로 정하는 바에 따라 식품의약품안전처장의 승인을 받은 경우는 제외
3. 헤로인, 그 염류(鹽類) 또는 이를 함유하는 것을 소지, 소유, 관리, 수입, 제조, 매매, 매매의 유인 · 권유 · 알선, 수수, 운반, 사용, 투약하거나 투약하기 위하여 제공하는 행위. 다만, 대통령령으로 정하는 바에 따라 식품의약품안전처장의 승인을 받은 경우는 제외
4. 마약 또는 향정신성의약품을 제조할 목적으로 원료물질을 제조, 수출입, 매매, 매매의 유인 · 권유 · 알선, 수수, 소지, 소유 또는 사용하는 행위. 다만, 대통령령으로 정하는 바에 따라 식품의약품안전처장의 승인을 받은 경우는 제외
5. 제2조제3호가목의 향정신성의약품 또는 이를 함유하는 향정신성의약품을 소지, 소유, 사용, 관리, 수출입, 제조, 매매, 매매의 유인 · 권유 · 알선 또는 수수하는 행위. 다만, 대통령령으로 정하는 바에 따라 식품의약품안전처장의 승인을 받은 경우는 제외
6. 제2조제3호가목의 향정신성의약품의 원료가 되는 식물 또는 버섯류에서 그 성분을 추출하거나 그 식물 또는 버섯류를 수출입, 매매, 매매의 유인 · 권유 · 알선, 수수, 흡연 또는 섭취하거나 흡연 또는 섭취할 목적으로 그 식물 또는 버섯류를 소지 · 소유하는 행위. 다만, 대통령령으로 정하는 바에 따라 식품의약품안전처장의 승인을 받은 경우는 제외
7. 대마를 수출입 · 제조 · 매매하거나 매매를 유인 · 권유 · 알선하는 행위. 다만, 공무, 학술연구 또는 의료 목적을 위하여 대통령령으로 정하는 바에 따라 식품의약품안전처장의 승인을 받은 경우는 제외[1)]

10. 다음 각 목의 어느 하나에 해당하는 행위
    가. 대마 또는 대마초 종자의 껍질을 흡연 또는 섭취하는 행위(제7호 단서에 따라 의료 목적으로 섭취하는 행위 제외)
    나. 가목의 행위를 할 목적으로 대마, 대마초 종자 또는 대마초 종자의 껍질을 소지하는 행위
    다. 가목 또는 나목의 행위를 하려 한다는 정(情)을 알면서 대마초 종자나 대마초 종자의 껍질을 매매하거나 매매를 유인 · 권유 · 알선하는 행위
11. 제4조제1항 또는 제1호부터 제10호까지의 규정에서 금지한 행위를 하기 위한 장소 · 시설 · 장비 · 자금 또는 운반 수단을 타인에게 제공하는 행위

1) 대마는 진정 효과가 강한 식물이다. 그 효과로 인해 과거 자생한 대마를 신경통에 효험이 있다는 이유로 무단으로 채집해 태연히 흡연하는 사람들도 있었다. 그러나 우리나라에서의 대마는 법으로 엄격히 금지하는 '마약류'이다. 그에 따라 원칙적으로 대마의 생산이나 소비가 모두 불법이다. 다만, 일부 국가에서는 합법화되어 있는 경우가 있다(예 : 네덜란드, 캐나다, 태국, 미국 일부 주). 해당 국가를 여행하거나 방문 시에는 주의하여야 하며, 태국의 경우에는 대마가 포함된 음식과 음료들이 대중적으로 판매되고 있으니, 특히 조심하여야 한다. 대마가 합법화된 국가 내에서는 처벌이 되지 않으나, 속인주의에 따라 우리나라 귀국 시 처벌될 수 있으며, 섭취 사실을 몰랐다고 하더라도 그 사실을 입증하기는 현실적으로 쉽지 않다.

12. 다음 각 목의 어느 하나에 해당하는 규정에서 금지하는 행위에 관한 정보를 타인에게 알리거나 제시하는 행위. 다만, 마약류 오남용 예방교육 등 공익적 목적인 경우는 제외
가. 제1호부터 제11호까지의 규정
나. 제4조제1항 또는 제3항
다. 제5조제1항 또는 제2항
라. 제5조의2제5항
13. 타인에게 마약류의 투약, 흡연 또는 섭취를 유인 또는 권유하는 행위. 다만, 제18조제2항제1호 또는 제21조제2항에 따라 허가를 받은 마약 또는 향정신성의약품은 제외

영 **제3조(일반 행위 금지의 예외)** ① 법 제3조제2호 단서, 제3호 단서 또는 제4호 단서에 따라 식품의약품안전처장으로부터 마약 또는 원료물질 등의 취급에 관한 승인을 받을 수 있는 경우는 다음 각 호와 같음
1. 마약류취급학술연구자가 학술연구를 위하여 필요한 양만 취급하려는 경우
2. 공무상 필요에 따라 취급하려는 경우
3. 마약류제조업자 또는 「약사법」에 따른 의약품제조업자가 향정신성의약품의 품목허가를 받기 위한 시험제품을 제조하기 위하여 원료물질을 취급하려는 경우
4. 「대외무역법」 제2조제3호에 따른 무역거래자가 물품매도확약서를 발행하여 구매의 알선행위를 하는 경우
5. 제1호부터 제4호까지에 준하는 경우로서 마약 또는 원료물질 등을 취급할 필요가 있다고 식품의약품안전처장이 인정하는 경우

② 법 제3조제5호 단서 또는 제6호 단서에 따라 식품의약품안전처장으로부터 향정신성의약품 등의 취급에 관한 승인을 받을 수 있는 경우는 다음 각 호와 같음
1. 마약류취급학술연구자가 학술연구를 위하여 필요한 양만 취급하려는 경우
2. 공무상 필요에 따라 취급하려는 경우
3. 마약류제조업자가 시험용으로 향정신성의약품을 필요로 하는 경우
4. 「대외무역법」 제2조제3호에 따른 무역거래자가 물품매도확약서를 발행하여 구매의 알선행위를 하는 경우
5. 제1호부터 제4호까지에 준하는 경우로서 향정신성의약품 등을 취급할 필요가 있다고 식품의약품안전처장이 인정하는 경우

③ 법 제3조제7호 단서에 따라 식품의약품안전처장으로부터 대마를 수출입 · 제조[제제(製劑) 및 소분(小分) 포함. 이하 같음] · 매매하거나 매매를 알선하는 행위를 승인받을 수 있는 경우는 다음 각 호와 같음
1. 공무상 마약류를 취급하는 공무원이 공무상 필요한 경우
2. 마약류취급학술연구자가 학술연구를 위하여 필요한 경우
3. 「약사법」 제91조에 따른 한국희귀 · 필수의약품센터(이하 이 조에서 '센터')가 다음 각 목의 어느 하나에 해당하는 대마를 수입 · 매매하는 경우
가. 「약사법」 제91조제1항제3호에 따라 국민 보건상 긴급하게 도입할 필요가 있다고 식품의약품안전처장이 인정하는 의약품으로서의 대마
나. 국내에 대체 가능한 의약품이 없어 환자가 센터에 수입하여 판매할 것을 요청하는 의약품으로서의 대마
4. 환자가 질병의 치료를 위하여 제3호에 따라 센터가 수입하는 의약품으로서의 대마가 필요한 경우
5. 환자가 자가치료를 목적으로 의약품으로서의 대마를 휴대하고 출입국하는 경우

④ 제1항부터 제3항까지의 규정에 따른 승인신청에 필요한 사항은 총리령으로 정함

규칙 **제4조(취급승인 신청)** 「마약류 관리에 관한 법률 시행령」(이하 "영") 제3조에 따라 취급승인을 받으려는 자는 별지 제2호서식의 마약류 · 원료물질 취급승인 신청서(전자문서로 된 신청서를 포함)에 다음 각 호의 구분에 따른 서류(전자문서를 포함)를 첨부하여 식품의약품안전처장에게 제출해야 함.
1. 영 제3조제1항, 제2항 및 제3항제1호부터 제3호까지에 해당하는 경우: 해당 자격을 증명하는 서류 사본 및 취급계획서
2. 영 제3조제3항제4호에 해당하는 경우: 국내 의료기관의 해당 질환 전문의가 발행한 다음 각 목의 서류
가. 진단서(의약품명, 1회 투약량, 1일 투약횟수, 총 투약일수, 용법 등이 명시된 것을 말함. 이하 이 조 및 제5조에서 같음)
나. 진료기록
다. 국내 대체치료수단이 없다고 판단한 의학적 소견서

3. 영 제3조제3항제5호에 해당하는 경우: 다음 각 목의 서류
   가. 출입국을 증명하는 서류 사본(식품의약품안전처장이 「전자정부법」 제36조제1항에 따른 행정정보의 공동이용을 통하여 첨부서류에 대한 정보를 확인할 수 있는 경우에는 그 확인으로 첨부서류를 갈음하며, 신청인이 확인에 동의하지 않는 경우에는 이를 제출해야 함)
   나. 휴대약품명, 휴대약품의 수량, 체류기간, 출입국의 목적 등을 기재한 서류
   다. 국내외 의료기관의 의사가 발행한 진단서 또는 입국자의 경우 반출하려는 국가의 정부에서 발행한 자가치료 목적의 의약품으로서의 대마 반출승인서

확인문제

「마약류관리법」상 대마를 수출입 · 제조 · 매매하거나 매매를 알선하는 행위 금지의 예외로 취급되기 위해서는 누구의 승인을 받아야 하는가?

① 국무총리 ② 법무부장관 ③ 질병관리청장
④ 보건복지부장관 ⑤ 식품의약품안전처장

정답: ⑤

● **법 제4조(마약류취급자가 아닌 자의 마약류 취급 금지)** ① 마약류취급자가 아니면 다음 각 호의 어느 하나에 해당하는 행위를 하여서는 아니 됨
  1. 마약 또는 향정신성의약품을 소지, 소유, 사용, 운반, 관리, 수입, 수출, 제조, 조제, 투약, 수수, 매매, 매매의 유인 · 권유 · 알선 또는 제공하는 행위
  2. 대마를 재배 · 소지 · 소유 · 수수 · 운반 · 보관 또는 사용하는 행위
  3. 마약 또는 향정신성의약품을 기재한 처방전을 발급하는 행위
  4. 한외마약을 제조하는 행위

② 제1항에도 불구하고 다음 각 호의 어느 하나에 해당하는 경우에는 마약류취급자가 아닌 자도 마약류를 취급할 수 있음
  1. 이 법에 따라 마약 또는 향정신성의약품을 마약류취급의료업자로부터 투약받아 소지하는 경우
  2. 이 법에 따라 마약 또는 향정신성의약품을 마약류소매업자로부터 구입하거나 양수(讓受)[2]하여 소지하는 경우
  3. 이 법에 따라 마약류취급자를 위하여 마약류를 운반 · 보관 · 소지 또는 관리하는 경우
  4. 공무상(公務上) 마약류를 압류 · 수거 또는 몰수하여 관리하는 경우
  5. 제13조에 따라 마약류 취급 자격 상실자 등이 마약류취급자에게 그 마약류를 인계하기 전까지 소지하는 경우
  6. 제3조제7호 단서에 따라 의료 목적으로 사용하기 위하여 대마를 운반 · 보관 또는 소지하는 경우
  7. 그 밖에 총리령으로 정하는 바에 따라 식품의약품안전처장의 승인을 받은 경우

2) 양수 : 사물을 다른 사람에게서 넘겨받음 또는 타인의 권리, 재산 및 법률상의 지위 따위를 넘겨받는 일

③ 마약류취급자는 이 법에 따르지 아니하고는 마약류를 취급하여서는 아니 됨. 다만, 대통령령으로 정하는 바에 따라 식품의약품안전처장의 승인을 받은 경우에는 그러하지 아니함

④ 제2항제3호에 따라 대마를 운반·보관 또는 소지하려는 자는 특별자치시장·시장(「제주특별자치도 설치 및 국제자유도시 조성을 위한 특별법」에 따른 행정시장 포함. 이하 같음)·군수 또는 구청장(자치구의 구청장을 말함. 이하 같음)에게 신고하여야 함. 이 경우 특별자치시장·시장·군수 또는 구청장은 그 신고 받은 내용을 검토하여 이 법에 적합하면 신고를 수리하여야 함

⑤ 제4항 전단에 따른 신고 절차 및 대마의 운반·보관 또는 소지 방법에 관하여 필요한 사항은 총리령으로 정함

영 제4조(마약류취급자의 예외적인 마약류 취급) ① 법 제4조제3항 단서에 따라 마약류취급자가 식품의약품안전처장으로부터 마약류 취급에 관한 승인을 받을 수 있는 경우는 다음 각 호와 같음

1. 마약류수출입업자·마약류제조업자·마약류원료사용자 또는 마약류취급학술연구자가 마약류 품질관리를 목적으로 취급하려는 경우
2. 마약류수출입업자·마약류제조업자·마약류원료사용자 또는 마약류취급학술연구자가 마약·향정신성의약품 또는 한외마약(限外痲藥)의 품목허가를 받기 위한 임상연구나 시험제품을 제조하기 위하여 취급하려는 경우
3. 제1호 및 제2호에 준하는 경우로서 마약류를 취급할 필요가 있다고 식품의약품안전처장이 인정하는 경우

② 제1항에 따른 승인신청에 필요한 사항은 총리령으로 정함

규칙 제4조(취급승인 신청) 「마약류 관리에 관한 법률 시행령」(이하 '영') 제3조에 따라 취급승인을 받으려는 자는 별지 제2호서식의 마약류·원료물질 취급승인 신청서(전자문서로 된 신청서 포함)에 그 자격을 증명하는 서류 사본(전자문서 포함) 및 취급계획서(전자문서 포함)를 첨부하여 식품의약품안전처장에게 제출하여야 함. 다만, 영 제3조제3항제4호에 해당하는 자가 취급승인을 받으려는 경우에는 별지 제2호서식의 마약류·원료물질 취급승인 신청서에 제5조제2항제2호의2의 서류(전자문서 포함)를 첨부하여 식품의약품안전처장에게 제출해야 함

규칙 제5조(마약류취급자가 아닌 자의 마약류 취급) ① 법 제4조제2항제7호에 따라 마약류취급자가 아닌 자가 마약류를 취급할 수 있는 경우는 다음 각 호의 어느 하나와 같음

1. 의약품제조업자 등이 마약·향정신성의약품 또는 한외마약의 품목허가를 받기 위한 임상연구나 시험제품을 제조하기 위하여 취급하는 경우

1의2. 법 제2조제3호마목 단서에 해당하는 제제가 포함된 의약품의 품목허가를 받거나 품목신고를 하기 위한 임상연구나 시험제품을 제조하기 위하여 취급하는 경우

2. 의약품제조업자 등이 품질관리를 목적으로 취급하는 경우

2의2. 의약품을 분류·포장하는 기계·기구 등을 제작하는 자가 시험제품을 제작하거나 제품의 성능을 시험하기 위하여 향정신성의약품을 취급하는 경우

3. 공무수행 또는 공무수행을 보조하기 위하여 부득이 마약류 취급을 필요로 하는 경우
4. 「대외무역법」에 의한 외국의 수출자의 위임을 받은 무역거래자가 물품매도확약서를 발행하여 마약류의 구매의 알선행위를 하는 경우
5. 도핑(doping) 검사 및 그 검사를 위한 시험을 목적으로 마약류 취급을 필요로 하는 경우
6. 자가치료를 목적으로 마약 또는 향정신성의약품을 휴대하고 출입국하는 경우

6의2. 국내에 대체치료수단이 없어 자가치료를 목적으로 한국희귀·필수의약품센터를 통하여 수입된 마약 또는 향정신성의약품을 취급하는 경우

7. 의료봉사 단체 또는 의료기관 등이 해외 의료봉사·원조·지원을 위하여 취급하는 경우
8. 「항공안전법」에 따른 구급의료용품 탑재 등 식품의약품안전처장이 필요하다고 인정하여 공고하는 경우

② 마약류취급자가 아닌 자가 제1항 각 호의 어느 하나에 해당되어 마약류 취급승인을 받으려는 경우에는 별지 제3호서식에 의한 신청서(전자문서로 된 신청서 포함)에 다음 각 호의 구분에 따른 서류(전자문서 포함)를 첨부하여 식품의약품안전처장에게 제출하여야 함

1. 제1항제1호, 제1호의2, 제2호, 제2호의2, 제3호부터 제5호까지 및 제8호에 해당하는 경우
   가. 해당 자격을 증명하는 서류 사본
   나. 취급계획서

2. 제1항제6호에 해당하는 경우
   가. 출입국을 증명하는 서류 사본(식품의약품안전처장이 「전자정부법」 제36조제1항에 따른 행정정보의 공동이용을 통하여 첨부서류에 대한 정보를 확인할 수 있는 경우에는 그 확인으로 첨부서류를 갈음하되, 신청인이 확인에 동의하지 않는 경우에는 이를 제출하여야 함)
   나. 휴대약품명, 휴대약품의 수량, 체류기간, 출입국의 목적 등을 기재한 서류
   다. 국내외 의료기관의 의사가 발행한 진단서 또는 입국자의 경우 반출하려는 국가의 정부에서 발행한 자가치료 목적의 마약 또는 향정신성의약품 반출승인서

2의2. 제1항제6호의2에 해당하는 경우 : 국내 의료기관의 해당 질환 전문의가 발행한 다음 각 목의 서류
   가. 진단서
   나. 진료기록
   다. 국내 대체치료수단이 없다고 판단한 의학적 소견서

3. 제1항제7호에 해당하는 경우 : 해외 의료봉사 · 원조 또는 지원 목적임을 증명하는 서류로서 취급하려는 마약 또는 향정신성의약품의 품명, 수량 등이 기재된 해당 국가의 정부 또는 그 밖에 권한이 있는 기관이 발행한 서류

규칙 **제6조(마약류취급자의 예외적인 취급승인 신청)** 법 제4조제3항 단서, 제5조의2제6항제2호, 같은 법 시행령 제4조 및 제5조의3에 따라 마약류, 예고임시마약류 또는 임시마약류의 취급승인을 받으려는 자는 별지 제3호서식에 의한 신청서(전자문서로 된 신청서 포함)에 그 자격을 증명하는 서류 사본(전자문서 포함) 및 취급계획서(전자문서 포함)를 첨부하여 식품의약품안전처장에게 제출하여야 함

규칙 **제7조(대마의 운반 · 보관 등)** ① 법 제4조제4항 전단에 따라 대마를 운반 · 보관 또는 소지하는 것을 신고하려는 자는 별지 제4호서식의 대마 운반 · 보관 · 소지 신고서(전자문서로 된 신고서 포함)를 관할 특별자치시장 · 시장(「제주특별자치도 설치 및 국제자유도시 조성을 위한 특별법」에 따른 행정시장을 포함. 이하 같음) · 군수 또는 구청장(자치구의 구청장을 말함. 이하 같음)에게 제출하여야 함

② 제1항에 따라 신고를 한 자는 대마를 취급할 수 있는 자격이 있는 자에게 대마를 인계하기까지 신고서를 휴대하여야 하며, 관계공무원의 요구가 있는 때에는 이를 제시하여야 함

확인문제

「마약류관리법」에 따라 대마를 운반 · 보관 또는 소지하려는 자는 누구에게 무엇을 하여야 하는가?

① 보건복지부장관에게 신고를 하여야 한다.
② 식품의약품안전처장에게 신고를 하여야 한다.
③ 식품의약품안전처장에게 승인을 받아야 한다.
④ 특별자치시장 · 시장 · 군수 또는 구청장에게 신고를 하여야 한다.
⑤ 특별자치시장 · 시장 · 군수 또는 구청장에게 허가를 받아야 한다.

정답: ④

「마약류 관리에 관한 법률」에 의해 마약류취급자가 아닌 자도 마약류를 취급할 수 있는 경우는? (2025년 기출)

① 대마를 재배하는 경우
② 마약을 수입하는 경우
③ 한외마약을 제조하는 경우
④ 공무상 마약류를 압류하여 관리하는 경우
⑤ 향정신성의약품을 기재한 처방전을 발급하는 경우

정답: ④

● **법 제5조(마약류 등의 취급 제한)** ① 마약류취급자는 그 업무 외의 목적을 위하여 제4조제1항 각 호에 규정된 행위를 하여서는 아니 됨

② 이 법에 따라 마약류 또는 임시마약류를 소지 · 소유 · 운반 또는 관리하는 자는 다른 목적을 위하여 이를 사용하여서는 아니 됨

③ 식품의약품안전처장은 공익을 위하여 필요하다고 인정하는 때에는 다음 각 호의 어느 하나에 해당하는 경우 마약류(대마 제외) 또는 임시마약류의 수입 · 수출 · 제조 · 판매 또는 사용을 금지 또는 제한하거나 그 밖의 필요한 조치를 할 수 있음

1. 국내의 수요량 및 보유량을 고려하여 마약 또는 향정신성의약품을 제조 · 수입 또는 수출할 필요가 없다고 인정하는 경우
2. 이미 제조 또는 수입된 품종 또는 품목의 마약 또는 향정신성의약품과 동일한 품종 또는 품목의 마약 또는 향정신성의약품을 국내의 수급여건 등을 고려하여 다른 제조업자 또는 수입업자가 제조 또는 수입할 필요가 없다고 인정하는 경우
3. 마약류 품목허가증에 기재된 용량 이상의 마약 또는 향정신성의약품을 남용하였다고 인정하는 경우
4. 마약 또는 향정신성의약품에 대한 신체적 · 정신적 의존성을 야기하게 할 염려가 있을 정도로 마약 또는 향정신성의약품을 장기 또는 계속 투약하거나 투약하기 위하여 제공하는 경우
5. 그 밖에 대통령령으로 정하는 경우

영 **제5조(마약류 취급의 금지 및 제한)** ① 법 제5조제3항제5호에서 '대통령령으로 정하는 경우'란 마약류 품목허가증에 기재된 용법, 효능 · 효과, 사용상의 주의사항을 벗어나 마약 또는 향정신성의약품을 처방 · 투약하거나 투약하기 위하여 제공하는 경우를 말함. 다만, 환자의 치료를 위하여 사용이 필요하거나 의학적 타당성 등이 있다고 확인된 경우는 제외

② 식품의약품안전처장은 법 제5조제3항에 따른 금지 등의 조치를 하는 경우에는 그 사실을 서면으로 알려야 함

③ 법 제5조제3항에 따른 조치의 세부기준은 식품의약품안전처장이 정하여 고시

확인문제

「마약류관리법」상 공익을 위하여 필요하다고 인정하는 때에는 마약류(대마는 제외) 또는 임시마약류의 수입 · 수출 · 제조 · 판매 또는 사용을 금지 또는 제한하거나 그 밖의 필요한 조치를 할 수 있는 자는?

① 식품의약품안전처장 ② 법무부장관 ③ 보건복지부장관
④ 질병관리청장 ⑤ 산업통산자원부장관

정답 : ①

● **법 제5조의2(임시마약류 지정 등)** ① 식품의약품안전처장은 마약류가 아닌 물질 · 약물 · 제제 · 제품 등(이하 이 조에서 '물질등') 중 오용 또는 남용으로 인한 보건상의 위해가 우려되어 긴급히 마약류에 준하여 취급 · 관리할 필요가 있다고 인정하는 물질등을 임시마약류로 지정할 수 있음. 이 경우 임시마약류는 다음 각 호에서 정하는 바와 같이 구분하여 지정

1. 1군 임시마약류 : 중추신경계에 작용하거나 마약류와 구조적 · 효과적 유사성을 지닌 물질로서 의존성을 유발하는 등 신체적 · 정신적 위해를 끼칠 가능성이 높은 물질
2. 2군 임시마약류 : 의존성을 유발하는 등 신체적 · 정신적 위해를 끼칠 가능성이 있는 물질

② 제1항에도 불구하고 다음 각 호의 어느 하나에 해당하는 의약품은 임시마약류의 지정 대상에서 제외

1. 「약사법」 제31조제2항 및 제3항에 따라 식품의약품안전처장으로부터 의약품 품목허가를 받거나 품목신고를 한 의약품
2. 「약사법」 제34조제1항에 따라 식품의약품안전처장으로부터 승인을 받은 임상시험용 의약품

③ 식품의약품안전처장이 임시마약류를 지정하려는 때에는 미리 대통령령으로 정하는 관계 기관과의 협의를 거쳐 다음 각 호의 사항을 1개월 이상 관보 및 인터넷 홈페이지에 예고하여야 하고, 임시마약류를 지정한 때에는 다음 제1호부터 제3호까지 및 제5호의 사항을 관보 및 인터넷 홈페이지에 공고하여야 함

1. 임시마약류의 지정 사유
2. 임시마약류의 명칭
3. 1군 임시마약류 또는 2군 임시마약류의 구분
4. 임시마약류 지정의 예고 기간 등 임시마약류의 지정 예고에 관한 사항
5. 임시마약류 지정 기간 등 임시마약류의 지정에 관한 사항

④ 제3항에 따라 지정 전에 예고한 임시마약류(이하 '예고임시마약류')에 대한 효력은 임시마약류로 예고한 날부터 임시마약류 지정 공고 전날까지로 하며, 예고임시마약류를 임시마약류로 지정하려는 때에는 3년의 범위에서 기간을 정하여 지정하여야 함. 다만, 마약류 지정을 검토할 필요가 있는 임시마약류에 대하여는 그 지정기간이 끝나기 전에 제3항에 따라 예고하여 임시마약류로 다시 지정할 수 있음

⑤ 누구든지 예고임시마약류 또는 임시마약류에 대하여 다음 각 호의 어느 하나에 해당하는 행위를 하여서는 아니 됨

1. 재배 · 추출 · 제조 · 수출입하거나 그러할 목적으로 소지 · 소유
2. 매매 · 매매의 유인 · 권유 · 알선 · 수수 · 제공하거나 그러할 목적으로 소지 · 소유
3. 소지 · 소유 · 사용 · 운반 · 관리 · 투약 · 보관
4. 1군 또는 2군 임시마약류와 관련된 금지행위를 하기 위한 장소 · 시설 · 장비 · 자금 또는 운반 수단을 타인에게 제공

⑥ 제5항에도 불구하고 다음 각 호의 어느 하나에 해당하는 경우에는 예고임시마약류 또는 임시마약류를 취급할 수 있음

1. 공무상 예고임시마약류 또는 임시마약류를 압류 · 수거 또는 몰수하여 관리하는 경우
2. 그 밖에 공무상 마약류를 취급하는 공무원 또는 마약류취급학술연구자가 대통령령으로 정하는 바에 따라 식품의약품안전처장의 승인을 받아 예고임시마약류 또는 임시마약류를 취급하는 경우

영 제5조의2(임시마약류 지정 시 협의 기관) 법 제5조의2제3항 각 호 외의 부분에서 '대통령령으로 정하는 관계 기관'이란 교육부, 외교부, 법무부, 행정안전부, 보건복지부, 여성가족부, 국가정보원, 관세청, 검찰청, 경찰청, 해양경찰청, 그 밖에 식품의약품안전처장이 임시마약류 지정과 관련하여 협의할 필요가 있다고 인정하는 관계 기관을 말함

영 제5조의3(예고임시마약류 또는 임시마약류의 취급승인) 법 제5조의2제6항제2호에 따라 공무상 마약류를 취급하는 공무원 또는 마약류취급학술연구자가 예고임시마약류 또는 임시마약류를 취급하려는 경우에는 총리령으로 정하는 바에 따라 식품의약품안전처장의 승인을 받아야 함

확인문제

「마약류관리법」상 예고임시마약류를 임시마약류로 지정하려는 때에는 몇 년의 범위에서 기간을 정하여 지정하여야 하는가?

① 1년　② 2년　③ 3년　④ 4년　⑤ 5년

정답 : ③

- **법 제5조의3(마약류안전관리심의위원회)** ① 다음 각 호의 사항을 심의하기 위하여 식품의약품안전처에 마약류안전관리심의위원회(이하 '심의위원회')를 둠
  1. 마약류의 오남용 방지를 위한 조치기준에 관한 사항
  2. 마약류의 안전사용 기준에 관한 사항
  3. 제11조의2제1항에 따른 마약류 통합정보의 제공 및 활용에 관한 사항
  4. 그 밖에 식품의약품안전처장이 필요하다고 인정하는 사항

  ② 심의위원회는 위원장 1명을 포함하여 30명 이내의 위원으로 구성하며, 위원장은 식품의약품안전처 차장이 됨

  ③ 위원은 다음 각 호의 어느 하나에 해당하는 사람 중에서 식품의약품안전처장이 임명하거나 위촉
  1. 마약류의 안전관리, 범죄수사 등의 업무를 담당하는 공무원
  2. 마약류의 오남용 방지 분야의 전문지식을 가진 사람
  3. 「비영리민간단체 지원법」 제2조에 따른 비영리민간단체가 추천하는 사람
  4. 그 밖에 마약류 안전관리 또는 관련 법률에 관한 학식과 경험이 풍부한 사람

  ④ 그 밖에 심의위원회의 운영 등에 필요한 사항은 대통령령으로 정함

영 제5조의4(마약류안전관리심의위원회의 위원 임기) 법 제5조의3제1항에 따른 마약류안전관리심의위원회(이하 '심의위원회')의 위원 임기는 다음 각 호의 구분에 따름

1. 법 제5조의3제3항제1호에 따라 임명되거나 위촉된 공무원위원 : 같은 호에 따른 마약류의 안전관리 등의 업무를 담당하는 직위에 재직하는 기간
2. 법 제5조의3제3항제2호부터 제4호까지의 규정에 따라 위촉된 위원 : 2년. 다만, 위원의 사임 등으로 새로 위촉된 위원의 임기는 전임위원 임기의 남은 기간으로 함

영 제5조의5(위원의 제척 · 기피 · 회피) ① 심의위원회의 위원이 다음 각 호의 어느 하나에 해당하는 경우에는 해당 심의위원회의 심의에서 제척(除斥)[3]됨

1. 위원 또는 그 배우자나 배우자였던 사람이 해당 안건의 당사자(당사자가 법인 · 단체 등인 경우에는 그 임원 또는 직원 포함. 이하 이 호 및 제2호에서 같음)이거나 그 안건의 당사자와 공동권리자 또는 공동의무자인 경우

3) 제척 : 공정한 재판이 이루어질 수 있도록 특정한 사건의 당사자 또는 사건의 내용과 특수한 관계를 가진 법관 등을 그 직무의 집행에서 배제하는 것

2. 위원이 해당 안건의 당사자와 친족이거나 친족이었던 경우
3. 위원 또는 위원이 속한 법인 · 단체 등이 해당 안건에 대해 증언, 진술, 자문, 연구, 용역 또는 감정을 한 경우
4. 위원이나 위원이 속한 법인 · 단체 등이 해당 안건의 당사자의 대리인이거나 대리인이었던 경우
5. 위원이 해당 안건의 당사자인 법인 · 단체 등에서 최근 3년 이내에 임원 또는 직원으로 재직한 경우
6. 그 밖에 위원이 해당 안건과 직접적인 이해관계가 있는 등 심의위원회의 공정한 심의를 저해할 중대한 사유가 있다고 심의위원회의 위원장(이하 '위원장')이 인정하는 경우

② 당사자는 심의위원회의 위원에게 공정한 심의를 기대하기 어려운 사정이 있는 때에는 심의위원회에 서면으로 기피(忌避) 신청을 할 수 있고, 심의위원회는 의결로 기피 여부를 결정함. 이 경우 기피 신청의 대상인 위원은 그 의결에 참여하지 못함

③ 심의위원회의 위원이 제1항 각 호에 따른 제척사유에 해당하거나 본인에게 공정한 심의를 기대하기 어려운 사정이 있는 때에는 스스로 해당 안건의 심의에서 회피(回避)해야 함

영 **제5조의6(위원의 해임 또는 해촉)** 식품의약품안전처장은 심의위원회의 위원이 다음 각 호의 어느 하나에 해당하는 경우에는 해당 위원을 해임하거나 해촉(解囑)할 수 있음

1. 심신장애로 직무를 수행할 수 없게 된 경우
2. 직무와 관련된 비위사실이 있는 경우
3. 직무태만, 품위손상이나 그 밖의 사유로 위원으로 적합하지 않다고 인정되는 경우
4. 위원 스스로 직무를 수행하는 것이 곤란하다고 의사를 밝히는 경우
5. 제5조의5제1항 각 호에 따른 제척사유에 해당함에도 불구하고 같은 조 제3항에 따라 회피하지 않은 경우

영 **제5조의7(심의위원회의 운영)** ① 위원장은 심의위원회를 대표하고, 심의위원회의 사무를 총괄

② 위원장이 부득이한 사유로 직무를 수행할 수 없는 때에는 위원장이 미리 지명한 위원이 그 직무를 대행

③ 심의위원회의 회의는 재적위원 과반수의 출석으로 개의(開議)하고, 출석위원 3분의 2 이상의 찬성으로 의결

④ 심의위원회의 사무를 처리하기 위해 심의위원회에 간사 1명을 두며, 간사는 식품의약품안전처 소속 공무원 중에서 식품의약품안전처장이 지명

⑤ 심의위원회는 심의위원회의 심의를 위해 필요하다고 인정하는 경우에는 관계 행정기관, 공공기관, 법인 · 단체 또는 전문가 등에게 심의위원회의 회의 출석이나 의견 또는 자료의 제출 등을 요청할 수 있음

영 **제5조의8(심의위원회의 운영세칙)** 제5조의4부터 제5조의7까지에서 규정한 사항 외에 심의위원회의 운영 등에 필요한 세부 사항은 식품의약품안전처장이 정함

확인문제

「마약류관리법」상 마약류안전관리심의위원회의 소속은?

① 법무부 ② 보건복지부 ③ 질병관리청
④ 행정안전부 ⑤ 식품의약품안전처

정답: ⑤

제5장 마약류 중독자 등

- **법 제39조(마약 사용의 금지)** 마약류취급의료업자는 마약 중독자에게 그 중독 증상을 완화시키거나 치료하기 위하여 다음 각 호의 어느 하나에 해당하는 행위를 하여서는 아니 됨. 다만, 제40조에 따른 치료보호기관에서 보건복지부장관 또는 시 · 도지사의 허가를 받은 경우에는 그러하지 아니함

1. 마약을 투약하는 행위
2. 마약을 투약하기 위하여 제공하는 행위
3. 마약을 기재한 처방전을 발급하는 행위

영 제13조(마약 중독자에 대한 마약 사용) 법 제39조 각 호 외의 부분 단서에 따른 마약의 투약은 법 제40조제1항에 따른 치료보호기관의 장이 중독자의 증상을 고려하여 특히 필요하다고 인정하는 경우로서 보건복지부령으로 정하는 바에 따라 보건복지부장관 또는 특별시장 · 광역시장 · 특별자치시장 · 도지사 또는 특별자치도지사(이하 '시 · 도지사')의 허가를 받은 경우로 한정

확인문제

「마약류관리법」상 마약 중독자에게 치료하기 위하여 마약을 투약하고자 할 경우, 치료보호기관은 누구에게 허가를 받아야 하는가? (2024년 기출)

① 시 · 도지사 ② 치료보호기관의 장 ③ 식품의약품안전처장
④ 건강보험심사평가원장 ⑤ 국민건강보험공단 이사장

정답: ①

「마약류 관리에 관한 법률」상 마약 중독자의 중독 증상을 완화하거나 치료하기 위하여 마약류취급의료업자가 할 수 있는 것은? (2023년 기출)

① 마약을 직접 투약한다.
② 마약을 기재한 처방전을 발급한다.
③ 중독자가 투약할 수 있도록 마약을 제공한다.
④ 치료보호기관에서 시 · 도지사의 허가를 받고 마약을 투약한다.
⑤ 중독자가 스스로 관리할 수 있도록 올바른 마약투약방법을 교육한다.

정답: ④

● **법 제40조(마약류 중독자의 치료보호)** ① 보건복지부장관 또는 시 · 도지사는 마약류 사용자의 마약류 중독 여부를 판별하거나 마약류 중독자로 판명된 사람을 치료보호하기 위하여 치료보호기관을 설치 · 운영하거나 지정할 수 있음

② 제1항에 따른 치료보호기관은 다음 각 호의 시설 및 인력을 갖추어야 함. 이 경우 국가와 지방자치단체는 예산의 범위에서 다음 각 호의 시설 및 인력을 갖추는 데에 드는 비용의 전부 또는 일부를 지원할 수 있음

1. 마약류 사용 여부 감정을 위한 소변, 모발 등 생체시료를 분석할 수 있는 기기 및 장비
2. 마약류 중독 여부 판별을 위하여 정신건강의학과 전문의의 의학적 판단 등에 필요한 보조적 검사장비
3. 정신건강의학과 전문의 및 「정신건강증진 및 정신질환자 복지서비스 지원에 관한 법률」 제17조제1항에 따른 정신건강전문요원
4. 그 밖에 대통령령으로 정하는 마약류 중독자 치료보호에 필요한 시설 및 장비

③ 시 · 도지사가 제1항에 따라 치료보호기관을 설치 · 운영하거나 지정한 경우에는 이를 보건복지부장관에게 통보하여야 함

④ 보건복지부장관 또는 시 · 도지사는 제1항에 따라 지정한 치료보호기관이 제2항 각 호의 시설 및 인력을 갖추었는지 여부와 치료보호 실적 등을 3년마다 평가하여 치료보호기관으로 재지정할 수 있음

⑤ 보건복지부장관 또는 시 · 도지사는 제1항 또는 제4항에 따라 지정하거나 재지정한 치료보호기관이 다음 각 호의 어느 하나에 해당하는 경우에는 그 지정 또는 재지정을 취소할 수 있음. 다만, 제1호에 해당하는 경우에는 그 지정 또는 재지정을 취소하여야 함

1. 거짓이나 그 밖의 부정한 방법으로 지정 또는 재지정을 받은 경우
2. 지정 또는 재지정의 취소를 요청하는 경우
3. 제4항에 따른 평가 결과 제2항 각 호의 시설 및 인력을 갖추지 못한 것으로 확인된 경우

⑥ 보건복지부장관은 제1항에 따른 치료보호기관에 종사하는 인력의 전문성 향상을 위하여 제7항에 따른 판별검사 및 치료보호를 위한 전문교육을 개발 · 운영하여야 하며, 이를 대통령령으로 정하는 전문기관에 위탁할 수 있음

⑦ 보건복지부장관 또는 시 · 도지사는 마약류 사용자에 대하여 제1항에 따른 치료보호기관에서 마약류 중독 여부의 판별검사를 받게 하거나 마약류 중독자로 판명된 사람에 대하여 치료보호를 받게 할 수 있음. 이 경우 판별검사 기간은 1개월 이내로 하고, 치료보호 기간은 12개월 이내로 함

⑧ 보건복지부장관 또는 시 · 도지사는 제7항에 따른 판별검사 또는 치료보호를 하려면 치료보호심사위원회의 심의를 거쳐야 함

⑨ 제8항에 따른 판별검사 및 치료보호에 관한 사항을 심의하기 위하여 보건복지부에 중앙치료보호심사위원회를 두고, 특별시, 광역시, 특별자치시, 도 및 특별자치도에 지방치료보호심사위원회를 둠

⑩ 중앙치료보호심사위원회 및 지방치료보호심사위원회의 심의 내용에 관한 사항은 다음 각 호에 따름

1. 〈 중앙치료보호심사위원회 심의 사항 〉
   가. 마약류 중독자 치료보호의 기본방향에 관한 사항
   나. 판별검사의 기준에 관한 사항
   다. 보건복지부장관이 설치 · 운영하거나 지정한 치료보호기관에서의 치료보호 및 판별검사에 관한 사항
   라. 마약류 중독자의 치료보호 시작 · 종료와 치료보호기간 연장에 관한 사항
   마. 그 밖에 마약류 중독자의 치료보호 및 판별검사에 관하여 보건복지부장관이 필요하다고 인정하는 사항
2. 〈 지방치료보호심사위원회는 심의 사항 〉
   가. 시 · 도지사가 설치 · 운영하거나 지정한 치료보호기관에서의 치료보호 및 판별검사에 관한 사항
   나. 마약류 중독자의 치료보호 시작 · 종료와 치료보호기간 연장에 관한 사항
   다. 그 밖에 마약류 중독자의 치료보호 및 판별검사에 관하여 시 · 도지사가 필요하다고 인정하는 사항

⑪ 국가 및 지방자치단체는 제7항에 따른 판별검사 및 치료보호에 드는 비용을 부담.

⑫ 제1항부터 제11항까지에 따른 치료보호기관의 설치 · 운영 및 지정 · 재지정, 판별검사 및 치료보호, 치료보호심사위원회의 구성 · 운영 · 직무 등에 관하여 필요한 사항은 대통령령으로 정함

확인문제

「마약류관리법」상 마약류 중독 여부의 판별검사 기간은?

① 14일 이내 ② 1개월 이내 ③ 2개월 이내
④ 3개월 이내 ⑤ 5개월 이내

정답 : ②

「마약류관리법」상 보건복지부장관 또는 시 · 도지사가 마약류 사용자에 대하여 마약류 중독 여부의 판별 검사를 하려면 어느 기관의 심의를 거쳐야 하는가?

① 마약류대책협의회 ② 건강생활실천협의회 ③ 치료보호심사위원회
④ 보건의료정책심의위원회 ⑤ 마약류안전관리심의위원회

정답: ③

- **법 제40조의2(형벌과 수강명령 등의 병과)** ① 법원은 제3조, 제4조 또는 제5조를 위반하여 마약류를 투약, 흡연 또는 섭취한 사람(이하 이 조에서 '마약류사범')에 대하여 형의 선고를 유예하는 경우에는 1년 동안 보호관찰[4]을 받을 것을 명할 수 있음

  ② 법원은 마약류사범에 대하여 유죄판결(선고유예[5] 제외)을 선고하거나 약식명령[6]을 고지하는 경우에는 200시간의 범위에서 재범예방에 필요한 교육의 수강명령(이하 '수강명령') 또는 재활교육 프로그램의 이수명령(이하 '이수명령')을 병과(併科)[7]하여야 함. 다만, 수강명령 또는 이수명령을 부과할 수 없는 특별한 사정이 있는 경우에는 그러하지 아니함

  ③ 수강명령은 형의 집행을 유예하는 경우에 그 집행유예기간 내에서 병과하고, 이수명령은 벌금 이상의 형을 선고하거나 약식명령을 고지하는 경우에 병과함

  ④ 법원이 마약류사범에 대하여 형의 집행을 유예하는 경우에는 수강명령 외에 그 집행유예기간 내에서 보호관찰 또는 사회봉사 중 하나 이상의 처분을 병과할 수 있음

  ⑤ 국가 및 지방자치단체는 제2항에 따른 판별검사 및 치료보호에 드는 비용을 부담

  ⑥ 제1항부터 제5항까지에 따른 치료보호기관의 설치 · 운영 및 지정, 판별검사 및 치료보호, 치료보호심사위원회의 구성 · 운영 · 직무 등에 관하여 필요한 사항은 대통령령으로 정함

---

4) 보호관찰 : 범죄인을 교도소 등에 수용하지 않고 자유로운 사회생활을 하면서 일정한 감독과 지도를 받도록 하는 처분
5) 선고유예 : 죄가 가벼운 범죄인에 대하여 형의 선고를 일정 기간 동안 미루는 일 유예 기간 동안 특정한 사고 없이 지내면 그에 대한 죄책을 묻지 않는다.
6) 약식명령 : 공판절차를 거치지 않고 서면심리만으로 지방법원에서 벌금 · 과료 또는 몰수형을 과하는 명령
7) 병과 : 동시에 둘 이상의 형벌에 처하는 일

⑦ 〈 수강명령 또는 이수명령의 내용 〉
  1. 마약류사범 행동의 진단 · 상담
  2. 마약류 폐해에 대한 이해를 위한 교육
  3. 그 밖에 마약류사범의 재범예방을 위하여 필요한 사항
⑧ 보호관찰소의 장 또는 교정시설의 장은 수강명령 또는 이수명령의 집행에 관한 업무를 제51조의6에 따른 한국마약퇴치운동본부에 위탁[8)]할 수 있음.
⑨ 형벌과 병과하는 보호관찰, 사회봉사, 수강명령 및 이수명령에 관하여 이 법에서 규정한 사항 외에는 「보호관찰 등에 관한 법률」을 준용

확인문제

「마약류관리법」상 마약류사범에 대하여 형의 선고를 유예하는 경우, 법원이 명할 수 있는 것은?

① 1년 동안 보호관찰 ② 1년 동안 치료감호 ③ 수강명령
④ 이수명령 ⑤ 사회봉사

정답 : ①

● **법 제40조의3(판결 전 조사)** ① 법원은 제3조, 제4조 또는 제5조를 위반하여 마약류를 투약, 흡연 또는 섭취한 피고인에 대하여 제40조의2에 따른 보호관찰, 사회봉사, 수강명령 또는 이수명령을 부과하기 위하여 필요하다고 인정하면 그 법원의 소재지 또는 피고인의 주거지를 관할하는 보호관찰소의 장에게 피고인의 신체적 · 심리적 특성 및 상태, 성장배경, 가정환경, 직업, 생활환경, 교우관계, 범행동기, 마약류 중독여부, 병력(病歷), 재범위험성 등 피고인에 관한 사항의 조사를 요구할 수 있음
② 제1항의 요구를 받은 보호관찰소의 장은 지체 없이 이를 조사하여 서면으로 해당 법원에 알려야 함. 이 경우 필요하다고 인정하면 피고인이나 그 밖의 관계인을 소환하여 심문하거나 소속 보호관찰관에게 필요한 사항을 조사하게 할 수 있음
③ 법원은 제1항의 요구를 받은 보호관찰소의 장에게 조사진행상황에 관한 보고를 요구할 수 있음

확인문제

「마약류관리법」상 법원은 마약류를 투약한 피고인에 대하여 보호관찰 등을 부과하기 위하여 필요할 경우, 재범위험성 등 피고인에 관한 사항의 조사를 누구에게 요구할 수 있는가?

① 관할 보건소장 ② 관할 경찰서장 ③ 관할 검찰청장
④ 관할 보호관찰소장 ⑤ 식품의약품안전처장

정답: ④

8) 위탁 : 법률행위나 사실행위의 수행을 다른 사람에게 의뢰하는 일 위임과 위탁에 관한 자세한 사항은 「행정위임위탁규정」 참조

12 호스피스 · 완화의료 및 임종과정에 있는 환자의 연명의료결정에 관한 법률(약칭 : 연명의료결정법)

[시행 2025. 10. 2.] [법률 제20891호, 2025. 4. 1., 일부개정]

[시행 2022. 12. 20.] [대통령령 제33112호, 2022. 12. 20., 타법개정]

[시행 2024. 6. 14.] [보건복지부령 제1018호, 2024. 6. 14., 일부개정]

보건복지부(생명윤리정책과 - 연명의료결정제도), 044-202-2615

보건복지부(질병정책과 - 호스피스 완화의료), 044-202-2517

「연명의료결정법」의 주요 출제범위는 제1장 총칙과 제4장 호스피스 · 완화의료 등이다. 효과적인 수험 대비를 위해 되도록 출제범위에 해당하는 부분을 중심으로 수록하였다. 좀 더 세부적인 자료는 법제처 국가법령정보센터(http://www.law.go.kr/)를 참조하길 바란다.

간호사 국가시험은 기출유형이 반복출제하는 경향이 있으므로 수험생들은 확인문제와 기출유형모의고사를 비중있게 학습하여야 할 것이다.

〈 연명의료결정법제정의 계기가 된 판례 소개 〉

1. 1997년 보라매병원사건

보라매병원 사건은 1997년 12월 4일 술에 취해 화장실에 가다 넘어져 머리를 다친 김모(남)씨를 부인이 멋대로 퇴원시킨 사건이다. 대법원 판결을 통해 의학적 권고에 반하는 환자의 퇴원(discharge against medical advice)에 대해 의사를 살인방조죄로 처벌하였다.

김씨는 보라매병원에서 뇌수술을 받아 혈종을 제거하였으나 뇌부종으로 자발호흡이 돌아오지 않아 인공호흡기를 부착하여 치료를 받았다. '부르면 눈을 뜨고 있는 상태', 빛에 대한 반사, '통증을 가하면 반응함' 등을 보여 의식이 회복되는 추세였지만, 자발 호흡을 하지 못하고 있었기 때문에 퇴원을 하면 사망할 것이 뻔한 상태였다.

김씨의 부인은 남편이 금은방 사업에 실패한 후 직업 없이 가족에 대한 구타를 일삼은 것 때문에 남편이 살아남을 경우 가족에게 짐만 될 것이고, 이미 260만원의 치료비가 발생했는데 앞으로 발생할 추가 치료비를 부담하기도 힘들다고 보고 경제적 부담을 이유로 한 퇴원을 요구했다.

12월 6일 오후 2시 의료진은 퇴원 시 사망가능성을 설명한 후 김 씨의 아내와 의료진은 퇴원 후 피해자의 사망에 대해 법적인 이의를 제기하지 않겠다는 귀가서약서에 서명했다. 의료진은 인공호흡기를 제거한 후 수동 인공호흡을 한 채 구급차로 이송하다가 피해자의 자택에서 피해자의 부인에게 이 사실을 고지한 후 인공호흡을 중단하고 환자를 인계했다. 5분 뒤 피해자는 사망하였다.

1심에서 피해자의 부인, 담당의사, 담당의사를 보조한 3년차 수련의, 1년차 수련의를 살인죄의 부작위범[1]으로 처벌하였으나 2심에서 1년차 수련의(인턴)를 제외한 의료진을 부작위 살인죄의 방조범[2]으로 처벌하였다. 법원은 정상을 참작하여 의료진은 물론 살인죄의 주범인 피해자의 부인에게도 집행유예를 선고했다. 살인죄의 방조범으로 처벌받은 의료진은 상고하였으나 대법원은 상고를 기각했다.

이 사건이후 병원에서는 소생가능성이 없는 환자의 퇴원 요구도 거절하게 되었고, 존엄사(안락사) 논의에 부정적인 영향을 끼쳤다.

2. 2008년 김 할머니 사건

(1) 배경

김할머니는 2008년 2월 폐암 조직검사를 받다가 과다출혈로 식물인간이 되었다. 자녀들은 김할머니의 인공호흡기등 연명치료의 중단을 요구하여(영양제공 중단은 요구하지 않았다) 재판끝에 2009년 5월 21일 대법원에서 승소했다. 김할머니는 인공호흡기를 뗀 뒤에도 튜브로 영양을 제공받으면서 생존하다가 2010년 1월 10일 사망했다.

(2) 대법원 판결

식물인간 상태인 고령의 환자를 인공호흡기로 연명하는 것에 대하여 질병의 호전을 포기한 상태에서 현 상태만을 유지하기 위하여 이루어지는 연명치료는 무의미한 신체침해 행위로서 오히려 인간의 존엄과 가치를 해하는 것이며, 회복 불가능한 사망의 단계에 이른 환자가 인간으로서의 존엄과 가치 및 행복추구권에 기초하여 자기결정권을 행사하는 것으로 인정되는 경우에는 연명치료 중단을 허용할 수 있다(대판 2009.5.21., 2009다17417)

(3) 판결의 의의

이 판례는 연명치료가 무의미하고 환자의 의사가 추정되는 경우로 제한하기는 하였으나 사실상 존엄사를 인정한 첫 판례라는 의의를 가지고 있다.

1) 부작위범 : 법률상 어떠한 행위를 할 것으로 기대되는 자가 그것을 하지 않는 것이다. 즉, 부작위에 의해 실현되는 범죄를 말한다. 예를 들어 조카(10세)를 살해할 마음을 먹고 저수지로 데리고 가서 미끄러지기 쉬운 제방 쪽으로 유인하여 조카가 물에 빠지자 그를 구호하지 않고 익사하게 한 경우가 대표적인 부작위에 의한 살인죄에 해당한다(대법 1992.2.11., 91도2951 이른바 저수지 조카 살해사건). 최근 발생한 수영을 하지 못하는 남편을 계곡으로 유인한 뒤 구호조치를 하지 않은 가평계곡사건도 이러한 유형에 포함될 수 있다.

2) 방조범 : 방조라 함은 정범을 도와서 그 실행행위를 용이하게 하는 일체의 행위를 말한다. 예컨대 범죄자금이나 기구(器具)를 대어 주는 일, 격려(激勵)하는 일, 망을 보는 일 등이다.

제1장 총칙

● **법 제1조(목적)** 이 법은 호스피스 · 완화의료와 임종과정에 있는 환자의 연명의료와 연명의료중단등결정 및 그 이행에 필요한 사항을 규정함으로써 환자의 최선의 이익을 보장하고 자기결정을 존중하여 인간으로서의 존엄과 가치를 보호하는 것

확인문제

「연명의료결정법」의 목적으로 올바른 것은?

① 보건의료의 발전과 국민의 보건 및 복지의 증진에 이바지하는 것
② 지역보건의료정책을 효율적으로 추진하여 지역주민의 건강 증진에 이바지함
③ 환자의 최선의 이익을 보장하고 자기결정을 존중하여 인간으로서의 존엄과 가치를 보호하는 것
④ 모든 국민이 수준 높은 의료 혜택을 받을 수 있도록 국민의료에 필요한 사항을 규정함으로써 국민의 건강을 보호하고 증진
⑤ 국민에게 건강에 대한 가치와 책임의식을 함양하도록 건강에 관한 바른 지식을 보급하고 스스로 건강생활을 실천할 수 있는 여건을 조성함으로써 국민의 건강을 증진함

해설 : ① 보건의료기본법의 목적, ② 지역보건의법의 목적, ④ 의료법의 목적, ⑤ 국민건강증진법의 목적 정답 : ③

● **법 제2조(정의)** 〈 용어의 뜻 〉

1. '임종과정' : 회생의 가능성이 없고, 치료에도 불구하고 회복되지 아니하며, 급속도로 증상이 악화되어 사망에 임박한 상태
2. '임종과정에 있는 환자' : 제16조에 따라 담당의사와 해당 분야의 전문의 1명으로부터 임종과정에 있다는 의학적 판단을 받은 자
3. '말기환자(末期患者)' : 적극적인 치료에도 불구하고 근원적인 회복의 가능성이 없고 점차 증상이 악화되어 보건복지부령으로 정하는 절차와 기준에 따라 담당의사와 해당 분야의 전문의 1명으로부터 수개월 이내에 사망할 것으로 예상되는 진단을 받은 환자
4. '연명의료' : 임종과정에 있는 환자에게 하는 심폐소생술, 혈액 투석, 항암제 투여, 인공호흡기 착용 및 그 밖에 대통령령으로 정하는 의학적 시술로서 치료효과 없이 임종과정의 기간만을 연장하는 것
5. '연명의료중단등결정' : 임종과정에 있는 환자에 대한 연명의료를 시행하지 아니하거나 중단하기로 하는 결정

6. '호스피스 · 완화의료'(이하 '호스피스') : 다음 각 목의 어느 하나에 해당하는 질환으로 말기환자로 진단을 받은 환자 또는 임종과정에 있는 환자(이하 '호스피스대상환자')와 그 가족에게 통증과 증상의 완화 등을 포함한 신체적, 심리사회적, 영적 영역에 대한 종합적인 평가와 치료를 목적으로 하는 의료
   가. 암
   나. 후천성면역결핍증
   다. 만성 폐쇄성 호흡기질환
   라. 만성 간경화
   마. 그 밖에 보건복지부령으로 정하는 질환
7. '담당의사' : 「의료법」에 따른 의사로서 말기환자 또는 임종과정에 있는 환자(이하 '말기환자등')를 직접 진료하는 의사
8. '연명의료계획서' : 말기환자등의 의사에 따라 담당의사가 환자에 대한 연명의료중단등결정 및 호스피스에 관한 사항을 계획하여 문서(전자문서 포함)로 작성한 것
9. '사전연명의료의향서' : 19세 이상인 사람이 자신의 연명의료중단등결정 및 호스피스에 관한 의사를 직접 문서(전자문서 포함)로 작성한 것

영 **제2조(연명의료)** 〈 법 제2조제4호에서 '대통령령으로 정하는 의학적 시술' 〉
1. 체외생명유지술(ECLS)
2. 수혈
3. 혈압상승제 투여
4. 그 밖에 담당의사가 환자의 최선의 이익을 보장하기 위해 시행하지 않거나 중단할 필요가 있다고 의학적으로 판단하는 시술

규칙 **제2조(말기환자의 진단 기준)** 법 제2조제3호에 따라 담당의사와 해당 분야 전문의 1명이 말기환자 여부를 진단하는 경우에는 다음 각 호의 기준을 종합적으로 고려하여야 함
1. 임상적 증상
2. 다른 질병 또는 질환의 존재 여부
3. 약물 투여 또는 시술 등에 따른 개선 정도
4. 종전의 진료 경과
5. 다른 진료 방법의 가능 여부
6. 그 밖에 제1호부터 제5호까지의 규정에 준하는 것으로서 말기환자의 진단을 위하여 보건복지부장관이 특히 필요하다고 인정하는 기준

규칙 **제2조의2(호스피스 대상 질환)** 법 제2조제6호마목에서 '보건복지부령으로 정하는 질환' : 별표 1의 질환을 말함
* 호스피스 · 완화의료 및 임종과정에 있는 환자의 연명의료결정에 관한 법률 시행규칙 [별표 1]

확인문제

「호스피스 · 완화의료 및 임종과정에 있는 환자의 연명의료결정에 관한 법률」상 호스피스 · 완화의료를 제공할 수 있는 질환은?

① 만성간경화
② 급성호흡기감염증
③ 만성자기면역질환
④ 중증급성호흡기증후군
⑤ 중증열성혈소판감소증증후군

정답: ①

■ 호스피스 · 완화의료 및 임종과정에 있는 환자의 연명의료결정에 관한 법률 시행규칙 [별표 1]

호스피스 대상 질환(제2조의2 관련)

질 환	질병코드 KCD	진단명
만성호흡부전	J42	상세불명의 만성 기관지염
	J45	천식
	J46	천식지속상태
	J47	기관지확장증
	J60	탄광부진폐증
	J61	석면 및 기타 광섬유에 의한 진폐증
	J62	실리카를 함유한 먼지에 의한 진폐증
	J64	상세불명의 진폐증
	J65	결핵과 연관된 진폐증
	J80	성인호흡곤란증후군
	J84	기타 간질성 폐질환
	J96	달리 분류되지 않은 호흡부전
	J98	기타 호흡장애

확인문제

「연명의료결정법」상 다음의 용어의 정의는?

> 적극적인 치료에도 불구하고 근원적인 회복의 가능성이 없고 점차 증상이 악화되어 보건복지부령으로 정하는 절차와 기준에 따라 담당의사와 해당 분야의 전문의 1명으로부터 수개월 이내에 사망할 것으로 예상되는 진단을 받은 환자

① 말기환자 ② 중증환자 ③ 응급환자
④ 만성질환자 ⑤ 임종과정에 있는 환자

정답 : ①

● **법 제3조(기본 원칙)** ① 호스피스와 연명의료 및 연명의료중단등결정에 관한 모든 행위는 환자의 인간으로서의 존엄과 가치를 침해하여서는 아니 됨
② 모든 환자는 최선의 치료를 받으며, 자신이 앓고 있는 상병(傷病)의 상태와 예후 및 향후 본인에게 시행될 의료행위에 대하여 분명히 알고 스스로 결정할 권리가 있음
③ 「의료법」에 따른 의료인(이하 '의료인')은 환자에게 최선의 치료를 제공하고, 호스피스와 연명의료 및 연명의료중단등결정에 관하여 정확하고 자세하게 설명하며, 그에 따른 환자의 결정을 존중하여야 함

확인문제

「호스피스 · 완화의료 및 임종과정에 있는 환자의 연명의료결정에 관한 법률」상 호스피스와 연명의료 및 연명의료중단등결정에 관한 모든 행위에서 준수해야 하는 원칙이 아닌 것은? (2025년 기출)

① 환자는 최선의 치료를 받는다.
② 환자의 인간으로서의 존엄과 가치를 침해하여서는 아니된다.
③ 의료인은 호스피스 등의 결정에 관하여 정확하고 자세하게 설명해야 한다.
④ 의료인은 연명의료중단등결정에 관하여 환자보다 가족의 결정을 존중하여야 한다.
⑤ 환자는 자신이 앓고 있는 상병의 상태를 분명히 알고 스스로 결정할 권리가 있다.

정답: ④

- **법 제4조(다른 법률과의 관계)** 이 법은 호스피스와 연명의료, 연명의료중단등결정 및 그 이행에 관하여 다른 법률에 우선하여 적용함

- **법 제5조(국가 및 지방자치단체의 책무)** ① 국가와 지방자치단체는 환자의 인간으로서의 존엄과 가치를 보호하는 사회적 · 문화적 토대를 구축하기 위하여 노력하여야 함
  ② 국가와 지방자치단체는 환자의 최선의 이익을 보장하기 위하여 호스피스 이용의 기반 조성에 필요한 시책을 우선적으로 마련하여야 함

- **법 제6조(호스피스의 날 지정)** ① 삶과 죽음의 의미와 가치를 널리 알리고 범국민적 공감대를 형성하며 호스피스를 적극적으로 이용하고 연명의료에 관한 환자의 의사를 존중하는 사회 분위기를 조성하기 위하여 매년 10월 둘째 주 토요일을 '호스피스의 날'로 함
  ② 국가와 지방자치단체는 호스피스의 날의 취지에 부합하는 행사와 교육 · 홍보를 실시하도록 노력하여야 함

- **법 제7조(종합계획의 시행 · 수립)** ① 보건복지부장관은 호스피스와 연명의료 및 연명의료중단등결정의 제도적 확립을 위하여 관계 중앙행정기관의 장과 협의하고, 제8조에 따른 국가호스피스연명의료위원회의 심의를 거쳐 호스피스와 연명의료 및 연명의료중단등결정에 관한 종합계획(이하 '종합계획')을 5년마다 수립 · 추진하여야 함
  ② 〈 종합계획 포함 사항 〉
    1. 호스피스와 연명의료 및 연명의료중단등결정의 제도적 확립을 위한 추진방향 및 기반조성
    2. 호스피스와 연명의료 및 연명의료중단등결정 관련 정보제공 및 교육의 시행 · 지원
    3. 제14조에 따른 의료기관윤리위원회의 설치 · 운영에 필요한 지원
    4. 말기환자등과 그 가족의 삶의 질 향상을 위한 교육프로그램 및 지침의 개발 · 보급
    5. 제25조에 따른 호스피스전문기관의 육성 및 전문 인력의 양성
    6. 다양한 호스피스 사업의 개발

7. 호스피스와 연명의료 및 연명의료중단등결정에 관한 조사 · 연구에 관한 사항
8. 그 밖에 호스피스와 연명의료 및 연명의료중단등결정의 제도적 확립을 위하여 필요한 사항

③ 보건복지부장관은 종합계획을 수립할 때 생명윤리 및 안전에 관하여 사회적으로 심각한 영향을 미칠 수 있는 사항에 대하여는 미리 「생명윤리 및 안전에 관한 법률」 제7조에 따른 국가생명윤리심의위원회와 협의하여야 함

④ 보건복지부장관은 종합계획에 따라 매년 시행계획을 수립 · 시행하고 그 추진실적을 평가하여야 함

⑤ 보건복지부장관은 종합계획을 수립하거나 주요 사항을 변경한 경우 지체 없이 국회에 보고하여야 함

확인문제

「연명의료결정법」상 호스피스와 연명의료 및 연명의료중단등결정에 관한 종합계획의 수립 주체자와 수립 주기로 올바르게 짝지어진 것은?

① 보건복지부장관, 2년　② 보건복지부장관, 3년　③ 보건복지부장관, 5년
④ 질병관리청장, 3년　⑤ 질병관리청장, 5년

정답 : ③

● **법 제8조(국가호스피스연명의료위원회)** ① 보건복지부는 종합계획 및 시행계획을 심의하기 위하여 보건복지부장관 소속으로 국가호스피스연명의료위원회(이하 '위원회')를 둠

② 위원회는 위원장을 포함한 15인 이내의 위원으로 구성

③ 위원장은 보건복지부차관

④ 위원은 말기환자 진료, 호스피스 및 임종과정에 관한 학식과 경험이 풍부한 다양한 분야의 전문가들 중에서 보건복지부장관이 임명 또는 위촉

⑤ 그 밖에 위원회의 조직 및 운영에 필요한 사항은 대통령령으로 정함

영 제3조(국가호스피스연명의료위원회) ① 법 제8조제1항에 따른 국가호스피스연명의료위원회(이하 '위원회') 위촉 위원의 임기는 3년으로 하며, 한 차례만 연임할 수 있음. 다만, 위원의 해촉(解囑) 등으로 인하여 새로 위촉된 위원의 임기는 전임 위원 임기의 남은 기간으로 함

② 〈 위원 해임 · 해촉 사유 〉

해임 · 해촉권자 : 보건복지부장관

1. 정신 장애로 인하여 직무를 수행할 수 없게 된 경우
2. 직무와 관련된 비위 사실이 있는 경우
3. 직무태만, 품위손상이나 그 밖의 사유로 위원으로 적합하지 아니하다고 인정되는 경우
4. 위원 스스로 직무를 수행하는 것이 곤란하다고 의사를 밝히는 경우

③ 위원회의 위원장(이하 이 조에서 '위원장')은 위원회를 대표하며, 위원회의 업무를 총괄함

④ 위원장이 부득이한 사유로 직무를 수행할 수 없을 때에는 위원장이 지명하는 위원이 그 직무를 대행

⑤ 위원회의 회의는 보건복지부장관이나 위원 3분의 1 이상이 요구할 때 또는 위원장이 필요하다고 인정할 때에 소집하고, 위원장이 그 의장이 됨

⑥ 위원회의 회의는 재적위원 과반수의 출석으로 개의(開議)하고 출석 위원 과반수의 찬성으로 의결

⑦ 위원회의 사무를 처리하기 위하여 위원회에 간사 1명을 두며, 간사는 보건복지부 소속 공무원 중에서 보건복지부장관이 지명

⑧ 위원회의 회의에 참석한 위촉 위원에게는 예산의 범위에서 수당 · 여비와 그 밖에 필요한 경비를 지급할 수 있음

영 **제4조(전문위원회)** ① 위원회는 위원회의 심의사항을 전문적으로 검토하기 위하여 필요한 경우 분야별 전문위원회를 둘 수 있음
② 분야별 전문위원회는 위원장 1명을 포함하여 10명 이내의 위원으로 성별을 고려하여 구성
③ 분야별 전문위원회의 위원장 및 위원은 보건복지부장관이 임명하거나 위촉함

영 **제5조(운영세칙)** 이 영에서 규정한 사항 외에 위원회와 분야별 전문위원회의 구성 및 운영 등에 필요한 사항은 보건복지부장관이 정함

확인문제

「연명의료결정법」상 국가호스피스연명의료위원회에 대한 내용 중 옳은 것은?

① 위원장은 보건복지부장관이 된다.
② 위원회는 위원장을 포함한 10인 이내의 위원으로 구성한다.
③ 위촉 위원의 임기는 3년으로 하며, 한 차례만 연임할 수 있다.
④ 종합계획 및 시행계획을 심의하기 위하여 대통령 소속으로 국가호스피스연명의료위원회를 둔다.
⑤ 위원은 말기환자 진료, 호스피스 및 임종과정에 관한 학식과 경험이 풍부한 다양한 분야의 전문가들 중에서 보건복지부차관이 임명 또는 위촉한다.

해설: ① 보건복지부차관 → 보건복지부장관, ② 10인 → 15인, ④ 대통령 → 보건복지부장관, ⑤ 보건복지부차관 → 보건복지부장관

정답: ③

제3장 연명의료중단등결정의 이행

● **법 제15조(연명의료중단등결정 이행의 대상)** 담당의사는 임종과정에 있는 환자가 다음 각 호의 어느 하나에 해당하는 경우에만 연명의료중단등결정을 이행할 수 있음

1. 제17조에 따라 연명의료계획서, 사전연명의료의향서 또는 환자가족의 진술을 통하여 환자의 의사로 보는 의사가 연명의료중단등결정을 원하는 것이고, 임종과정에 있는 환자의 의사에도 반하지 아니하는 경우
2. 제18조에 따라 연명의료중단등결정이 있는 것으로 보는 경우

● **법 제16조(환자가 임종과정에 있는지 여부에 대한 판단)** ① 담당의사는 환자에 대한 연명의료중단등결정을 이행하기 전에 해당 환자가 임종과정에 있는지 여부를 해당 분야의 전문의 1명과 함께 판단하고 그 결과를 보건복지부령으로 정하는 바에 따라 기록(전자문서로 된 기록을 포함한다)하여야 함
② 제1항에도 불구하고 제25조에 따른 호스피스전문기관에서 호스피스를 이용하는 말기환자가 임종과정에 있는지 여부에 대한 판단은 담당의사의 판단으로 갈음할 수 있음

규칙 **제12조(임종과정에 대한 판단 및 기록)** 법 제16조에 따라 환자가 임종과정에 있는지 여부를 판단한 담당의사는 별지 제9호서식에 따라 그 판단 결과를 기록하여야 함

● **법 제17조(환자의 의사 확인)** ① 연명의료중단등결정을 원하는 환자의 의사는 다음 각 호의 어느 하나의 방법으로 확인함

1. 의료기관에서 작성된 연명의료계획서가 있는 경우 이를 환자의 의사로 봄
2. 담당의사가 사전연명의료의향서의 내용을 환자에게 확인하는 경우 이를 환자의 의사로 봄. 담당의사 및 해당 분야의 전문의 1명이 다음 각 목을 모두 확인한 경우에도 같음
   가. 환자가 사전연명의료의향서의 내용을 확인하기에 충분한 의사능력이 없다는 의학적 판단
   나. 사전연명의료의향서가 제2조제4호의 범위에서 제12조에 따라 작성되었다는 사실
3. 제1호 또는 제2호에 해당하지 아니하고 19세 이상의 환자가 의사를 표현할 수 없는 의학적 상태인 경우 환자의 연명의료중단등결정에 관한 의사로 보기에 충분한 기간 동안 일관하여 표시된 연명의료중단등에 관한 의사에 대하여 환자가족(19세 이상인 자로서 다음 각 목의 어느 하나에 해당하는 사람을 말한다) 2명 이상의 일치하는 진술(환자가족이 1명인 경우에는 그 1명의 진술을 말한다)이 있으면 담당의사와 해당 분야의 전문의 1명의 확인을 거쳐 이를 환자의 의사로 봄. 다만, 그 진술과 배치되는 내용의 다른 환자가족의 진술 또는 보건복지부령으로 정하는 객관적인 증거가 있는 경우에는 그러하지 아니함
   가. 배우자
   나. 직계비속
   다. 직계존속
   라. 가목부터 다목까지에 해당하는 사람이 없는 경우 형제자매

② 담당의사는 제1항제1호 및 제2호에 따른 연명의료계획서 또는 사전연명의료의향서 확인을 위하여 관리기관에 등록 조회를 요청할 수 있음

③ 제1항제2호나 제3호에 따라 환자의 의사를 확인한 담당의사 및 해당 분야의 전문의는 보건복지부령으로 정하는 바에 따라 확인 결과를 기록(전자문서로 된 기록을 포함한다)하여야 함

규칙 **제13조(환자의 의사 확인)** ① 법 제17조제1항제3호 각 목 외의 부분 본문에 따라 담당의사와 해당 분야의 전문의가 환자의 의사를 확인하는 경우에는 「가족관계의 등록 등에 관한 법률」 제15조제1항제1호에 따른 가족관계증명서(이하 "가족관계증명서"라 한다) 등 해당 환자의 가족임을 증명할 수 있는 서류를 확인해야 함

② 법 제17조제3항에 따른 연명의료중단등결정에 관한 환자의사 확인 결과는 다음 각 호의 구분에 따라 기록함

1. 법 제17조제1항제2호의 경우: 별지 제10호서식에 따라 기록할 것
2. 법 제17조제1항제3호의 경우: 별지 제11호서식에 따라 기록할 것

③ 법 제17조제1항제3호 각 목 외의 부분 단서에서 "보건복지부령으로 정하는 객관적인 증거가 있는 경우"란 환자 본인이 직접 작성한 문서, 녹음물, 녹화물 또는 이에 준하는 기록물에서 본인이 연명의료중단등결정에 관한 의사를 직접적으로 표명하는 경우를 말함

● **법 제18조(환자의 의사를 확인할 수 없는 경우의 연명의료중단등결정)** ① 제17조에 해당하지 아니하여 환자의 의사를 확인할 수 없고 환자가 의사표현을 할 수 없는 의학적 상태인 경우 다음 각 호의 어느 하나에 해당할 때에는 해당 환자를 위한 연명의료중단등결정이 있는 것으로 봄. 다만, 담당의사 또는 해당 분야 전문의 1명이 환자가 연명의료중단등결정을 원하지 아니하였다는 사실을 확인한 경우는 제외함

1. 미성년자인 환자의 법정대리인(친권자에 한정한다)이 연명의료중단등결정의 의사표시를 하고 담당의사와 해당 분야 전문의 1명이 확인한 경우
2. 환자가족 중 다음 각 목에 해당하는 사람(19세 이상인 사람에 한정하며, 행방불명자 등 대통령령으로 정하는 사유에 해당하는 사람은 제외한다) 전원의 합의로 연명의료중단등결정의 의사표시를 하고 담당의사와 해당 분야 전문의 1명이 확인한 경우
   가. 배우자
   나. 1촌 이내의 직계 존속 · 비속
   다. 가목 및 나목에 해당하는 사람이 없는 경우 2촌 이내의 직계 존속 · 비속
   라. 가목부터 다목까지에 해당하는 사람이 없는 경우 형제자매

② 제1항제1호 · 제2호에 따라 연명의료중단등결정을 확인한 담당의사 및 해당 분야의 전문의는 보건복지부령으로 정하는 바에 따라 확인 결과를 기록(전자문서로 된 기록을 포함한다)하여야 함

영 제10조(환자의 의사를 확인할 수 없는 경우의 연명의료중단등결정)
① 법 제18조제1항제2호에서 "행방불명자 등 대통령령으로 정하는 사유에 해당하는 사람"이란 다음 각 호의 어느 하나에 해당하는 사람을 말함
1. 경찰관서에 행방불명 사실이 신고된 날부터 1년 이상 경과한 사람
2. 실종선고를 받은 사람
3. 의식불명 또는 이에 준하는 사유로 자신의 의사를 표명할 수 없는 의학적 상태에 있는 사람으로서 해당 의학적 상태에 대하여 전문의 1명 이상의 진단 · 확인을 받은 사람

② 환자가족이 법 제18조제1항제2호에 따라 연명의료중단등결정의 의사표시를 하는 경우 그 가족 중에 제1항 각 호의 어느 하나에 해당하는 사람이 있는 경우에는 해당 사실을 증명할 수 있는 서류를 담당의사에게 제출하여야 함

규칙 제14조(환자의 의사를 확인할 수 없는 경우의 연명의료중단등결정 확인 결과 기록) ① 법 제18조제1항 각 호 외의 부분 본문에 따라 담당의사 또는 해당 분야의 전문의가 환자의 연명의료중단등결정을 확인하는 경우에는 가족관계증명서 등 해당 환자의 가족임을 증명할 수 있는 서류를 확인해야 함
② 법 제18조제1항제1호 및 제2호에 따라 연명의료중단등결정을 확인한 담당의사 및 해당 분야 전문의는 별지 제12호서식에 따라 그 확인 결과를 기록하여야 함

- **법 제19조(연명의료중단등결정의 이행 등)** ① 담당의사는 제15조 각 호의 어느 하나에 해당하는 환자에 대하여 즉시 연명의료중단등결정을 이행하여야 함

② 연명의료중단등결정 이행 시 통증 완화를 위한 의료행위와 영양분 공급, 물 공급, 산소의 단순 공급은 시행하지 아니하거나 중단되어서는 아니 됨

③ 담당의사가 연명의료중단등결정의 이행을 거부할 때에는 해당 의료기관의 장은 윤리위원회의 심의를 거쳐 담당의사를 교체하여야 함. 이 경우 의료기관의 장은 연명의료중단등결정의 이행 거부를 이유로 담당의사에게 해고나 그 밖에 불리한 처우를 하여서는 아니 됨.

④ 담당의사는 연명의료중단등결정을 이행하는 경우 그 과정 및 결과를 기록(전자문서로 된 기록을 포함한다)하여야 함

⑤ 의료기관의 장은 제1항에 따라 연명의료중단등결정을 이행하는 경우 그 결과를 지체 없이 보건복지부령으로 정하는 바에 따라 관리기관의 장에게 통보하여야 함

규칙 **제15조(연명의료중단등결정의 이행)** ① 법 제19조제4항에 따라 연명의료중단등결정을 이행한 담당의사는 별지 제13호서식에 따라 그 과정 및 결과를 기록하여야 함
② 의료기관의 장이 법 제19조제5항에 따라 관리기관의 장에게 연명의료중단등결정 이행 결과를 통보하는 경우에는 영 제6조제5항제1호에 따른 정보처리시스템을 통하여 할 수 있음

확인문제

임종과정에 있는 환자에게 연명의료를 시행하지 않기로 결정하였다. 「호스피스 · 완화의료 및 임종과정에 있는 환자의 연명의료결정에 관한 법률」상 연명의료중단결정을 이행할 시에도 환자에게 제공하여야 하는 것은?

(2023년 기출)

① 혈액 투석　② 심폐소생술　③ 진통제 투여
④ 항암제 투여　⑤ 인공호흡기 착용

정답: ③

- **법 제20조(기록의 보존)** 의료기관의 장은 연명의료중단등결정 및 그 이행에 관한 다음 각 호의 기록을 연명의료중단등결정 이행 후 10년 동안 보존하여야 함
  1. 제10조에 따라 작성된 연명의료계획서
  2. 제16조에 따라 기록된 임종과정에 있는 환자 여부에 대한 담당의사와 해당 분야 전문의 1명의 판단 결과
  3. 제17조제1항제1호 및 제2호에 따른 연명의료계획서 또는 사전연명의료의향서에 대한 담당의사 및 해당 분야 전문의의 확인 결과
  4. 제17조제1항제3호에 따른 환자가족의 진술에 대한 자료 · 문서 및 그에 대한 담당의사와 해당 분야 전문의의 확인 결과
  5. 제18조제1항제1호 · 제2호에 따른 의사표시에 대한 자료 · 문서 및 그에 대한 담당의사와 해당 분야 전문의의 확인 결과
  6. 제19조제4항에 따라 기록된 연명의료중단등결정 이행의 결과
  7. 그 밖에 연명의료중단등결정 및 그 이행에 관한 중요한 기록으로서 대통령령으로 정하는 사항

영 **제11조(연명의료중단등결정 관련 기록의 보존)** 법 제20조 제7호에서 "대통령령으로 정하는 사항"이란 법 제14조제2항제1호 또는 제2호에 따른 의료기관윤리위원회의 심의에 관련된 기록을 말함

- **법 제20조의2(교육명령)** ① 보건복지부장관은 의료인이 과실로 제20조 각 호에 따른 기록을 허위로 작성한 경우 그 의료기관의 장에게 해당 의료기관의 의료인에 대한 교육을 명할 수 있음
  ② 제1항에 따른 교육명령의 세부절차, 교육기관, 교육 방법 및 내용 등에 필요한 사항은 보건복지부령으로 정함 (신설 2025. 4. 1., 시행 2025. 10. 2.)

제4장 호스피스 · 완화의료

● **법 제21조(호스피스사업)** ① 〈 호스피스사업의 내용 〉 사업실시의무자 : 보건복지부장관

1. 말기환자등의 적정한 통증관리 등 증상 조절을 위한 지침 개발 및 보급
2. 입원형, 자문형, 가정형 호스피스의 설치 및 운영, 그 밖에 다양한 호스피스 유형의 정책개발 및 보급
3. 호스피스의 발전을 위한 연구 · 개발 사업
4. 제25조에 따른 호스피스전문기관의 육성 및 호스피스 전문 인력의 양성
5. 말기환자등과 그 가족을 위한 호스피스 교육프로그램의 개발 및 보급
6. 호스피스 이용 환자의 경제적 부담능력 등을 고려한 의료비 지원사업
7. 말기환자, 호스피스의 현황과 관리실태에 관한 자료를 지속적이고 체계적으로 수집 · 분석하여 통계를 산출하기 위한 등록 · 관리 · 조사 사업(이하 '등록통계사업'이라 한다)
8. 호스피스에 관한 홍보
9. 그 밖에 보건복지부장관이 필요하다고 인정하는 사업

② 보건복지부장관은 제1항 각 호에 따른 사업을 대통령령으로 정하는 바에 따라 관계 전문기관 및 단체에 위탁할 수 있음

영 제12조(호스피스 · 완화의료 사업의 위탁) ① 보건복지부장관은 법 제21조제2항에 따라 같은 조 제1항에 따른 사업을 다음 각 호의 어느 하나에 해당하는 전문기관 또는 단체에 위탁할 수 있음

1. 법 제23조제1항 각 호 외의 부분 전단에 따른 중앙호스피스센터(이하 '중앙센터')
2. 법 제24조제1항 각 호 외의 부분 전단에 따른 권역별 호스피스센터(이하 '권역별센터')
3. 「공공기관의 운영에 관한 법률」 제4조에 따른 공공기관 중 그 설립 목적이 보건의료와 관련되는 공공기관
4. 위탁업무 수행에 필요한 조직 · 인력 및 전문성 등을 갖춘 기관 · 단체로서 보건복지부장관이 정하여 고시하는 기관 또는 단체

② 보건복지부장관은 법 제21조제2항에 따라 위탁하려는 경우에는 그 위탁 기준 · 절차 및 방법 등에 관한 사항을 미리 공고하여야 함

③ 보건복지부장관은 법 제21조제2항에 따라 위탁한 경우에는 그 위탁 내용 및 수탁자 등에 관한 사항을 관보에 고시하고, 보건복지부의 인터넷 홈페이지에 게재하여야 함

④ 법 제21조제2항에 따라 위탁받은 전문기관 및 단체는 사업운영계획, 사업운영실적, 재정운영계획 및 재정운영실적 등을 보건복지부장관에게 보고하여야 함

⑤ 제2항부터 제4항까지의 규정에 따른 위탁 기준 등의 공고, 위탁 내용 등의 고시 및 위탁업무의 보고 등에 필요한 세부 사항은 보건복지부장관이 정하여 고시

확인문제

「연명의료결정법」상 보건복지부장관이 호스피스를 위하여 실시하여야 하는 사업으로 옳은 것은?

① 호스피스사업 계획의 작성
② 호스피스에 관한 신기술의 개발 및 보급
③ 말기환자의 현황 및 진단 · 치료 · 관리 등에 관한 연구
④ 호스피스사업에 대한 정보 · 통계의 수집 · 분석 및 제공
⑤ 말기환자등의 적정한 통증관리 등 증상 조절을 위한 지침 개발 및 보급

해설: 정답 외 선택지는 모두 중앙호스피스센터의 수행 업무이다. 정답: ⑤

● **법 제22조(자료제공의 협조 등)** 보건복지부장관은 제21조제1항제7호에 따른 등록통계사업에 필요한 경우 관계 기관 또는 단체에 자료의 제출이나 의견의 진술 등을 요구할 수 있음. 이 경우 자료의 제출 등을 요구받은 자는 정당한 사유가 없으면 이에 따라야 함

● **법 제23조(중앙호스피스센터의 지정 등)** ① 보건복지부장관은 다음 각 호의 업무를 수행하게 하기 위하여 보건복지부령으로 정하는 기준을 충족하는 「의료법」 제3조제2항제3호마목에 따른 종합병원(이하 '종합병원')을 중앙호스피스센터(이하 '중앙센터')로 지정할 수 있음. 이 경우 국공립 의료기관을 우선하여 지정

1. 말기환자의 현황 및 진단 · 치료 · 관리 등에 관한 연구
2. 호스피스사업에 대한 정보 · 통계의 수집 · 분석 및 제공
3. 호스피스사업 계획의 작성
4. 호스피스에 관한 신기술의 개발 및 보급
5. 호스피스대상환자에 대한 호스피스 제공
6. 호스피스사업 결과의 평가 및 활용
7. 그 밖에 말기환자 관리에 필요한 사업으로서 보건복지부령으로 정하는 사업

② 보건복지부장관은 중앙센터가 제1항 각 호의 사업을 하지 아니하거나 잘못 수행한 경우에는 시정을 명할 수 있음

③ 〈 중앙센터 재량지정취소사유 〉

지정취소권자 : 보건복지부장관

1. 제1항에 따른 지정 기준에 미달한 경우
2. 제1항 각 호의 사업을 하지 아니하거나 잘못 수행한 경우
3. 제2항에 따른 시정명령을 따르지 아니한 경우

④ 제1항 및 제3항에 따른 중앙센터 지정 및 지정취소의 기준 · 방법 · 절차 및 운영에 관하여 필요한 사항은 보건복지부령으로 정함

규칙 **제16조(중앙호스피스센터의 지정기준)** ① 법 제23조제1항 각 호 외의 부분 전단에서 '보건복지부령으로 정하는 기준'이란 다음 각 호의 기준을 말함

1. 법 제25조제1항에 따른 호스피스전문기관(이하 '호스피스전문기관')의 지정을 받을 것
2. 다른 병동과 물리적으로 구분되는 호스피스 · 완화의료(이하 '호스피스') 병동을 갖출 것
3. 소관 업무 수행에 필요한 독립된 사무실 · 연구실 및 회의실을 갖출 것
4. 소관 업무 수행에 필요한 독립된 온라인정보시스템을 갖출 것
5. 소관 업무를 전문적으로 수행할 수 있는 1개 이상의 전담부서와 10명 이상의 전담인력을 갖출 것

② 제1항에 따른 지정기준의 세부 내용 및 운영 등에 필요한 사항은 보건복지부장관이 정하여 고시

규칙 **제17조(중앙호스피스센터의 지정 및 지정 취소)** ① 법 제23조제1항에 따른 중앙호스피스센터(이하 '중앙센터')의 지정을 받으려는 자는 별지 제14호서식의 중앙호스피스센터(권역별호스피스센터) 지정신청서(전자문서로 된 신청서 포함)에 다음 각 호의 서류(전자문서 포함)를 첨부하여 보건복지부장관에게 제출하여야 함

1. 호스피스전문기관 지정서 사본
2. 제16조제1항에 따른 지정기준에 적합함을 증명하는 서류
3. 사업운영계획서 및 재정운용계획서

② 보건복지부장관은 제1항에 따른 지정 신청의 검토를 위하여 필요하다고 인정하는 경우에는 현지 확인을 할 수 있고, 관계 중앙행정기관 또는 지방자치단체의 장에게 자료 또는 의견의 제출 등을 요청할 수 있음
③ 보건복지부장관은 법 제23조제1항에 따라 중앙센터를 지정한 경우에는 별지 제15호서식의 중앙호스피스센터(권역별호스피스센터) 지정서를 발급
④ 보건복지부장관은 법 제23조제3항에 따라 중앙센터의 지정을 취소하려는 경우에는 그 사유를 명시하여 문서(전자문서 포함)로 통지하여야 함
⑤ 제1항부터 제4항까지에서 규정한 사항 외에 중앙센터의 지정 또는 지정 취소의 방법 및 절차 등에 필요한 세부 사항은 보건복지부장관이 정하여 고시

규칙 **제18조(중앙호스피스센터의 운영)** ① 중앙센터의 장은 소관 업무의 수행을 위하여 필요하다고 인정하는 경우에는 지방자치단체의 장 또는 보건의료 관계 기관·단체·전문가 등에게 자료 또는 의견의 제출 등을 요청할 수 있음
② 중앙센터의 장은 소관 업무의 원활한 수행을 위하여 보건복지부장관이 정하는 바에 따라 법 제24조제1항에 따른 권역별호스피스센터(이하 '권역별센터') 및 호스피스전문기관 등과 필요한 협조체계를 구축·운영하여야 함
③ 중앙센터의 장은 매년 사업운영계획, 사업운영실적, 재정운용계획 및 재정집행내역 등을 보건복지부장관에게 보고하여야 함
④ 제1항부터 제3항까지에서 규정한 사항 외에 중앙센터의 운영에 필요한 세부 사항은 보건복지부장관이 정하여 고시

확인문제

「연명의료결정법」상 중앙호스피스센터에 대한 내용으로 옳은 것은?

① 중앙호스피스센터의 지정권자는 보건복지부장관이다.
② 호스피스에 관한 홍보는 중앙호스피스센터의 업무 중 하나이다.
③ 중앙호스피스센터를 지정할 경우 민간 의료기관을 우선하여 지정한다.
④ 중앙호스피스센터의 지정 기준에 미달하는 경우 그 지정을 취소하여야 한다.
⑤ 중앙호스피스센터는 소관 업무를 전문적으로 수행할 수 있는 1개 이상의 전담부서와 5명 이상의 전담인력을 갖추어야 한다.

해설: ② 보건복지부장관의 호스피스사업 중 하나이다. ③ 국공립 의료기관을 우선하여 지정한다. ④ 그 지정을 취소할 수 있다. ⑤ 5명 → 10명

정답: ①

- **법 제24조(권역별호스피스센터의 지정 등)** ① 보건복지부장관은 다음 각 호의 업무를 수행하게 하기 위하여 보건복지부령으로 정하는 기준을 충족하는 종합병원을 권역별호스피스센터(이하 '권역별센터')로 지정할 수 있음. 이 경우 국공립 의료기관을 우선하여 지정
  1. 말기환자의 현황 및 진단·치료·관리 등에 관한 연구
  2. 해당 권역의 호스피스사업의 지원
  3. 해당 권역의 호스피스전문기관들에 관한 의료 지원 및 평가
  4. 호스피스대상환자의 호스피스 제공
  5. 해당 권역의 호스피스사업에 관련된 교육·훈련 및 지원 업무
  6. 해당 권역의 호스피스에 관한 홍보
  7. 말기환자 등록통계자료의 수집·분석 및 제공
  8. 그 밖에 말기환자 관리에 필요한 사업으로서 보건복지부령으로 정하는 사업

② 보건복지부장관은 권역별센터가 제1항 각 호의 사업을 하지 아니하거나 잘못 수행한 경우에는 시정을 명할 수 있음

③ 〈 권역별센터 임의지정취소사유 〉

임의지정취소권자 : 보건복지부장관

1. 제1항에 따른 지정 기준에 미달한 경우
2. 제1항 각 호의 사업을 하지 아니하거나 잘못 수행한 경우
3. 제2항에 따른 시정명령을 따르지 아니한 경우

④ 제1항 및 제3항에 따른 권역별센터 지정 및 지정취소의 기준 · 방법 · 절차 및 운영에 관하여 필요한 사항은 보건복지부령으로 정함

규칙 **제19조(권역별호스피스센터의 지정 및 운영 등)** ① 법 제24조제1항 각 호 외의 부분 전단에 따른 권역별센터의 지정기준에 관하여는 제16조를 준용. 이 경우 제16조제1항제5호에 따른 '10명 이상의 전담인력'은 '4명 이상의 전담인력'으로 봄

② 보건복지부장관은 법 제24조제1항에 따라 권역별센터를 지정할 경우에는 특별시 · 광역시 · 특별자치시 · 도 · 특별자치도(이하 '시 · 도')별로 1개의 권역별센터를 지정. 다만, 해당 시 · 도의 의료자원 분포 및 주민 수 등을 고려하여 2개 이상의 시 · 도를 통합하여 1개의 권역별센터를 지정하거나 1개 시 · 도에 2개 이상의 권역별센터를 지정할 수 있음

③ 권역별센터의 지정 또는 지정 취소의 절차 및 방법 등에 관하여는 제17조를 준용하고, 권역별센터의 운영에 관하여는 제18조를 준용

확인문제

「연명의료결정법」상 중앙호스피스센터와 권역별호스피스센터의 공통된 수행 업무는?

① 호스피스사업 계획의 작성
② 호스피스사업 결과의 평가 및 활용
③ 호스피스에 관한 신기술의 개발 및 보급
④ 말기환자의 현황 및 진단 · 치료 · 관리 등에 관한 연구
⑤ 호스피스사업에 대한 정보 · 통계의 수집 · 분석 및 제공

해설: 중앙호스피스센터와 권역별호스피스센터의 공통 수행 업무에는 말기환자의 현황 및 진단 · 치료 · 관리 등에 관한 연구와 호스피스대상환자에 대한 호스피스 제공이 있다.

정답: ④

● **법 제25조(호스피스전문기관의 지정 등)** ① 보건복지부장관은 호스피스대상환자를 대상으로 호스피스전문기관을 설치 · 운영하려는 의료기관 중 보건복지부령으로 정하는 시설 · 인력 · 장비 등의 기준을 충족하는 의료기관을 입원형, 자문형, 가정형으로 구분하여 호스피스전문기관으로 지정할 수 있음

② 제1항에 따라 지정을 받으려는 의료기관은 보건복지부령으로 정하는 바에 따라 보건복지부장관에게 신청하여야 함

③ 보건복지부장관은 제1항에 따라 지정받은 호스피스전문기관(이하 '호스피스전문기관')에 대하여 제29조에 따른 평가결과를 반영하여 호스피스사업에 드는 비용의 전부 또는 일부를 차등 지원할 수 있음

④ 제1항 및 제2항에서 규정한 사항 외에 호스피스전문기관의 지정에 필요한 사항은 보건복지부령으로 정함

규칙 **제20조(호스피스전문기관의 지정)** ① 법 제25조제1항에 따른 호스피스전문기관의 지정기준은 별표 2와 같음
② 법 제25조제2항에 따라 호스피스전문기관으로 지정받으려는 자는 별지 제16호서식의 호스피스전문기관 지정신청서(전자문서로 된 신청서 포함)에 다음 각 호의 서류(전자문서 포함)를 첨부하여 보건복지부장관에게 신청하여야 함
1. 의료기관 개설신고증명서 또는 개설허가증 사본
2. 별표 2에 따른 지정기준에 적합함을 증명하는 서류
3. 사업운영계획서
4. 최근 6개월 간 호스피스 진료실적보고서
5. 「의료법 시행규칙」 제64조의5에 따른 의료기관 인증서 사본(인증을 받은 경우만 해당)

③ 보건복지부장관은 제1항에 따른 지정 신청의 검토를 위하여 필요하다고 인정하는 경우에는 현지 확인을 할 수 있고, 지방자치단체의 장에게 필요한 협조를 요청할 수 있음
④ 보건복지부장관은 법 제25조제1항에 따라 호스피스전문기관을 지정한 경우에는 별지 제17호서식의 호스피스전문기관 지정서를 발급하고 그 지정 사실을 보건복지부 인터넷 홈페이지에 게재하여야 함
⑤ 제1항부터 제4항까지에서 규정한 사항 외에 호스피스전문기관의 지정절차 및 지정방법 등에 필요한 세부 사항은 보건복지부장관이 정하여 고시

확인문제

「연명의료결정법」상 호스피스전문기관의 유형 구분으로 옳은 것은?

① 자문형 ② 보호자형 ③ 임종과정형
④ 중증환자형 ⑤ 말기환자형

정답 : ①

● **법 제26조(변경 · 폐업 등 신고)** ① 호스피스전문기관의 장은 보건복지부령으로 정하는 인력 · 시설 · 장비 등 중요한 사항을 변경하려는 경우 보건복지부장관에게 그 변경사항을 신고하여야 함
② 호스피스전문기관의 장은 호스피스사업을 폐업 또는 휴업하려는 경우 보건복지부장관에게 미리 신고하여야 함
③ 제1항 및 제2항에 따른 신고의 절차 등에 필요한 사항은 보건복지부령으로 정함

규칙 **제21조(호스피스전문기관의 변경 신고 등)** ① 법 제26조제1항에 따라 호스피스전문기관이 다음 각 호의 사항을 변경하려는 경우에는 별지 제18호서식의 호스피스전문기관 변경신고서(전자문서로 된 신고서 포함)에 해당 변경사항을 확인할 수 있는 서류(전자문서 포함)를 첨부하여 보건복지부장관에게 제출하여야 함
1. 호스피스전문기관의 소재지
2. 호스피스전문기관의 대표자
3. 별표 2에 따른 인력 및 시설(입원실 · 임종실 · 상담실 · 가족실 및 목욕실만 해당)
4. 별표 2에 따른 호스피스 병동 전체의 병상 수 또는 입원실의 병상 수

② 법 제26조제2항에 따라 호스피스전문기관의 장이 폐업 또는 휴업하려는 경우에는 별지 제19호서식의 호스피스전문기관 휴업 · 폐업 신고서(전자문서로 된 신고서 포함)에 다음 각 호의 서류(전자문서 포함)를 첨부하여 보건복지부장관에게 제출하여야 함
1. 호스피스전문기관 지정서
2. 해당 호스피스전문기관의 입원환자에 대한 조치계획서

③ 제1항 및 제2항에서 규정한 사항 외에 호스피스전문기관의 변경 또는 폐업 · 휴업 신고의 절차 및 방법 등에 필요한 세부 사항은 보건복지부장관이 정하여 고시

● **법 제27조(의료인의 설명의무)** ① 호스피스전문기관의 의료인은 호스피스대상환자나 그 가족 등에게 호스피스의 선택과 이용 절차에 관하여 설명하여야 함
② 호스피스전문기관의 의사 또는 한의사는 호스피스를 시행하기 전에 치료 방침을 호스피스대상환자나 그 가족에게 설명하여야 하며, 호스피스대상환자나 그 가족이 질병의 상태에 대하여 알고자 할 때에는 이를 설명하여야 함

확인문제

「호스피스 · 완화의료 및 임종과정에 있는 환자의 연명의료결정에 관한 법률」에 의해 호스피스전문기관의 의료인이 호스피스대상환자와 그 가족에게 설명하여야 할 내용에 포함되어야 할 내용에 포함되지 않는 것은?

(2024년 기출)

① 호스피스의 선택
② 호스피스의 이용 절차
③ 호스피스의 치료 방침
④ 호스피스종합정보시스템의 운영 방침
⑤ 호스피스대상환자나 그 가족이 알고자 할 경우 환자의 질병상태

정답: ④

- **법 제28조(호스피스의 신청)** ① 호스피스대상환자가 호스피스전문기관에서 호스피스를 이용하려는 경우에는 호스피스 이용동의서(전자문서로 된 동의서 포함)와 의사가 발급하는 호스피스대상환자임을 나타내는 의사소견서(전자문서로 된 소견서 포함)를 첨부하여 호스피스전문기관에 신청하여야 함
  ② 호스피스대상환자가 의사결정능력이 없을 때에는 미리 지정한 지정대리인이 신청할 수 있고 지정대리인이 없을 때에는 제17조제1항제3호 각 목의 순서대로 신청할 수 있음
  ③ 호스피스대상환자는 언제든지 직접 또는 대리인을 통하여 호스피스의 신청을 철회할 수 있음
  ④ 호스피스의 신청 및 철회 등에 필요한 사항은 보건복지부령으로 정함

규칙 **제22조(호스피스의 신청 및 철회)** ① 법 제28조제1항에 따른 호스피스 이용동의서는 별지 제20호서식과 같음
② 법 제28조제2항에 따라 지정대리인이 호스피스 이용을 신청하는 경우에는 대리권의 지정에 관한 증명서류를, 법 제17조제1항제3호에 따른 사람이 신청하는 경우에는 가족관계증명서 등 해당 환자의 가족임을 증명할 수 있는 서류를 호스피스전문기관에 각각 제출해야 함
③ 법 제28조제3항에 따라 호스피스대상환자가 호스피스의 신청을 철회하는 경우에는 별지 제20호의2서식의 호스피스 이용 철회서를 제출하거나 구두로 할 수 있음. 다만, 대리인을 통하여 철회하는 경우에는 별지 제20호의2서식의 호스피스 이용 철회서와 대리권을 수여하였음을 증명하는 서류를 함께 제출해야 함
④ 호스피스전문기관의 장은 호스피스대상환자 등이 법 제28조제1항부터 제3항까지의 규정에 따른 호스피스의 신청 또는 철회를 위하여 제출한 서류의 내용을 법 제28조의2제1항에 따른 호스피스종합정보시스템(이하 "종합정보시스템")에 등록해야 함
⑤ 제1항부터 제4항까지에서 규정한 사항 외에 호스피스 신청 및 철회의 방법 · 절차 등에 필요한 세부 사항은 보건복지부장관이 정하여 고시

규칙 **제22조의2(종합정보시스템을 통한 기관 간 정보연계)** 보건복지부장관은 법 제28조의2제3항에 따라 호스피스전문기관의 장에게 종합정보시스템을 통한 다음 각 호의 정보연계를 요청할 수 있음.
1. 잔여 병상의 수 · 유형 등 현재 사용 가능한 호스피스 병상 관련 정보
2. 보유 질환, 성별 등 호스피스 이용 신청 후 대기 중인 환자 관련 정보
3. 그 밖에 기관 간 정보 공유 및 협력체계 구축을 위하여 보건복지부장관이 정보연계가 필요하다고 인정하는 정보

확인문제

「연명의료결정법」상 호스피스대상환자가 호스피스전문기관에서 호스피스를 이용하고자 할 경우, 요구되는 서류로 올바르게 짝지어진 것은?

① 호스피스이용동의서, 의사소견서
② 호스피스이용동의서, 연명의료계획서
③ 호스피스이용동의서, 개인정보이용동의서
④ 개인정보이용동의서, 의사소견서
⑤ 사전연명의료의향서, 의사소견서

정답 : ①

- **법 제28조의2(호스피스종합정보시스템의 구축 · 운영)** ① 보건복지부장관은 호스피스전문기관의 정보 및 호스피스의 신청 등 호스피스에 관한 업무를 전자적으로 처리할 수 있도록 호스피스종합정보시스템(이하 "종합정보시스템")을 구축 · 운영할 수 있음

  ② 보건복지부장관은 종합정보시스템의 구축 · 운영에 관한 사무를 수행하기 위하여 불가피한 경우 「개인정보 보호법」 제24조에 따른 고유식별정보가 포함된 자료를 처리할 수 있음. 이 경우 보건복지부장관은 「개인정보 보호법」에 따라 해당 정보를 보호하여야 함

  ③ 보건복지부장관은 기관 간 정보 공유 및 협력체계 구축을 위하여 중앙센터, 권역별센터 및 호스피스전문기관과 필요한 정보연계를 위한 조치를 할 수 있음. 이 경우 정보연계 목적의 범위에서 해당 센터 및 기관은 종합정보시스템을 통하여 연계된 정보를 이용할 수 있음.

  ④ 종합정보시스템의 구축 · 운영, 종합정보시스템을 통한 호스피스의 이용 신청 등에 필요한 사항은 보건복지부령으로 정함

규칙 **제22조의2(종합정보시스템을 통한 기관 간 정보연계)** 보건복지부장관은 법 제28조의2제3항에 따라 호스피스전문기관의 장에게 종합정보시스템을 통한 다음 각 호의 정보연계를 요청할 수 있음

1. 잔여 병상의 수 · 유형 등 현재 사용 가능한 호스피스 병상 관련 정보
2. 보유 질환, 성별 등 호스피스 이용 신청 후 대기 중인 환자 관련 정보
3. 그 밖에 기관 간 정보 공유 및 협력체계 구축을 위하여 보건복지부장관이 정보연계가 필요하다고 인정하는 정보

- **법 제29조(호스피스전문기관의 평가)** ① 보건복지부장관은 호스피스의 질을 향상시키기 위하여 호스피스전문기관에 대하여 다음 각 호의 사항을 평가할 수 있음

  1. 시설 · 인력 및 장비 등의 질과 수준
  2. 호스피스 질 관리 현황
  3. 그 밖에 보건복지부령으로 정하는 사항

  ② 호스피스전문기관의 평가 시기 · 범위 · 방법 · 절차 등에 필요한 사항은 보건복지부령으로 정함

  ③ 보건복지부장관은 제1항에 따른 평가결과를 보건복지부령으로 정하는 바에 따라 공개할 수 있으며, 지원 및 감독에 반영할 수 있음

  ④ 보건복지부장관은 제1항에 따른 평가업무를 대통령령으로 정하는 바에 따라 관계 전문기관 또는 단체에 위탁할 수 있음

영 **제13조(호스피스전문기관 평가업무 위탁)** ① 보건복지부장관은 법 제29조제4항에 따라 법 제25조제1항에 따라 지정받은 호스피스전문기관(이하 '호스피스전문기관')의 평가업무를 다음 각 호의 어느 하나에 해당하는 전문기관 또는 단체에 위탁할 수 있음

1. 중앙센터
2. 「공공기관의 운영에 관한 법률」 제4조에 따른 공공기관 중 그 설립 목적이 보건의료와 관련되는 공공기관
3. 위탁업무 수행에 필요한 조직 · 인력 및 전문성 등을 갖춘 기관 · 단체로서 보건복지부장관이 정하여 고시하는 기관 또는 단체

② 보건복지부장관은 법 제29조제4항에 따라 호스피스전문기관 평가업무를 위탁하는 경우 그 위탁 기준 등의 공고, 위탁 내용 등의 고시 및 위탁업무의 보고 등에 관하여는 제12조제2항부터 제5항까지의 규정을 준용

규칙 **제23조(호스피스전문기관의 평가)** ① 법 제29조제1항에 따른 호스피스전문기관 평가는 다음 각 호의 구분에 따라 실시

1. 평가 시기 : 매년 정기적으로 실시할 것. 다만, 보건복지부장관이 필요하다고 인정하는 경우에는 수시 평가를 실시할 수 있음
2. 평가 방법 : 서면조사 및 현지조사의 방법으로 실시할 것. 다만, 보건복지부장관이 필요하다고 인정하는 경우에는 설문조사 또는 온라인조사의 방법을 병행하여 실시할 수 있음
3. 평가 일정 : 평가 실시 30일 전에 미리 통보할 것. 다만, 보건복지부장관은 평가 일정의 변경이 필요한 경우에는 평가 대상 호스피스전문기관과 협의하여 그 일정을 변경할 수 있음

② 〈 법 제29조제1항제3호 '보건복지부령으로 정하는 사항' 〉

1. 법 제25조제3항에 따라 지원받은 예산 집행의 적절성
2. 법 제27조에 따른 설명의무 이행의 적절성
3. 그 밖에 호스피스전문기관의 업무 평가를 위하여 보건복지부장관이 특히 필요하다고 인정하는 사항

③ 보건복지부장관은 호스피스전문기관 평가를 위하여 필요하다고 인정하는 경우에는 보건의료 관계 기관 · 단체 · 전문가 등에게 자료 또는 의견의 제출 등을 요청할 수 있음

④ 보건복지부장관은 법 제29조제3항에 따라 호스피스전문기관에 대한 평가결과를 공개하는 경우에는 보건복지부 인터넷 홈페이지와 보건복지부장관이 지정하는 인터넷 홈페이지에 게재하여야 함

확인문제

「연명의료결정법」상 보건복지부장관은 호스피스의 질을 향상시키기 위하여 호스피스전문기관에 대하여 평가하는 사항이 아닌 것은?

① 시설 · 인력 및 장비 등의 질과 수준
② 호스피스 질 관리 현황
③ 지원받은 예산 집행의 적절성
④ 설명의무 이행의 적절성
⑤ 의료인의 만족도

정답: ⑤

- **법 제30조(호스피스전문기관의 지정 취소 등)** ① 보건복지부장관은 호스피스전문기관이 다음 각 호의 어느 하나에 해당하는 경우 그 지정을 취소하거나, 6개월 이내의 기간을 정하여 호스피스 업무의 정지를 명할 수 있음. 다만, 제1호에 해당하는 경우에는 그 지정을 취소하여야 함

  1. 거짓이나 그 밖의 부정한 방법으로 지정을 받은 경우
  2. 제25조제1항에 따른 지정 기준에 미달한 경우
  3. 정당한 사유 없이 제29조에 따른 평가를 거부한 경우

  ② 제1항에 따른 호스피스전문기관 지정 취소의 기준 · 방법 · 절차 및 운영에 필요한 사항은 보건복지부령으로 정함

  ③ 제1항에 따라 지정이 취소된 호스피스전문기관은 지정이 취소된 날부터 2년 이내에는 호스피스전문기관으로 지정받을 수 없음

규칙 **제24조(호스피스전문기관 지정 취소)** ① 법 제30조제1항에 따른 호스피스전문기관의 지정 취소 및 업무 정지의 세부 기준은 별표 3과 같음
② 보건복지부장관은 법 제30조제1항에 따라 호스피스전문기관의 지정을 취소하거나 업무 정지를 명한 경우에는 보건복지부 인터넷 홈페이지와 보건복지부장관이 지정하는 인터넷 홈페이지에 그 내용을 게재하여야 함
③ 법 제30조제1항에 따라 지정 취소 또는 업무 정지를 받은 호스피스전문기관은 지정 취소 또는 업무 정지를 받은 날부터 7일 이내에 호스피스전문기관 지정서를 보건복지부장관에게 반납하여야 함

확인문제

「연명의료결정법」상 호스피스전문기관의 지정 취소 등에 관한 내용 중 옳은 것은?

① 호스피스 업무 정지기간은 6개월 이내이다.
② 지정기준에 미달한 경우, 반드시 그 지정을 취소하여야 한다.
③ 정당한 사유 없이 평가를 거부한 경우, 그 지정을 취소하여야 한다.
④ 거짓이나 그 밖의 부정한 방법으로 지정을 받은 경우, 그 지정을 취소할 수 있다.
⑤ 지정이 취소된 호스피스전문기관은 지정이 취소된 날부터 3년 이내에는 호스피스전문기관으로 지정받을 수 없다.

정답: ①

참고문헌

- 네이버 지식백과
- 국가법령정보센터
- 질병관리청 누리집
- 보건복지부 누리집
- 한수웅, 『헌법학』, 법문사, 2024.
- 법무부, 『법령입안심사기준』, 2023.
- 대한의사협회, 『의료법 주요 조문 해설』, 2017.
- 권형원, 『의료법령 5분대기조』, 좋은 땅, 2021.
- 보건복지부, 2024 보건복지통계연보, 2024.12.
- 법무부, 『질서위반행위규제법 해설집』, 2022.12.
- 건강보험심사평가원 보건의료빅데이터개방시스템
- 김유향 · 정회철, 『기본강의 헌법』, ㈜윌비스, 2015.
- 보건복지부, 『의료법령 민원질의 · 회신사례집』, 2008.
- 이용배, 『로스쿨 신체계 형법강의』, 우리 아카데미, 2019.
- 한국법제연구원 https://elaw.klri.re.kr/kor_service/struct.do
- 한국보건의료인국가시험원 https://www.kuksiwon.or.kr/index.do
- 보건복지부 · 한국건강증진개발원, 『2024년 금연구역 지정 · 관리 업무지침』, 2024.

저자진

- **신재명** 질병관리청
- **송명경** 송호대학교
- **김효경** 경동대학교
- **이현주** 우송대학교
- **김수희** 백석대학교
- **이숙희** 창원문성대학교
- **이영주** 충북보건대학교

2025 간호사를 위한

보건의약관계법규

2025년 8월 20일 초판 인쇄
2025년 8월 25일 초판 발행

저　　자 신재명 · 송명경 · 김효경 · 이현주
김수희 · 이숙희 · 이영주
발 행 인 배영환
발 행 처 도서출판 메디컬사이언스
등록번호 1994년 1월 18일 제2013-000122호
주　　소 서울시 영등포구 영중로 138-1(영등포동 8가 80-2) 드림프라자 B 901호
Tel 02) 2637-4806, 4863　Fax 02) 2637-4807
홈페이지 www.medipub.co.kr
E - mail okpress1208@naver.com
정　　가 38,000원
I S B N 978-89-8081-610-1 93510

불법복사는 지적재산을 훔치는 범죄행위입니다.

저작권법에 의하여 무단전재와 무단복제를 금합니다.
이를 위반할 시에는 처벌을 받게 됩니다.